D. Dölcker

Differenzialdiagnostik und Leitsymptome kompakt

Dagmar Dölcker

Differenzialdiagnostik und Leitsymptome kompakt

Für Prüfung und Praxis

3. Auflage

ELSEVIER

Elsevier GmbH, Bernhard-Wicki-Str. 5, 80636 München, Deutschland
Wir freuen uns über Ihr Feedback und Ihre Anregungen an kundendienst@elsevier.com

ISBN 978-3-437-55068-3
eISBN 978-3-437-05774-8

3. Auflage 2025

Wichtiger Hinweis
Die medizinischen Wissenschaften unterliegen einem sehr schnellen Wissenszuwachs. Der stetige Wandel von Methoden, Wirkstoffen und Erkenntnissen ist allen an diesem Werk Beteiligten bewusst. Sowohl der Verlag als auch die Autorinnen und Autoren und alle, die an der Entstehung dieses Werkes beteiligt waren, haben große Sorgfalt darauf verwandt, dass die Angaben zu Methoden, Anweisungen, Produkten, Anwendungen oder Konzepten dem aktuellen Wissensstand zum Zeitpunkt der Fertigstellung des Werkes entsprechen.
Der Verlag kann jedoch keine Gewähr für Angaben zu Dosierung und Applikationsformen übernehmen. Es sollte stets eine unabhängige und sorgfältige Überprüfung von Diagnosen und Arzneimitteldosierungen sowie möglicher Kontraindikationen erfolgen. Jede Dosierung oder Applikation liegt in der Verantwortung der Anwenderin oder des Anwenders. Die Elsevier GmbH, die Autorinnen und Autoren und alle, die an der Entstehung des Werkes mitgewirkt haben, können keinerlei Haftung in Bezug auf jegliche Verletzung und/oder Schäden an Personen oder Eigentum, im Rahmen von Produkthaftung, Fahrlässigkeit oder anderweitig übernehmen.
Obwohl alle Werbemittel mit ethischen (medizinischen) Standards übereinstimmen, stellt die Erwähnung in dieser Publikation keine Garantie oder Anerkennung der Qualität oder des Wertes dieses Produkts oder der Aussagen der Herstellerfirmen dar.

Für die Vollständigkeit und Auswahl der aufgeführten Medikamente übernimmt der Verlag keine Gewähr.
Geschützte Warennamen (Warenzeichen) werden in der Regel besonders kenntlich gemacht (®). Aus dem Fehlen eines solchen Hinweises kann jedoch nicht automatisch geschlossen werden, dass es sich um einen freien Warennamen handelt.

Bibliografische Information der Deutschen Nationalbibliothek
Die Deutsche Nationalbibliothek verzeichnet diese Publikation in der Deutschen Nationalbibliografie; detaillierte bibliografische Daten sind im Internet über https://www.dnb.de abrufbar.

25 26 27 28 4 3 2 1

In ihren Veröffentlichungen verfolgt die Elsevier GmbH das Ziel, genderneutrale Formulierungen für Personengruppen zu verwenden. Um jedoch den Textfluss nicht zu stören sowie die gestalterische Freiheit nicht einzuschränken, wurden bisweilen Kompromisse eingegangen. Selbstverständlich sind **immer alle Geschlechter** gemeint.

Planung: Stefanie Schröder, München
Projektmanagement: Sophie Eckart, München
Redaktion: Dr. Stefanie Gräfin von Pfeil, Kirchheim/Teck
Rechteklärung: Katja Sieger-Schauer, München
Herstellung: Der Buchmacher, Arthur Lenner, Windach
Satz: Thomson Digital, Noida/Indien
Druck und Bindung: Drukarnia Dimograf Sp. z o. o., Bielsko-Biała/Polen
Umschlaggestaltung: SpieszDesign, Neu-Ulm
Titelfotografie: © patpitchaya - adobe.stock.com

Aktuelle Informationen finden Sie im Internet unter **www.elsevier.de**

Vorwort

Das vorliegende Werk „Differenzialdiagnostik und Leitsymptome kompakt" beinhaltet eine knappe Zusammenfassung ausgewählter Differenzialdiagnosen und Krankheiten mit deren Leit- und Begleitsymptomen. Die Auswahl erfolgte v. a. im Hinblick auf die Fragestellungen in der schriftlichen und mündlichen Heilpraktikerüberprüfung. Für den Praxisalltag ist sie ebenfalls bestens geeignet.

Die Differenzialdiagnostik kann nach unterschiedlichen Aspekten erfolgen: nach anatomischen Schichten bzw. Abschnitten, Ursachen oder Organsystemen. Hinweise zur Einteilung finden sich vor dem jeweiligen (Leit-)Symptom.

Zu Beginn eines jeden Kapitels finden sich drei Fallbeispiele mit aktueller Anamnese, Vorgeschichte und Untersuchungsbefunden. Die Lösung der Fallbeispiele folgt unmittelbar mit Benennung von Verdachtsdiagnose, Differenzialdiagnosen, weiterführender Diagnostik und Therapie. Ähnliche Kasuistiken werden häufig in der mündlichen Prüfung abgefragt. Ferner gibt es zu ausgewählten Themen Abbildungen, die Ihnen die Differenzierung anschaulich darstellen. Weiterhin finden Sie unter jedem Leitsymptom eine knappe Zusammenfassung des anamnestischen Vorgehens, die Ihnen die Diagnosefindung erleichtern soll.

Im Anhang vervollständigen zwei Übersichtstabellen das Werk. In der ersten Tabelle werden Laborparameter mit den dazugehörigen Indikationen genannt. In der zweiten Tabelle finden sich häufige Erkrankungen und die korrespondierenden Laborparameter, die für die Diagnostik und den Verlauf notwendig sind.

An dieser Stelle danke ich Frau Schröder und Frau Eckart vom Elsevier-Verlag für die überaus konstruktive Zusammenarbeit. Meiner Kollegin Dr. Gräfin v. Pfeil danke ich ganz herzlich für Korrekturen und die redaktionelle Bearbeitung des Manuskripts.

Ich wünsche Ihnen einen guten Lernerfolg!

München, im Juli 2024
Dagmar Dölcker

Abkürzungen

A. (Aa.)	Arteria (Arteriae)
ACE	Angiotensin Converting Enzyme
AIDS	Aquired Immunodeficiency Syndrome
Ak	Antikörper
ANA	antinukleäre Antikörper
AP	alkalische Phosphatase
ASL	Antistreptolysintiter
ASS	Acetylsalicylsäure
AT III	Antithrombin III
AZ	Allgemeinzustand
BMI	Body Mass Index
BNP	Brain Natriuretic Peptid (Natriuretisches Peptid Typ B)
BSG	Blutsenkungsgeschwindigkeit
BV	Behandlungsverbot
BWS	Brustwirbelsäule
CCT	kraniale Computertomografie
CED	chronisch entzündliche Darmerkrankung
CHE	Cholinesterase
CK	Kreatinkinase
CK-MB	Kreatinkinase, MB-Anteil
COPD	Chronical Obstructiv Pulmonary Disease
CRP	C-reaktives Protein
CT	Computertomografie/Computertomogramm
CVI	chronisch venöse Insuffizienz
EEG	Elektroenzephalogramm
EHEC	enterohämorrhagische Escherichia coli
EKG	Elektrokardiogramm
ETEC	Enteroroxischer Escherichia coli
EZ	Ernährungszustand
FEV1	Forciertes exspiratorisches Volumen in der ersten Sekunde
GFR	glomeruläre Filtrationsrate
GOT	Glutamat-Oxalacetat- Transaminase
γ-GT	gamma-Glutamyltransferase
GPT	Glutamat-Pyruvat- Transaminase
HDL	High Density Lipoproteine
HF	Herzfrequenz
HiB	Haemophilus influenzae Typ B
HLA	Humanes Leukozyten Antigen
HUS	hämolytisch-urämisches Syndrom
HWS	Halswirbelsäule
HZV	Herzzeitvolumen
ICR	Interkostalraum
i.d.R.	in der Regel
IfSG	Infektionsschutzgesetz
IKZ	Inkubationszeit
i. m.	intramuskulär
ISG	Iliosakralgelenk
i. v.	intravenös
KHK	koronare Herzkrankheit
LDH	Laktatdehydrogenase
LDL	Low Density Lipoproteine
LWS	Lendenwirbelsäule
M.	Musculus
MAO	Monoaminooxydase
MCL	Medioklavikularlinie
MCH	mittleres korpuskuläres Hämoglobin
MCHC	mittlere korpuskuläre Hämoglobinkonzentration
MCV	mittleres korpuskuläres Volumen
Min.	Minute(n)
MRT	Magnetresonanztomografie
N.	Nervus
NH3	Ammoniak (Summenformel)
NNR	Nebennierenrinde
NSAR	nichtsteroidale Antirheumatika
NYHA	New York Heart Association
o. B.	ohne Befund
PAP	Früherkennungstest nach George Papanicolaou
pAVK	periphere arterielle Verschlusskrankheit
PCR	Polymerase chain reaction (Polymerasekettenreaktion)
PPI	Protonenpumpenhemmer
Proc.	Processus
PSA	prostataspezifisches Antigen
PTH	Parathormon
PTT	partielle Thromboplastinzeit
RAAS	Renin-Angiotensin- Aldosteron-System
RF	Rheumafaktor
RR	Riva Rocci

s. c.	subkutan
Sek.	Sekunde(n)
SLE	systemischer Lupus erythematodes
SSW	Schwangerschaftswoche
STD	Sexually Transmitted Diseases (sexuell übertragbare Erkrankungen)
STIKO	ständige Impfkommission am Robert-Koch-Institut in Berlin
TBC	Tuberkulose
TIA	transitorische ischämische Attacke
TPO	Thyreo-Peroxidase-Ak
TRAK	TSH-Rezeptor-Ak
TSH	Thyreoidea stimulierendes Hormon
TVT	tiefe Beinvenenthrombose
V. (Vv.)	Vena (Venae)
V. a.	Verdacht auf
WHO	World Health Organization (Weltgesundheitsorganisation mit Sitz in Genf)
Z. n.	Zustand nach
ZNS	Zentralnervensystem

Abbildungsnachweis

Der Verweis auf die jeweilige Abbildungsquelle befindet sich bei allen Abbildungen im Werk am Ende des Legendentextes in eckigen Klammern. Alle nicht besonders gekennzeichneten Grafiken und Abbildungen © Elsevier GmbH, München.

A400 Reihe Pflege konkret, Elsevier/Urban & Fischer
C184 Anger G. Differentialdiagnose für die tägliche Praxis: Leitsymptome von A - Z. Gustav Fischer Verlag, 2. Aufl. 1991
L138 Martha Kosthorst, Borken
L143 Heike Hübner, Berlin
L157 Susanne Adler, Lübeck
L190 Gerda Raichle, Ulm
L231 Stefan Dangl, München
M597 Tobias Matreiz, Bochum

Fehler gefunden?

https://else4.de/9783437550683

An unsere Inhalte haben wir sehr hohe Ansprüche. Trotz aller Sorgfalt kann es jedoch passieren, dass sich ein Fehler einschleicht oder fachlich-inhaltliche Aktualisierungen notwendig geworden sind.

Sobald ein relevanter Fehler entdeckt wird, stellen wir eine Korrektur zur Verfügung. Mit diesem QR-Code gelingt der schnelle Zugriff.

Wir sind dankbar für jeden Hinweis, der uns hilft, dieses Werk zu verbessern. Bitte richten Sie Ihre Anregungen, Lob und Kritik an folgende E-Mail-Adresse: kundendienst@elsevier.com

Inhaltsverzeichnis

1 Bewegungsapparat

1.1 Fallbeispiele

Fallbeispiel 1

Aktuelle Anamnese

Ein 23-jähriger Patient stellt sich in Ihrer Praxis mit Kreuzschmerzen vor, links stärker als rechts, die über die Gesäßbacken bis in die Oberschenkel ausstrahlen und aktuell seit 2 Wochen persistieren würden. Sie träten episodisch auf und in unterschiedlicher Intensität, wobei ein Grundschmerz seit dem 16. Lebensjahr bestehe. Am stärksten seien die Schmerz am frühen Morgen. Bewegung lindere die Schmerzen, obgleich sie nicht komplett verschwunden seien.

Auf Nachfrage verneint der Patient gastrointestinale Symptome wie Durchfall, Meteorismus, Übelkeit und urologische Symptome. Keine B-Symptome, Nikotin- und Alkoholanamnese sind leer.

Vorgeschichte

- Fersen-, Sprunggelenkschmerzen und rezidivierende Episoden von Augenentzündungen, die der Patient in Eigenregie erfolgreich mit Diclofenac und Ibuprofen behandelt hat
- Vater des Patienten leidet ebenfalls an chronischen Rückenschmerzen, Mutter und Geschwister sind gesund

Untersuchungsbefund

Periphere Gelenke frei beweglich und ohne Entzündungssymptome. Dornfortsätze der LWS und des Sakrums bei Perkussion schmerzhaft. Beweglichkeit der Wirbelsäule nach der Neutral-Null-Methode eingeschränkt. Schober-Zeichen 10/11 cm, Ott-Zeichen 30/32 cm, Finger-Boden-Abstand 25 cm. Mennell-Zeichen beidseits schmerzhaft positiv.

Atemexkursionen seitengleich, Klopfschall über der Lunge sonor, Atemverschieblichkeit 5 cm, vesikuläres Atmen über beiden Lungen.

Lösung Fallbeispiel 1

Verdachtsdiagnose

Morbus Bechterew (▶ 1.3.6). Typisch sind Schmerzlokalisation, Ausstrahlung, morgendliche Schmerzen, die unter Bewegung besser werden, Beteiligung der peripheren Gelenke, Iritis und der chronisch rezidivierende Verlauf. Die Befunde der körperlichen Untersuchung sprechen für eine eingeschränkte Beweglichkeit der Wirbelsäule und eine Affektion des ISG.

Differenzialdiagnosen

- **Reiter-Syndrom** (▶ 1.3.7): unwahrscheinlich, da urologische und/oder gastroenterologische Symptome fehlen
- **Psoriasis-Arthritis:** nicht auszuschließen, wegen fehlender Hauterscheinungen zunächst nicht wahrscheinlich
- **Enteropathische Sakroileitis** im Rahmen von v. a. Morbus Crohn und Colitis ulcerosa (▶ 5.3.8): unwahrscheinlich, weil gastroenterologische Symptome fehlen

Diagnostisches Vorgehen zur Sicherung der Diagnose

- Labor: Entzündungsfaktoren, HLA-B27 positiv (nicht beweisend), Rheumafaktor negativ
- Röntgen: Becken (Nachweis einer entzündlichen Symptomatik am ISG, u. a. verwaschener Gelenkspalt) und Wirbelsäule (Bambusstabwirbelsäule, ggf. Spondylophytenbildung von kaudal nach kranial)

Therapie

- Antiphlogistika unter Gabe von PPI
- Antientzündliche Therapie mit Glukokortikoiden im Schub unter Gabe von PPI
- Regelmäßige Physiotherapie

Fallbeispiel 2

Aktuelle Anamnese

Eine 57-jährige Patientin stellt sich wegen neu aufgetretener Gelenkschmerzen bei Ihnen vor. Diese bestünden seit ca. 8 Wochen, beträfen beide Hände und seien in der Nacht am stärksten. Die Beschwerden seien schleichend aufgetreten. Hinzu kämen Muskelschmerzen und Steifigkeit der Gelenke, v. a. am Morgen, die nach etwa 2–3 Stunden etwas nachlassen würden. Zusätzlich zu den Beschwerden äußert die Patientin ein ausgeprägtes Krankheitsgefühl, Müdigkeit, Erschöpfung und Nachtschweiß.

Die Patientin verneint Hauterscheinungen, Atem-, Augenbeschwerden und Urinveränderungen, die Alkohol- und Nikotinanamnese sind leer. Kein Zeckenstich erinnerlich, keine Sonnenunverträglichkeit.

Vorgeschichte

Leer, insbesondere keine abgelaufenen Infekte in den letzten 8 Wochen.

Untersuchungsbefund

Normaler EZ (BMI 24,8), reduzierter AZ. Symmetrische, teigige Schwellung über den Grund- und Mittelgelenken der Hände, keine Rötung. Andere Gelenke, v. a. die Endgelenke, ohne pathologischen Befund. Palpation der Grund- und Mittelgelenke schmerzhaft, ebenfalls Händedruck (positives Gaenslen-Zeichen). Übrige Gelenke reizfrei. Gelenkbeweglichkeit der Grund- und Mittelgelenke eingeschränkt. Orientierende internistische und Hautuntersuchung ohne pathologischen Befund, neuropsychiatrischer Status ebenfalls. RR 135/75 mmHg, HF 76/Min., Temperatur 37,9 °C.

Lösung Fallbeispiel 2

Verdachtsdiagnose

Rheumatoide Arthritis (▶ 1.3.8). Typisch sind Schmerzlokalisation, nächtliche Schmerzen, Morgensteifigkeit und der schleichende Beginn. Die Befunde der körperlichen Untersuchung sprechen für eine Beteiligung der Grund- und Mittelgelenke. Das ausgeprägte Krankheitsgefühl und der Nachtschweiß sprechen für eine systemische Entzündungsreaktion.

Differenzialdiagnosen

- **Systemischer Lupus erythematodes** (▶ 15.3.6): kann nicht ausgeschlossen werden, aber wegen fehlender Hauterscheinungen unwahrscheinlich; Ergebnisse der laborchemischer Untersuchung sind weiterführend
- **Sklerodermie** (▶ 15.3.7): kann nicht ausgeschlossen werden, aber wegen fehlender Hautsymptomatik unwahrscheinlich

- **Lyme-Arthritis** (▶ 18.4.1): erscheint unwahrscheinlich; ein Zeckenstich ist nicht erinnerlich, Hauterscheinungen sind nicht aufgetreten
- **Reaktive Arthritis** (▶ 1.3.7): eher unwahrscheinlich, da kein Infekt in den letzten Wochen eruierbar; zeigt gelegentlich Beteiligung der kleinen Gelenke, aber eher im Strahl; typisch ist asymmetrische Oligoarthritis der großen Gelenke
- **Fibromyalgie-Syndrom** (▶ 1.3.10): kann nicht ausgeschlossen werden, primär muss vom entzündlich-rheumatischen Geschehen ausgegangen werden
- **Polyarthrose** (▶ 1.3.3): zeigt Beteiligung der Fingerendgelenke häufig mit radialer Deviation (Heberden-Arthrose) und/oder der Mittelgelenke (Bouchard-Arthrose); Grundgelenke nicht beteiligt

Diagnostisches Vorgehen zur Sicherung der Diagnose

- Labor: BSG, CRP (im Schub erhöht), Rheumafaktor (in 80 % positiv), ANA (in ⅓ der Fälle positiv), Anti-CCP-Ak (positiv, hohe Spezifität), Blutbild (häufig Anämie bei chronischer Entzündung), Ferritin (häufig erhöht), freies Eisen im Serum (häufig erniedrigt)
- Arthrosonografie: u. a. Nachweis einer Synovialitis, Tendovaginitis
- Röntgen: Nachweis von Knochenveränderungen
- MRT: Nachweis eines entzündlichen Geschehens, von Veränderungen am Knorpel und Knochen

Therapie

- Allgemeintherapie: fleischarme, obst- und gemüsereiche Kost wirken sich günstig auf Progredienz der Erkrankung aus
- Physikalische Therapie:
  - Im Schub: Kältetherapie
  - Im symptomfreien Stadium: Bewegungs-, Wärme-, Ergo-, Physiotherapie
- Medikamentöse Therapie:
  - NSAR, Glukokortikoide zur Schmerzbehandlung und Reduzierung der Entzündung, Vitamin D_3, Kalzium, PPI
  - Basistherapeutika: Immunsuppressiva (v. a. Methotrexat), Zytostatika (z. B. Cyclophosphamid), Antikörpertherapie (Biologicals) einzeln oder in Kombination

Fallbeispiel 3

Aktuelle Anamnese

Eine 80-jährige Patientin stellt sich bei Ihnen vor und berichtet von zunehmenden Schmerzen, v. a. in der linken Leiste und am Gesäß. Die Beschwerden hätten vor 1 Jahr begonnen, wobei sich Schmerzen nur bei stärkerer Belastung eingestellt hätten. Dazwischen bestünden schmerzfreie Intervalle oder nur leichte Schmerzen am Morgen, v. a. nach dem Aufstehen. Diese hätten etwa 1 Stunde angedauert, bis sich die Patientin „warmgelaufen" habe. Seit etwa 6 Wochen bestünden Dauerschmerzen auch in Ruhe und in der Nacht. Jede Bewegung werde von einem bohrenden Schmerz begleitet. Besonders schwierig sei es sich zu bücken, die Schuhe anzuziehen oder in die Hocke zu gehen. Auf Nachfrage berichtet die Patientin von einer gelegentlichen Schmerzausstrahlung ins linke Knie. Zusätzlich träten gelegentlich ziehende Schmerzen im LWS-Bereich auf, sodass die Patientin befürchtet, die nächste Wirbelkörperfraktur zu haben.

Fieber, Nachtschweiß, Gewichtsabnahme und neurologische Ausfälle werden verneint. Nikotin- und Alkoholanamnese sind leer. Die Patientin nimmt regelmäßig Alendronsäure und Vitamin D zur Osteoporosetherapie sowie auf eigene Anordnung NSAR zur Therapie der aktuellen Beschwerden. Keine rheumatischen Erkrankungen in der Vorgeschichte eruierbar.

Vorgeschichte

Osteoporose mit Z. n. multiplen Wirbelkörperbrüchen

Untersuchungsbefund

Adipöse Patientin (BMI 30,2), reduzierter AZ. Im bekleideten Zustand hinkender Gang und Rundrückenbildung erkennbar. Bei der Inspektion Hüfte, Becken und untere Extremitäten ohne Besonderheiten. Wirbelsäule im BWS-Bereich stark kyphosiert mit einem ausgeprägten Tannenbaumphänomen. Palpation und Perkussion der LWS schmerzlos möglich. Bei der Palpation linke Leiste und Hüftgelenk schmerzhaft. Bei der Neutralnullmethode schmerzhaft eingeschränkte Beweglichkeit des linken Hüftgelenks in allen 3 Ebenen. Keine Krepitation während der Untersuchung. Kniegelenke mit altersentsprechendem Befund. Sensibilität, Motorik, Reflexe, Durchblutung an den unteren Extremitäten regelrecht. RR 140/85 mmHg, HF 88/Min., Temperatur 36,8 °C.

Lösung Fallbeispiel 3

Verdachtsdiagnose

Aktivierte Koxarthrose (▶ 1.3.3): Typisch für die Arthrose sind Anlauf- und Belastungsschmerzen. Die nächtlichen und Ruheschmerzen sprechen für eine aktivierte Arthrose, die durch einen entzündlichen Reiz eine Dauersymptomatik hervorrufen. Der Befund der körperlichen Untersuchung und v. a. die eingeschränkte Beweglichkeit des Hüftgelenks stützen die Verdachtsdiagnose.

Differenzialdiagnosen

- **Koxitis, Bursitis:** können erst nach Untersuchung mit bildgebenden Verfahren ausgeschlossen oder bestätigt werden; beide Erkrankungen verursachen Ruhe- und nächtliche Schmerzen; bei einer Koxitis (bakteriell) tritt üblicherweise Fieber auf, das aktuell nicht vorhanden ist
- **Rheumatische Erkrankungen:** unwahrscheinlich wegen fehlender Vorgeschichte; ein definitiver Ausschluss erfolgt durch eine Blutuntersuchung und bildgebende Verfahren
- **Fraktur** (▶ 1.3.1) im Bereich des Beckens oder Oberschenkels: wichtige Differenzialdiagnose, auch wegen der vorhandenen Osteoporose und Z. n. multiplen Brüchen im Bereich der Wirbelsäule; eine Bestätigung oder ein Ausschluss erfolgt durch Röntgenuntersuchung

Diagnostisches Vorgehen zur Sicherung der Diagnose

- Sonografie: Beurteilung von Weichteilen, Nachweis eines Gelenkergusses
- Röntgenuntersuchung (Beckenübersicht): wichtigste Untersuchung zur Beurteilung der Koxarthrose; typische Zeichen sind Gelenkspaltverschmälerung, deformierte Gelenkflächen, subchondrale Sklerosierung, Osteophytenbildung, Geröllzystenbildung
- Gegebenenfalls MRT: bessere Darstellung der Weichteile
- Labor: u. a. BSG, CRP, Blutbild, Rheumafaktor, ANA, Anti-CCP-Ak, Ferritin

Therapie

- Verweisung zur Orthopädin oder zum Orthopäden
- Ergänzung der medikamentösen Therapie um einen Protonenpumpeninhibitor bei gleichzeitigen Gabe von NSAR
- Operative Versorgung mit einer Totalendoprothese und zügige Mobilisierung

1.2 Differenzialdiagnostik

1.2.1 Rückenschmerzen

Anamnestisches Vorgehen

- **Lokalisation** (wo genau?):
  - Lokalisierte Schmerzen: bei u. a. Spondylitis, Spondylarthritis, Wirbelfrakturen, Tumoren und Metastasen
  - Diffuse Schmerzen: bei u. a. nicht spezifischen Rückenschmerzen durch z. B. Verhebetrauma, Muskelhartspann, ISG-Syndrom, Morbus Bechterew, abdominalen Erkrankungen
  - Thorakale Schmerzen: u. a. bei Interkostalneuralgie, Pleuritis, Pneumothorax
  - Thorakolumbale Schmerzen: u. a. bei Pankreatitis, Ulkuskrankheit
  - Lumbosakrale Schmerzen: u. a. bei Verhebetrauma, ISG-Syndrom, Bandscheibenvorfall, gynäkologischen Ursachen
- **Beginn** der Schmerzen (seit wann?):
  - Akuter Beginn: bei u. a. Verhebetrauma, ISG-Syndrom, Bandscheibenvorfall, Frakturen, Pneumothorax, Herzinfarkt, Lungenembolie
  - Schleichender Beginn: bei u. a. entzündlich-rheumatischen und neoplastischen Geschehen
- **Schmerzcharakter** (wie ist der Schmerz?):
  - Dumpfe, bohrende oder ziehende Schmerzen: bei u. a. Erkrankungen der Wirbelsäule, Gelenke, Muskulatur, bei Funktionsstörungen, die kein organisches Korrelat haben
  - Einschießende, elektrisierende Schmerzen: bei u. a. Neuralgien, Bandscheibenvorfall
- **Schmerzverlauf** (wann tritt der Schmerz auf?):
  - Ruheschmerzen, Morgensteifigkeit: bei entzündlich-rheumatischen Erkrankungen
  - Anlauf- und Belastungsschmerzen: bei degenerativen Erkrankungen
  - Nächtliche Schmerzen: Hinweis auf entzündliche (infektiöse, autoimmune oder neoplastische) Ursache
- **Intensität** (wie stark ist der Schmerz): Erfassung auf der Schmerzskala von 0 (kein Schmerz) bis 10 (stärkster vorstellbarer Schmerz)
- **Ausstrahlung:** vom lumbosakralen Bereich bis zu den Zehen bei u. a. Bandscheibenvorfall (radikulärer Schmerz); bis in die Kniekehle bei u. a. Verhebetrauma, ISG-Syndrom, Morbus Bechterew; von den Schulterblättern bis zum sakralen Bereich bei Aortendissektion
- **Verstärkende Faktoren:** Verschlechterung durch Bewegung bei u. a. Tumoren, Frakturen, Bandscheibenvorfall
- **Bessernde Faktoren:** Besserung durch Bewegung bei u. a. Morbus Bechterew
- **Begleitsymptome:** u. a.
  - Atembeschwerden bei Pleuraerkrankungen
  - Verdauungsbeschwerden, Ikterus bei Galle- und Pankreaserkrankungen
  - Fluor bei Adnexitis
  - Iritis bei Morbus Bechterew
  - Wandernde Schmerzen, Hämaturie bei Urolithiasis
- **Vorerkrankungen und aktuelle Erkrankungen:** bekannte Infektionen als Hinweis auf septische Ursache, Osteoporose als Hinweis auf Frakturen, gynäkologische oder urologische Erkrankungen als Hinweis auf fortgeleiteten Schmerz

- **Vegetative und B-Symptome:** Hinweis auf u. a. entzündlich-rheumatische, infektiöse oder tumoröse Ursache
- **Beruf, Hobby:** möglicher Hinweis auf Überbelastung

Differenzialdiagnosen

Rückenschmerzen können nach verschiedenen Gesichtspunkten eingeteilt werden (▶ Abb. 1.1): nach der Ursache (entzündlich, degenerativ, traumatisch, neoplastisch, metabolisch), nach der Lokalisation (zervikal, thorakal, lumbal, sakral) oder nach anatomischen Strukturen. Nachfolgend erfolgt die Einteilung der Rückenschmerzen nach **anatomischen Schichten** von **außen nach innen.**
Die lumbosakralen Rückenschmerzen werden in wirbelsäulenspezifische und nicht wirbelsäulenspezifischen Ursachen unterteilt. Die **wirbelsäulenspezifischen** Rückenschmerzen beinhalten **nicht spezifische** Rückenschmerzen (am häufigsten, ohne anatomisches Korrelat, u. a. Verhebetrauma, Schonhaltung, Muskelverkürzung, ISG-Syndrom) und **spezifische** Rückenschmerzen (seltener, auf strukturelle Veränderungen

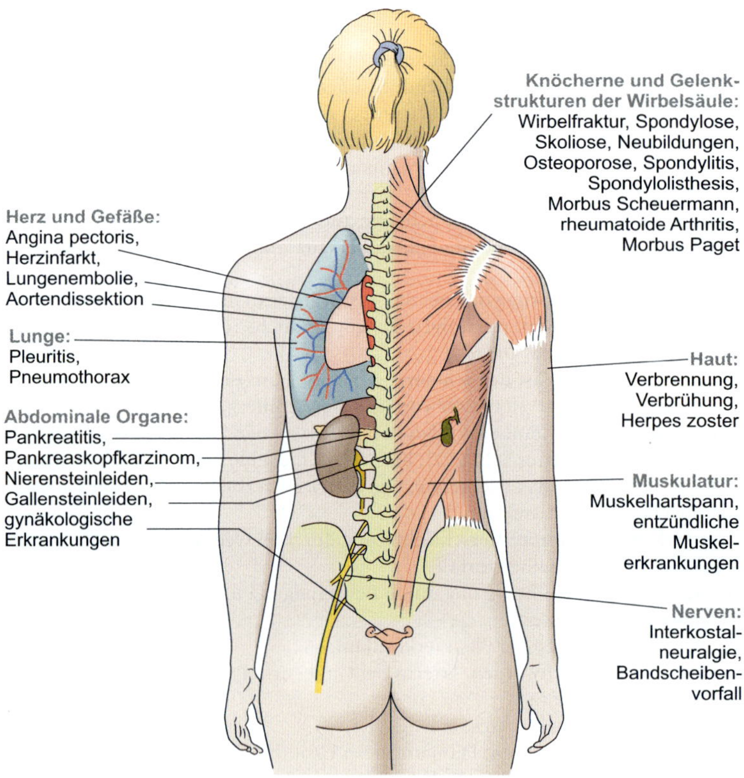

Abb. 1.1 Differenzialdiagnosen bei Rückenschmerzen [L190]

zurückzuführen, u.a. Wirbelfrakturen, maligne Neubildungen, Spinalkanalstenose, Bandscheibenvorfall, Infektion, entzündlich-rheumatische Erkrankungen). Zu den **nicht wirbelsäulenspezifischen** Ursachen zählen z.B. abdominale Erkrankungen (Gallensteinleiden, Pankreatitis, Divertikulitis, CED), uro-gynäkologische Leiden (Endometriose, Pyelonephritis) oder vaskuläre Erkrankungen (Aortenaneurysma, -ruptur).

Haut

- **Verbrennung, Verbrühung:** wegweisend sind anamnestische Angaben und der typische Hautbefund, z.B. Rötung, Blasenbildung
- **Herpes zoster:** entzündliche Hauterscheinungen mit Bläschenbildung; starke Schmerzen entlang eines Dermatoms; am häufigsten thorakale Dermatome betroffen

Muskulatur

- **Muskalhartspann (Myogelose):** umschriebene Schmerzen, die sich unter Bewegung verstärken; typischer Tastbefund (strangförmige Verhärtung)
- **Entzündliche Muskelerkrankung:** Schmerzen in Ruhe; Allgemeinsymptome, im Laborbefund Entzündungszeichen ↑ und CK ↑

Nerven

- **Interkostalneuralgie:** einschießende Schmerzen entlang eines Nervenverlaufs
- **Bandscheibenvorfall** (▶ 14.3.13): plötzliche einschießende, i.d.R. gut lokalisierbare Schmerzen entlang eines Spinalnerven, die sich unter Husten, Lachen, Pressen verstärken; meist lumbosakrale Abschnitte betroffen

Knöcherne und Gelenkstrukturen der Wirbelsäule

- **Wirbelfraktur, Wirbelsäulenstauchung** (▶ 1.3.1): meist erinnerliches Trauma; gut lokalisierbare und häufig atemabhängige Schmerzen
- **Spondylose:** je nach Ausprägung von asymptomatisch bis zu ausgeprägten Schmerzen im Bereich der degenerativen Veränderungen
- **Skoliose** (▶ 1.3.4): Seitverbiegung der Wirbelsäule; asymmetrischer Schulter- und Beckenstand, asymmetrische Taillendreiecke; Rippenbuckel (ggf. im Vorbeugetest) und/oder Lumbalwulst
- **Tumoren, Metastasen** (▶ 1.3.5): v.a. bei Prostata-, Bronchial-, Mammakarzinom, multiplem Myelom (Plasmozytom); kontinuierliche Schmerzen, auch nachts und in Ruhe; gleichzeitig meist vorhandene B-Symptomatik; Symptome des Primärtumors
- **Osteoporose, Osteomalazie:** Schmerzhaftigkeit bei Sinterung bzw. Fraktur der Wirbelkörper; Abnahme der Körpergröße und Verformungen der Wirbelsäule (v.a. Kyphosierung typisch)
- **Spondylarthritiden** (▶ 1.3.6, ▶ 1.3.7): entzündlich-rheumatische Wirbelgelenkerkrankungen (u.a. Morbus Bechterew, Morbus Reiter, enteropathische Formen), die mit Ruhe- und Nachtschmerzen einhergehen
- **Spondylitis (bakteriell), Abszess, Osteomyelitis:** bakterielle Erkrankungen, die meist gut lokalisierbar und durch Ruhe- und Nachtschmerzen gekennzeichnet sind; im Laborbefund CRP ↑, BSG ↑ und Leukozytose
- **Spondylolisthesis** (Wirbelgleiten): typisch sind Schmerzen im lumbosakralen Bereich (häufigste Lokalisation); gelegentlich gekoppelt mit Sensibilitätsstörungen der unteren Extremitäten

- **Morbus Scheuermann:** im jugendlichen Alter wenig Symptome bis auf eine verstärkte Kyphosierung (meist) der BWS; im Erwachsenenalter fixierte Kyphose und arthrotische Veränderungen; im Röntgenbild Schmorl-Knötchen typisch
- **Rheumatoide Arthritis** (▶ 1.3.8): symmetrischer Befall der kleinen Gelenke der Extremitäten; an der Wirbelsäule ist meist im Verlauf der Erkrankung die HWS betroffen, was sich als Facettensyndrom bemerkbar macht; typisch sind Nacken- und Kopfschmerzen; vegetative Symptome und neurologische Ausfälle können hinzutreten
- **Morbus Paget:** Knochenerkrankung, die zunächst mit einem verstärkten Abbau der Knochensubstanz einhergeht; später entstehen irreguläre und instabile Knochenanbauten; typische Symptome sind umschriebene Knochenschmerzen, Knochenverbiegungen (Säbelscheidentibia); im Laborbefund AP ↑↑ und Kalzium ↑

Lunge und Pleura

- **Pleuritis** (▶ 4.3.12): atemabhängige, stechende Schmerzen; meist im thorakalen Abschnitt; begleitend Infektsymptome; in der Untersuchung atemabhängige, schabende Reibegeräusche („Lederknarren")
- **Pneumothorax** (▶ 4.3.11): plötzliche stechende Schmerzen; meist im thorakalen Abschnitt; Dyspnoe, Zyanose; in der Untersuchung Stimmfremitus ↓, hypersonorer Klopfschall, abgeschwächtes Atemgeräusch

Herz und Gefäße

- **Angina pectoris, Herzinfarkt** (▶ 2.3.5, ▶ 2.3.6): akute retrosternale Schmerzen mit Ausstrahlung in Hals, Achsel, linken Arm bis zu den Fingern, Abdomen oder Rücken; bei Angina pectoris Besserung nach Gabe von Nitrospray
- **Lungenembolie** (▶ 4.3.10): akute retrosternale Thorax-, Oberbauch- oder Rückenschmerzen mit Dyspnoe, Zyanose, blutigem Sputum und Herzinsuffizienzzeichen
- **Aortendissektion:** plötzliche, reißende thorakale Schmerzen oder Schmerzen zwischen den Schulterblättern, die sich in das Abdomen und untere Rückenbereiche verlagern; in der Anamnese i. d. R. arterielle Hypertonie vorhanden

Abdominale Organe

- **Gastritis, Ulkus** (▶ 5.3.3, ▶ 5.3.4): thorakale, abdominale Schmerzen mit Ausstrahlung in den Rücken (meist thorakolumbaler Übergang) mit Verstärkung nach dem Essen
- **Pankreatitis** (▶ 6.3.7, ▶ 6.3.8): typisch sind gürtelförmige Oberbauchschmerzen; Ausstrahlung in linken Thorax und Rücken (meist thorakolumbaler Übergang) möglich
- **Pankreaskopfkarzinom:** typisch sind Symptome der chronischen Pankreatitis; schmerzloser Ikterus, bohrende Rückenschmerzen (meist thorakolumbaler Übergang)
- **Gallensteinleiden** (▶ 6.3.5): kolikartige Schmerzen im rechten Oberbauch bzw. rechten Thorax mit Ausstrahlung in die rechte Schulter, das Schulterblatt und BWS-Region; begleitend Unverträglichkeit von Fett, Kaffee oder gebratenen Speisen, evtl. Stuhlaufhellung und Dunkelfärbung des Urins
- **Urolithiasis** (▶ 11.3.8): beim Steinabgang wandernde kolikartige Schmerzen vom Rücken in die Flanken, dann in Unterbauch und Genitalien ziehend; begleitend Mikro- oder Makrohämaturie
- **Gynäkologische Erkrankungen** (z. B. Adnexitis, Lageanomalien des Uterus): Symptome der Primärerkrankung, z. B. Fluor, Fieber, Unterleibschmerzen mit Ausstrahlung in die LWS

1.2.2 Gelenkschmerzen

Anamnestisches Vorgehen

- **Lokalisation** (welche Gelenke, wo genau?):
  - Beteiligung kleiner Gelenke: bei u. a. rheumatoider Arthritis, SLE, Sklerodermie
  - Beteiligung des Großzehengrundgelenks: bei Gicht
  - Beteiligung des ISG und der großen Gelenke: bei u. a. Morbus Bechterew, Morbus Reiter, Psoriasis-Arthritis, Colitis ulcerosa
  - Wechselnde Gelenkschmerzen: bei u. a. rheumatischem Fieber
- **Beginn** der Schmerzen (seit wann?):
  - Akuter Beginn: bei u. a. Gicht, septischen Ursachen, Trauma
  - Schleichender Beginn: bei u. a. entzündlich-rheumatischen Erkrankungen
- **Schmerzverlauf** (wann tritt der Schmerz auf?):
  - Ruheschmerzen, Morgensteifigkeit: bei entzündlich-rheumatischen Erkrankungen
  - Anlauf- und Belastungsschmerzen: bei degenerativen Erkrankungen
  - Nächtliche Schmerzen: Hinweis auf entzündliche Ursache
- **Intensität** (wie stark ist der Schmerz?): Erfassung auf der Schmerzskala von 0 (kein Schmerz) bis 10 (stärkster vorstellbarer Schmerz)
- **Bessernde Faktoren:** Kühlung bei Trauma, akutem entzündlichen Geschehen; Wärmeanwendung bei degenerativen Erkrankungen
- **Begleitsymptome:** u. a.
  - Durchfall bei CED
  - Hauterscheinungen bei Psoriasis
  - Konjunktivitis, Urethritis bei Morbus Reiter
  - Iritis, Uveitis bei Morbus Bechterew
- **Vorerkrankungen und aktuelle Erkrankungen:** u. a. abgelaufene Tonsillitis, Zeckenbiss, Trauma, bekannte CED als Hinweis auf Ursache
- **Vegetative und B-Symptome:** reduzierter Allgemeinzustand, Krankheitsgefühl und positive B-Symptome als Hinweise auf u. a. entzündliche-rheumatische Genese, Tumorgeschehen
- **Beruf, Hobby:** Hinweis auf chronische Belastung
- **Familienanamnese:** familiäre Häufung bei u. a. rheumatoider Arthritis, Morbus Bechterew, Gicht, CED
- **Sexualanamnese:** bei V. a. reaktive Arthritis und Morbus Reiter, septische Arthritis (Gonokokken)

Differenzialdiagnosen

Die Differenzialdiagnostik der Gelenkschmerzen erfolgt nach deren **Ursache.**

Entzündlich-rheumatisch Allen Ursachen **gemeinsam** sind der chronische Verlauf, Morgensteifigkeit, Ruheschmerz und im Schub erhöhte Entzündungszeichen im Blut.

- **Rheumatoide Arthritis** (▶ 1.3.8): symmetrische Beteiligung der kleinen Gelenke (Grund- und Mittelgelenke, Gelenke der HWS) mit deren Zerstörung; im Laborbefund RF, Anti-CCP-Ak meist positiv
- **Lupus erythematodes** (▶ 15.3.6): symmetrische Beteiligung der kleinen Gelenke, i. d. R. ohne deren Zerstörung; typische Hautzeichen sind eine Sonnenunverträglichkeit und häufig ein Schmetterlingserythem; ANA und RF meist positiv

- **Sklerodermie** (▶ 15.3.7): symmetrische Beteiligung der kleinen Gelenke, i. d. R. ohne deren Zerstörung; typische Hautzeichen u. a. Puffy Hands, Sklerosierung der Haut, Fingerkuppennekrosen (Rattenbissnekrosen), Tabaksbeutelmund; im Laborbefund ANA und RF meist positiv
- **Morbus Bechterew** (▶ 1.3.6): tiefsitzende Kreuzschmerzen (Sakroileitis und große Gelenke); im Laborbefund häufig HLA – B27 positiv
- **Psoriasis-Arthritis:** Gelenkbefall im Strahl; Sakroileitis und erythematosquamöse Plaques über den Streckseiten der Extremitäten; im Laborbefund evtl. HLA-B27 positiv
- **Reaktive Arthritis** (▶ 1.3.7): Beteiligung der großen Gelenke ohne andere Organmanifestation; im Laborbefund positive Entzündungszeichen, evtl. HLA-B27 positiv; anamnestisch gastrointestinale und/oder urogenitale Infektionen
- **Morbus Reiter** (▶ 1.3.7): Arthritis (mit Beteiligung meist der großen Gelenke), Konjunktivitis und Enteritis oder Urethritis (Reiter-Trias); gelegentlich Hauterscheinungen u. a. als Balanitis circinata (Entzündung der Eichel) oder an Handflächen und Fußsohlen (Reiter-Tetrade); im Laborbefund Entzündungszeichen ↑, evtl. HLA-B27 positiv; anamnestisch gastrointestinale und/oder urogenitale Infektionen

Infektiös

- **Bakterielle Infekte** (z. B. Borreliose, TBC, Gonorrhö): Symptome der Primärkrankheit; Beteiligung von einem oder mehreren Gelenken möglich; akute lokale Entzündungszeichen (Rötung, Schwellung, Überwärmung, Schmerzen, eingeschränkte Beweglichkeit) typischerweise vorhanden; im Laborbefund Entzündungszeichen ↑, spezifische Antikörper nachweisbar; im Gelenkpunktat Erreger nachweisbar
- **Virale Infekte** (z. B. Hepatitis, Influenza): Symptome der Primärkrankheit; häufig mehrere Gelenke betroffen; mit oder ohne lokale Entzündungszeichen; im Laborbefund Entzündungszeichen und spezifische Antikörper nachweisbar
- **Sepsis:** V. a. Infektion, Organdysfunktion (lebensbedrohlich), Tachypnoe > 22/ Min., Desorientierung, RR systolisch < 100 mmHg
- **Osteomyelitis:** gelenknahe Herde verursachen Belastungs- und Ruheschmerzen; z. T. schwere lokale und systemische Entzündungssymptomatik

Degenerativ

- **Arthrose** (▶ 1.3.3): betroffen sind v. a. die Gelenke der unteren Extremität; Belastungs-, Anlauf- und Ruheschmerz (frühes Stadium); Dauerschmerz, nächtlicher Schmerz, Muskelschmerzen (spätes Stadium)
- **Überlastung:** wegweisend sind anamnestische Befunde

Metabolisch **Gicht** (▶ 7.3.1): asymmetrischer Befall; meist Großzehengrund- oder Daumengrundgelenk betroffen; im Laborbefund Harnsäure ↑ (kann aber auch ↓ oder im Referenzbereich sein)

Traumatisch

- **Gelenknahe Frakturen** (▶ 1.3.1): wegweisend ist der anamnestische Befund; sichere Frakturzeichen wie Fehlstellung, abnorme Beweglichkeit oder sichtbare Knochenfragmente
- **Bänderriss, Meniskusverletzungen (am Knie):** wegweisend ist der anamnestische Traumabefund; lokale Symptome; je nach Verletzung positive Funktionstests (Varus- und Valgusstress, Steinmann I und II, positive Schubladenphänomene oder Lachmann-Test)

Andere

- **Chronisch-entzündliche Darmerkrankungen** (▶ 5.3.8): häufig Beteiligung der großen Gelenke und des ISG, abdominale Schmerzen, Durchfall (schleimig-blutig bei der Colitis ulcerosa, schleimig-eitrig bei Morbus Crohn), Malassimilationssyndrom (Morbus Crohn), Entzündungssymptome
- **Leukämie und andere Neoplasien:** wegweisend sind Symptome des Primärtumors und ggf. B-Symptome; bei einer Leukämie Anämie, Thrombopenie, Immunsuppression und Veränderung des Blutbilds
- **Hämophilie, antikoagulative Therapie:** wegweisend ist der anamnestische Befund; ggf. Blutungsneigung als Hämatome oder Gelenkeinblutungen
- **Akute Bursitis:** prall-elastische Schwellung, Schmerzen, Rötung, Überwärmung, Bewegungseinschränkung
- **Fibromyalgie-Syndrom** (▶ 1.3.10): chronische Schmerzen in mehreren Körperregionen, Schlafstörungen, Erschöpfung, vegetative Symptome; Laborbefund und apparative Untersuchungen meist o. B.
- **Polymyalgia rheumatica** (▶ 1.3.9): meist symmetrische, nächtliche, reißende muskuläre Schulter- und Beckenschmerzen; im Laborbefund BSG ↑↑, CRP ↑

1.2.3 Gelenkbefall

Anamnestisches Vorgehen

▶ 1.2.2

Differenzialdiagnosen

Die Differenzialdiagnostik des Gelenkbefalls (▶ Abb. 1.2) erfolgt nach der **Beteiligung der Gelenke.**

Beteiligung der kleinen Gelenke Symmetrischer Befall.

- **Rheumatoide Arthritis** (▶ 1.3.8): symmetrischer, zerstörender Gelenkbefall der kleinen Gelenke; RF und Anti CCP-Ak meist positiv
- **Lupus erythematodes** (▶ 15.3.6): symmetrischer Befall der kleinen Gelenke; Hauterscheinungen (Schmetterlingserythem), Sonnenunverträglichkeit; ANA und RF meist positiv
- **Sklerodermie** (▶ 15.3.7): symmetrischer Befall der kleinen Gelenke; Fingerkuppennekrosen (Rattenbissnekrosen), ANA und RF meist positiv
- **Polyarthrose (Heberden- und Bouchard-Arthrose)** (▶ 1.3.3): Beteiligung der Fingerendgelenke mit häufig radialer Deviation (Heberden-Arthrose) und/oder der Mittelgelenke (Bouchard-Arthrose), keine Beteiligung der Grundgelenke

Befall im Strahl **Psoriasis-Arthritis:** typische Hauterscheinungen als silbrig-weiße Schuppung auf entzündlichem Grund, v. a. über den Streckseiten der Gelenke, am Okziput und in der Analfalte

Sakroileitis Allen Ursachen **gemeinsam** sind tiefsitzende, nächtliche Kreuzschmerzen mit Ausstrahlung ins Gesäß und Oberschenkel, die i. d. R. unter Bewegung von der Schmerzintensität her besser werden. Ferner sind im Laborbefund Entzündungszeichen und in einem Teil der Fälle auch HLA-B27 positiv.

- **Morbus Bechterew** (▶ 1.3.6): Beteiligung der großen Gelenke; zunehmende Versteifung und Kyphosierung der Wirbelsäule von kaudal nach kranial; Achillessehnenansatzschmerz; Iritis

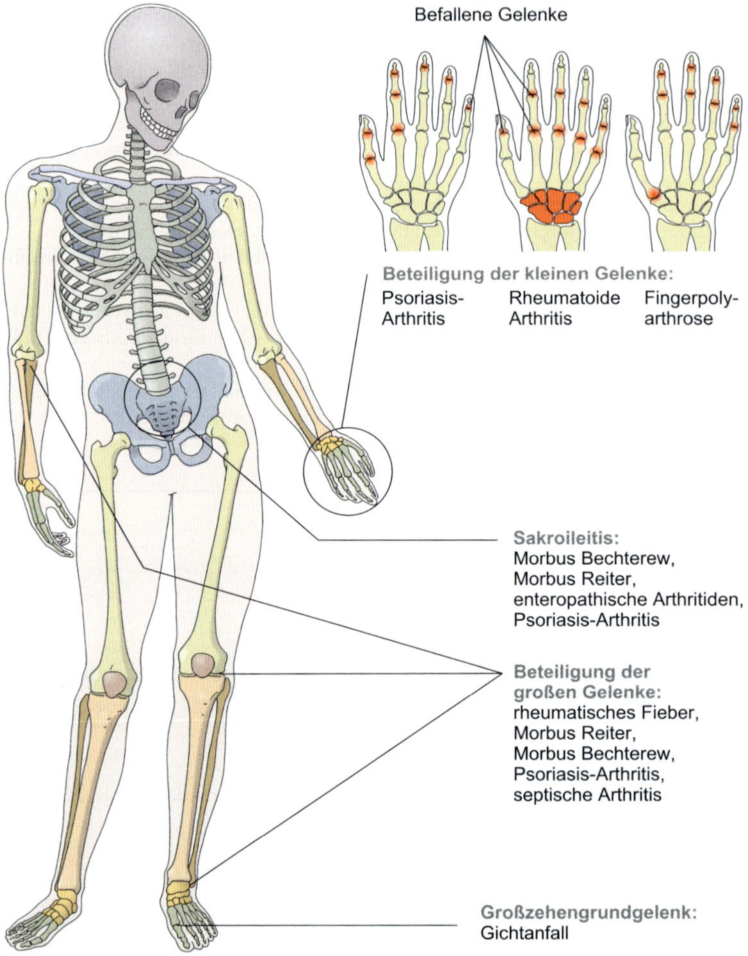

Abb. 1.2 Differenzialdiagnosen bei Gelenkbefall [L190]

- **Morbus Reiter** (▶ 1.3.7): Leitsymptome sind Arthritis, Konjunktivitis, Urethritis oder Enteritis
- **Enteropathische Arthritis** (Morbus Crohn, Colitis ulcerosa) (▶ 5.3.8): intestinale Symptome, z. B. Durchfall (eitrig-schleimig, blutig), Bauchschmerzen, Stenosesymptome; Iritis, Erythema nodosum
- **Psoriasis-Arthritis:** typische Hauterscheinungen als silbrig-weiße Schuppung auf entzündlichem Grund, v. a. über den Streckseiten der Gelenke, am Okziput und in der Analfalte

Beteiligung der großen Gelenke
- **Rheumatisches Fieber:** betroffen sind große Gelenke; Befall springend; im Laborbefund ASL-Titer ↑, anamnestisch Streptokokkeninfekt
- **Morbus Reiter** (▶ 1.3.7): Leitsymptome sind Arthritis, Konjunktivitis, Urethritis oder Enteritis
- **Morbus Bechterew** (▶ 1.3.6): Beteiligung der großen Gelenke; zunehmende Versteifung und Kyphosierung der Wirbelsäule von kaudal nach kranial; Achillessehnenansatzschmerz; Iritis
- **Psoriasis-Arthritis:** typische Hauterscheinungen als silbrig-weiße Schuppung auf entzündlichem Grund, v. a. über den Streckseiten der Gelenke, am Okziput und in der Analfalte
- **Septische Arthritis:** u. a. bei der Gonorrhö, Tbc, Infektion mit HiB; akuter Beginn mit starken lokalen und systemischen Entzündungszeichen; Symptome der Grunderkrankung

Großzehengrundgelenk **Gicht** (▶ 7.3.1): asymmetrischer Befall; meist Großzehengrund- oder Daumengrundgelenk betroffen; im Laborbefund Harnsäure ↑ (kann aber auch ↓ oder im Referenzbereich sein)

1.2.4 Knochenschmerzen

Anamnestisches Vorgehen

- **Lokalisation** (wo genau?): Differenzierung in lokalisierte und generalisierte Knochenschmerzen
- **Beginn** der Schmerzen (seit wann?):
  - Akuter Beginn: bei u. a. Trauma und Frakturen
  - Langsamer Beginn: bei u. a. Hyperparathyreoidismus, Tumoren, Metastasen, Morbus Paget
- **Schmerzverlauf** (wann tritt der Schmerz auf?):
  - Ruheschmerzen: bei u. a. Frakturen, Osteomyelitis
  - Belastungsschmerzen: bei u. a. Osteomalazie
  - Nächtliche Schmerzen: Hinweis auf entzündliche (infektiöse oder neoplastische) Ursache
- **Intensität** (wie stark ist der Schmerz?): Erfassung auf der Schmerzskala von 0 (kein Schmerz) bis 10 (stärkster vorstellbarer Schmerz)
- **Begleitsymptome:** u. a.
  - Abnahme der Körpergröße bei Osteoporose
  - Fieber, reduzierter Allgemeinzustand bei Osteomyelitis
  - Nierensteinleiden bei Hyperparathyreoidismus
  - Neurologische Ausfälle bei spinaler Kompression
- **Vorerkrankungen und aktuelle Erkrankungen:** Vitamin-D-Mangel bei Darmerkrankungen oder unzureichender Zufuhr; bekannte maligne Vorerkrankungen bei Metastasierung; Hyperthyreose, späte Menarche, frühe Menopause als Hinweis auf Osteoporose
- **Vegetative und B-Symptome:** u. a. reduzierter Allgemeinzustand, Krankheitsgefühl und positive B-Symptome als Hinweise auf konsumierende Genese
- **Medikamente:** Osteoporose (und Frakturen) nach jahrelanger Einnahme von Kortikosteroiden, Heparin, einigen Antikonvulsiva und Antidepressiva
- **Beruf, Hobby:** Hinweis auf chronische Belastung

Differenzialdiagnosen

Die Differenzialdiagnostik der Knochenschmerzen kann nach dem Verlauf (akut und chronisch) erfolgen oder nach der **Lokalisation** (lokal und generalisiert), wie nachfolgend beschrieben.

Lokale Knochenschmerzen

- **Frakturen** (▶ 1.3.1): wegweisend ist der anamnestische Befund; sichere Frakturzeichen wie Fehlstellung, abnorme Beweglichkeit oder sichtbare Knochenfragmente
- **Tumoren, lokalisierte Metastasen:** v. a. bei Prostata-, Bronchial-, Mammakarzinom, multiplem Myelom (Plasmozytom); kontinuierliche Schmerzen, auch nachts und in Ruhe; gleichzeitig meist vorhandene B-Symptomatik; Symptome des Primärtumors
- **Morbus Perthes** (aseptische Hüftkopfnekrose): betrifft v. a. Jungen im Schulalter; Hinken, Knieschmerzen, selten Hüftschmerzen
- **Morbus Paget:** Knochenerkrankung, die zunächst mit einem verstärkten Abbau der Knochensubstanz einhergeht; später entstehen irreguläre und instabile Knochenanbauten; umschriebene Knochenschmerzen, Knochenverbiegungen (Säbelscheidentibia); im Laborbefund AP ↑↑, Kalzium ↑
- **Osteomyelitis:** bakterielle Erkrankung; Ruhe- und Nachtschmerzen; im Laborbefund CRP ↑, BSG ↑, Leukozytose

Generalisierte Knochenschmerzen

- **Osteoporose** (▶ 10.3.14): Schmerzhaftigkeit bei Sinterung bzw. Fraktur der Wirbelkörper; Abnahme der Körpergröße und Verformungen der Wirbelsäule (v. a. Kyphosierung typisch)
- **Osteomalazie:** Knochenverbiegung (O-Bein-Bildung), Müdigkeit, Antriebsstörungen
- **Hyperparathyreoidismus** (▶ 10.3.6): Knochenschmerzen, Magenulzera, Steinbildung in den ableitenden Harnwegen (Stein-, Bein- und Magenpein), im Laborbefund Kalzium ↑, Phosphat ↓, AP ↑, Parathormon ↑
- **Multiples Myelom (Plasmozytom)** (▶ 9.3.3): Müdigkeit, Schwäche, B-Symptome, Osteolysen oder Osteoporose, Kopfschmerzen, Sehstörungen; im Laborbefund BSG ↑↑, Kalzium ↑, Phosphat ↑, AP ↑, monoklonale Immunglobuline im Plasma (Elektrophorese) oder im Urin (als Bence-Jones-Proteinurie)
- **Diffuse Metastasierung:** Symptome des Primärtumors, B-Symptome, Spontanfrakturen

1.3 Erkrankungen und deren Leitsymptome

1.3.1 Fraktur

Definition Kontinuitätsunterbrechung eines Knochens unter Bildung von Fragmenten. Sie können in traumatische und Spontanfrakturen (Ermüdungs- und pathologische Frakturen) eingeteilt werden. Eine Sondervariante ist die Grünholzfraktur bei Kindern.

Leitsymptome
Sichere Frakturzeichen:
- **Fehlstellung,** Achsenabweichung
- **Abnorme Beweglichkeit**
- Offener Bruch, **sichtbare Knochenfragmente**
- Stufenbildung
- **Krepitation**

Begleitsymptome Unsichere Frakturzeichen:
- Schwellung
- Schmerzen
- Hämatom
- Funktionseinschränkung

Therapie Notfall→ Vorgehen nach dem üblichen Standard (▶ 20.3.1, ▶ 20.3.2)

1.3.2 Komplexes regionales Schmerzsyndrom (CRPS)

Definition Schmerzsyndrom (meist posttraumatisch) einer Extremität, das mit sensiblen, motorischen und autonomen Störungen einhergeht. Einteilung in:
- Typ I (früher Algodystrophie oder Morbus Sudeck): ohne Nervenläsion
- Typ II (früher Kausalgie): mit Nervenläsion

Stadieneinteilung bei Typ I
- Stadium I (Stadium der **Entzündung**): Ruheschmerzen, livide Verfärbung, teigiges Ödem
- Stadium II (Stadium der **Dystrophie**): Schmerzrückgang, beginnende Atrophie und Entkalkung der Knochen
- Stadium III (Stadium der **Atrophie**): Atrophie der Haut, der Weichteile und des Skeletts

Leitsymptome
- Anhaltender Schmerz mit Überempfindlichkeit im betroffenen Gebiet
- Temperatur- und Hautfarbenunterschied der Extremitäten
- Verändertes Schweißverhalten (übermäßig oder reduziert)
- Ödembildung
- Kraftverlust
- Verändertes Wachstum von Nägeln und Haaren
- Atrophie von Knochen und Weichteilen

Begleitsymptome Eingeschränkte Gelenkbeweglichkeit

Therapie
- Schmerzmittel, ggf. Antidepressiva, Antikonvulsiva und Glukokortikoide
- Physio- und Ergotherapie

1.3.3 Arthrose

Definition Degenerative Veränderungen eines Gelenks mit schmerzhafter Funktionseinschränkung. Die Arthrose betrifft v. a. Gelenke der unteren Extremität. Begünstigt wird die Erkrankung u. a. durch Traumata, Entzündungen, Fehlstellungen oder Übergewicht.

Einteilung

- Stadium 1: klinisch stumme Arthrose
- Stadium 2: aktivierte Arthrose mit akuten Entzündungssymptomen
- Stadium 3: manifeste (symptomatische) Arthrose

Leitsymptome

- Frühes Stadium: **Anlauf-, Ermüdungs-** und **Belastungsschmerzen** (bei stärkeren Belastungen)
- Spätes Stadium: **Dauer-, Muskel-, nächtliche Schmerzen**

Begleitsymptome

- Muskelverspannungen
- Schonhaltung
- Projektionsschmerzen
- Kontrakturen
- Gelenkversteifung

Therapie

- Allgemeinmaßnahmen:
  - Gewichtsabnahme
  - Regelmäßige Bewegung, z. B. Schwimmen, aber Vermeidung von Sportarten mit starker Gelenkbelastung wie Tennis oder Squash
  - Warmhalten der betroffenen Gelenke
  - Weiches, angepasstes Schuhwerk
- Physiotherapie
- Paracetamol, NSAR, ggf. Glukokortikoide
- Operation

1.3.4 Skoliose

Definition Seitverbiegung und Rotation der Wirbelsäule. Häufigste orthopädische Erkrankung im Kindes- und Jugendalter.

Leitsymptome

- **Rippenbuckel,** der im Vorbeugetest sichtbar wird
- **Lumbalwulst** bei Skoliosen im Lumbalbereich
- Unterschiedliches Niveau von Schultern und Taillendreiecken
- Symptome sind abhängig von der Ausprägung der Skoliose

Begleitsymptome Eingeschränkte Organfunktion (z. B. der Lunge)

Therapie

- Krankengymnastik
- Korsett und/oder operative Therapie

1.3.5 Knochentumoren

Definition Neubildungen der Knochen. Einteilung in primäre Formen (v.a. Osteosarkom, Ewing-Sarkom) und sekundären Formen (Metastasen). Osteosarkome sind eher selten und betreffen junge Menschen zwischen dem 10. und 30. Lebensjahr. Ewing-Sarkome betreffen Kinder und Jugendliche. Metastasen sind häufige Manifestationen einer Organstreuung.

Lokalisation
- Osteosarkom: Metaphysen der langen Röhrenknochen, selten Wirbelkörper
- Mestastasen: v.a. Wirbelkörper, Beckenknochen, Os sacrum und Röhrenknochen; am häufigsten bei Bronchial-, Mamma-, Prostatakarzinom
- Ewing-Sarkom: untere Extremität und Becken

Leitsymptome
- **Knochenschmerzen**
- **Schwellung** über dem betroffenen Bereich
- **Pathologische Frakturen**
- Labor: AP↑, Ca^{2+}↑

Begleitsymptome
- Bei Lokalisation an der Wirbelsäule neurologische Ausfälle durch Kompression des Rückenmarks oder der Spinalnerven
- Metastasierung v.a. in die Lungen
- B-Symptome

Therapie
- Operative Resektion
- Radiochemotherapie

1.3.6 Morbus Bechterew

Definition Syn. axiale Spondyloarthritis, Spondylitis ankylosans. Chronisch-entzündliche Erkrankung des Skeletts, die primär Iliosakralgelenke und Wirbelsäule, aber auch große Gelenke betrifft. Deutliche Tendenz zur Versteifung und Fibrose. Meist junge Männer vor dem 40. Lebensjahr betroffen. Familiäre Häufung gibt Hinweis auf genetische Komponente (HLA-B27 positiv).

Leitsymptome
- **Schleichender Beginn** mit nächtlicher und frühmorgendlicher **Steifheit**
- **Tiefsitzende Rückenschmerzen** (im Sakrumbereich) mit Ausstrahlung in Gesäß und Oberschenkel, die v.a. nach Mitternacht auftreten und durch **Bewegung gebessert** werden (treiben die Patientin oder den Patienten aus dem Bett), ohne neurologischen Ausfall
- Arthritis der großer Gelenke
- Fersen- und Achillessehnenansatzschmerzen
- Im Verlauf zunehmende Bewegungseinschränkung der Wirbelsäule mit **Kyphosierung** und **Versteifung** (im Röntgen als **Bambusstabwirbelsäule** sichtbar)
- **Iritis**

1

- Schober- und Ott-Zeichen pathologisch, Schüttelschmerzen, Finger-Boden-, Kinn-Jugulum-, Okziput-Wand-Abstand vergrößert
- Labor: BSG ↑, CRP ↑, **HLA-B27 positiv** (in ca. 90 %), RF negativ

Begleitsymptome

- Reduzierte Atemexkursionen
- Selten Organbeteiligung (Lungenfibrose, Kardiopathie, Aortitis, Prostatitis, entzündliche Beteiligung des Verdauungstrakts)

Therapie

- Atemtraining, regelmäßige Physiotherapie (wichtigste Maßnahme), physikalische Therapie
- NSAR, Basistherapeutika, im Schub Glukokortikoide

1.3.7 Reaktive Arthritis und Morbus Reiter

Definition Entzündliche Gelenkerkrankung, die als Zweitkrankheit nach bakteriellen Infektionen im Gastrointestinal- oder Urogenitaltrakt auftreten kann.

Leitsymptome

- **Reaktive Arthritis: Arthritis** ohne andere Organmanifestation
- **Reiter-Syndrom: Arthritis, Urethritis, Konjunktivitis** oder **Iritis (Reiter-Trias)**
- Labor: BSG ↑, CRP ↑, HLA-B27 positiv (in ca. 80 %), RF und ANA negativ

Begleitsymptome

- Hauterscheinungen als u. a. Balanitis circinata, polymorphe Hauterscheinungen an Handflächen und Fußsohlen (Reiter-Tetrade)
- Fieber
- Schmerzen an Sehnenansätzen
- Entzündung des Iliosakralgelenks ohne Einsteifungstendenz

Therapie

- Sanierung potenziell vorhandener Infektquellen
- Lokale Maßnahmen wie Kältetherapie im akuten Schub
- Schmerzmittel, NSAR, ggf. Glukokortikoide

1.3.8 Rheumatoide Arthritis (chronische Polyarthritis)

Definition Chronische Entzündung der Synovia von Gelenken und der serösen Häute. Betroffen sind kleine Gelenke, Schleimbeutel, Sehnenscheiden, aber auch Pleura, Peritoneum und Perikard. Frauen erkranken häufiger. Prävalenzzunahme im Alter.

Leitsymptome

- In frühen Stadien asymmetrische, später **symmetrische Arthritis** der **kleinen Gelenke** (Finger-, Fußgrund-, Mittelgelenke)
- **Morgensteifigkeit,** Schwellung, eingeschränkte Funktion der betroffenen Gelenke
- Begrüßungsschmerz (Gaenslen-Zeichen)

- **Knopfloch-, Schwanenhalsdeformität, ulnare Deviation**
- Labor: BSG ↑, CRP ↑, Leukozytose im Schub, RF (in 80 % positiv, aber nicht beweisend), Anti-CCK-Ak positiv, sekundäre hypochrome, mikrozytäre Anämie

Begleitsymptome

- Fieber, Abgeschlagenheit, Gewichtsverlust, Nachtschweiß
- Muskelschmerzen, Muskelatrophie, evtl. Rheumaknoten
- HWS-Beteiligung mit Sub- bzw. Luxation
- Karpaltunnelsyndrom
- Komplikationen: Beteiligung innerer Organe wie Niere (Glomerulonephritis), Pleura (Pleuritis), Herz (Karditis), Augen (Keratokonjunktivitis sicca), Osteoporose, erhöhtes Risiko der Arteriosklerose

Therapie

- Physio- und Ergotherapie
- NSAR, Immunsuppressiva, Basistherapeutika

1.3.9 Polymyalgia rheumatica

Definition Generalisierte Arteriitis der großen Gefäße, die in 20 % der Fälle mit einer Riesenzellarteriitis (Arteriitis temporalis) einhergeht. Meist ältere Frauen betroffen.

Leitsymptome

- **Polymyalgia rheumatica:**
  - Plötzlicher Beginn mit symmetrischen, reißenden Schmerzen der proximalen Muskulatur (Nacken, Schulter, Becken), besonders nachts und früh morgens
  - Schwäche der Muskulatur, Morgensteifigkeit
- **Riesenzellarteriitis (Arteriitis temporalis):**
  - Augenschmerzen und Kopfschmerzen im Bereich der Schläfen mit Sehstörungen und Schwindel; Schmerzverstärkung beim Kauen
  - A. temporalis ist überwärmt, druckschmerzhaft und gut tastbar

Begleitsymptome

- Fieber, Sturzsenkung
- Depressive Verstimmung
- Gewichtsabnahme

Therapie Glukokortikoide

1.3.10 Fibromyalgie-Syndrom

Definition Generalisiertes Schmerzsyndrom unklarer Ursache mit vegetativen und funktionellen Störungen. Meist Frauen betroffen.

Leitsymptome

- **Chronische Schmerzen in mehreren Körperregionen** mit erhöhter Schmerzempfindlichkeit und Steifigkeit, Schlafstörungen, Tagesmüdigkeit
- Erschöpfung

Begleitsymptome

- Konzentratiosstörungen, Leistungsknick, depressive Verstimmung
- Funktionelle Störungen, u. a. Gelenk- und Muskelschmerzen, Kopfschmerzen (Migräne, Spannungskopfschmerzen), Globusgefühl
- Vegetative Störungen, u. a. Mundtrockenheit, Schweißneigung, Tremor
- Röntgen und Labor ohne pathologischen Befund

Therapie

- Körperliche Aktivität, u. a. Schwimmen, Walken
- Verhaltenstherapie, Yoga
- Antidepressiva

2 Herz

2.1 Fallbeispiele

Fallbeispiel 1

Aktuelle Anamnese

Eine 64-jährige Patientin im guten EZ und reduziertem AZ stellt sich wegen einer Belastungsdyspnoe vor, die vor 2 Jahren begonnen und sich seit der Zeit deutlich verschlechtert habe. Leichte Wanderungen und inzwischen auch ein größerer Einkauf würden ihr schwerfallen. Ferner klagt sie über nächtlichen Husten ohne Auswurf, der fast immer in der ersten Nachthälfte auftrete. Eine Besserung erfolge nach dem Wasserlassen. Des Weiteren berichtet die Patientin über gelegentliches Herzstolpern, das spontan wieder sistiere. Thorakale Schmerzen oder Druckgefühl werden von der Patientin verneint. Die Medikamenten- und Nikotinanamnese sind leer. Gelegentlicher Alkoholkonsum. Keine Allergien.

Vorgeschichte

- Als Jugendliche rezidivierende Anginen und Gelenkschmerzen
- Z. n. Cholezystektomie bei Steinleiden

Untersuchungsbefund

Dezente Lippenzyanose. Herzspitzenstoß im 6. ICR in der vorderen Axillarlinie. Perkutorisch relative Herzdämpfung vergrößert. Systolikum über dem Erb-Punkt deutlich hörbar, ebenfalls über dem 2. ICR rechts parasternal und über dem 5. ICR in der MCL. RR 130/80 mmHg, HF 72/Min., rhythmisch. Stimmfremitus beidseits basal verstärkt, Klopfschall über den basalen Lungenabschnitten gedämpft, bei Lungenauskultation feuchte Rasselgeräusche beidseits basal hörbar. An den Beinen beidseits dezente Knöchelödeme, periphere Pulse regelrecht und seitengleich tastbar, keine Varikosis. Kein Hinweis auf Aszites (negatives Undulationsphänomen), keine Lebervergrößerung.

Lösung Fallbeispiel 1

Verdachtsdiagnose

Herzinsuffizienz, am ehesten durch Klappenfehler verursacht (▶ 2.3.7, ▶ 2.3.8). Typisch sind die Belastungsdyspnoe und der nächtliche Husten (Asthma cardiale). Die in der Anamnese erhobenen rezidivierenden Anginen und Gelenkschmerzen lassen an ein rheumatisches Fieber denken. Die Befunde der Herzuntersuchung sprechen für eine Herzvergrößerung, eine Aortenklappenstenose und Mitralinsuffizienz. Die Befunde der Lungenuntersuchung sind mit einer pulmonalen Stauung vereinbar. Die symmetrischen Beinödeme können Ausdruck der Rechtsherzbeteiligung sein.

Differenzialdiagnosen

- Herzinsuffizienz anderer Genese u. a. durch
  - **KHK:** unwahrscheinlich wegen fehlender kardiovaskulärer Risikofaktoren, kann aber auch nicht ausgeschlossen werden
  - **Kardiomyopathie:** Herzerkrankung, deren pathologisches Moment im Myokard zu suchen ist; unwahrscheinlich, kann aber nicht ausgeschlossen werden

2

- Lungenerkrankung, z. B.
  - **Asthma bronchiale** (▶ 4.3.4): typisch sind trockene Rasselgeräusche bei der Auskultation, periodisches Auftreten
  - **Pneumonie** (▶ 4.3.6): typisch sind Fieber, Husten, eitriger Auswurf, feuchte Rasselgeräusche

Diagnostisches Vorgehen zur Sicherung der Diagnose

- EKG: Messung vom Rhythmus, Erregungspathologien, Bestimmung der elektrischen Herzachse
- Röntgen-Thorax: Bestimmung der Herzgröße und Darstellung der Lunge (Stauungszeichen oder Infiltration)
- Echokardiografie: Beurteilung der Klappen, Klappenmechanik, Bestimmung der Klappenöffnungsfläche, der systolischen Funktion und der Ventrikelkinetik
- Labor: BNP (Marker für Herzinsuffizienz), Elektrolyte, Nierenparameter
- Gegebenenfalls invasive oder bildgebende Verfahren zur Prüfung der Koronarperfusion

Therapie

- Verweisung zur Ärztin oder zum Arzt
- Medikamentöse Behandlung der Herzinsuffizienz mit u. a. Digitalisglykosiden, Betablockern, ACE-Hemmern, Diuretika
- Kaliumreiche und kochsalzarme Kost
- Dosierte Belastung je nach Stadium der Herzinsuffizienz

Fallbeispiel 2

Aktuelle Anamnese

Ein 38-jähriger Mann stellt sich in Ihrer Praxis wegen stechender thorakaler Schmerzen, Herzrasen, Unruhegefühl, Globusgefühl und Atemnot vor. Ferner bestünden während der Episoden Schwitzen, Zittern und starke Angstgefühle. Die Beschwerden träten aus heiterem Himmel auf, v. a. in Ruhephasen, erführen eine Besserung unter Ablenkung und Belastung und beständen seit nunmehr 1 Jahr. Der Patient gibt an, den Blutdruckverlauf selber zu kontrollieren. Dieser sei während der Episoden nach eigenen Angaben erhöht und betrage um die 140/80 mmHg, die Frequenz variiere zwischen 80–90/Min. Außerhalb dieser Episoden liege der systolische Blutdruck zwischen 115 und 125 mmHg, der diastolische Blutdruck zwischen 60 und 70 mmHg. Die Herzfrequenz liege unter Ruhebedingungen bei 56–80/Min. Medikamenten, Alkohol- und Nikotinanamnese sind leer. Die Familienanamnese im Hinblick auf kardiovaskuläre Erkrankung ist ebenfalls leer. Während der Anamneseerhebung erscheint der Patient ängstlich, der Gedankengang ist auf ein mögliches kardiales Geschehen eingeengt.

Vorgeschichte

- Angststörung, die psychotherapeutisch behandelt wurde
- Z. n. Appendektomie mit 14 Jahren

Untersuchungsbefund

Guter AZ und EZ. Haut rosig, warm, Schleimhäute feucht, rosig, keine Zyanose. Herzspitzenstoß im 5. ICR in der Medioklavikularlinie. Perkutorisch relative Herzdämpfung regelrecht. Herzaktion rhythmisch, Herztöne gut hörbar, keine pathologische Herzgeräusche. RR 120/80 mmHg, HF 64/Min., rhythmisch.

Lungen seitengleich belüftet, sonorer Klopfschall, vesikuläres Atemgeräusch ohne Nebengeräusche. Beine schlank, keine Ödeme, periphere Pulse regelrecht und seitengleich tastbar, keine Varikosis. Übrige internistische Untersuchung und Neurostatus ohne pathologischen Befund.

Lösung Fallbeispiel 2

Verdachtsdiagnose

Funktionelle Herzbeschwerden (nach Ausschluss organischer Ursachen) (▶ 2.3.9). Die Symptome (stechende thorakale Schmerzen, Herzrasen, Unruhegefühl, Globusgefühl, Atemnot, Schwitzen, Zittern und starke Angstgefühle) können bei organischen und funktionellen Herzbeschwerden auftreten. Das Auftreten in Ruhephasen sowie die Besserung unter Belastung bzw. bei Ablenkung sprechen eher für eine funktionelle Störung. Die körperliche Untersuchung liefert keine Hinweise auf eine organische Erkrankung. Die in der Vorgeschichte diagnostizierte Angststörung erhärtet den Verdacht auf eine funktionelle Störung. Diese kann nach Ausschluss organischer Ursachen gestellt werden.

Differenzialdiagnosen

- **Organische Herzerkrankung,** v. a. KHK: typisch sind drückende thorakale Schmerzen, die v. a. unter Belastung auftreten und unter Ruhebedingungen an Intensität abnehmen (außer beim Myokardinfarkt); zusätzlich Symptome wie Schweißausbrüche, Angst, Dyspnoe, Zyanose, Blutdruckschwankungen, Herzrhythmusstörungen; organische Erkrankungen können erst nach apparativer Diagnostik ausgeschlossen werden
- **Rezidivierende Lungenembolien** (▶ 4.3.10): typische Symptome sind atemabhängige thorakale Schmerzen, Dyspnoe, Zyanose, Blutdruckschwankungen, Tachykardie; eher unwahrscheinlich, kann allerdings erst nach apparativer und laborchemischer Diagnostik ausgeschlossen werden
- **Phäochromozytom** (▶ 10.3.13): typisch sind hypertone Krisen (seltener Dauerhypertonie) mit Tachykardie, Unruhe, drückenden thorakalen Schmerzen und Hautblässe; eher unwahrscheinlich, ein definitiver Ausschluss erfolgt durch apparative und laborchemische Diagnostik
- **Hyperthyreose** (▶ 10.3.4): typisch sind u. a. Tachykardie, Hypertonie mit großer Amplitude, warme feuchte Haut, Diarrhö, Nervosität, Schlafstörungen, Gewichtsabnahme; eher unwahrscheinlich, kann allerdings erst nach laborchemischer und apparativen Diagnostik ausgeschlossen werden

Diagnostisches Vorgehen zur Sicherung der Diagnose

- Anamnese und vollständige körperliche Untersuchung
- Herzdiagnostik: Ruhe- und Belastungs-EKG, evtl. Langzeit-EKG, Echokardiografie, Koronarangiografie
- Labor: Blutbild, CRP, Elektrolyte (Na^+, K^+, Ca^{2+}, Mg^{2+}), Transaminasen, Cholestase-, Retentionsparameter, TSH, Glukose, Troponin T, Lipid-, Gerinnungsstatus, Proteine, D-Dimere, Urinuntersuchung
- Bei begründetem Verdacht extrakardiale Diagnostik wie Lungenfunktion, Röntgen (Thorax, Wirbelsäule, Ösophagus), Endoskopie; evtl. weitere Spezialdiagnostik, z. B. Sammelurinuntersuchung auf Vanillinmandelsäure bei V. a. Phäochromozytom, Schilddrüsensonografie

Therapie

- Aufklärung über Gutartigkeit der Erkrankung
- Psychotherapeutische Begleitung
- Regelmäßiger Ausdauersport, z. B. Radfahren, Laufen, Walken, Schwimmen
- Gegebenenfalls medikamentöse Therapie mit Betablockern, pflanzlichen Sadativa oder kurzzeitig Tranquilizern

2

Fallbeispiel 3

Aktuelle Anamnese

Ein 26-jähriger Mann stellt sich bei Ihnen mit anhaltendem Erschöpfungszustand, körperlicher Schwäche und Müdigkeit vor. Diese Symptome würden seit etwa 3 Wochen persistieren. Der Patient berichtet, sportlich gewesen zu sein. Nun verspüre er eine besonders starke Erschöpfung und Kraftlosigkeit nach Treppensteigen (1 Stockwerk) oder einem nächtlichem Gang zur Toilette. Verbunden mit diesen Symptomen seien Kurzatmigkeit, Herzrasen und Schweißausbrüche, die v. a. nach körperlicher Belastung auftreten und den Patienten zur Bettruhe zwingen würden. Ferner verspüre der Patient gelegentlich auftretendes Druckgefühl in der Brust, das Angstzustände verursache. Auf Nachfrage berichtet der Patient von Nykturie (4 × in der Nacht) sowie leicht geschwollenen Füßen und Unterschenkeln. Außerdem habe er eine Erkältung mit Kopf- und Gliederschmerzen sowie Beteiligung der oberen Atemwege vor etwa 6 Wochen gehabt, die ca. 10 Tage angedauert habe. Die Symptome seien nicht besonders stark gewesen, sodass er weiterhin im Fitnessstudio zum Krafttraining gehen konnte. Die Medikamenten- und Nikotinanamnese sind leer. Gelegentlicher Alkoholkonsum. Keine Allergien vorhanden.

Vorgeschichte

Keine relevante medizinische Vorgeschichte, insbesondere keine Herzerkrankungen, rheumatischen oder anderen chronisch entzündlichen oder Autoimmunerkrankungen.

Untersuchungsbefund

Guter EZ, reduzierter AZ. Haut blass und feucht, Schleimhäute feucht, dezente Lippenzyanose. Herzspitzenstoß im 5. ICR in der Medioklavikularlinie. Perkutorisch relative Herzdämpfung regelrecht. Herzaktion arrhythmisch, Herztöne gut hörbar, keine pathologische Herzgeräusche. RR 110/70 mmHg, HF 98/Min.

Lungen seitengleich belüftet, sonorer Klopfschall, über den basalen Abschnitten deutliche Dämpfung. Bei der Auskultation beidseits basal feuchte Rasselgeräusche. Atemfrequenz 22/Min. Temperatur 38,3 °C. Beine muskulös, deutliche symmetrische eindrückbare Knöchelödeme. Periphere Pulse regelrecht und seitengleich tastbar, keine Varikosis. Übrige internistische Untersuchung und Neurostatus ohne pathologischen Befund.

Lösung Fallbeispiel 3

Verdachtsdiagnose

Herzinsuffizienz (▶ 2.3.8), am ehesten auf dem Boden einer **Myokarditis** (▶ 2.3.3). Die genannten Symptome und der Befund der körperlichen Untersuchung sprechen für eine **Globalinsuffizienz.** Der grippale Infekt, der den geschilderten Symptomen vorausgegangen ist, stützt die Verdachtsdiagnose der Myokarditis.

Differenzialdiagnosen

- **Herzinsuffizienz** anderer Ursache: nicht auszuschließen, aber unwahrscheinlich bei bis dahin sonst gesundem jungen Menschen
- **Perikarditis** (▶2.3.4): unwahrscheinlich, aber mit Sicherheit erst nach apparativer Untersuchung, v. a. Echokardiografie, auszuschließen

Diagnostisches Vorgehen zur Sicherung der Diagnose

- EKG: Messung vom Rhythmus, Erregungspathologien, Bestimmung der elektrischen Herzachse
- Röntgen-Thorax: Bestimmung der Herzgröße und Darstellung der Lunge (Stauungszeichen, Infiltration)

- Echokardiografie: Beurteilung der Klappen, Klappenmechanik, Bestimmung der Klappenöffnungsfläche, der systolischen Funktion und der Ventrikelkinetik
- Labor: Blutbild, CRP, BSG, Elektrolyte (Na^+, K^+, Ca^{2+}, Mg^{2+}), Troponin T, Kreatinkinase, BNP, Transaminasen, Cholestase-, Retentionsparameter, TSH, Glukose, Lipid-, Gerinnungsstatus, Proteine, D-Dimere, Urinuntersuchung
- Kardio-MRT: Darstellung der Myokards, Abschätzung der durch die Entzündungsreaktion betroffenen Myokardbezirke

Therapie

- Verweisung zur Kardiologin oder zum Kardiologen (zeitnah), ggf. stationäre Überwachung
- Körperliche Ruhe, Sportkarenz
- Therapie der Herzinsuffizienz
- Kausale Therapie, wenn möglich

2.2 Differenzialdiagnostik

2.2.1 Thoraxschmerzen

Anamnestisches Vorgehen

- **Lokalisation** (wo genau?):
  - Retrosternale Schmerzen: bei Angina pectoris, Herzinfarkt
  - Schmerzen im oberen thorakalen Bereich: u. a. bei Pneumothorax
  - Schmerzen im oberen thorakalen Bereich und in der linken Schulter: bei u. a. Milzruptur
  - Schmerzen entlang eines Dermatoms: u. a. bei Herpes zoster, Interkostalneuralgie
- **Beginn** der Schmerzen (seit wann?):
  - Akuter Beginn: bei u. a. Angina pectoris, Herzinfarkt, Lungenembolie, Pneumothorax
  - Chronische Beschwerden: u. a. bei Refluxkrankheit, Gastritis, Achalasie
- **Schmerzcharakter** (wie ist der Schmerz?):
  - Drückende Schmerzen mit Engegefühl: bei u. a. Angina pectoris, Herzinfarkt
  - Stechende, atemabhängige Schmerzen: bei u. a. Pneumothorax, Pleuritis
  - Umschriebene, gelegentlich stechende Schmerzen: bei u. a. funktionellen Herzbeschwerden
  - Einschießende Schmerzen: bei u. a. Interkostalneuralgie, Herpes zoster
  - Brennende Schmerzen: u. a. bei Refluxkrankheit
- **Schmerzverlauf** (wann tritt der Schmerz auf?):
  - Belastungsabhängige Schmerzen: u. a. bei Angina pectoris
  - Belastungsunabhängige Schmerzen: u. a. bei funktionellen Herzbeschwerden
  - Nach Mahlzeiten: u. a. bei Achalasie, Refluxkrankheit
  - Atemabhängige Schmerzen: v. a. bei Erkrankungen mit Beteiligung der Pleura
- **Intensität** (wie stark ist der Schmerz?): Erfassung auf der Schmerzskala von 0 (kein Schmerz) bis 10 (stärkster vorstellbarer Schmerz)
- **Ausstrahlung:** in Hals, Kinn, Arme bis zu den Fingern, aber auch in den Oberbauch bei Angina pectoris und Herzinfarkt; in die rechte Schulter bei Gallenerkrankungen; in die linke Schulter bei Milzerkrankung

- **Bessernde Faktoren:** u. a. Ruhe bei Angina pectoris; Ablenkung und körperliche Belastung bei funktionellen Herzbeschwerden; Hochlagerung des Oberkörpers bei Refluxkrankheit
- **Begleitsymptome:** u. a.
  - Atembeschwerden bei Lungen- und Pleuraerkrankungen
  - Sodbrennen bei Refluxkrankheit, Gastritis
  - Übelkeit, Erbrechen, gürtelförmiger Schmerz bei Pankreatitis
- **Vorerkrankungen und aktuelle Erkrankungen:** u. a. tiefe Beinvenenthrombose (lange Flugreisen) bei Lungenembolie; Nikotinabusus, arterielle Hypertonie, Diabetes mellitus, Adipositas bei KHK oder Aortendissektion; bekannte Osteoporose als Hinweis auf Fraktur
- **Vegetative und B-Symptome:** als Hinweis auf entzündlich-rheumatische, infektiöse oder tumoröse Ursache
- **Familienanamnese:** genetische Disposition bei u. a. KHK

Differenzialdiagnosen

Die Einteilung der Thoraxschmerzen (▶ Abb. 2.1) kann nach Ursachen bzw. Systemursachen vorgenommen werden (kardiovaskulär, respiratorisch, abdominal usw.) oder nach anatomischen Strukturen. Nachfolgend erfolgt die Differenzierung nach **anatomischen Schichten** von außen nach innen.

Haut

- **Verbrennung, Verbrühung:** wegweisend sind anamnestische Angaben und der typische Hautbefund, z. B. Rötung, Blasenbildung, Schmerzen
- **Herpes zoster:** entzündliche Hauterscheinungen mit Bläschenbildung; starke Schmerzen entlang eines Dermatoms

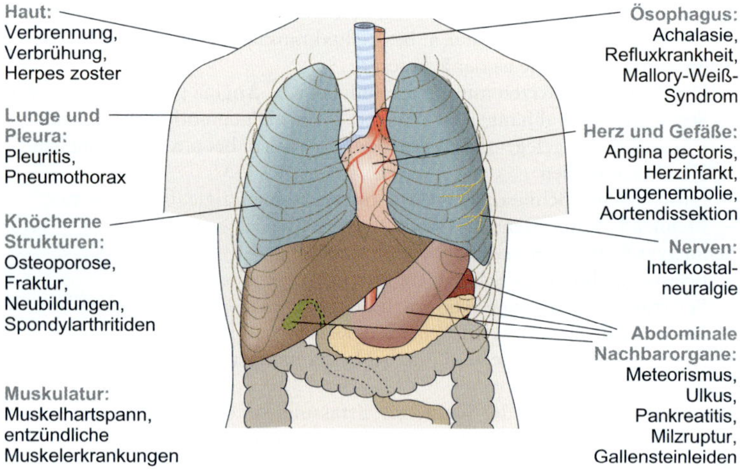

Abb. 2.1 Differenzialdiagnosen bei Thoraxschmerzen [L190]

Muskulatur

- **Muskalhartspann (Myogelose):** umschriebene Schmerzen, die sich unter Bewegung verstärken; typischer Tastbefund (strangförmige Verhärtung)
- **Entzündliche Muskelerkrankung:** Schmerzen in Ruhe; im Laborbefund Entzündungszeichen ↑ und CK ↑

Nerven

- **Interkostalneuralgie:** einschießende Schmerzen entlang eines Nervenverlaufs
- **Bandscheibenvorfall** (▶ 14.3.13): plötzliche einschießende, i. d. R. gut lokalisierbare Schmerzen entlang eines Spinalnerven, die sich unter Husten, Lachen, Pressen verstärken; thorakale Bereiche selten betroffen

Knöcherne Strukturen

z. B. Wirbel, Bandscheiben, Rippen und Gelenke

- **Fraktur** (▶ 1.3.1): meist erinnerliches Trauma; gut lokalisierbare und häufig atemabhängige Schmerzen
- **Tumoren, Metastasen:** v. a. bei Prostata-, Bronchial-, Mammakarzinom, multiplem Myelom (Plasmozytom); kontinuierliche Schmerzen, auch nachts und in Ruhe; gleichzeitig meist vorhandene B-Symptomatik; Symptome des Primärtumors
- **Osteoporose** (▶ 10.3.14), **Osteomalazie:** Schmerzhaftigkeit bei Sinterung bzw. Fraktur der Wirbelkörper; Abnahme der Körpergröße und Verformungen der Wirbelsäule (v. a. Kyphosierung typisch)
- **Spondylarthritiden:** entzündlich-rheumatische Wirbelgelenkerkrankungen (u. a. Morbus Bechterew, Morbus Reiter, enteropathische Formen), die mit Ruhe- und Nachtschmerzen einhergehen; Symptome der Grunderkrankung

Lunge und Pleura

- **Pleuritis** (▶ 4.3.12): atemabhängige, stechende Schmerzen; begleitend Infektsymptome; in der Untersuchung atemabhängige, schabende Reibegeräusche („Lederknarren")
- **Pneumothorax** (▶ 4.3.11): plötzliche stechende Schmerzen; Dyspnoe, Zyanose; in der Untersuchung Stimmfremitus ↓, hypersonorer Klopfschall, abgeschwächtes Atemgeräusch

Herz und Gefäße

- **Angina pectoris** (▶ 2.3.5), **Herzinfarkt** (▶ 2.3.6): akute retrosternale Schmerzen mit Ausstrahlung in Hals, Achsel, linken Arm bis zu den Fingern, Abdomen oder Rücken; bei Angina pectoris Besserung nach Gabe von Nitrospray
- **Lungenembolie** (▶ 4.3.10): akute retrosternale Thoraxschmerzen mit Dyspnoe, Zyanose, blutigem Sputum und Rechtsherzbelastung als z. B. Jugularvenenstauung und symmetrischen Ödemen; bei älteren Menschen auch unspezifische Symptome
- **Aortendissektion:** plötzliche, reißende thorakale Schmerzen oder Schmerzen zwischen den Schulterblättern, die sich in das Abdomen und untere Rückenbereiche verlagern; Symptome der Kreislaufinstabilität mit v. a. Blutdruckschwankungen, Herzrhythmusstörungen; in der Anamnese i. d. R. arterielle Hypertonie vorhanden

Ösophagus

- **Achalasie:** retrosternales Druckgefühl, Dysphagie und Regurgitation von zunächst festen, im Verlauf auch von breiigen Speisen und Flüssigkeiten
- **Refluxkrankheit** (▶ 5.3.1): brennende retrosternale Schmerzen, besonders nach üppigen Mahlzeiten, Alkoholkonsum und nachts; Heiserkeit, v. a. morgens
- **Mallory-Weiß-Syndrom:** plötzliche retrosternale Schmerzen, häufig nach ausgiebigem Alkoholkonsum; begleitende Hämatemesis

Abdominale Nachbarorgane

- **Meteorismus:** thorakales Druckgefühl (Roemheld-Syndrom) mit Besserung nach Abgang von Flatus
- **Gastritis** (▶ 5.3.3), **Ulkus** (▶ 5.3.4): thorakale Schmerzen mit Ausstrahlung in den Rücken (meist thorakolumbaler Übergang) mit Verstärkung nach dem Essen
- **Pankreatitis** (▶ 6.3.7): typisch sind gürtelförmige Oberbauchschmerzen; Ausstrahlung in linken Thorax möglich; begleitend Übelkeit, Erbrechen, gerötetes Gesicht, Gummibauch und paralytischer Ileus
- **Milzruptur** (▶ 9.3.4): heftige plötzliche Schmerzen im linken Oberbauch bzw. linken Thorax mit Ausstrahlung in die linke Schulter (Kehr-Zeichen); meist Folge eines Traumas
- **Gallensteinleiden** (▶ 6.3.5): kolikartige Schmerzen im rechten Oberbauch bzw. rechten Thorax mit Ausstrahlung in die rechte Schulter, das Schulterblatt und BWS-Region; Unverträglichkeit von Fett, Kaffee, gebratenen Speisen, ggf. Stuhlaufhellung und Dunkelfärbung des Urins

Andere Ursachen **Funktionelle Herzbeschwerden** (▶ 2.3.9): thorakale Schmerzen, die belastungsunabhängig auftreten; keine morphologische Herzveränderung; Schmerzen sind meist umschrieben, scharf und stechend

2.2.2 Herzgeräusche

Anamnestisches Vorgehen

- **Art des Geräusches** (was genau?): Zuordnung zu systolischen und/oder diastolischen Geräuschen (bei der körperlichen Untersuchung)
- **Beginn der Klappenveränderung** (seit wann?): angeboren oder erworben durch u. a. rheumatisches Fieber oder akute bakterielle Endokarditis
- **Verstärkende Faktoren:** Belastung bei Herzinsuffizienz durch Klappenfehler
- **Bessernde Faktoren:** Ruhe bei Herzinsuffizienz aufgrund von Klappenfehlern
- **Begleitsymptome:** u. a.
  - Palpitationen, sichtbarer Kapillarpuls, pulssynchrones Kopfnicken bei u. a. Aortenklappeninsuffizienz
  - Synkopen bei Aortenklappenstenose
  - Dyspnoe, nächtlicher Husten bei Linksherzinsuffizienz mit Lungenstauung
- **Vorerkrankungen und aktuelle Erkrankungen:** rheumatisches Fieber, bakterielle Endokarditis, i. v.-Drogenkonsum als Hinweis auf Ursache
- **Vegetative und B-Symptome:** Hinweis auf akute, entzündliche Klappenerkrankungen
- **Familienanamnese:** Erfassung angeborener Klappenanomalien

Differenzialdiagnosen

Die Einteilung der Herzgeräusche (▶ Abb. 2.2) kann nach organischen und funktionellen sowie nach deren Entstehung im Verlauf des Herzzyklus erfolgen. Organische Herzgeräusche entstehen durch Erkrankungen der Herzklappen. Funktionelle Geräusche sind systolische Geräusche und entstehen durch Veränderungen der Hämodynamik. Nachfolgend erfolgt die Einteilung nach deren **Entstehung** im Verlauf des **Herzzyklus.**

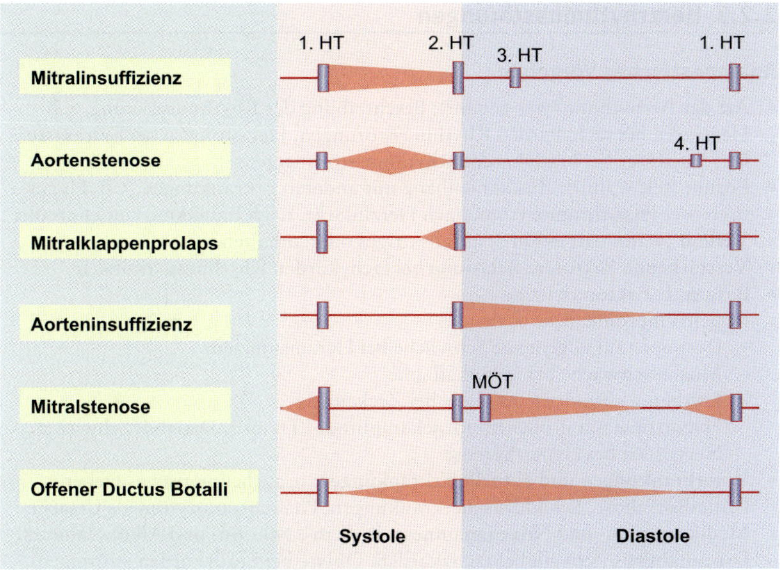

Abb. 2.2 Pathologische Herzauskultationsbefunde (HT = Herzton, MÖT = Mitralöffnungston) [L157]

Systolische Herzgeräusche

- **Stenose der Taschenklappen:**
  - **Aortenklappenstenose:** Systolikum mit Punctum maximum über dem 2. ICR rechts parasternal mit ggf. Fortleitung in die Karotiden
  - **Pulmonalklappenstenose:** Systolikum mit Punctum maximum über dem 2. ICR links parasternal
- **Insuffizienz der Segelklappen:**
  - **Mitralklappeninsuffizienz:** Systolikum mit Punctum maximum über dem 5. ICR in der MCL mit Fortleitung in die Axilla
  - **Trikuspidalklappeninsuffizienz:** Systolikum mit Punctum maximum über 4. ICR rechts parasternal

Diastolische Herzgeräusche

- **Insuffizienz der Taschenklappen:**
  - **Aortenklappeninsuffizienz:** Diastolikum mit Punctum maximum über dem 2. ICR rechts parasternal
  - **Pulmonalklappeninsuffizienz:** Diastolikum mit Punctum maximum über dem 2. ICR links parasternal
- **Stenose der Segelklappen:**
  - **Mitralklappenstenose:** Diastolikum mit Punctum maximum über dem 5. ICR in der MCL
  - **Trikuspidalklappenstenose:** Diastolikum mit Punctum maximum über dem 4. ICR rechts parasternal

2.2.3 Herzrhythmusstörungen

Anamnestisches Vorgehen

- **Art** der Arrhythmie (was genau?): Beschreibung der Rhythmusstörung, z. B. Herzrasen bei tachykarden Rhythmusstörungen, Herzstolpern bei Extrasystolen, Aussetzer bei bradykarden Rhythmusstörungen
- **Beginn** (seit wann?): Zusammenhang mit anderen Erkrankungen, z. B. Hyperthyreose, Phäochromozytom, nach Herzinfarkt, nach Einnahme von Diuretika
- **Verlauf** (wann tritt es auf?): anfallsartiges oder anhaltendes Auftreten
- **Verstärkende Faktoren:** Belastung bei tachykarden Rhythmusstörungen
- **Bessernde Faktoren:** Ruhe
- **Begleitsymptome:** u. a.
  - Dyspnoe und allgemeine Schwäche bei Herzinsuffizienz
  - Muskelschwäche bei Hypokaliämie
  - Erythema chronicum migrans bei Zeckenbiss
  - Hypertonie mit großer Blutdruckamplitude, Tremor, Diarrhö, Schwitzen, Nervosität bei Hyperthyreose
- **Vorerkrankungen und aktuelle Erkrankungen:** u. a. rheumatisches Fieber, Lyme-Borreliose, Schilddrüsenerkrankungen, Phäochromozytom als Ursache
- **Medikamenten- und Noxenanamnese:** Koffein-, Nikotin- und Alkoholabusus, Drogenabusus (Kokain bei tachykarden, Opiate bei bradykarden Störungen), Medikamenteneinnahme, u. a. Schilddrüsenhormone, Psychopharmaka
- **Vegetative und B-Symptome:** Hinweis auf akute, entzündliche Klappen- oder Myokarderkrankungen

Differenzialdiagnosen

Herzrhythmusstörungen sind definiert als Abweichungen von der Regelmäßigkeit oder der normalen Frequenz. Sie können zum einen in Reizbildungs- und Reizleitungsstörungen in Abhängigkeit von deren Entstehung eingeteilt werden und zum anderen in bradykarde und tachykarde Störungen sowie Extrasystolen. Jede neu aufgetretene und/oder symptomatische Herzrhythmusstörung ist als Notfall zu betrachten (▶ 20.4.3).

Bradykardie Die Differenzialdiagnostik der Bradykardie erfolgt nach kardialen und extrakardialen Ursachen. Die Bradykardie ist definiert als Herzfrequenz < 60/Min., die durch eine Störung am Sinusknoten oder im Erregungsleitungssystem entsteht. Die Bradykardie ist bei Sportlern physiologisch.

- **Herzerkrankungen:**
  - **Herzinfarkt** (▶ 2.3.6): plötzliche Thoraxschmerzen mit Beklemmung und Ausstrahlung in den linken Arm, Todesangst, Blutdruckschwankungen, Dyspnoe, Zyanose
  - **Myokarditis** (▶ 2.3.3): Symptome der Herzinsuffizienz, u. a. Schwäche, Dyspnoe, Husten, Zyanose, Beinödeme, thorakale Schmerzen
  - **Sick-Sinus-Syndrom:** Schwindel, Schwäche und Synkopen
  - **AV-Blockierung:** Schwindel, Schwäche, Blässe
- **Extrakardiale Erkrankungen bzw. Ursachen:**
  - **Hypothyreose** (▶ 10.3.5): Gewichtszunahme, Untertemperatur, depressive Verstimmung, Obstipation, verlangsamte Reflexe, Müdigkeit, trockene Haare und Haut

- **Hirndrucksteigerung:** Bewusstseinsstörung, Kopfschmerzen, Erbrechen im Schwall (häufig ohne Übelkeit), neuro-psychiatrische Ausfälle, abnorme Atmungstypen (Cheyne-Stokes-, Biot-Atmung), Stauungspapille
- **Unterkühlung:** je nach Stadium Zittern, Blässe, Frösteln oder Somnolenz bis hin zum Koma, Hypotonie, Bradypnoe; objektivierbar durch rektale Temperaturmessung
- Nebenwirkung von **Antiarrhythmika** (v. a. Betablocker, Digitalis): können bradykarde, aber auch tachykarde Störungen und Extrasystolen hervorrufen; wegweisend ist die Medikamentenanamnese

Tachykardie Die Differenzialdiagnostik der Tachykardie erfolgt nach kardialen und extrakardialen Ursachen. Die Tachykardie ist definiert als Herzfrequenz > 100/Min., die durch eine Störung im Sinusknoten oder Erregungsleitungssystem entsteht. Physiologisch bei Kindern und Jugendlichen.

- **Herzerkrankungen:**
  - Myokarditis ▶ Bradykardie
  - Herzinfarkt ▶ Bradykardie
- **Extrakardiale Erkrankungen bzw. Ursachen:**
  - **Hyperthyreose** (▶ 10.3.4): Hypertonie mit großer Blutdruckamplitude, Tremor, Diarrhö, Schwitzen, Wärmeunverträglichkeit, Nervosität, Schlaflosigkeit
  - **Anämie** (▶ 8.2.4): Müdigkeit, Konzentrationsstörungen, Blässe der Haut und der Schleimhäute, Belastungsdyspnoe, funktionelle systolische Herzgeräusche
  - **Schock** (▶ 3.2.7): Symptome der Grunderkrankung, Hypotonie, Tachykardie, Oligurie, Bewusstseinsstörungen; hilfreich kann der Schockindex sein (Herzfrequenz ÷ systolischer Blutdruck); Schockindex = 1: Schockgefahr, Schockindex > 1: manifester Schock
  - **Fieber:** Tachypnoe, Unruhe, Schwäche, trockene, heiße Haut, glänzende Augen, Appetitlosigkeit und ggf. Schüttelfrost; objektivierbar durch Temperaturmessung
  - **Stress** (physisch und psychisch): wegweisend sind die anamnestischen Angaben
  - **Nikotin-, Alkoholkonsum, Drogenabusus** (u. a. Kokain, Amphetamine, Halluzinogene): wegweisend ist der anamnestische Befund
  - Nebenwirkung von **Antiarrhythmika** ▶ Bradykardie

Extrasystolen Akzessorische Herzaktion bei sonst regelmäßigem Grundrhythmus. Extrasystolen können je nach Entstehungsort in supraventrikuläre (im Vorhof entstanden) oder ventrikuläre (in der Kammer entstanden) eingeteilt werden.

- **Kardiale Ursachen:**
  - **KHK:** kann asymptomatisch sein oder als Herzrhythmusstörung, Angina pectoris-Anfall oder Herzinfarkt in Erscheinung treten
  - **Herzinsuffizienz** (▶ 2.3.7, ▶ 2.3.8): Schwäche, Dyspnoe, Husten, Zyanose, Beinödeme, gestaute Jugularvenen
  - **Myokarditis** ▶ Bradykardie
- **Extrakardiale Erkrankungen bzw. Ursachen:**
  - **Hyperthyreose** (▶ 10.3.4): Hypertonie mit großer Blutdruckamplitude, Tremor, Diarrhö, Schwitzen, Nervosität, Schlaflosigkeit
  - **Kaliummangel:** u. a. im Rahmen von Absorptionsstörungen, Anorexie oder Therapie mit Diuretika; Obstipation, Muskelschwäche, verlangsamte Reflexe
  - Nebenwirkung von **Antiarrhythmika** ▶ Bradykardie

2.2.4 Synkope

Merke
Vor der Anamnese steht die Notfallversorgung der Patientin oder des Patienten. Gegebenenfalls sollte eine Fremdanamnese erhoben werden.

Anamnestisches Vorgehen

- **Zeitpunkt** der Synkope (was und wann genau?):
  - Nach dem Aufstehen: bei orthostatischer Synkope
  - Bei Stress und Angst: bei vasovagaler Synkope
- **Beschreibung** der Synkope (wie genau?): u. a.
  - Auftreten beim Ankleiden und Binden der Krawatte beim Karotis-Sinus-Syndrom
  - Auffallende Blässe bei u. a. vasovagaler Synkope
  - Vorausgegangene neurologische Ausfälle, z. B. Sprachstörungen, herabhängender Mundwinkel bei zerebraler Synkope
- **Häufigkeit:** einmalige oder rezidivierende Episode(n)
- **Dauer:** Erfassung der Synkopendauer
- **Prodromi:** besondere Sinneseindrücke (Aura) bei Epilepsien; Herzrasen bei kardialen Synkopen; Übelkeit, Schwitzen und Heißhunger bei Hypoglykämie
- **Vorerkrankungen und aktuelle Erkrankungen:** bekannte arteriosklerotische Veränderungen bei zerebraler Synkope; kardiale Vorerkrankungen bei kardialer Synkope
- **Medikamentenanamnese:** Einnahme von Antiarrhythmika, Blutdrucksenkern, Diuretika, Vasodilatatoren kann ursächlich sein

Differenzialdiagnosen

Plötzlicher Bewusstseins- und Tonusverlust aufgrund einer zerebralen Minderperfusion. Die Differenzierung der Synkope erfolgt nach den **Ursachen.**

- **Kardiale** Synkope: durch Aorten-, Pulmonalstenose, Lungenembolie, Herzinfarkt mit Pumpversagen, Perikardtamponade; allen Ursachen gemeinsam ist die verminderte Pumpleistung des Herzens, die in der Folge zur Mangelversorgung des Gehirns führt
- **Orthostatische** Synkope: durch autonome Dysregulation durch z. B. Volumenmangel oder endokrine Störungen; das Blutangebot an das Herz ist meist zu gering, die Folge ist eine Minderversorgung des Gehirns
- **Vasovagale** Synkope: durch Blutdruckabfall und Bradykardie aufgrund einer Zunahme der Aktivität des Parasympathikus und Abnahme der Aktivität des Sympathikus; Auslöser sind v. a. Angst, Stress, Schmerz
- **Zerebrale** Synkope: vaskuläre Insuffizienz z. B. in Form einer TIA, die mit einer kurzzeitigen Durchblutungsstörung des Gehirns einhergeht
- **Karotissinussyndrom:** überschießende Reaktion der Pressorezeptoren in der A. carotis communis mit nachfolgender Vagusaktivierung
- **Vena-cava-Kompressionssyndrom:** Kompression der V. cava inferior im letzten Schwangerschaftsdrittel v. a. in Rückenlage, die mit einem reduzierten Blutfluss zum Herzen einhergeht

2.3 Erkrankungen und deren Leitsymptome

2.3.1 Akute bakterielle Endokarditis

Definition Entzündung der Herzinnenhaut, die v. a. durch Staphylo-, Strepto- und Enterokokken hervorgerufen wird und unbehandelt zur Zerstörung der Herzklappen führt.

Leitsymptome
- **Neu aufgetretenes Herzgeräusch**
- **Symptome der Herzinsuffizienz**
- **Petechien** und **Osler-Knötchen**
- Periphere Embolien
- Labor: BSG ↑, CRP ↑, Leukozyten ↑, Anämie

Begleitsymptome
- Allgemeinsymptome: Fieber, Schwäche, Appetitlosigkeit, Gewichtsverlust
- Splenomegalie

Therapie Notfall→ Vorgehen nach dem üblichen Standard (▶ 20.4.1)

2.3.2 Rheumatisches Fieber

Definition Streptokokkenallergische Zweiterkrankung (Autoimmunreaktion) auf Toxine der β-hämolysierenden Streptokokken der Gruppe A. Beginn ca. 2–3 Wochen nach einer Streptokokkeninfektion.

Leitsymptome
- **Wandernde Polyarthritis** der **großen Gelenke** (mit Entzündungszeichen)
- **Karditis**
- Chorea minor (Spätmanifestation)
- Hauterscheinungen, z. B. Erythema anulare oder Erythema nodosum
- Labor: BSG ↑, CRP ↑, Leukozyten ↑, ASL ↑, Anämie

Begleitsymptome Allgemeinerscheinungen wie Fieber, Abgeschlagenheit, Müdigkeit

Therapie
- Penicillin und antientzündliche Medikamente
- Sanierung der Herde
- Endokarditisprophylaxe, z. B. bei Zahneingriffen

2.3.3 Myokarditis

Definition Entzündung des Herzmuskels durch v. a. Viren und Bakterien oder bakterielle Toxine, seltener nichtinfektiös. Der Verlauf ist variabel: von asymptomatisch bis fulminant.

Leitsymptome
- **Herzrhythmusstörungen** (v. a. Tachykardie)
- Symptome der Herzinsuffizienz
- Synkopen
- Thorakale Schmerzen

Begleitsymptome
- Allgemeinsymptome: Müdigkeit, Abgeschlagenheit
- Keine typischen Auskultationszeichen

Therapie
- Richtet sich nach der Ursache
- Bettruhe bzw. körperliche Schonung
- Thromboembolieprophylaxe

2.3.4 Perikarditis

Definition Entzündung des Herzbeutels durch u. a. Viren, immunologische Prozesse, Tumoren. Einteilung in:
- Trockene Perikarditis (Pericarditis sicca): ohne Perikarderguss
- Feuchte Perikarditis (Pericarditis exsudativa): mit Perikarderguss

Leitsymptome
- **Trockene Perikarditis:**
  - Stechende retrosternale, atemunabhängige Schmerzen
  - Dyspnoe
  - Bei der Auskultation schabendes systolisch-diastolisches Reibegeräusch
- **Feuchte Perikarditis:**
  - Thorakales Engegefühl
  - Einflussstauung
  - Herzinsuffizienzzeichen
  - Vergrößerte Herzdämpfung, bei der Auskultation leise Herztöne

Begleitsymptome
- Allgemeinsymptome: Fieber, Abgeschlagenheit, Leistungsminderung
- Hypotonie

Therapie
- Richtet sich nach der Ursache
- Bei Herzinsuffizienzsymptomen: Notfall→ Vorgehen nach dem üblichen Standard (▶ 20.4.4)

2.3.5 Angina pectoris

Definition Typischerweise durch KHK hervorgerufene Sauerstoff-Minderversorgung des Herzmuskels. Einteilung in stabile und instabile Angina pectoris, wobei die instabile Angina zum akuten Koronarsyndrom gezählt wird.

Leitsymptome
- **Retrosternale Schmerzen** und **thorakales Engegefühl** mit Ausstrahlung in
  - Hals, Unterkiefer, Zähne
  - Linke Schulter, Arme bis in die Fingerspitzen
  - Oberbauch, Rücken
- Auslöser sind körperlicher und seelischer Stress, Rückgang der Symptome in Ruhe

Begleitsymptome
- Kaltschweißigkeit, Blässe
- Übelkeit, Erbrechen
- Hypotonie

Therapie
- Körperliche Ruhe, Nitrospray (Nitroglycerin)
- Notfall→ Vorgehen nach dem üblichen Standard (▶ 20.4.2)

2.3.6 Herzinfarkt

Definition Myokarduntergang durch Sauerstoffmangel durch Verschluss einer Koronararterie. Betroffen ist meist der linke Ventrikel. Der Herzinfarkt wird, neben der instabilen Angina pectoris, zum akuten Koronarsyndrom gezählt.

Leitsymptome
- **Plötzliche, anhaltende stärkste thorakale Schmerzen,** die durch Ruhe und/oder Nitropräparate nicht oder kaum beeinflusst werden, mit Ausstrahlung wie bei der Angina pectoris. In etwa 20 % der Fälle keine typische Schmerzsymptomatik.
- Blutdruckabfall, **Herzrhythmusstörungen**
- Symptome der Linksherzinsuffizienz (Dyspnoe)
- Todesangst, Unruhe
- Labor: Troponin T oder I ↑

Begleitsymptome
- Schwächegefühl
- Blässe, Schwitzen
- Übelkeit, Erbrechen
- Subfebrile Temperatur
- Bei älteren Patientinnen oder Patienten häufig Desorientiertheit

Therapie Notfall→ Vorgehen nach dem üblichen Standard (▶ 20.4.2)

2.3.7 Rechtsherzinsuffizienz

Definition Unfähigkeit des Herzens, den Körper adäquat mit Blut und Sauerstoff zu versorgen, weil es kein ausreichendes Blutvolumen aufnehmen und/oder weiterbefördern kann.

Leitsymptome
- **Symmetrische, eindrückbare Ödeme** der Beine bis hin zur Anasarka (mit Beteiligung des Körperstamms)

- **Gestaute Halsvenen** (Jugular- oder Zungengrundvenenstauung)
- **Stauungsleber** (Hepatomegalie) mit positivem hepatojugulären Reflux, im fortgeschrittenen Stadien mit Aszites
- **Stauungsgastritis,** Stauungsnieren mit Proteinurie

Begleitsymptome
- Gewichtszunahme
- Vorzeitige Ermüdbarkeit
- Nykturie
- Tachykardie und andere Herzrhythmusstörungen
- Pleuraerguss

Therapie
- Behandlung der Grunderkrankung und Reduktion der Risikofaktoren der Arteriosklerose
- Medikamentöse Behandlung der Herzinsuffizienz mit u. a. Digitalisglykosiden, Betablockern, ACE-Hemmern, Diuretika
- Kaliumreiche Kost
- Dosierte Belastung je nach Stadium der Herzinsuffizienz
- Sauerstofftherapie

2.3.8 Linksherzinsuffizienz

Definition Unfähigkeit des Herzens, den Körper adäquat mit Blut und Sauerstoff zu versorgen, weil es kein ausreichendes Blutvolumen aufnehmen und/oder weiterbefördern kann.

Leitsymptome
- **Dyspnoe,** Orthopnoe, **Zyanose**
- **Asthma cardiale,** Herzfehlerzellen im Sputum
- **Lungenstauung,** Lungenödem
- Funktionsstörungen der Organe, v. a. bei älteren Menschen zerebrale Insuffizienz

Begleitsymptome Wie bei der Rechtsherzinsuffizienz (▶ 2.3.7)

Therapie Notfall→ Vorgehen nach dem üblichen Standard (▶ 20.4.4), wie bei der Rechtsherzinsuffizienz (▶ 2.3.7)

2.3.9 Funktionelle Herzbeschwerden

Definition Syn. Herzneurose, Herzphobie. Thorakale Beschwerden ohne organisches Korrelat. Chronischer Verlauf mit Häufung bei vegetativ labilen Patientinnen oder Patienten vor dem 40. Lebensjahr.

Leitsymptome
- Thorakale Beschwerden (belastungsunabhängig)
- Häufiger Therapeutenwechsel (Doctor-Hopping) und Einengung des Gedankengangs auf eine mögliche Herzerkrankung

Begleitsymptome

- Angstattacken mit Parästhesien, Globusgefühl, Schweißausbrüchen, Tremor
- Hyperventilationssyndrom

Therapie

- Aufklärung über Gutartigkeit der Erkrankung
- Psychotherapeutische Begleitung
- Regelmäßiger Ausdauersport, z. B. Radfahren, Laufen, Walken, Schwimmen
- Gegebenenfalls medikamentöse Therapie mit Betablockern, pflanzlichen Sedativa oder kurzzeitig Tranquilizern

3 Gefäße und Kreislauf

3.1 Fallbeispiele

Fallbeispiel 1

Aktuelle Anamnese

Ein 65-jähriger adipöser Patient stellt sich wegen Beinschmerzen vor, die v. a. in beiden Waden (rechts stärker als links) seit über einem halben Jahr persistieren und an Dauer und Intensität zunähmen. Die Schmerzen würden vorwiegend unter Belastung auftreten, z. B. bei einem längeren Spaziergang. Nach einer Pause würden sie Schmerzen nachlassen. In Ruhe und in der Nacht ist der Patient symptomfrei. Zeitgleich berichtet er über Kraftlosigkeit in den Beinen. Sensibilitätsstörungen werden verneint.
Starker Nikotinkonsum seit 40 Jahren mit 1–2 Schachteln pro Tag, regelmäßiger Alkoholkonsum. Derzeit keine medikamentöse Behandlung.

Vorgeschichte

- Adipositas, BMI 30,5
- Bekannte arterielle Hypertonie
- Hyperurikämie
- Dyslipoproteinämie (Cholesterin ↑, LDL ↑, Triglyzeride ↑, HDL ↓)
- Diabetische Stoffwechsellage (HbA_{1c} 6,6 %)

Untersuchungsbefund

Unterschenkel dünn und ohne Ödeme, Haut trocken, Behaarung fehlt, Zehennägel verdickt und von der Nagelplatte abgehoben. Füße mäßig warm, Puls der A. poplitea tastbar, Pulse von A. dorsalis und A. tibialis posterior nur schwach tastbar. Ratschow-Test muss nach 2 Minuten wegen Schmerzhaftigkeit in der Wadenmuskulatur abgebrochen werden, Rekapillarisierungszeit verlängert. Im standardisierten Lauftest erreicht der Patient eine schmerzlose Gehstrecke von 280 m. Varikosis nicht erkennbar.
Bei der neurologischen Untersuchung ist die Sensibilität erhalten, die motorische Kraft ist reduziert. Patellarsehnenreflex seitengleich auslösbar, Achillessehnenreflexe seitengleich abgeschwächt.

Lösung Fallbeispiel 1

Verdachtsdiagnose

Periphere arterielle Verschlusskrankheit im Stadium IIb (▸ 3.3.3). Typisch sind die belastungsabhängigen Schmerzen, Kraftlosigkeit und der chronische Verlauf. Die Risikofaktoren bzw. Vorerkrankungen (Nikotinkonsum, arterielle Hypertonie, Dyslipoproteinämie, diabetische Stoffwechsellage), die als Risikofaktoren der 1. Ordnung der Arteriosklerose angesehen werden, sprechen ebenfalls für eine vaskuläre Erkrankung. Die Befunde der körperlichen Untersuchung untermauern die Verdachtsdiagnose der pAVK (dünne Extremität, trophische Störungen, schwach tastbare periphere Pulse, pathologischer Ratschow-Test, reduzierte schmerzfreie Gehstrecke).

Differenzialdiagnosen

- **Claudicatio spinosa** durch Spinalkanalstenose: unwahrscheinlich, weil Schmerzhaftigkeit und Kraftlosigkeit eher nicht streckenabhängig sind

- **Veneninsuffizienz:** unwahrscheinlich wegen fehlender Varikosis und Ödembildung
- **Tiefe Beinvenenthrombose** (▶ 3.3.7): meist einseitig und akutes Geschehen
- **Wurzelreizsyndrom:** unwahrscheinlich wegen meist belastungsabhängiger Schmerzen und fehlender neurologischer Ausfälle im Dermatom
- **Polyneuropathie** (▶ 14.3.11): dafür sprechen abgeschwächter Achillessehnenreflex beidseits, motorische Schwäche, trophische Störungen der unteren Extremität und erhöhtes HbA_{1c}; Sensibilitätsausfälle sind nicht beschrieben, dafür belastungsabhängige Schmerzen, die typisch für die pAVK sind
- **Erkrankungen des Bewegungsapparats,** z. B. Beinverkürzung, Fußskelettanomalien: unwahrscheinlich wegen fehlender Befunde bei der körperlichen Untersuchung

Diagnostisches Vorgehen zur Sicherung der Diagnose

- Systolische Dopplerdruckmessung: Bestimmung des Knöchel-Arm-Index
- Farbduplexsonografie: Bestimmung der Durchgängigkeit und Flussmessung in den Arterien

Therapie

- Verweisung zur Ärztin oder zum Arzt
- Senkung der Risikofaktoren der Arteriosklerose: Gewichtsabnahme, Blutdrucknormalisierung, medikamentöse und konservative Senkung von Blutfetten und Harnsäure, Behandlung des Diabetes mellitus, Gabe von ASS
- Sorgfältige Fußpflege, weiches, angepasstes Schuhwerk
- Gehtraining bis zur Schmerzgrenze zur Förderung der Kollateralbildung

Fallbeispiel 2

Aktuelle Anamnese

Eine 59-jährige adipöse (BMI 32) Patientin stellt sich bei Ihnen wegen einer Schwellung und Hautveränderung am linken Bein vor. Das Bein ist v. a. am Knöchel und Unterschenkel geschwollen. Die Schwellung nehme über den Tag zu, erreiche ihr Maximum am Abend und nehme über Nacht wieder etwas ab. Es bestehe ein Spannungsgefühl am betroffenen Fuß und Unterschenkel, besonders am Abend und im Stehen. Die Patientin gibt an, dass die Haut im betroffenen Areal dunkler geworden sei und um den Innenknöchel herum weißliche, derbe Stellen sichtbar seien. Die Schwellung bestehe seit ca. 1,5 Jahren. Sie sei zunächst dezent ausgeprägt gewesen und habe im Laufe der Zeit an Ausdehnung und Stärke zugenommen. Die Hautveränderungen seien im letzten halben Jahr aufgetreten.

Das Allgemeinbefinden ist gut, kein Fieber, kein Krankheitsgefühl. Nikotin-, Alkohol- und Medikamentenanamnese leer.

Vorgeschichte

- Z. n. Phlebothrombose am linken Bein vor 4 Jahren
- Z. n. Erysipel am linken Bein vor 7 Monaten

Untersuchungsbefund

Bei der Inspektion der Beine im Stehen zeigt sich eine deutliche Schwellung des linken Unterschenkels und des Fußes. Knöchelkonturen nicht erkennbar, Haut bräunlich-livide pigmentiert, besonders im distalen Unterschenkelbereich, perimalleolär Hautsklerose erkennbar, am medialen und lateralen Fußrand bläuliche Verfärbung (Corona phlebectatica) und prominente Venen. Kein Ulkus. Haut warm, Ödeme eindrückbar. Palpation im Verlauf der V. saphena magna schmerzhaft. Meyer-, Homans- und Payr-Zeichen negativ, Stemmer-Zeichen ebenfalls negativ. Die übrige internistische Untersuchung ist ohne pathologischen Befund. RR 140/80 mmHg, HF 64/Min., Temperatur 37,1 °C.

Lösung Fallbeispiel 2

Verdachtsdiagnose

Chronisch venöse Insuffizienz im Stadium II im Rahmen eines postthrombotischen Syndroms (▶ 3.3.6). Typisch sind die Symptome der chronisch venösen Insuffizienz nach einer abgelaufenen Phlebothrombose.

Differenzialdiagnosen

- **Chronisch venöse Insuffizienz** durch andere Ursachen, z. B. insuffiziente Klappen der tiefen Venen: kann nicht ausgeschlossen werden, betrifft jedoch i. d. R. beide Beine
- **Erysipelrezidiv** (▶ 15.3.2): Rezidive bieten häufig eine abgemilderte Symptomatik, die Diagnose ist dennoch unwahrscheinlich, weil lokale und systemische Entzündungszeichen fehlen
- **Thromboserezidiv** (▶ 3.3.7): muss mittels Duplex-Sonografie ausgeschlossen werden; Meyer-, Payr- und Homans-Zeichen sind zwar negativ, der träge venöse Abfluss stellt aber einen Risikofaktor für eine Phlebothrombose dar
- **Kardiales Ödem:** unwahrscheinlich, weil es meist symmetrisch auftritt
- **Lymphödem:** Schwellung ist zunächst eindrückbar, dann nicht mehr eindrückbar, Zehen immer betroffen, Stemmer-Zeichen positiv
- **Lipödem:** unwahrscheinlich, weil es meist symmetrisch auftritt und schmerzhaft ist; betroffen sind die Beine, nicht aber die Füße
- **Myxödem:** unwahrscheinlich, weil es symmetrisch und nicht eindrückbar ist; gleichzeitig treten Symptome der Hypothyreose auf

Diagnostisches Vorgehen zur Sicherung der Diagnose

- (Farb-)Duplex-Sonografie der arteriellen und venösen Gefäße
- Bestimmung des Knöchel-Arm-Index
- Labor: u. a. Blutbild, CRP, D-Dimere, Elektrolyte (Na^+, K^+), Leber- und Nierenparameter, Lipidstatus, TSH

Therapie

- Kompressionsverband oder -strümpfe: wichtigste Maßnahme (zuvor Ausschluss einer pAVK)
- Regelmäßige Bewegung als Ausdauertraining, z. B. Walken, Fahrradfahren, Skilanglauf
- Langes Stehen und Sitzen vermeiden, Laufen und Liegen bevorzugen
- Auf hohe Absätze verzichten
- Gewichtsnormalisierung anstreben
- Regelmäßige physikalische Maßnahmen wie Wechselduschen, Kneipp-Bäder und Beingymnastik; heiße bzw. warme Vollbäder oder Sauna meiden

Fallbeispiel 3

Aktuelle Anamnese

Ein 62-jähriger Patient berichtet von Schmerzen, Überwärmung und Rötung am Unterschenkel im Bereich der varikös veränderten V. saphena magna links. Die Symptome sind hätten sich schnell entwickelt und beständen seit 2 Tagen. Eine Kühlung mittels feuchter Umschläge habe zwar Linderung gebracht, jedoch keinen nennenswerten Symptomrückgang. Lokale Verletzungen, Insektenstiche oder sonstige Auslöser sind nicht erinnerlich. Auf Nachfrage berichtet der Patient, sich wegen des schlechten Wetters wenig bewegt zu haben.

3

Vorgeschichte

Bekannte Varizen an beiden Beinen. Das Tragen von Kompressionsstrümpfen lehnt der Patient aus Komfortgründen ab.

Untersuchungsbefund

Bei der Inspektion der Beine im Stehen zeigt sich eine deutliche Varikosis der V. saphena magna beidseits. Am linken Unterschenkel im proximalen Drittel deutliche Rötung der varikösen Vene entlang des Venenstranges über 5 cm. Haut über dem betroffen Bereich überwärmt und bei Palpation schmerzhaft. Angrenzende Haut reizfrei. Knöchelbereich beidseits leicht gestaut, Knöchelkonturen erkennbar, Füße dezent gestaut. Am medialen Fußrand prominente Venen. Keine Ulzera. Übrige Haut warm, gestaute Bereiche eindrückbar. Keine Beinumfangsdifferenz. Meyer-, Homans- und Payr-Zeichen negativ, Stemmer-Zeichen ebenfalls negativ. Die übrige internistische Untersuchung ist ohne pathologischen Befund. RR 135/80 mmHg, HF 84/Min., Temperatur 37,1 °C.

Lösung Fallbeispiel 3

Verdachtsdiagnose

Varikophlebitis. Die genannten Symptome sprechen für eine Thrombophlebitis (▶ 3.2.5), die bei Vorkommen in vorbestehenden Varizen als Varikophlebitis bezeichnet wird.

Differenzialdiagnosen

- **Tiefe Beinvenenthrombose** (▶ 3.3.7): wichtige Differenzialdiagnose, die durch die Duplex-Sonografie ausgeschlossen werden muss (obwohl die Zeichen der TVT bei der körperlichen Untersuchung negativ sind), weil in einem Teil der Fälle gleichzeitig eine tiefe Beinvenenthrombose (ohne typische Symptome) besteht
- **Lymphangitis:** Entzündung der Lymphgefäße, die sich durch eine strangförmige Rötung auszeichnet; im vorliegendem Fall ist der entzündliche Prozess einer varikösen Vene zuzuordnen, sodass diese Differenzialdiagnose unwahrscheinlich erscheint
- **Erysipel** (▶ 15.3.2): unwahrscheinlich; typisch ist eine entzündliche Symptomatik, die sich jedoch nicht auf eine Vene erstreckt, sondern die Lymphgefäße der Kutis betrifft und großflächiger auftritt; zusätzlich sind Fieber und Krankheitsgefühl typisch – beide Symptome sind nicht vorhanden

Diagnostisches Vorgehen zur Sicherung der Diagnose

- Sonografie/Duplex-Sonografie der Beingefäße: Darstellung der Ausdehnung des Thrombus, Beurteilung der tiefen Venen im Hinblick auf eine tiefe Beinvenenthrombose
- Labor: u. a. CRP, BSG, Blutbild, D-Dimere, Elektrolyte (Na^+, K^+), Leber- und Nierenparameter, Lipidstatus, TSH

Therapie

- Verweisung zur Angiologin oder zum Angiologen
- Gegebenenfalls Tumorsuche, weil eine Varikophlebitis (oder Thrombophlebitis) als paraneoplastisches Syndrom auftreten kann
- Kühlung, nichtsteroidale Antirheumatika und Kompressionstherapie
- Mobilisation
- Eventuell Antikoagulation

3.2 Differenzialdiagnostik

3.2.1 Ödeme

Anamnestisches Vorgehen

- **Lokalisation** (wo genau?):
  - Symmetrische periphere Ödeme (Knöchel- und Unterschenkelödeme): bei u. a. Rechtsherzinsuffizienz, nephrotischem Syndrom
  - Einseitige Ödeme: u. a. bei TVT, Lymphgefäßschaden
  - Aussparung der Füße: beim Lipödem
  - Beteiligung der Zehen: beim Lymphödem
- **Beginn** (seit wann?):
  - Akute (oder subakute) Ödementwicklung: u. a. bei TVT, Insektenstich, als Medikamentennebenwirkung
  - Langsame Ödemzunahme: u. a. bei Rechtsherzinsuffizienz, Myxödem
- **Schmerzhaftigkeit:** häufig beim Lipödem
- **Verstärkende Faktoren:** Zunahme der Ödeme bei Rechtsherzinsuffizienz, chronisch venöser Insuffizienz
- **Bessernde Faktoren:** Besserung am Morgen v. a. bei Wasserödemen
- **Begleitsymptome:** u. a.
  - Gestaute Jugularvenen bei Rechtsherzinsuffizienz
  - Stiernacken, Mondgesicht, Stammfettsucht bei Hyperkortisolismus
  - Varizen, Pigmentverschiebungen, Ulcus cruris bei chronisch venöser Insuffizienz
- **Vorerkrankungen und aktuelle Erkrankungen:** Herz-, Leber-, Nierenerkrankungen und Schilddrüsenunterfunktion können Ursache sein
- **Vegetative und B-Symptome:** Hinweise auf entzündliches/infektiöses oder konsumierendes Geschehen
- **Medikamente:** Einnahme von Glukokortikoiden und Ibuprofen (besonders bei vorhandener Herzinsuffizienz) kann Ursache sein

Differenzialdiagnosen

Die Differenzialdiagnostik der Ödeme kann nach unterschiedlichen Gesichtspunkten vorgenommen werden (Ursache, Eindrückbarkeit, Symmetrie). Nachfolgend werden die Ödeme nach der **Ursache** eingeteilt.

Kardiale Ödeme **Herzinsuffizienz,** v. a. Rechtsherzinsuffizienz: entstehen durch erhöhten hydrostatischen Druck; wegweisend sind Symptome der Herzinsuffizienz wie u. a. Dyspnoe, Zyanose, verminderte Belastbarkeit, Nykturie; Ödeme sind symmetrisch und eindrückbar

Erkrankungen der Venen (erhöhter hydrostatischer Druck)

- **Venöse Insuffizienz** (▶ 3.3.6): symmetrische oder einseitige eindrückbare Ödeme, häufig Varizen sichtbar, Pigmentverschiebungen, Atrophie blanche an den Unterschenkeln; in späten Stadien Ulcus cruris venosum am medialen Knöchel
- **Phlebothrombose** (▶ 3.3.7): i. d. R. einseitige Schwellung, Rötung, Schmerzen, Überwärmung der unteren Extremität und sichtbare oberflächliche Venenzeichnung (Pratt-Warnvenen)

- **Thrombophlebitis** (▶ 3.2.5): meist lokale Schwellung eines oberflächlichen Venenstranges mit Entzündungssymptomen; Ödem findet sich perifokal, die übrige Extremität ist schlank

Erkrankungen der Lymphgefäße **Lymphbahnschäden** durch Infektion, Tumor, Z. n. Tumortherapie: Schwellung der betroffenen Region mit zunächst eindrückbarem, dann nicht mehr eindrückbarem Ödem, Zehen immer betroffen, Stemmer-Zeichen positiv; Komplikationen sind v. a. Entwicklung einer Elephantiasis und eines Erysipels

Veränderungen des onkotischen Drucks

- **Leberzirrhose** (▶ 6.3.2): Leberhautzeichen wie Ikterus, Palmar-, Plantarerythem, Lackzunge, Lacklippen, Gynäkomastie; Beinödeme eher selten, eine Stauung im portalen System als Aszites ist typisch
- **Nephrotisches Syndrom** (▶ 11.3.4): symmetrische Beinödeme, Lidödeme oder je nach Ausprägung auch Körperödeme; Leitsymptome sind Proteinurie > 3,5 g/Tag, Hypoproteinämie, Hyperlipoproteinämie
- **Unterernährung:** wegweisend sind Gewichtsabnahme und Primärerkrankungen wie Morbus Crohn, Zöliakie, Anorexie

Erkrankungen der Hormonsteuerung

- **Myxödem:** entsteht durch Vermehrung des Bindegewebes bei Hypothyreose, v. a. im Gesicht; Leitsymptome sind u. a. depressive Verstimmung, Müdigkeit, Kälteempfindlichkeit, Gewichtszunahme, Hypotonie und Bradykardie; symmetrisches und nicht eindrückbares Ödem
- **Morbus Cushing, Hyperkortisolismus**(▶ 10.3.11): Ursache sind hohe Wasser- bzw. Natriumretention; Kennzeichen sind Gewichtsumverteilung, Stiernacken, dünne Extremitäten, gerötetes Gesicht, Hautatrophie und rezidivierende Infekte durch Immunsuppression
- **Schwangerschaft:** Ursache sind hohe Wasser- bzw. Natriumretention; wegweisend ist der anamnestische Befund
- **Zyklisches Ödem:** meist prämenstruell mit Rückgang der Symptome während der Periodenblutung; wegweisend ist der anamnestische Befund

Metabolische Erkrankungen **Lipödem:** symmetrische, schmerzhafte oder irreguläre, nicht eindrückbare Fettablagerung an den Beinen, nicht an den Füßen, Neigung zu Hämatomen

Allergische Ursachen **Insektenstich, Medikamente:** können zur erhöhten Kapillardurchlässigkeit führen; wegweisend sind anamnestische Angaben

3.2.2 Ulcus cruris (Ulkus am Bein)

Anamnestisches Vorgehen

- **Lokalisation** (wo genau?): Lokalisation liefert Hinweise auf Ulkusgenese ▶ Differenzialdiagnosen
- **Beginn** (seit wann?):
  - Langsame Entstehung: i. d. R. bei venösen, diabetischen und arteriellen Ulzera
  - Schnelle Entwicklung: bei bakteriellen Ulzera und Pyoderma gangraenosum
- **Schmerzhaftigkeit:**
  - Schmerzen: bei arteriellen, bakteriellen Ulzera und Pyoderma gangraenosum
  - Geringe Schmerzen: bei venösen und diabetischen Ulzera

- **Bessernde Faktoren:** Ruhe und herabhängendes Bein bei arteriellen Ulzera; Hochlagerung der Extremität bei venösen Ulzera; lokale Kühlung bei akuten infektiösen Ursachen
- **Begleitsymptome:**
  - Dünne Extremität, atrophe Haut bei arteriellen Ulzera
  - Ödematöse Extremität bei venösen Ulzera
  - Warme und rosige Extremität mit Sensibilitätsstörungen bei diabetischen Ulzera
  - Zentrale Nekrose mit lividem Rand bei Pyoderma gangraenosum
- **Vorerkrankungen und aktuelle Erkrankungen:** tiefe Beinvenenthrombose und chronisch venöse Insuffizienz bei venösen Ulzera; arteriosklerostische Veränderungen bei pAVK und arteriellem Ulkus; Diabetes mellitus bei diabetischen Ulzera; CED, rheumatische Vorerkrankungen bei Pyoderma gangraenosum
- **Vegetative Symptome:** Fieber und systemische Entzündungszeichen als Hinweis auf bakterielle oder sekundär-bakterielle Genese

Differenzialdiagnosen

Die Differenzialdiagnostik der Ulzera am Unterschenkel (▶ Abb. 3.1) erfolgt nach der **Ursache.**

Arterielles Ulkus

- Lokalisation: Zehen, Füße, lateraler Unterschenkel
- Symptome: starke Schmerzen, Haut ist atroph, ohne Behaarung, blass-livide, trocken und kühl
- Anamnese: Risikofaktoren der Arteriosklerose oder andere arteriosklerotische Folgeerkrankungen vorhanden

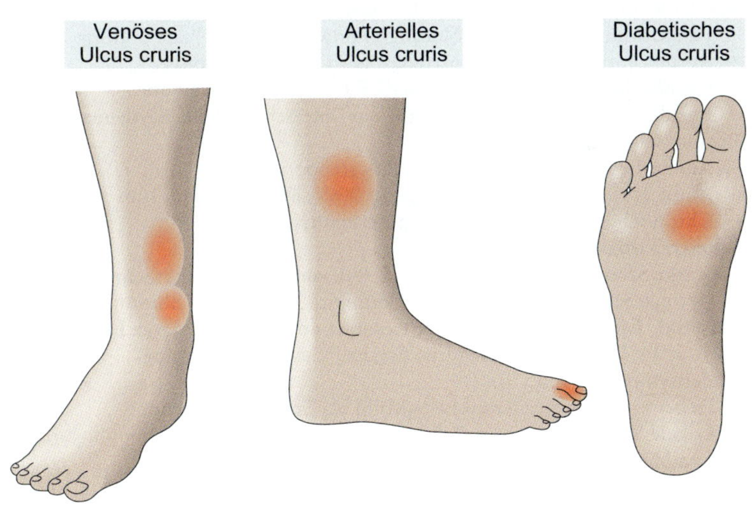

Abb. 3.1 Differenzialdiagnosen bei Ulcus cruris [L190]

Venöses Ulkus

- Lokalisation: innere, selten äußere Fußknöchelregion, medialer Unterschenkel
- Symptome: mäßige Schmerzen, Ödeme, erweiterte Venen, Haut ist zyanostisch und zeigt Hyperpigmentierungen, warme Extremität
- Anamnese: meist jahrelange venöse Leiden

Diabetisches Ulkus

- Lokalisation: v. a. Druckstellen der Plantarseite der Füße
- Symptome: kaum Schmerzen, aber Parästhesien, Dysästhesien, „Burning Feet" (Polyneuropathie), Reflexe ↓, Haut trocken, meist warm und haarlos
- Anamnese: jahrelanges Diabetesleiden

Andere

- **Ulzera durch bakterielle Erkrankungen**
  - Lokalisation: je nach Erregereintritt
  - Symptome: meist akuter Beginn, lokale Entzündungszeichen, ggf. systemische Entzündungszeichen, ggf. lokale Eiterbildung
  - Anamnese: häufig Mazerationen im Bereich des Zehenzwischenraums, bestehende Vorerkrankungen, v. a. Diabetes mellitus, venöse und arterielle Erkrankungen
- **Pyoderma gangraenosum**
  - Lokalisation: am häufigsten untere Extremität
  - Symptome: Ulkus unterschiedlicher Ausdehnung mit zentraler Nekrose und schmerzhafter Randzone, die wallartig und livide ist
  - Anamnese: häufige Assoziation mit CED, rheumatischen und myeloproliferativen Erkrankungen

3.2.3 Extremitätenrötung

Anamnestisches Vorgehen

- **Art** der Rötung (was genau?) und **Lokalisation** (wo genau?):
  - Punktförmige Rötung (Einblutung): Hinweis auf petechiale Blutung
  - Rötung entlang eines Venenstrangs: bei Thrombophlebitis
  - Großflächige Rötung am Bein: bei TVT, Erysipel, Phlegmone
  - Lokalisierte multiple Rötungsherde am Unterschenkel: bei Erythema nodosum
- **Beginn** (seit wann?):
  - Akuter Beginn: bei u. a. Erysipel, Phlegmone
  - Akute bis subakute Entwicklung: bei TVT, Erythema nodosum
  - Chronischer Verlauf: bei Stauungsdermatitis
- **Schmerzhaftigkeit:**
  - Starke Schmerzen: bei u. a. Erysipel, Phlegmone, TVT, Erythema nodosum
  - Geringe Schmerzen: bei Stauungsdermatitis, petechialen Blutungen
- **Bessernde Faktoren:** Besserung der Rötung und Schmerzen durch Hochlagerung bei u. a. TVT, Stauungsdermatitis, Erysipel (zusätzlich Kühlung)
- **Begleitsymptome:** u. a.
  - Fieber und schweres Krankheitsgefühl bei Erysipel, Phlegmone
  - Lokale Verletzungen (distal der Rötung) bei Erysipel, Thrombophlebitis, Lymphangitis
- **Vorerkrankungen und aktuelle Erkrankungen:** Ursachen können u. a. CED, akute Sarkoidose bei Erythema nodosum sein, Lebererkrankungen bei großflächigen Blutungen, Thrombozytenerkrankungen bei petechialen Blutungen

- **Vegetative und B-Symptome:** Hinweis auf entzündliche, infektiöse oder maligne (paraneoplastische) Erkrankungen
- **Medikamente:** Einnahme von Antikoagulanzien bei petechialen (z. B. ASS) oder großflächigen (z. B. direkte orale Antikoagulanzien, Marcumar®) Blutungen

Differenzialdiagnosen

Die Einteilung der Differenzialdiagnosen der Extremitätenrötung erfolgt nach der **Ursache.**

Entzündlich **Erythema nodosum:** schmerzhafte Knoten am Unterschenkel, meist bei Sarkoidose (Löfgren-Syndrom), Streptokokkenerkrankungen oder CED

Infektiös
- **Erysipel** (▶ 15.3.2): akute bakterielle Entzündung der Kutis, die durch scharf begrenzte, flammende Rötung gekennzeichnet ist; begleitend finden sich ein schweres Krankheitsgefühl, systemische Entzündungszeichen ↑, ASL ↑
- **Phlegmone** (▶ 15.3.3): eitrige Infektion der Weichteile (durch Staphylo-, Streptokokken), die sich diffus im Gewebe ausbreitet; starke Schwellung, Schmerzen, Fieber, starkes Krankheitsgefühl, Entzündungszeichen ↑
- **Thrombophlebitis** (▶ 3.2.5): lokale Entzündungssymptome entlang einer oberflächlichen Vene
- **Lymphangitis:** lokale Entzündungssymptome entlang eines Lymphgefäßes

Stauung
- **Stauungsdermatitis bei CVI** (▶ 3.3.6): eindrückbare Knöchel- oder Unterschenkelödeme, Hyperpigmentierungen am distalen Unterschenkel, ggf. Atrophie blanche, venöse Ulzera und sichtbare Varizen
- **Tiefe Beinvenenthrombose** (▶ 3.3.7): i. d. R. einseitige Schwellung, Rötung, Schmerzen, Überwärmung der unteren Extremität, sichtbare oberflächliche Venenzeichnung (Pratt-Warnvenen)

Trauma **Hämatom:** wegweisend sind anamnestische Angaben und Inspektionsbefund

Hämorrhagische Diathese
- **Petechiale Blutungen:** häufig am Unterschenkel lokalisiert, u. a. bei Gefäßerkrankungen oder Thrombozytenfunktionsstörungen; wegweisend sind Anamnese, Inspektion und Laborbefunde
- **Große, scharf begrenzte Blutungen** z. B. bei Gerinnungsfaktormangel: wegweisend sind anamnestische Angaben über Vorerkrankungen (Leberzirrhose, Hämophilie), medikamentöse Therapie mit Antikoagulanzien und Inspektion

3.2.4 Extremitätenschmerzen

Anamnestisches Vorgehen

- **Lokalisation** (wo genau?):
  - Gelenkeschmerzen: bei Arthritis, Arthrose
  - Schmerzen entlang des Venenstrangs: bei venösen Erkrankungen
  - Schmerzen im Nervenverlauf: bei Bandscheibenvorfall
  - Wadenschmerzen: bei Muskelkater, pAVK, akutem Extremitätenverschluss
  - Knochenschmerzen: nach Frakturen oder bei Neubildungen

- **Beginn** der Beschwerden (seit wann?):
  - Akute Schmerzen: bei Frakturen, Erysipel, Bandscheibenvorfall, akutem Extremitätenverschluss
  - Chronische Schmerzen: bei Arthrose, Arthritis
- **Art** der Schmerzen (was genau?) und **Schmerzcharakter** (wie ist der Schmerz):
  - Elektrisierende Schmerzen: bei Bandscheibenvorfall
  - Schmerzhaftigkeit mit Parästhesien: bei Polyneuropathie
  - Brennende Schmerzen: bei Erysipel, Herpes zoster
  - Ziehende, dumpfe Schmerzen: bei TVT
- **Bessernde Faktoren:** Kühlung bei Erysipel; Ruhe bei pAVK; moderate Bewegung bei Arthrose
- **Begleitsymptome:** u. a.
  - Fieber, schweres Krankheitsgefühl bei Erysipel
  - Lokale Verletzungen (distal der Rötung) bei Erysipel, Thrombophlebitis, Lymphangitis
  - Starke Schwellung, sichtbare Hautvenen, livide Verfärbung bei Phlebothrombose
  - Neurologischer Ausfall bei Bandscheibenvorfall
  - Achsenabweichung, abnorme Bewegung bei Fraktur
  - B-Symptome und Symptome des Primärtumors bei Neubildungen
- **Vorerkrankungen und aktuelle Erkrankungen:** Diabetes mellitus, rheumatoide Arthritis, Lyme-Borreliose, arteriosklerotische Erkrankungen als Ursache
- **Vegetative und B-Symptome:** Hinweis auf systemische Erkrankungen

Differenzialdiagnosen

Die Differenzialdiagnostik der Extremitätenschmerzen (▶ Abb. 3.2) kann nach unterschiedlichen Gesichtspunkten erfolgen: zum einen nach anatomischen Strukturen und zum anderen nach Ursachen. Nachfolgend wird nach **anatomischen Strukturen** differenziert.

Haut

- **Verbrennungen, Verbrühungen:** wegweisend sind anamnestische Angaben und der typische Hautbefund, z. B. Rötung, Blasenbildung, Schmerzen
- **Herpes zoster:** seltene Manifestation an der unteren Extremität; entzündliche Hauterscheinungen mit Bläschenbildung; starke z. T. brennende Schmerzen entlang eines Dermatoms

Binde- und Muskelgewebe

- **Kompartmentsyndrom:** anamnestisch Trauma, Fraktur, Operation; dumpfe Schmerzen mit Spannungsgefühl; Muskulatur hart und gespannt, Sensibilitätsstörungen; später motorische Schwäche
- **Muskelkater:** starke, ziehende muskuläre Schmerzen, v. a. nach körperlicher Belastung

Arterielle Gefäße

- **Akuter arterieller Extremitätenverschluss:** 6 „P“ nach Pratt mit plötzlich starken Schmerzen distal des Verschlusses (Pain), Pulslosigkeit distal des Verschlusses (Pulslessness), kalte Extremität und blasse Extremität (Paleness), neurologische Defizite als Parästhesie (Paresthesia) und Paralyse (Paralysis), evtl. Schockzeichen (Prostration)

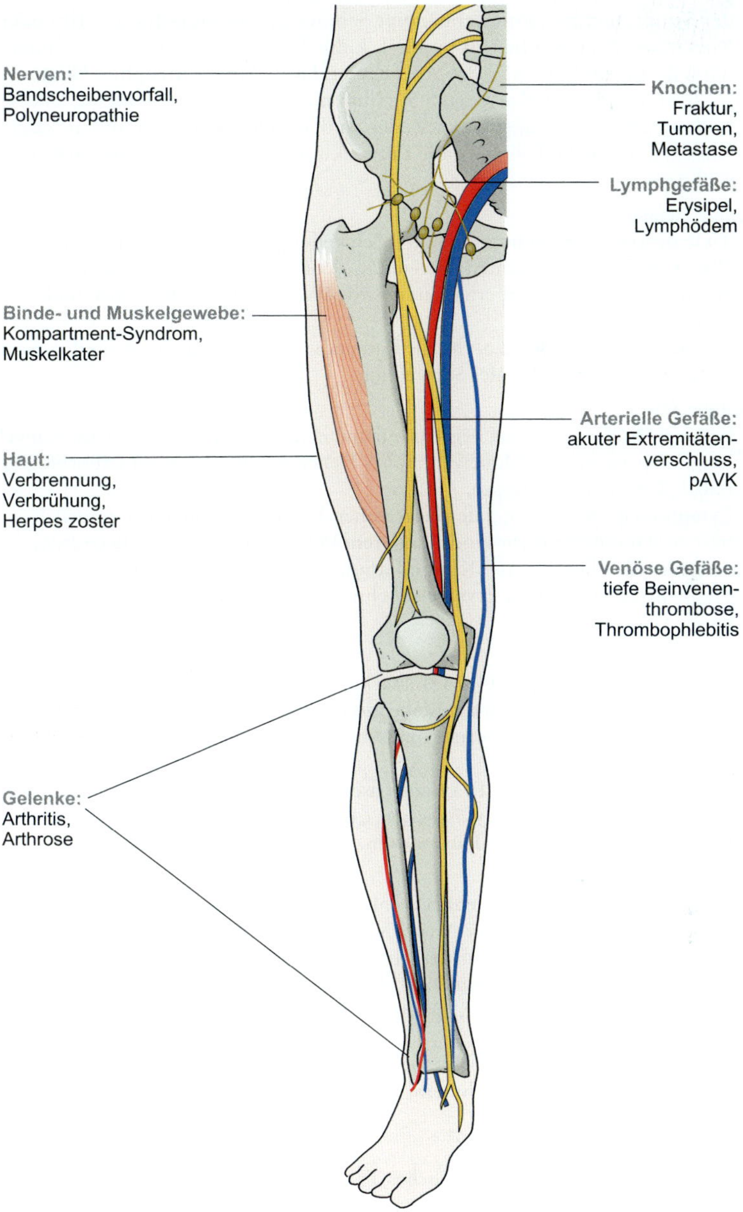

Abb. 3.2 Differenzialdiagnosen bei Extremitätenschmerzen [L190]

- **pAVK** (▶ 3.3.3): meist schleichende Entwicklung der Arteriosklerose und der Symptome; belastungsabhängige Schmerzen (Stadium IIa und IIb) oder Ruheschmerzen (Stadien III und IV), kühle Extremitäten, Haut blass oder livide-zyanotisch; trophische Störungen (Haut-, Muskelatrophie, Haut trocken, haarlos); Pulse je nach Stadium noch tastbar oder fehlend; Ulkusbildung im Endstromgebiet entweder an den Zehen und/oder am lateralen Knöchel; in einem Teil der Fälle Entwicklung eines akuten Extremitätenverschlusses

Venöse Gefäße

- **Tiefe Beinvenenthrombose** (▶ 3.3.7): Schwellung, Schmerzen, Rötung und Überwärmung der gesamten Extremität, sichtbare periphere Venen (Pratt-Warnvenen), Pulse meist erhalten, positives Meyer-, Payr-, Bisgaard- und Homans-Zeichen
- **Thrombophlebitis** (▶ 3.2.5): lokale Entzündung einer Vene mit strangförmiger Rötung, Schmerzen, lokaler Schwellung

Lymphgefäße

- **Erysipel** (▶ 15.3.2): Scharf begrenzte flammende Rötung (Erythem) mit Schwellung, Überwärmung, Schmerzen, hohes Fieber, Schüttelfrost; im Laborbefund BSG↑, CRP↑, Leukozytose, ASL-Titer↑
- **Lymphödem:** Schwellung der betroffenen Region mit zunächst eindrückbarem, dann nicht mehr eindrückbarem Ödem, Zehen immer betroffen, Stemmer-Zeichen positiv; Komplikationen sind v. a. Entwicklung einer Elephantiasis und eines Erysipels; Schmerzen meist kaum oder mäßig vorhanden

Nerven

- **Bandscheibenvorfall** (▶ 14.3.13): starke, einschießende Schmerzen, vom lumbosakralen Bereich in die Beine ausstrahlend, neurologisches Defizit (Sensibilitätsverlust im Dermatom, Ausfall von Kennmuskeln, erloschene Reflexe)
- **Polyneuropathie** (▶ 14.3.11): symmetrische, von proximal nach distal sich entwickelnde Parästhesien, Dysästhesien, „Burning Feet", Reflexe↓; Schmerzen i. d. R. wenig ausgeprägt; Haut trocken, meist warm und haarlos

Gelenke

- **Arthritis:** entzündliche Gelenkerkrankungen im Rahmen von u. a. rheumatischem Fieber, rheumatoider Arthritis, SLE, Sklerodermie, Morbus Bechterew, Psoriasis-Arthritis, reaktiver Arthritis, Morbus Reiter, bakteriellen (z. B. Borreliose, TBC) und viralen (z. B. Hepatitis, Influenza) Infekten; Ruhe- und Nachtschmerzen, Steifigkeit, ggf. lokale und systemische Entzündungssymptome
- **Arthrose** (▶ 1.3.3): degenerative Gelenkerkrankung; im frühen Stadium Belastungs-, Anlauf- und Ruheschmerz, im späten Stadium Dauer-, nächtliche und Muskelschmerzen

Knochen

- **Fraktur** (▶ 1.3.1): meist erinnerliches Trauma, sichere Frakturzeichen (Achsenabweichung, sichtbare Knochenfragmente, Krepitation, abnorme Beweglichkeit), unsichere Frakturzeichen (Schwellung, Schmerz, Hämatom)
- **Tumoren, Metastasen:** Ruhe- und nächtliche Schmerzen, Spontanfraktur, Symptome des Primärtumors

3.2.5 Thrombophlebitis und Phlebothrombose (tiefe Beinvenenthrombose)

Anamnestisches Vorgehen

- **Lokalisation** (wo genau?):
  - Lokale Rötung entlang eines Venenstrangs mit evtl. Affektion des umliegenden Gewebes: bei Thrombophlebitis
  - Großflächige Rötung und Schwellung der Extremität: bei TVT
- **Beginn** (seit wann?): beide Erkrankungen können akut bis subakut beginnen
- **Schmerzcharakter** (wie ist der Schmerz?):
  - Akuter entzündlicher, lokalisierter Schmerz: bei Thrombophlebitis
  - Ziehende Schmerzen, Schweregefühl, großflächiger Schmerz: bei TVT
  - Provokation der Schmerzen durch Dorsalextension (Homans-Zeichen), Druck auf die Fußsohle (Payr-Zeichen) oder Kompression der Wade (Meyer-Zeichen)
- **Verstärkende Faktoren:** herabhängendes Bein bei TVT
- **Bessernde Faktoren:** Hochlagerung der Extremität bei TVT; lokale Kühlung bei Thrombophlebitis
- **Auslöser:** u. a. lange Flüge, Immobilisation, Operationen bei Phlebothrombose; (infizierte) venöse Zugänge bei Thrombophlebitis
- **Begleitsymptome:** u. a.
  - Sichtbare oberflächliche Venen bei TVT
  - Fieber kann bei beiden Erkrankungen auftreten
  - Akute Dyspnoe bei Lungenembolie
- **Vorerkrankungen und aktuelle Erkrankungen:** Verletzungen (distal der Beschwerden) bei Thrombophlebitis; Polycythaemia vera, essenzielle Thrombozytämie, Exsikkose, Immobilität, Operationen, Tumorerkrankungen bei TVT
- **Vegetative und B-Symptome:** Hinweis auf systemische Reaktion

Differenzialdiagnosen

Die Differenzialdiagnostik von Thrombophlebitis und tiefer Beinvenenthrombose erfolgt im Hinblick auf Lokalisation, Symptome und Komplikationen (▶ Tab. 3.1). Bei der Phlebothrombose (in Kombination mit Symptomen der Lungenembolie) handelt es sich um einen Notfall (▶ 20.4.13).

Tab. 3.1 Differenzialdiagnostik von Thrombophlebitis und Phlebothrombose

	Thrombophlebitis	Phlebothrombose
Rötung	Geröteter Venenstrang	Gesamte Extremität betroffen
Schwellung	Lokal, im Verlauf des Venenstrangs	Gesamte Extremität betroffen
Schmerz	Lokal, im Verlauf des Venenstrangs	Gesamte Extremität betroffen
Mobilisation	Indiziert	Indiziert (symptomadaptiert)
Komplikationen	• Entzündung der tiefen Beinvenen • Tiefe Beinvenenthrombose • Sepsis	• Lungenembolie • Postthrombotisches Syndrom

3.2.6 pAVK und akuter Extremitätenverschluss

Anamnestisches Vorgehen

- **Lokalisation** (wo genau?): beide Erkrankungen sind an der unteren Extremität lokalisiert; weitere Differenzierung nach Aussehen, Vorerkrankungen, Begleitsymptomen
- **Beginn** der Schmerzen (seit wann?):
  - Schlagartiger Beginn: bei akutem Extremitätenverschluss
  - Chronische belastungsabhängige, später auch Ruheschmerzen: bei pAVK
- **Schmerzcharakter** (wie ist der Schmerz?):
  - Stärkste akute Schmerzen: bei akutem Extremitätenverschluss
  - Schmerzen unterschiedlicher Intensität: je nach Stadium der pAVK; in frühen Stadien häufig ziehende, belastungsabhängige Schmerzen und Schweregefühl
- **Ausstrahlung:** bei beiden Erkrankungen Schmerzausstrahlung nach distal
- **Verstärkende Faktoren:** bei beiden Erkrankungen Hochlagerung des Beins
- **Bessernde Faktoren:** bei beiden Erkrankungen herabhängendes Bein
- **Begleitsymptome:** u. a.
  - Blasse, pulslose Extremität bei akutem Extremitätenverschluss
  - Atrophe, haarlose, zyanotische Extremität bei pAVK
  - Gegebenenfalls Ulzera im Endstromgebiet bei pAVK
- **Vorerkrankungen und aktuelle Erkrankungen:** Vorhofflimmern bei akutem Extremitätenverschluss; arteriosklerotische Risikofaktoren (Nikotinabusus, arterielle Hypertonie, Diabetes mellitus, Hyperlipidämie) und Begleiterkrankungen (KHK, Apoplex) bei pAVK
- **Vegetative Symptome:** bei akutem Extremitätenverschluss häufig vorhanden

Differenzialdiagnosen

Die Differenzialdiagnostik der pAVK und des akuten Extremitätenverschlusses erfolgt im Hinblick auf die Ursache, Symptome und Verlauf (▶ Tab. 3.2). Beim akuten Extremitätenverschluss handelt es sich um einen Notfall (▶ 20.4.11).

3.2.7 Schock

Merke

Vor der Anamnese steht die Notfallversorgung der Patientin oder des Patienten (▶ 20.4.6, ▶ 20.4.7, ▶ 20.4.8, ▶ 20.4.9, ▶ 20.4.10). Gegebenenfalls sollte eine Fremdanamnese erhoben werden. Einen Hinweis auf ein Schockgeschehen kann der Schockindex liefern: **Schockindex** = Pulsfrequenz ÷ systolischer Blutdruck (Merkhilfe: Pussy).

- Schockindex = 1: Schockgefahr
- Schockindex > 1,0: manifester Schock

Anamnestisches Vorgehen

- **Ursache** (was genau?): Trauma bei neurogenem Schock; u. a. Bluterbrechen bei hypovolämischem Schock; Insektenstich bei anaphylaktischem Schock; Infektion bei septischem Schock

Tab. 3.2 Differenzialdiagnostik von pAVK und akutem Extremitätenverschluss

	pAVK	Akuter Extremitätenverschluss
Ursache	Arteriosklerose	Emboli aus dem linken Herzen oder aus arteriosklerotischen Plaques
Schmerzen	Belastungs- oder Ruheschmerzen je nach Stadium der pAVK	Sehr starke Schmerzen des betroffenen Areals (**P**ain)
Temperatur	Kühle Extremität	Kalte Extremität
Hautbeschaffenheit	Hautatrophie	Ohne Veränderungen bis zur Atrophie
Neurologische Ausfälle	Je nach Stadium der pAVK und Grunderkrankung	Parästhesie (**P**aresthesia) Paralyse (**P**aralysis) Reflexausfall
Hautfarbe	Rötlich-livide (zyanotische) bis blasse Extremität	Blass (**P**ale)
Pulsstatus	Je nach Stenosegrad tastbar oder nicht	Pulse distal des Verschlusses nicht tastbar (**P**ulslessness)
Verlauf	Chronisch	• Akut einsetzend • Schock (**P**rostration) • Notfall→ ▶ 20.3.11; Tieflagerung der Extremität, Watteverband

- **Beginn** (seit wann bzw. wie schnell?): rapide Entwicklung beim anaphylaktischen Schock
- **Begleitsymptome:**
  - Thorakale Schmerzen bei Myokardinfarkt, Lungenembolie, Pneumothorax, kardiogenem Schock
  - Juckreiz bei anaphylaktischem Schock
  - Neurologische Ausfälle bei neurogenem Schock
  - Warme, rosige Haut, Fieber bei septischem Schock
- **Vorerkrankungen und aktuelle Erkrankungen:** akute Pankreatitis, Verbrennungen, TVT, KHK, atopische Diathese, akute Infektionen können Ursache sein bzw. auf die Art des Schocks hinweisen
- **Vegetative und B-Symptome:** Hinweis auf systemische Reaktion
- **Medikamente:** können Ursache beim anaphylaktischen Schock sein

Differenzialdiagnosen

Die Differenzierung des Schocks erfolgt nach den **Ursachen.** Es können der hypovolämische, kardiogene und distributive Schock unterschieden werden, wobei der distributive Schock in den anaphylaktischen, neurogenen und septischen unterteilt wird.

- **Hypovolämischer Schock (Volumenmangelschock):**
  - Ursachen: u. a. Diarrhö, Erbrechen, Verbrennung, akute Pankreatitis
  - Symptome: Hautblässe, kühle Haut, Durst, Olig- oder Anurie
- **Kardiogener Schock:**
  - Ursachen: Pumpversagen durch u. a. Myokardinfarkt, Lungenembolie, Spannungspneumothorax
  - Symptome: Rhythmusstörungen, Symptome des Lungenödems, gestaute Jugularvenen

- **Anaphylaktischer Schock:**
  - Ursachen: Maximalvariante der allergischen Reaktion Typ I durch u. a. Insektengifte, Lebensmittel
  - Symptome: Hautreaktionen, z. B. Urtikaria, Übelkeit, Erbrechen, Heiserkeit, Juckreiz am Gaumen, Dyspnoe, Asthmaanfall durch Bronchospasmus
- **Septischer Schock:**
  - Ursachen: Generalisierte Entzündungsreaktion mit Mikrothrombenbildung durch Infektion mit häufig gramnegativen Bakterien
  - Symptome: (therapieresistente) Hypotonie, rosige, warme Haut, Fieber mit Schüttelfrost oder Untertemperatur; im Laborbefund Leukozytose oder Leukopenie, Thrombopenie
- **Neurogener Schock:**
  - Ursachen: u. a. Schädel-Hirn-Trauma, Rückenmarktrauma, das letztendlich zur Schädigung der Gefäßinnervation und Vasoparalyse führt
  - Symptome: verminderte oder aufgehobene Fähigkeit zu schwitzen, eingeschränkte Temperaturregulation

3.2.8 Obere Einflussstauung

Anamnestisches Vorgehen

- **Ausprägung** der Symptome (wie stark?):
  - Gering: Jugularvenenstauung ohne Zusatzsymptome
  - Stark: zusätzliche Symptome, z. B. Arm- und Gesichtsödem, Zyanose, Gesichtsplethora
- **Beginn** (seit wann?):
  - Schnelle Entwicklung: u. a. beim Spannungspneumothorax, Gefäßthrombosierung, akutem Cor pulmonale
  - Langsame Entwicklung: bei retrosternaler Struma, malignen Ursachen
- **Begleitsymptome:** u. a.
  - (Blutiger) Husten, Dyspnoe, Zyanose, Horner-Syndrom bei Bronchialkarzinom
  - Dyspnoe, symmetrische periphere Ödeme, positiver hepatojugulärer Reflux bei Rechtsherzinsuffizienz
  - Thorakale Schmerzen bei Spannungspneumothorax
- **Vorerkrankungen und aktuelle Erkrankungen:** Ursachen können bekannte Lungen- oder Lungengefäßerkrankungen (z. B. Lungenfibrose), Aortenaneurysma, Herzinsuffizienz sein
- **Operative Eingriffe:** Ursache kann die Anlage eines zentralvenösen Katheters, Herzschrittmachers oder Defibrillators sein
- **Vegetative und B-Symptome:** Hinweis auf maligne Erkrankungen

Differenzialdiagnosen

Die Differenzierung der oberen Einflussstauung erfolgt nach **kardialen** und **extrakardialen Ursachen.** Die obere Einflussstauung ist eine Erweiterung der Halsgefäße (und der oberen Körperhälfte), die durch mechanische Kompression, Verlegung der V. cava inferior oder zirkulatorische Anomalitäten im kleinen Kreislauf entsteht.

Kardiale Ursachen

- **Rechtsherzinsuffizienz** (▶ 2.3.7): Dyspnoe, Zyanose, verminderte Belastbarkeit, Nykturie, symmetrische und eindrückbare Ödeme

- **Cor pulmonale** (▶ 4.3.8): Symptome der Rechtsherzinsuffizienz und der Lungenbeteiligung als Dyspnoe, Zyanose, Husten, ggf. Auswurf
- **Perikarditis** (▶ 2.3.4): stechende retrosternale, atemunabhängige Schmerzen, Dyspnoe bei trockener Perikarditis; thorakales Engegefühl, Symptome der Herzinsuffizienz, leise Herztöne, vergrößerte Herzdämpfung bei feuchter Perikarditis
- **Kardiomyopathie:** Symptome der Herzinsuffizienz und der Grunderkrankung, z. B. der rheumatoiden Arthritis, Hypo- oder Hyperthyreose, des Diabetes mellitus

Extrakardiale Ursachen

- **Retrosternale Struma:** thorakales Engegefühl, Dysphagie, Stridor, je nach Stoffwechsellage Symptome der Hypo- oder Hyperthyreose (bei Ausbildung von autonomen Adenomen)
- **Thorakale Tumoren, v. a. Bronchialkarzinom, Lymphome:** thorakales Engegefühl, Symptome der Grunderkrankungen, u. a. Husten, Dyspnoe, blutiger Auswurf, Zyanose bei Bronchialkarzinom; B-Symptome; Husten, B-Symptome, extrathorakale Lymphknotenschwellungen, Juckreiz bei Lymphomen
- **Spannungspneumothorax** (▶ 4.3.11): plötzliche, stechende Schmerzen, zunehmende Dyspnoe, Tachypnoe, Tachykardie, Hypotonie, Zyanose, Stimmfremitus ↓, hypersonorer Klopfschall, abgeschwächtes Atemgeräusch
- **Aortenaneurysma:** thorakale Schmerzen, Husten, Stridor, Dyspnoe, Heiserkeit, Schluckstörungen; symptomarme oder asymptomatische Verläufe möglich; Symptome der Grunderkrankungen z. B. bei Marfan-Syndrom
- **Thrombose:** Gesichtsödem, Venenstauung an Hals und Thoraxgefäßen, Armödem, Zyanose, Gesichtsplethora; häufig anamnestisch iatrogene Eingriffe, z. B. Anlage eines zentralvenösen Zugangs, Herzschrittmachers oder Defibrillators

3.3 Erkrankungen und deren Leitsymptome

3.3.1 Arterielle Hypertonie

Definition Wiederholte oder dauerhafte Erhöhung des Blutdrucks auf Werte von ≥ 140/90 mmHg. Die Hypertonie ist Folge eines erhöhten Herzzeitvolumens und/oder eines erhöhten peripheren Widerstandes. Sie kann in die primäre (90 % der Fälle und ohne erkennbare Ursache) und sekundäre (10 % der Fälle und auf andere Erkrankungen zurückzuführen) Hypertonie eingeteilt werden.

Schweregrade ▶ Tab. 3.3

Leitsymptome

- Häufig keine vorhanden
- Eventuell **frühmorgendliche Kopfschmerzen** im Okziput

Begleitsymptome

- Schwindel, Ohrensausen
- Nasenbluten
- Belastungsdyspnoe
- Nervosität, Herzklopfen

Tab. 3.3 Normale Blutdruckwerte und Hypertonieeinteilung (nach der Deutschen Hochdruckliga und European Society of Cardiology). Wenn systolischer und diastolischer Blutdruck bei einer Patientin oder einem Patienten in unterschiedliche Klassen fallen, sollte die höhere Klasse Anwendung finden.

Klassifikation	Systolischer Wert [mmHg]		Diastolischer Wert [mmHg]
Optimal	< 120	und	< 80
Normal	120–129	und/oder	80–84
Noch normal	130–139	und/oder	85–89
Hypertonie Grad 1	140–159	und/oder	90–99
Hypertonie Grad 2	160–179	und/oder	100–109
Hypertonie Grad 3	> 180	und/oder	> 110

- Schlafstörungen
- Komplikationen:
  - **Maligne Hypertonie:** diastolisch > 120–130 mmHg mit Verlust des Tag-Nacht-Rhythmus
  - **Hypertensive Krise:** > 180/120 mmHg ohne Endorganschaden
  - **Hypertensiver Notfall:** kritischer Blutdruckanstieg mit Endorganschaden, z. B. neurologische Ausfälle durch Enzephalopathie, Angina pectoris, Herzinfarkt, Lungenödem, Visuseinbuße
  - Entwicklung einer vorzeitigen **Arteriosklerose,** Nierenschädigung, **Retinopathie**

Therapie

- Hypertensive Krise und hypertensiver Notfall: Notfall→Vorgehen nach dem üblichen Standard (▶ 20.4.5)
- Allgemeinmaßnahmen:
  - Gewichtsnormalisierung, körperliche Bewegung
  - Salzarme, kaliumreiche Diät und mediterrane Kost
  - Nikotin-, Kaffeeverzicht, Alkoholreduktion
  - Behandlung von Co-Erkrankungen wie Diabetes oder Hyperlipidämie
- ACE-Hemmer, Kalziumantagonisten, Betablocker, Diuretika

3.3.2 Hypotonie

Definition Erniedrigung des systolischen Blutdrucks auf < 100 mmHg. Die Hypotonie kann eingeteilt werden in eine primäre (ohne Krankheitswert), sekundäre (auf Herzerkrankungen, endokrine Störungen, lange Bettlägerigkeit zurückzuführen) und orthostatische (gestörte Blutdruckregulation) Hypotonie.

Leitsymptome

- **Primäre Hypotonie:**
  - Leistungsknick, Müdigkeit, Konzentrationsschwierigkeiten
  - Lange „Anlaufzeit" am Morgen
  - Depressive Verstimmungen
  - Kalte Hände und Füße

- **Orthostatische Hypotonie:**
  - Schwindel bis hin zur orthostatischen Synkope
  - Kopfschmerzen, Tinnitus
  - Herzklopfen, thorakales Beklemmungsgefühl

Therapie
- Fahndung nach Ursachen und deren Behandlung
- Erhöhte Kochsalz- und Flüssigkeitszufuhr
- Kreislauftraining, Kneipp-Güsse, Wechselduschen
- Langsames Aufstehen nach dem Liegen, Bücken, Knien
- Kompressionsstrümpfe
- Sympathomimetika

3.3.3 Periphere arterielle Verschlusskrankheit (pAVK)

Definition Chronische Lumeneinengung von Arterien, die durch Arteriosklerose entsteht.

Leitsymptome und Stadieneinteilung nach Fontaine
- Symptome abhängig vom Grad des Verschlusses, der Lokalisation der Stenose oder des Verschlusses und der Ausbildung von Kollateralgefäßen
- **Stadium I:** keine Symptome trotz nachgewiesener Stenose
- **Stadium IIa:** keine Schmerzen in Ruhe, **Belastungsschmerzen** nach einer Gehstrecke > 200 m (Claudicatio intermittens)
- **Stadium IIb: Belastungsschmerzen** (Claudicatio intermittens) nach einer Gehstrecke < 200 m
- **Stadium III: Ruheschmerzen,** besonders nachts oder bei hochgelagertem Bein
- **Stadium IVa:** trockene Nekrose
- **Stadium IVb:** feuchte oder superinfizierte Gangrän

Begleitsymptome
- Periphere Pulse bis zu einer Einengung von weniger als 90 % tastbar
- **Trophische Störungen:** Muskelatrophie, trockene, dünne, kühle Haut
- Beine eher blass oder zyanotisch
- Ratschow-Test positiv

Therapie
- Risikofaktoren der Arteriosklerose minimieren
- Sorgfältige Fußpflege
- In den Stadien I und II Gehtraining bis zur Schmerzgrenze
- In den Stadien III und IV chirurgische Therapie

3.3.4 AVK der Bauchgefäße (chronischer Mesenterialverschluss)

Definition Syn. chronische mesenteriale Ischämie. Chronische Lumeneinengung der Baucharterien, die durch Arteriosklerose entsteht.

Leitsymptome und Stadieneinteilung

- **Stadium I:** symptomlose Lumeneinengung der A. mesenterica superior und/oder inferior
- **Stadium II: Angina abdominalis** mit postprandialen Schmerzen, die ischämisch bedingt sind
- **Stadium III:** wechselnde Dauerschmerzen, Malabsorptionssyndrom, ischämische Kolitis
- **Stadium IV: Darminfarkt** (akute mesenteriale Ischämie), der in 3 Phasen verläuft:
  - Stärkste **Bauchschmerzen,** Übelkeit, Erbrechen, zunächst erhaltene Peristaltik
  - **Freies Intervall** („fauler Friede")
  - **Akutes Abdomen** mit **Peritonitis, Sepsis** und **Schock, blutigem Stuhl**

Therapie Notfall→ Vorgehen nach dem üblichen Standard (▶ 20.4.12)

3.3.5 Varikosis

Definition Krampfaderleiden mit Erweiterung und Knotenbildung der oberflächlichen Venen. Sie können als Besenreiservarizen, Stammvarizen oder Insuffizienz der Perforansvenen in Erscheinung treten.

Leitsymptome

- Besenreiservarizen: machen i. d. R. keine Symptome, sind aber kosmetisch störend
- Stammvarizen: **Schweregefühl, Schmerzen** und Brennen in den Beinen, **Ödembildung,** Besserung bei Hochlagerung des Beins

Therapie

- Bewegung: Sitzen und Stehen meiden, Laufen und Liegen bevorzugen
- Kompressionsverbände oder -strümpfe
- Verödung, Operation (Varizenstripping)

3.3.6 Chronisch venöse Insuffizienz (CVI)

Definition Insuffizienz der Venenklappen, die zum Rückstau venösen Blutes führt und mit einer intraluminalen Druckerhöhung einhergeht. Häufigste Ursachen sind Varikosis und postthrombotisches Syndrom.

Leitsymptome und Stadieneinteilung

- **Stadium I: Ödembildung** am Knöchel (v. a. abends), **Zyanose,** prominente Venen am lateralen und medialen Knöchel
- **Stadium II:** Dauerödem, **Hyper-** und **Depigmentierung, Hautsklerose,** Zyanose
- **Stadium III: Ulcus cruris venosum,** v. a. in Innenknöchelbereich
- Trendelenburg- und Perthes-Test positiv

Therapie

- Klärung der Ursachen
- Kompressionsverbände
- Ulkusversorgung, Vorstellung in der Wundambulanz, evtl. chirurgische Therapie

3.3.7 Tiefe Beinvenenthrombose (TVT, Phlebothrombose)

Definition Verlegung der tiefen Beinvenen durch einen Thrombus. Kann bei verlangsamter Strömungsgeschwindigkeit, veränderter Blutzusammensetzung oder Endothelschäden (**Virchow-Trias**) auftreten. Hauptrisikofaktoren sind v. a. Adipositas, Immobilisation, Operationen, Östrogenzufuhr, Nikotinabusus, Tumorerkrankungen, lange Reisen (Economy Class Syndrome), systemische Entzündungsreaktionen, Herzinsuffizienz.

Leitsymptome

- **Schmerzen** (besonders beim Gehen und Stehen), **Schwellung** und **Spannungsgefühl** im betroffenen Bein
- **Überwärmung** und **rötlich-livide Verfärbung** des Beins
- Sichtbare oberflächliche Venen (Pratt-Warnvenen), Umfangsdifferenz, positive Meyer-, Payr- und Homanns-Zeichen

Begleitsymptome

- Fieber, Abgeschlagenheit
- Labor: BSG ↑, CRP ↑, Leukozytose, positive **D-Dimere** (nicht beweisend)
- Komplikationen: Lungenembolie, postthrombotisches Syndrom, Thromborezidiv

Therapie

- Zügige Vorstellung bei der Hausärztin oder beim Hausarzt
- Bei V. a. Beckenvenenthrombose oder Lungenembolie muss von einem Notfall ausgegangen werden → Vorgehen nach dem üblichen Standard (▶ 20.4.13)
- Kompressionstherapie, Antikoagulation, Mobilisation

Merke

In der Hälfte der Fälle findet sich bei Diagnosestellung der tiefen Beinvenenthrombose gleichzeitig eine Lungenembolie. Beckenvenenthrombosen embolisieren eher als Bein- oder Armvenenthrombosen.

4 Atemwege

4.1 Fallbeispiele

Fallbeispiel 1

Aktuelle Anamnese

Ein 64-jähriger adipöser Mann stellt sich wegen zunehmender Dyspnoe vor, die seit mehreren Monaten bestehe. Zunächst sei die Atemnot unter Belastung aufgetreten, u.a. bei schwerer körperlicher Arbeit wie Tragen von Lasten oder längerer Gartenarbeit, inzwischen aber auch bei geringer Belastung und in Ruhe. Außerdem berichtet der Patient über pfeifende Geräusche beim Atmen (besonders unter Belastung), Husten und schleimigen Auswurf, der besonderes am Morgen stark sei. Keine Eiter- oder Blutbeimengungen.

Anamnestisch ist ein ausgeprägter Nikotinkonsum erhebbar; bis vor 3 Jahren hat der Patient 30–40 Zigaretten/Tag geraucht. Keine B-Symptome und thorakale Schmerzen.

Vorgeschichte

Rezidivierende bronchiale Infekte, besonders in der Winterzeit

Untersuchungsbefund

Dezente Lippenzyanose. Thorax im Sinne eines Fassthorax verändert, epigastrischer Winkel breit, Rippen verlaufen horizontal, am unteren Rand des Rippenbogens Sahlischer Venenkranz sichtbar.

Atemexkursionen reduziert, Stimmfremitus über beiden Lungen abgeschwächt. Bei der Perkussion Zwerchfelltiefstand mit reduzierter Atemverschieblichkeit und hypersonorer Klopfschall, bei der Auskultation leise Atemgeräusche und Giemen über beiden Lungen. Herzspitzenstoß im 6. ICR parasternal. Relative Herzdämpfung sehr schmal. Herztöne rein und rhythmisch. RR 140/75 mmHg, HF 88/Min. Keine peripheren Ödeme, Jugularvenenstauung, Trommelschlägelfinger oder Uhrglasnägel.

Lösung Fallbeispiel 1

Verdachtsdiagnose

Lungenemphysem auf dem Boden einer chronisch-obstruktiven Bronchitis (▶ 4.3.5). Zunächst sind die anamnestischen Angaben und die rezidivierenden bronchialen Infekte in der kalten Jahreszeit sowohl für eine COPD als auch ein Emphysem typisch. Die Untersuchungsbefunde (Veränderungen von Thoraxform, reduzierte Atemexkursionen, abgeschwächter Stimmfremitus, leise Atemgeräusche und trockene Rasselgeräusche) sprechen allerdings eher für ein Lungenemphysem, das als Komplikation der COPD gesehen werden muss.

Differenzialdiagnosen

- **Bronchiektasen:** eher unwahrscheinlich, weil die Dreischichtigkeit des Sputums fehlt, aber als Nebenbefund nicht auszuschließen
- **Bronchialkarzinom** (▶ 4.3.7): nicht auszuschließen, allerdings u.a. wegen fehlender B-Symptome und blutiger Beimengungen im Sputum eher unwahrscheinlich
- **Tuberkulose** (▶ 18.6.1): nicht auszuschließen, allerdings wegen fehlender B-Symptome und blutiger Beimengungen im Sputum eher unwahrscheinlich

- **Herzinsuffizienz** (▶ 2.3.7, ▶ 2.3.8), **Cor pulmonale** (▶ 4.3.8): unwahrscheinlich, weil typische Herzinsuffizienzsymptome (z. B. symmetrische Beinödeme, feuchte Rasselgeräusche) fehlen

Diagnostische Maßnahmen zur Sicherung der Diagnose

- Röntgen-Thorax und CT-Thorax: Sicherung der Diagnose und Ausschluss von Rundherden, Kavernen und Lungenstauung (Hinweis auf Karzinom oder Metastasen, Tuberkulose, Herzinsuffizienz)
- Lungenfunktionsprüfung: Bestimmung der Atemvolumina, FEV_1, Bronchospasmolysetest

Therapie

- Noxenkarenz, Atemgymnastik, O_2-Therapie
- Impfung gegen Pneumokokken, Influenza und rechtzeitige Behandlung von bronchopulmonalen Infekten
- Medikamentöse Therapie mit u. a. Bronchospasmolytika

Fallbeispiel 2

Aktuelle Anamnese

Sie sehen eine 68-jährige Patientin mit bekanntem Diabetes mellitus Typ 2 beim Hausbesuch. Diese macht einen schwerkranken Eindruck. Es bestehen Husten mit eitrigem Auswurf, hohes Fieber mit Schüttelfrost und Belastungsdyspnoe. Die Symptome hätten vor 2 Tagen aus vollem Wohlbefinden begonnen und nähmen an Intensität zu. Die Patientin fühlt sich schwach, sodass sie im Bett bleiben muss. Alkohol- und Nikotinanamnese leer, Reiseanamnese ebenfalls.
Keine pulmonalen Vorerkrankungen.

Vorgeschichte

- Diabetes mellitus Typ 2 (medikamentös behandelt)
- Übergewicht (BMI 28,8)
- Hyperurikämie (medikamentös behandelt)

Untersuchungsbefund

Reduzierter AZ, guter EZ. Dezente Lippenzyanose und beschleunigte Atmung (AF 23/Min.). An der Unterlippe gruppierte (schmerzhafte) Bläschen, vereinbar mit einem Herpes labialis. Haut und Schleimhäute trocken und warm. Äußerlich keine Thoraxveränderungen. Verstärkter Stimmfremitus und hyposonorer Klopfschall über dem Mittellappen der rechten Lunge. Feuchte Rasselgeräusche über dem rechten Mittellappen der rechten Lunge. Herztöne rein und rhythmisch, RR 130/80 mmHg, HF 100/Min., Temperatur 39,3 °C, Blutzucker (kapillär und nüchtern) 160 mg/dl. Übrige internistische Untersuchung ohne pathologischen Befund.

Lösung Fallbeispiel 2

Verdachtsdiagnose

Lobärpneumonie (▶ 4.3.6). Typisch sind der akute Beginn, die Symptome Husten mit eitrigem Auswurf, hohes Fieber mit Schüttelfrost und die Belastungsdyspnoe. Der Befund der körperlichen Untersuchung spricht für eine Lobärpneumonie des rechten Mittellappens.

Differenzialdiagnosen

- **Bronchialkarzinom** (▶ 4.3.7): unwahrscheinlich; Verlauf ist eher schleichend mit u. a. blutigem Sputum, B-Symptomen und Symptomen des lokalen infiltrativen Wachstums, z. B. Horner-Syndrom
- **Tuberkulose** (▶ 18.6.1): unwahrscheinlich; ähnliche Befunde wie beim Bronchialkarzinom; Differenzierung erfolgt mittels apparativer und bakteriologischer Untersuchungen

Diagnostische Maßnahmen zur Sicherung der Diagnose

- Röntgen Thorax: Nachweis einer Transparenzminderung („Verschattung") über einem Lungenlappen (oder je nach Ausdehnung mehreren Lappen) und prominente Lungenhili (durch Schwellung der hilären Lymphknoten)
- Labor: CRP ↑, BSG ↑, Leukozytose mit Linksverschiebung
- Gegebenenfalls Pulsoxymetrie, Keimnachweis, serologische Diagnostik

Therapie

- Zügige Vorstellung bei der Ärztin oder beim Arzt notwendig
- Allgemeinmaßnahmen: Bettruhe, Atemgymnastik, ausreichende Flüssigkeitszufuhr, Brustwickel, Inhalationen, fiebersenkende Maßnahmen
- Medikamentöse Therapie mit Antibiotika
- Thromboseprophylaxe
- Gegebenenfalls Sauerstoffgabe
- Nach Ausheilung Pneumokokkenimpfung

Fallbeispiel 3

Aktuelle Anamnese

Die 52-jährige Patientin stellt sich bei Ihnen der Praxis vor und berichtet von episodisch auftretenden Hustenattacken, Atemnot, Druckgefühl auf der Brust, Unruhe und Erstickungsgefühl. Die Symptome würden etwa einen Tag andauern und unabhängig von Belastung und Tageszeit auftreten. Häufig beständen in der Zeit auch ein verstärkt wässriger Schnupfen, geschwollene Augenlider und ein juckender Nesselausschlag am gesamten Körper, der von alleine wieder verschwinde. Diese Symptome seien das erste Mal vor 4 Jahren aufgetreten, nähmen aber an Häufigkeit und Intensität zu. Auf Nachfrage berichtet die Patientin, dass diese Anfälle nach Einnahme von Aspirin® aufträten, die sie wegen häufig auftretender Kopfschmerzen einnehme. Keine B-Symptome. Alkohol- und Nikotinanamnese leer, Medikamentenanamnese bis auf die genannte Aspirin®-Einnahme ebenfalls leer. Zum Konsultationszeitpunkt gutes Wohlbefinden.

Vorgeschichte

- Häufige Infekte, besonders in der kalten Jahreszeit, v. a. mit Beteiligung der Nase und Nasennebenhöhlen
- Nasenpolypen im Kindes- und Jugendalter

Untersuchungsbefund

Guter AZ und EZ. Haut rosig, warm, Schleimhäute feucht und rosig, keine Zyanose. Rachenschleimhaut reizlos. Regelrechte Atemexkursionen und Atemverschieblichkeit der Lunge, sonorer Klopfschall, vesikuläres Atemgeräusch über beiden Lungen. Atemfrequenz 15/Min. Herztöne rein und rhythmisch, RR 125/75 mmHg, HF 72/Min., Temperatur 36,8 °C. Übrige internistische Untersuchung ohne pathologischen Befund.

Lösung Fallbeispiel 3

Verdachtsdiagnose

Asthma (▶ 4.3.4) bei Aspirin®-Intoleranz bzw. Aspirin®-Exacerbated Respiratory Disease (AERD). Typisch sind die genannten Symptome und die Vorgeschichte. Die Kombination aus chronischer Rhinosinusitis mit Nasenpolypen, Aspirin®-Asthma und einer Hypersensitivitätsreaktion wird als **Samter-Trias** bezeichnet.

Differenzialdiagnosen

- **Asthma cardiale:** unwahrscheinlich, weil typische Symptome der Herzinsuffizienz fehlen
- **COPD** (▶ 4.3.3): unwahrscheinlich, weil u. a. die Nikotinanamnese leer ist; zudem sprechen die Symptome und der Auslöser für eine allergische/pseudoallergische Reaktion

Diagnostische Maßnahmen zur Sicherung der Diagnose

- CT/MRT der Nase und Nasennebenhöhlen: zum Ausschluss oder zur Darstellung von Polypen und/oder chronischer Sinusitis
- Lungenfunktionsprüfung: dient der Bestimmung der dynamischen Größen, wie Atemzugvolumen, in- und exspiratorisches Reservevolumen und Vitalkapazität
- FEV_1 (Tiffenau-Test, forciertes exspiratorisches Volumen): Volumen, das unter Anstrengung in der 1. Sekunde maximal ausgeatmet werden kann; ein geringes FEV_1 kann ein Hinweis auf obstruktive Erkrankungen der Atemwege sein, die mit erhöhtem Atemwiderstand einhergehen
- Röntgen Thorax p. a. (posterior-anterior) und Seitenaufnahme: Darstellung u. a. der Ausdehnung und möglicher Verdichtungen der Lunge; Beurteilung von Gefäßzeichnungen, Herzgröße, Lungenhili und Mediastinum

Therapie

- Verweisung zur Lungenärztin oder zum Lungenarzt
- Meidung von ASS, nichtsteroidalen Antirheumatika und unselektiven COX-Hemmern

4.2 Differenzialdiagnostik

4.2.1 Dyspnoe

Anamnestisches Vorgehen

- **Ausmaß** der Dyspnoe (wann und wie stark?):
  - Belastungsdyspnoe (z. B. beim Treppensteigen): bei u. a. COPD, Pleuraerguss, Herzinsuffizienz (je nach Stadium)
  - Ruhedyspnoe: bei u. a. Lungenembolie, Pneumothorax (je nach Ausprägung)
  - Nächtliche Dyspnoe: bei u. a. Herzinsuffizienz
  - Anfallsartige Dyspnoe: bei Asthma bronchiale
- **Beginn** der Dyspnoe (seit wann?):
  - Akutes Auftreten: bei Lungenembolie, Pneumothorax, Asthma bronchiale, Angststörung
  - Chronische Dyspnoe: bei Emphysem, Lungenfibrose, Herzinsuffizienz
- **Schmerzhaftigkeit:** begleitende atemabhängige Schmerzen bei Pleurabeteiligung (Pleuritis, Pneumothorax)
- **Verstärkende Faktoren:** flache Lage; Allergenexposition bei Asthma bronchiale

- **Bessernde Faktoren:** sitzende Lage bei Herz- und Lungenerkrankungen
- **Begleitsymptome:**
  - Husten, Auswurf, Fieber bei Pneumonie
  - Periphere Ödeme, Jugularvenenstauung bei Rechtsherzinsuffizienz
  - Exspiratorischer Stridor bei Asthma bronchiale
  - Belastungsabhängige Muskel- und Lidheberschwäche bei Myasthenia gravis
  - Trommelschlägelfinger bei chronischen kardiopulmonalen Erkrankungen
- **Vorerkrankungen und aktuelle Erkrankungen:** bekannte kardiopulmonale Erkrankungen als Ursache der Dyspnoe, atopische Diathese bei Asthma bronchiale
- **Vegetative und B-Symptome:** Hinweis auf infektiöse, entzündlich-rheumatische oder tumoröse Ursache
- **Nikotinabusus:** Risikofaktor für kardiopulmonale Erkrankungen
- **Sozialanamnese:** Beruf, Hobbys können ursächlich oder symptomverstärkend sein, u. a. bei Lungenfibrose, Asthma bronchiale

Differenzialdiagnosen

Die Differenzialdiagnostik der Dyspnoe erfolgt nach **Organsystemen.** Die Dyspnoe ist definiert als subjektiv erschwerte Atmung. Es können eine Belastungs-, Ruhedyspnoe und Orthopnoe (Atemnot höchsten Ausmaßes) unterschieden werden.

Bronchopulmonal

- **COPD** (▶ 4.3.3): Husten und Auswurf, Belastungsdyspnoe, anamnestisch i. d. R. Nikotinkonsum; FEV_1 ↓
- **Pneumonie** (▶ 4.3.6): akute Symptome wie produktiver Husten mit eitrigem oder pflaumenmusartigem Sputum, Fieber, Zyanose; Stimmfremitus ↑, hyposonorer Klopfschall, feuchte Rasselgeräusche
- **Asthma bronchiale** (▶ 4.3.4): im Anfall quälender Husten, zähes Sputum, exspiratorischer Stridor, Zyanose; Stimmfremitus ↓, hypersonorer Klopfschall, trockene Rasselgeräusche
- **Pneumothorax** (▶ 4.3.11): plötzlicher Thoraxschmerz, Zyanose; hypersonorer Klopfschall, Stimmfremitus ↓, reduziertes bis aufgehobenes Atemgeräusch
- **Lungenemphysem** (▶ 4.3.5): Ruhedyspnoe, Zyanose, Husten, Sputum; Stimmfremitus ↓, hypersonorer Klopfschall, leises Atemgeräusch, trockene Rasselgeräusche
- **Cor pulmonale** (▶ 4.3.8): Zyanose, Husten, symmetrische Ödeme, Leistungsknick, Herzrhythmusstörungen, Stauungsleber
- **Maligne Tumoren:** Zyanose, Husten, blutiges Sputum, B-Symptome
- **Tuberkulose:** chronischer Husten, Dyspnoe, B-Symptome, Hämoptysen; amphorisches Atmen bei Kavernenbildung
- **Andere Infektionskrankheiten,** u. a. Influenza, Covid-19: Husten, Fieber, Kopf-, Gliederschmerzen, Krankheitsgefühl

Kardiovaskulär

- **Herzinsuffizienz** (▶ 2.3.7, ▶ 2.3.8): je nach Stadium Belastungs- oder Ruhedyspnoe, Zyanose, Leistungsknick, symmetrische Ödeme
- **Lungenembolie** (▶ 4.3.10): akute Dyspnoe, evtl. Zyanose, Thoraxschmerzen, Hypotonie, Tachykardie; ggf. anamnestisch Symptome der Thrombose

Neurologisch

- **Hirndrucksteigerung:** Bewusstseinsstörung, Kopfschmerzen, Erbrechen im Schwall (häufig ohne Übelkeit), neuro-psychiatrische Ausfälle, abnorme Atmungstypen (Cheyne-Stokes-, Biot-Atmung), Stauungspapille, Hypertonie, Bradykardie
- **Myasthenia gravis:** belastungsabhängige, muskuläre Schwäche, die stärker am Abend als am Morgen auftritt und nach Erholungspausen eine Besserung zeigt; z. B. Extremitätenschwäche, Lidheberschwäche (→ Doppelbilder)

Mechanisch **Verlegung der oberen Atemwege:** inspiratorische Stridor

Muskuloskelettal

- **Skoliose** (▶ 1.3.4): sichtbare Seitkrümmung der Wirbelsäule, ungleicher Schulter-, Beckenstand, unterschiedliche Taillendreiecke; im Vorbeugetest Rippenbuckel und/oder Lendenwulst
- **Morbus Bechterew** (▶ 1.3.6): tiefsitzende nächtliche Kreuzschmerzen durch Sakroileitis mit Ausstrahlung ins Gesäß, entzündliche Beteiligung der großen Gelenke, Fersenschmerz

Psychogen

- **Hyperventilation** (▶ 4.2.7): hohe Atemfrequenz mit tiefer Atmung, dabei subjektiv empfundene Dyspnoe, Unruhe, Parästhesien, muskuläre Krämpfe durch Abnahme von ionisiertem Kalzium im Serum
- **Angststörung:** Tachypnoe mit flacher oder tiefer Atmung, Globusgefühl, ausgeprägtes Angstgefühl (gerichtet oder ungerichtet), Schweißausbrüche, Tachykardie, Hypertonie

4.2.2 Zyanose

Anamnestisches Vorgehen

- **Lokalisation** (wo genau?):
  - Bei zentraler Zyanose: bläuliche Akren und Zungengrundvenen
  - Bei peripherer Zyanose: livide Akren und rosige Zungengrundvenen
- **Beginn** (seit wann?):
  - Akutes Auftreten: bei Lungenembolie, Pneumothorax, Asthma bronchiale, Angststörung
  - Chronische Zyanose: bei Emphysem, Herzinsuffizienz
- **Begleitsymptome:**
  - Husten, Auswurf, Fieber bei Pneumonie
  - Periphere Ödeme, Jugularvenenstauung bei Rechtsherzinsuffizienz
  - Exspiratorischer Stridor bei Asthma bronchiale
  - Trommelschlägelfinger bei chronischen kardiopulmonalen Erkrankungen
  - Fassthorax bei Emphysem
  - Rötlich-schaumiger Auswurf bei Lungenödem
  - Kälteempfindlichkeit als Ursache bei Vasospasmus
- **Vorerkrankungen und aktuelle Erkrankungen:** TVT bei Lungenembolie; bekannte kardiopulmonale Erkrankungen als Ursache der Dyspnoe; atopische Diathese bei Asthma bronchiale
- **Vegetative und B-Symptome:** Hinweis auf infektiöse, entzündlich-rheumatische oder tumoröse Ursache
- **Medikamentenanamnese:** einige Medikamente, u. a. Benzodiazepine, Opiate können Ursache sein

Differenzialdiagnosen

Die Differenzialdiagnostik der Zyanose kann nach zentraler oder peripherer Zyanose, nach Ursache oder Organsystemen eingeteilt werden. Nachfolgend erfolgt die Einteilung nach **zentraler und peripherer Zyanose** sowie nach **Organsystemen.**
Unter Zyanose versteht man die Blaufärbung der Haut. Sie kann an Akren (Lippen, Nase, Ohrläppchen und Fingern) auftreten und ist auf einen Sauerstoffmangel zurückzuführen. Bei einer schweren Anämie kann die Zyanose fehlen, weil die Blaufärbung an das Vorhandensein einer bestimmten Menge an nicht oxygeniertem Hämoglobin gebunden ist (etwa 5 g/dl). Wenn zu wenig Hämoglobin vorhanden ist, kann sich keine Blaufärbung ausbilden (oder erst sehr spät).

Zentrale und periphere Zyanose

- **Zentrale Zyanose:** entsteht durch verminderte Sättigung der Erythrozyten mit Sauerstoff, z. B. bei Pneumonie, Lungenemphysem, Asthmaanfall, Lungenembolie, Lungenödem, angeborenen Herzfehlern mit Rechts-Links-Shunt, Höhenaufenthalt; Akren und Zungengrundvenen bläulich
- **Periphere Zyanose:** entsteht durch vermehrte Sauerstoffausschöpfung des Blutes in den Kapillaren, z. B. bei Schock (HZV ↓), Herzinsuffizienz (HZV ↓), Kälteexposition, Vasokonstriktion, Polyglobulie, Phlebothrombose; Zungengrundvenen rosig, Akren livide

Bronchopulmonal ▶ 4.2.1

Kardiovaskulär ▶ 4.2.1

Neurologisch **Hypoventilation** durch z. B. Schädigung des Atemzentrums, Medikamente; wegweisend sind Symptome der Primärkrankheit bzw. die Medikamentenanamnese

4.2.3 Husten

Anamnestisches Vorgehen

- **Art** des Hustens (wie ist der Husten?):
  - Räuspern: bei Halserkrankungen
  - Lockerer Husten: bei Bronchitis
  - Zäher und quälender Husten: bei Asthma bronchiale
  - Trockener Husten: bei Bronchitis, Laryngitis, Pleuritis
  - Bellender Husten: bei Pseudokrupp
  - Anfallsserie: bei Pertussis
- **Beginn** (seit wann?):
  - Akuter Beginn: bei u. a. Lungenembolie, Pneumothorax, Pneumonie
  - Chronische Beschwerden: bei Refluxkrankheit, Lungenstauung oder -ödem, COPD, Emphysem
- **Ausmaß** des Hustens (wann tritt der Husten auf?):
  - Nächtlicher Husten: bei Herzinsuffizienz
  - Saisonaler Husten: bei Allergien, Verschlechterung im Herbst und Winter bei COPD
  - Kontinuierlicher Husten: bei COPD, Lungenfibrose
  - Morgendlicher Husten: bei COPD, Refluxkrankheit
- **Schmerzhaftigkeit:** begleitende Schmerzen bei Pleuraaffektion (Pleuritis, Pneumothorax, Lungenembolie)

- **Verstärkende Faktoren:** Allergenexposition bei Asthma bronchiale; Noxenexposition bei COPD
- **Bessernde Faktoren:** u. a. Allergenkarenz bei Asthma bronchiale; Nikotinkarenz bei COPD; Schlafen mit erhöhtem Oberkörper bei Refluxkrankheit
- **Begleitsymptome:**
  - Auswurf (▶ 4.2.4), Zyanose (▶ 4.2.2), Dyspnoe (▶ 4.2.1)
  - Auswurf, Fieber bei Pneumonie
  - Heiserkeit bei Larynxerkrankungen
  - Stridor bei Pseudokrupp
- **Vorerkrankungen und aktuelle Erkrankungen:** kardiopulmonale Erkrankungen als Ursache des Hustens, atopische Diathese bei Asthma bronchiale
- **Vegetative und B-Symptome:** Hinweis auf infektiöse, entzündliche oder tumoröse Ursache
- **Nikotinabusus:** Risikofaktor für kardiopulmonale Erkrankungen
- **Medikamente:** möglicher Auslöser des Hustens, u. a. ACE-Hemmer

Differenzialdiagnosen

Die Differenzialdiagnostik des Hustens erfolgt nach **anatomischen Abschnitten.**

Obere Atemwege

- **Pharyngitis:** Halsschmerzen, Schluckschwierigkeiten, hochroter Rachen, ggf. Eiterbeläge bei bakteriellen Infekten
- **Angina:** entzündliche geschwollene Tonsillen, Schmerzen, Schluckschwierigkeiten, ggf. Eiterbeläge oder -stippchen
- **Laryngitis:** Halsschmerzen, Heiserkeit bis hin zur Aphonie
- **Pseudokrupp** ▶ 4.2.8

Untere Atemwege

- **Akute Bronchitis** (▶ 4.3.2): trockener Husten, wenig zäh-glasiges Sputum, retrosternale Schmerzen
- **COPD** (▶ 4.3.3): schleimig-gräulicher oder zäh-weißlicher Auswurf besonders morgens, Belastungsdyspnoe, anamnestisch Nikotinkonsum
- **Bronchiektasen:** dreischichtiges Sputum (Eiter, Schleim, Schaum)
- **Asthma bronchiale** (▶ 4.3.4): quälender Husten, glasig-zähes, schwer abhustbares Sputum
- **Pneumonie** (▶ 4.3.6): bei bakterieller Ursache reichlich rostrotes, grün-gelbes (eitriges) Sputum, Fieber, Dyspnoe, Tachypnoe; bei atypischen Pneumonie wenig schleimiger Auswurf
- **Infektiöse Erkrankungen** wie Influenza, COVID-19, Keuchhusten, Tuberkulose: trockener Husten oder glasiges Sputum, bei Tuberkulose schleimig-eitriges Sputum
- **Lungenödem** (▶ 4.3.9): schaumiges, gelegentlich rosiges, dünnflüssiges Sputum; Stimmfremitus ↑, Klopfschall ↓, feuchte Rasselgeräusche
- **Lungenembolie** (▶ 4.3.10): unterschiedliche Menge Auswurf, z. T. Hämoptysen; meist akutes Geschehen, anamnestisch Symptome der Phlebothrombose
- **Bronchialkarzinom** (▶ 4.3.7): schleimig-eitriges Sputum, Hämoptysen, Hämoptoe, B-Symptome

Mediastinal, gastrointestinal

- **Ösophagusdivertikel:** Hustenreiz nach dem Essen, Mundgeruch, Regurgitation
- **Gastroösophagealer Reflux** (▶ 5.3.1): häufig nach Mahlzeiten und im Liegen; Heiserkeit, Räusperzwang, Sodbrennen

Weitere Ursachen
- **Medikamentennebenwirkung:** oft bei ACE-Hemmern; wenig Auswurf, trockener Husten, Räusperzwang, Hustenreiz
- **Psychogener Husten:** Husten ohne Auswurf, Räuspern besonders in Konfliktsituationen und ohne organische Ursache

4.2.4 Auswurf

Anamnestisches Vorgehen

- **Art** des Sputums (wie sieht das Sputum aus?): ▶ Differenzialdiagnosen
- **Beginn** (seit wann?):
  - Akut: bei u. a. Pneumonie, exazerbierter COPD, akutem Lungenödem
  - Chronischer Auswurf: bei Refluxkrankheit, Lungenstauung oder chronischem Lungenödem, COPD, Emphysem, Bronchiektasen
- **Zeitliches Auftreten** (wann genau?):
  - Morgendlicher Auswurf: bei COPD, Bronchiektasen
  - Kontinuierlicher Auswurf: bei Pneumonie, Lungenödem
  - Nächtlicher Auswurf: bei Herzinsuffizienz
- **Schmerzhaftigkeit:** begleitende Schmerzen bei Pleuraaffektion (Pleuritis, Pneumothorax, Lungenembolie)
- **Verstärkende Faktoren:** Allergenexposition bei Asthma bronchiale; Noxenexposition bei COPD
- **Bessernde Faktoren:** u. a. Allergenkarenz bei Asthma bronchiale; Nikotinkarenz bei COPD; Schlafen mit erhöhtem Oberkörper bei Refluxkrankheit
- **Begleitsymptome:**
  - Begleitend Husten (▶ 4.2.3), Zyanose (▶ 4.2.2), Dyspnoe (▶ 4.2.1)
  - Husten, Fieber bei Pneumonie
  - Stridor bei Pseudokrupp
- **Vorerkrankungen und aktuelle Erkrankungen:** kardiopulmonale Erkrankungen als Ursache des Auswurfs; atopische Diathese bei Asthma bronchiale
- **Vegetative und B-Symptome:** Hinweis auf infektiöse, entzündliche oder tumoröse Ursache
- **Nikotinabusus:** Risikofaktor für kardiopulmonale Erkrankungen

Differenzialdiagnosen

Die Differenzierung des Auswurfs erfolgt nach der **Beschaffenheit bzw. Farbe.**

Mukös-glasig
- **Akute Bronchitis** (▶ 4.3.2)
- **Asthma bronchiale** (▶ 4.3.4)
- **COPD** (▶ 4.3.3)
- **Maligne Tumoren, Metastasen** (▶ 4.3.7)
- **Interstitielle Pneumonie** (▶ 4.3.6)

Gelb-grün (eitrig)
- **Infektexazerbierte chronische Bronchitis:** bekannte Symptome der COPD mit zusätzlich akutem Fieber, ggf. Symptome der respiratorischen Insuffizienz
- **Bakterielle Pneumonie** (▶ 4.3.6)

Dreischichtig (Eiter, Schleim, Schaum) **Bronchiektasen:** streckenweise Aussackung vom Bronchus, die angeboren oder erworben sein kann; wegweisend sind hohe Sputummenge und Dreischichtigkeit

Braun-rot (rostrot) **Bakterielle Pneumonie** (▶ 4.3.6): hohes Fieber mit Schüttelfrost, Dyspnoe, Zyanose; Stimmfremitus ↑, hyposonorer Klopfschall, feuchte Atemgeräusche

Rötlich-schaumig **Lungenödem** (▶ 4.3.9): dünnflüssiges Sekret, Zunahme von Husten und Dyspnoe im Liegen, Symptome der Grunderkrankung (v. a. Linksherzinsuffizienz, Nierenerkrankungen)

Blutig ▶ 4.2.5

4.2.5 Hämoptyse und Hämoptoe

Anamnestisches Vorgehen

- **Art** des Sputums (wie sieht das Sputum aus?): Differenzierung von Hämoptyse und Hämoptoe ▶ Differenzialdiagnosen
- **Beginn** (seit wann?):
  - Akuter Beginn: bei u. a. Pneumonie, exazerbierter COPD, akutem Lungenödem
  - Chronische Beschwerden: bei chronischem Lungenödem, Bronchialkarzinom, Leukämie, Einnahme von Antikoagulanzien
- **Schmerzhaftigkeit:** begleitende Schmerzen bei Pleuraaffektion (Pleuritis, Pneumothorax, Lungenembolie)
- **Verstärkende, bessernde Faktoren:** ▶ 4.2.4
- **Begleitsymptome:**
  - Begleitend Husten (▶ 4.2.3), Zyanose (▶ 4.2.2), Dyspnoe (▶ 4.2.1)
  - Husten, Fieber bei Pneumonie
- **Vorerkrankungen und aktuelle Erkrankungen:** kardiopulmonale oder rheumatische Erkrankungen als Ursache des blutigen Auswurfs
- **Vegetative und B-Symptome:** Hinweis auf infektiöse, entzündlich-rheumatische, tumoröse Ursache
- **Nikotinabusus:** Risikofaktor für kardiopulmonale Erkrankungen
- **Medikamente:** Einnahme von Antikoagulanzien kann Ursache sein

Differenzialdiagnosen

Die Differenzialdiagnostik der Hämoptyse bzw. Hämoptoe erfolgt nach der **Ursache** bzw. nach **Organsystemen.** Unter Hämoptyse versteht man blutig-tingiertes Sputum, wobei die Menge des Blutes sehr gering ist. Hämoptoe (Bluthusten) ist durch hohe Blutmenge gekennzeichnet.

Bronchopulmonal

- **Akute Bronchitis** (▶ 4.3.2): Hämoptyse meist durch starken Husten hervorgerufen
- **COPD** (▶ 4.3.3): schleimig-gräulicher oder zäh-weißlicher Auswurf besonders morgens, Belastungsdyspnoe, anamnestisch Nikotinkonsum, Hämoptyse meist durch starken Husten hervorgerufen

- **Pneumonie** (▶ 4.3.6): akute Symptome wie produktiver Husten mit eitrigem oder pflaumenmusartigem Sputum, Fieber, Dyspnoe; Stimmfremitus ↑, hyposonorer Klopfschall, feuchte Rasselgeräusche
- **Bronchiektasen:** dreischichtiges Sputum, hohe Sputummenge
- **Tuberkulose:** chronischer Husten, Dyspnoe, B-Symptome, Zyanose; bei Kavernenbildung amphorisches Atmen
- **Bronchialkarzinom, Metastasen:** Dyspnoe, Husten, Zyanose, B-Symptome, bei Metastasen Symptome des Primärtumors

Kardiovaskulär
- **Lungenembolie** (▶ 4.3.10): Hämoptysen (in 10 % der Fälle), Thoraxschmerzen, Dyspnoe, Tachypnoe, Zyanose, Blutdruckschwankungen, Desorientierung, Symptome der Rechtsherzbelastung, evtl. Symptome der Phlebothrombose
- **Lungeninfarkt:** Ursache ist eine Lungenembolie bei gleichzeitiger Linksherzinsuffizienz; durch die Doppelversorgung der Lunge ergibt sich ein hämorrhagischer Infarkt, der mit Hämoptyse oder Hämoptoe einhergehen kann
- **Linksherzinsuffizienz** (▶ 2.3.8): durch Blutrückstau, Ödembildung und Austritt von Erythrozyten in die Alveolen (Herzfehlerzellen); Symptome der Linksherzinsuffizienz

Hämorrhagische Diathese
- **Marcumar-, Heparintherapie, Hämophilie:** wegweisend sind anamnestische Angaben
- **Leberzirrhose** (▶ 6.3.2): Leberhautzeichen, u. a. Ikterus, Lackzunge, Lacklippen, Palmar-, Plantarerythem, Gynäkomastie, Spider naevi, Aszites, Hypotonie
- **Leukämie:** Symptome der Anämie, Immunsuppression und Blutungsneigung durch Verdrängung gesunder Zellpopulation im Knochenmark; ggf. Lymphknoten- und Milzschwellung

Rheumatisch **Vaskulitis** (Wegener-Granulomatose): Gefäßentzündung, die v. a. Respirationstrakt und Niere betrifft; lebensbedrohliche Hämoptoe

4.2.6 Atemstörungen

Anamnestisches Vorgehen

- **Art** der Atemstörung (was genau?): Differenzierung der Atemstörungen ▶ Differenzialdiagnosen, ▶ 4.2.1
- **Beginn** (seit wann?): ▶ 4.2.1; akutes Auftreten bei Erkrankungen des ZNS, Stoffwechselentgleisungen
- **Schmerzhaftigkeit:** stechende, atemabhängige Schmerzen bei Beteiligung der Pleura u. a. bei Pneumothorax, Pleuritis
- **Verstärkende Faktoren:** Liegen
- **Bessernde Faktoren:** erhöhter Oberkörper bei kardiopulmonalen Begleiterkrankungen, Hirndrucksteigerung
- **Begleitsymptome:** ▶ 4.2.1, ▶ 4.3.2, ▶ 4.3.3
- **Vorerkrankungen und aktuelle Erkrankungen:** kardiopulmonale Vorerkrankungen, Erkrankungen des ZNS (Atemzentrum) können Ursache sein
- **Vegetative und B-Symptome:** Hinweis auf entzündlich-rheumatische, infektiöse oder tumoröse Ursache
- **Medikamente:** Einnahme von Benzodiazepinen, Opiaten (drosseln den Atemantrieb) oder Intoxikationen können Ursache sein

Differenzialdiagnosen

Pathologische Atemmuster werden nach **Abweichung** von der normalen **Frequenz** und vom normalen **Rhythmus** differenziert (▶ Abb. 4.1). Die normale Atmung wird als Eupnoe bezeichnet.

- **Dyspnoe:** erschwerte Atmung, Atemnot; bei kardiopulmonalen Erkrankungen; Einteilung in Belastungs-, Ruhedyspnoe und Orthopnoe
- **Tachypnoe:** beschleunigte Atmung > 18/Min.; bei kardiopulmonalen Erkrankungen, Fieber, Sympathikusaktivierung, O_2-Mangel
- **Bradypnoe:** reduzierte Atmung < 11/Min.; im Schlaf physiologisch, bei Störungen des Atemzentrums
- **Kussmaul-Atmung:** tiefe und beschleunigte Atmung; Kompensationsatmung bei Azidose (zur Abatmung saurer Valenzen)
- **Cheyne-Stokes-Atmung:** periodisches An- und Abschwellen der Atmung mit Atempausen; bei Linksherzinsuffizienz, chronischen pulmonalen Erkrankungen
- **Biot-Atmung:** tiefe Atmung mit Atempausen; bei Verletzung der Medulla oblongata (z. B. bei Hirndrucksteigerung)
- **Hyperventilation:** ▶ 4.2.7

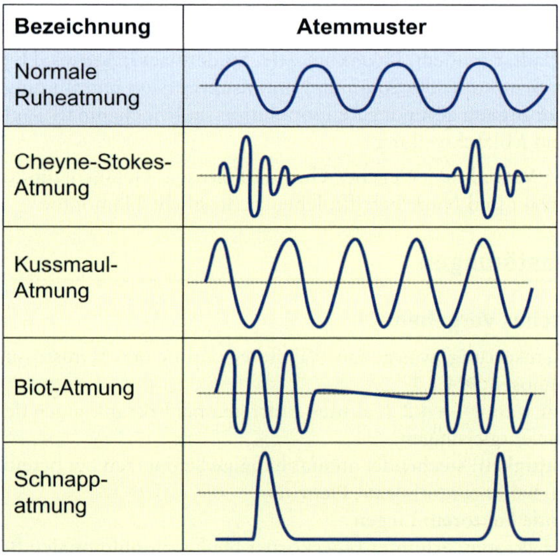

Abb. 4.1 Differenzialdiagnosen bei Atemstörungen [A400]

4.2.7 Hyperventilation

Anamnestisches Vorgehen

- **Art** (was genau?): Differenzierung zwischen psychogener und somatischer Hyperventilation ▶ Differenzialdiagnosen

- **Beginn** (seit wann?):
  - Akuter Beginn: häufig bei psychogener Form
  - Protrahierter Verlauf: häufig bei somatischer Hyperventilation
- **Bessernde Faktoren:** u. a. Besserung bei Rückatmung in eine Tüte bei psychogener Hyperventilation
- **Begleitsymptome:** u. a.
  - Pfötchenstellung, Globusgefühl bei psychogener Hyperventilation
  - Husten, Auswurf, Zyanose bei pulmonalen Erkrankungen
  - Ikterus, andere Hautzeichen, Aszites bei fortgeschrittener Lebererkrankung
- **Vorerkrankungen und aktuelle Erkrankungen:** kardiopulmonale, hepatische und Stoffwechselerkrankungen können Ursache sein
- **Vegetative und B-Symptome:** Hinweis auf entzündlich-rheumatische, infektiöse oder tumoröse Ursache

Differenzialdiagnosen

Die Differenzialdiagnostik erfolgt nach der **Ursache.** Die Hyperventilation ist eine Mehratmung, die den Bedarf des Körpers übersteigt. Somatische Hyperventilation und stark ausgeprägte psychogene Hyperventilation sind als Notfall zu betrachten (▶ 20.5.6).

Psychogene Hyperventilation

- Auslösefaktoren: Angst, Panik, Stress
- Folge: Hypokapnie ($CO_2 \downarrow$) und respiratorische Alkalose → relative Kalziumverminderung im Serum → Atemprobleme, Pfötchenstellung, Parästhesien, Krämpfe
- Therapie: Aufklärung und Beruhigung der Patientin oder des Patienten, evtl. Rückatmung in eine Tüte, Atemschulung

Somatische Hyperventilation

- Ursache: u. a. Lungenerkrankungen, Hypoxie, metabolische Azidose, hohes Fieber, Intoxikationen
- Symptome und Therapie: abhängig von der Ursache

4.2.8 Kruppsyndrome

Anamnestisches Vorgehen

Vor der Anamnese steht die Notfallversorgung der Patientin oder des Patienten (▶ 20.5.1). Gegebenenfalls sollte eine Fremdanamnese erhoben werden.

- **Art** des Kruppsyndroms (was genau?): Differenzierung in Pseudokrupp und Epiglottitis ▶ Differenzialdiagnosen
- **Beginn** (seit wann?):
  - Akuter Beginn: bei Epiglottitis
  - Eher langsamer Beginn: bei Pseudokrupp und häufig Rezidive
- **Verstärkende Faktoren:** Auftreten und Verstärkung der Symptome im Herbst, Allergenexposition bei Pseudokrupp
- **Bessernde Faktoren:** Einatmung kühler Luft bei Pseudokrupp
- **Begleitsymptome:** u. a.
  - Hohes Fieber, schweres Krankheitsgefühl bei Epiglottitis
  - Eher guter AZ bei Pseudokrupp
- **Vorerkrankungen und aktuelle Erkrankungen:** u. a. atopische Diathese oder virale Erkrankungen bei Pseudokrupp

- **Vegetative und B-Symptome:** häufig bei Epiglottitis
- **Impfstatus:** ggf. fehlende Impfung gegen HiB bei Epiglottitis

Differenzialdiagnosen

Kruppsyndrome umfassen bakterielle, virale und allergische Entzündungen der oberen Atemwege. Allen gemeinsam ist deren Stenosierung. Nachfolgend werden **Pseudokrupp** und **Epiglottitis** abgegrenzt (▶ Tab. 4.1). Beiden gemeinsam ist ein **inspiratorischer Stridor.**

4

Tab. 4.1 Differenzialdiagnostik von Pseudokrupp und Epiglottitis

	Pseudokrupp	Epiglottitis
Ursache	• Viren (Adeno-, Parainfluenza-, RS-, Masernviren) • Allergische Reaktion	Bakterien (Haemophilus influenzae Typ B, Strepto-, Staphylokokken)
Stimme	**Heiser**	**Kloßig** bis hin zur **Aphonie**
Husten	**Bellend**	Meist nicht vorhanden
Fieber	Mäßig	**Sehr hoch**
Speichelfluss	Kaum	**Stark**
Schluckstörung	Kaum	Sehr stark ausgeprägt
Halsschwellung	Gering	**Sehr stark ausgeprägt**
Beginn	Langsam	Plötzlich
Alter	1.–7. Lebensjahr (Lj.), Häufung um das 3. Lj.	2.–6. Lebensjahr
Besonderheiten	• Rezidive sehr häufig • Auftreten meist abends/nachts • Erkrankungshäufung im Herbst	• Rezidive sehr selten • Notfall ▶ 20.5.1

Merke

Bei Verdacht auf Epiglottitis **keine diagnostische Racheninspektion oder -manipulation** vornehmen, da wegen eines reflektorischen Laryngospasmus akute Erstickungsgefahr droht.

4.2.9 Heiserkeit

Anamnestisches Vorgehen

- **Beginn** (seit wann?):
  - Akuter Beginn: bei u. a. infektiösen Ursachen, nach Traumen
  - Chronische Heiserkeit: bei u. a. Nikotin- und Alkoholabusus, vermehrter Beanspruchung, gastroösophagealem Reflux
- **Schmerzhaftigkeit:**
  - Schmerzen: bei u. a. infektiösen Ursachen
  - Schmerzlose Heiserkeit: bei u. a. Tumoren, Nikotin- und Alkoholabusus
- **Verstärkende Faktoren:** u. a. Beanspruchung (auch Flüstern) bei infektiösen Ursachen

- **Bessernde Faktoren:** u. a. Sprechkarenz bei infektiösen Ursachen, im Tagesverlauf bei Refluxösophagitis
- **Begleitsymptome:** u. a.
  - Atembeschwerden bei beidseitiger Rekurrensparese
  - Sodbrennen, brennende retrosternale Schmerzen bei Refluxösophagitis
- **Vorerkrankungen und aktuelle Erkrankungen:** Ursache können atopische Erkrankungen, Erkrankungen des Ösophagus sein
- **Vegetative und B-Symptome:** Hinweis auf entzündlich-rheumatische, infektiöse oder tumoröse Ursache
- **Sozialanamnese:** sprechende Berufe (Lehrer, Schauspieler) können Heiserkeit durch Mehrbeanspruchung begünstigen

4

Differenzialdiagnosen

Die Differenzialdiagnostik der Heiserkeit erfolgt nach **Ursachen.**

Infektiös **Akute bzw. chronische Laryngitis:** Heiserkeit, Halsschmerzen, ggf. Fieber, inspiratorischer Stridor

Reinke-Ödem Ödem der Stimmbänder als Folge von Allergien, Rauch, Überbelastung oder Hitze; tiefe, vibrierende Stimme

Tumor **Larynxkarzinom:** anhaltende Heiserkeit, anamnestisch häufig Nikotin- und Alkoholabusus

Traumatisch **Folge einer Schilddrüsenoperation** mit einseitiger Parese des N. laryngeus recurrens durch intraoperative Verletzung; beidseitige Traumen haben stärkste Atemnot zur Folge

Weitere
- **Nikotin, Alkohol:** wegweisend ist die Anamnese
- **Vermehrte Beanspruchung** bei Sängern, Lehrern, Rednern usw.: wegweisend ist die Anamnese
- **Refluxösophagitis:** brennende retrosternale Schmerzen, Aufstoßen, Sodbrennen

4.2.10 Pleuraerguss

Merke
Die Diagnose eines Pleuraergusses erfolgt meist mittels bildgebender Diagnostik (Sonografie, Röntgen).

Anamnestisches Vorgehen

- **Beginn** (seit wann?):
  - Akute Ergussentwicklung: bei u. a. Trauma, Pneumonie, Pankreatitis
  - Chronische Entwicklung: bei u. a. Herzinsuffizienz, malignen Erkrankungen der Lunge und der Pleura
- **Schmerzhaftigkeit:** atemabhängige Schmerzen bei gering ausgeprägten Ergüssen; bei größeren Ergüssen Beklemmungsgefühl, Dyspnoe oder ggf. unspezifischer Thoraxschmerz

- **Begleitsymptome:** u. a.
  - Atembeschwerden bei Lungen- und Pleuraerkrankungen
  - Übelkeit, Erbrechen, gürtelförmige Bauchschmerzen, gerötetes Gesicht bei Pankreatitis
- **Vorerkrankungen und aktuelle Erkrankungen:** bekannte oder neu aufgetretene Herzinsuffizienz, Leber-, Pankreas- oder Nierenerkrankungen, pulmonale, rheumatische Erkrankungen, Neubildungen können Ursache sein
- **Vegetative und B-Symptome:** Hinweis auf entzündlich-rheumatische, infektiöse oder tumoröse Ursache
- **Nikotinabusus:** begünstigt kardiopulmonale Erkrankungen

Differenzialdiagnosen

Die Einteilung des Pleuraergusses erfolgt nach der **Zusammensetzung des Ergusses im Exsudat und Transsudat.** Allen Ursachen gemeinsam sind – je nach Größe des Ergusses – Dyspnoe, Zyanose, ggf. Husten und Symptome der Grunderkrankung. Stimmfremitus ↓, Klopfschall hyposonor, Atemgeräusch reduziert.

Exsudat

- Gekennzeichnet durch eine hohe Zellzahl, hohen Eiweißgehalt, hohe LDH-Aktivität, hohes spezifisches Gewicht
- Malignes Exsudat: z. B. bei Bronchial-, Mammakarzinom
- Infektiöses Exsudat: z. B. bei Tuberkulose, Pneumonie
- Bei rheumatischen Erkrankungen, z. B. rheumatoide Arthritis, SLE

Transsudat

- Gekennzeichnet durch eine niedrige Zellzahl, geringen Eiweißgehalt, geringe LDH-Aktivität, niedriges spezifisches Gewicht
- Auftreten bei Herzinsuffizienz, Leberzirrhose, nephrotischem Syndrom
- Allen Ursachen gemeinsam ist der geringe kolloidale Druck

4.3 Erkrankungen und deren Leitsymptome

4.3.1 Obstruktives Schlafapnoe-Syndrom (OSAS)

Definition Schlafbezogene Atmungsstörung, die mit nächtlichen Atempausen oder Verschlechterung der Atmung einhergeht.

Leitsymptome

- Schnarchen
- Nächtliche Apnoen
- Starke Tagesmüdigkeit und Einschlafneigung

Begleitsymptome

- Durchschlafstörungen
- Nächtliches Herzrasen und Schwitzen
- Kopfschmerzen (am Morgen)
- Depressive Verstimmung und Reduktion kognitiver Fähigkeiten
- Komplikationen: arterielle Hypertonie, KHK, Apoplex, Cor pulmonale

Therapie

- Behandlung der Risikofaktoren: Gewichtsreduktion, Rückenlage meiden, Alkoholkonsum reduzieren, sedierende Pharmaka nach Möglichkeit absetzen
- Verbesserung der Schlafhygiene: Einhaltung des Wach-Schlaf-Rhythmus, Seitenlage, leichte Abendmahlzeiten, Beseitigung von schlafstörenden Einflüssen wie unbequeme Matratze, Lärm, Kälte, Wärme, Streitigkeiten vor der Nacht
- Atemmasken, meist CPAP (Continuous Positive Airway Pressure): kontinuierliche Überdruckatmung durch eine Nasen- oder Vollgesichtsmaske
- Eventuell chirurgische Therapie mit dem Ziel der Beseitigung der Obstruktion

4.3.2 Akute Bronchitis

Definition Häufige Erkrankung des Respirationstrakts bei Kindern und Erwachsenen, die meist viral bedingt ist (v. a. respiratorische Synzytial-, Adeno-, Coxsackie-, Influenzaviren).

Leitsymptome der viralen Bronchitis

- **Reizhusten** und **Hustenreiz** mit retrosternalen Schmerzen
- Zäh-glasiger, spärlicher Auswurf
- Kopfschmerzen, mäßiges Fieber, Muskel- und Gelenkschmerzen

Therapie

- Körperliche Schonung, Meidung von Nikotin und anderen inhalativen Noxen
- Flüssigkeitszufuhr
- Brustumschläge und -wickel, Expektoranzien, ggf. Antibiotika
- Bei unproduktivem Husten Reizunterdrückung

4.3.3 Chronische Bronchitis und COPD

Definition In 2 aufeinander folgenden Jahren bestehen während mindestens 3 aufeinander folgenden Monaten pro Jahr Husten und Auswurf. Die chronisch-obstruktive Lungenerkrankung (COPD) ist durch eine starke obstruktive, nicht vollständig reversible Komponente gekennzeichnet. Häufige Erkrankung in Industrieländern mit hoher Dunkelziffer. Hauptursache ist der Nikotinabusus.

Leitsymptome

- **Chronische nicht obstruktive Bronchitis** (reversibles Stadium):
  - **Husten**
  - Vor allem morgendlicher **Auswurf**
- **COPD** (irreversibles Stadium):
  - Husten und Auswurf
  - **Belastungsdyspnoe** und **Leistungsabfall**
  - FEV_1 ↓

Begleitsymptome

- Leistungsknick, Gewichtsabnahme
- Psychische Veränderungen, v. a. als depressive Symptome
- Komplikationen: akute Exazerbation, Pneumonie, Emphysem (▶ 4.3.5), Lungenabszess, Bronchiektasen, Bronchialkarzinom

Therapie
- Dauerhafter Nikotinverzicht
- Atemgymnastik und dosiertes körperliches Training
- Sanierung bestehender und potenzieller Infektquellen
- Bronchodilatierende Medikamente, Sekretolyse
- Pneumokokken- und Influenzaimpfung

4.3.4 Asthma bronchiale

Definition Rezidivierende, entzündliche Erkrankung der Atemwege, die mit bronchialer Hyperreaktivität, übermäßiger Produktion an zähem Schleim und Bronchokonstriktion einhergeht. Zu den Auslösern zählen u. a. Allergene jeglicher Art, virale Infekte, Kälte, Stress, Medikamente (z. B. ASS, Betablocker). Es kann eingeteilt werden in:
- Allergisches Asthma bronchiale (**extrinsisches Asthma**)
- Nicht allergisches Asthma bronchiale (**intrinsisches Asthma**)

Leitsymptome
- Periodisch auftretende **Dyspnoe**
- **Exspiratorischer Stridor** und verlängerte Exspirationszeit
- **Quälender Husten** mit glasig-zähem, schwer abhustbaren Sputum
- Stimmfremitus ↓, hypersonorer Klopfschall, Giemen, Brummen, Pfeifen, verminderte Atemgeräusche bis hin zur „Silent Chest", evtl. Halsvenenstauung

Begleitsymptome
- Tachypnoe, Tachykardie, Zyanose
- Angst, Unruhe

Therapie
- Notfall → Vorgehen nach dem üblichen Standard (▶ 20.5.2)
- Ausschalten der Noxen
- Sekretolyse
- Inhalative Glukokortikoide, Sympathomimetika, Parasympathikolytika
- Cromoglicinsäure, Antihistaminika, Leukotrienrezeptor-Antagonisten

Merke
Hinweise auf lebensbedrohliche Asthmaanfälle sind u. a.
- Atemfrequenz > 35/Min.
- Tachykardie > 140/Min.
- Silent Chest
- Herzrhythmusstörungen
- Flache Atmung, Zyanose und Erschöpfungssymptome wie u. a. fehlende oder inadäquate Reaktionen, Bewusstseinsveränderungen

4.3.5 Lungenemphysem

Definition Irreversible Erweiterung der Lufträume distal der Bronchioli terminales durch Zerstörung der Alveolen und der Alveolarsepten. Die häufigsten Ursachen sind COPD, rezidivierende bronchopulmonale Infekte, Asthma bronchiale und angeborener α1-Antitrypsinmangel.

Leitsymptome
- **Dyspnoe, Husten und Auswurf**
- In der älteren Klassifikation Einteilung in:
  - **Pink Puffer:** hagerer Habitus, kaum Zyanose, ausgeprägte Dyspnoe, trockener Husten
  - **Blue Bloater:** adipöser Habitus, ausgeprägte Zyanose, kaum Dyspnoe, reichlich Husten
- Fassförmiger Thorax, horizontal verlaufende Rippen, geblähte Schlüsselbeingruben, verminderte Differenz zwischen in- und exspiratorischem Brustumfang, Trommelschlägelfinger, Uhrglasnägel. Atemexkursionen ↓, Stimmfremitus ↓, hypersonorer Klopfschall, tiefstehende wenig verschiebliche Atemgrenzen, leise Atemgeräusche, evtl. trockene Rasselgeräusche

Begleitsymptome
- Leistungsminderung
- Komplikationen: u. a. respiratorische Insuffizienz, pulmonale Hypertonie und Cor pulmonale

Therapie
- Behandlung der Ursachen und der Komplikationen
- Atemgymnastik, O_2-Therapie
- Gegebenenfalls Lungentransplantation
- Impfung gegen Pneumokokken, Influenza, HiB und Pertussis

4.3.6 Pneumonie

Definition Akute oder chronische Entzündung der Lunge, die sich entweder in den Alveolen und/oder im Interstitium abspielt. Pneumonien werden aerogen übertragen und können u. a. eingeteilt werden in:
- **Typische Pneumonie:** verursacht durch Pneumo-, Strepto- und Staphylokokken; verlaufen als **Lobärpneumonie** (Lappenpneumonie) oder Herdpneumonie (Bronchopneumonie)
- **Atypische Pneumonie:** durch Mykoplasmen, Chlamydien, Legionellen, Viren, Pilze, Protozoen hervorgerufen; verlaufen als **interstitielle Pneumonie**

Leitsymptome der typischen Pneumonie (Lobärpneumonie)
- **Plötzlicher Beginn** mit **hohen Fieber,** Schüttelfrost und Krankheitsgefühl
- **Husten, rotbraunes Sputum**
- **Dyspnoe** (bei Kindern als „Nasenflügeln" erkennbar), Tachypnoe
- Stimmfremitus ↑, hyposonorer Klopfschall, klingende feuchte Rasselgeräusche, positive Bronchophonie

Leitsymptome der atypischen Pneumonie (interstitielle Pneumonie)
- Meist **langsamer Beginn** mit **leichtem Fieber**
- **Kopfschmerzen,** Muskel- und Gelenkschmerzen
- **Trockener Reizhusten** und wenig Auswurf
- Untersuchung meist ohne pathologischen Befund

Begleitsymptome
- Evtl. Thoraxschmerzen durch eine Begleitpleuritis
- Häufig Herpes labialis
- Pleuraerguss
- Respiratorische Insuffizienz
- Sepsis und metastatische Eiterherde

Therapie
- Allgemeinmaßnahmen: Bettruhe, Atemgymnastik, Inhalationen, Flüssigkeitszufuhr, Brustwickel, fiebersenkende Maßnahmen
- Antibiotika bei bakterieller Pneumonie
- Sauerstoffgabe

4.3.7 Bronchialkarzinom

Definition Maligne bronchiale Neubildung. Eines der häufigsten Karzinome und bei Männern die häufigste Krebstodesursache. Wichtigster Risikofaktor ist die **Nikotinexposition.** Es kann in das kleinzellige und nichtkleinzellige Bronchialkarzinom sowie den Pancoast-Tumor (Lungenspitzentumor) eingeteilt werden.

Leitsymptome
- Im Frühstadium keine Symptomatik, häufig Zufallsdiagnose
- Später **Husten, Hämoptysen,** Thoraxschmerzen, B-Symptome
- Trommelschlägelfinger, Uhrglasnägel
- Pancoast-Tumor: **Horner-Syndrom** (Ptosis, Miosis, Enophthalmus), **einseitige Jugularvenenstauung, Schulter-Arm-Schmerzen** durch Infiltration in den Plexus brachialis

Begleitsymptome
- Rekurrensparese, Phrenikuslähmung
- Maligner Pleuraerguss
- Paraneoplastische Syndrome wie Cushing Syndrom oder Hyperkalzämie
- Metastasenbildung u. a. in Gehirn, Knochen, Leber

Therapie
- Radio-Chemo-Therapie
- Chirurgische Therapie

4.3.8 Cor pulmonale

Definition Hypertrophie bzw. Dilatation des rechten Ventrikels als Folge einer Lungen- oder Lungengefäßerkrankung und der pulmonalen Hypertonie.

Leitsymptome
- Zu Beginn i. d. R. keine oder kaum Symptome
- Später **Leistungsknick, Schwindel und Synkopen**
- **Zyanose, Belastungsdyspnoe**
- **Thoraxschmerzen**
- Bei dekompensierter Rechtsherzinsuffizienz Tachykardie, **Jugularvenenstauung, Beinödeme, Stauungsleber, Aszites,** positiver hepatojugulärer Reflux

Therapie

- Behandlung der Grunderkrankung
- Medikamentöse Therapie der pulmonalen Hypertonie und der Herzinsuffizienz
- Impfung gegen Pneumokokken und Influenza
- Herz-Lungen-Transplantation

4.3.9 Lungenödem

Definition Flüssigkeitsansammlung in der Lunge, die im Interstitium beginnt und sich auf die Alveolen ausbreiten kann. Häufigste Ursachen sind Linksherz- und Niereninsuffizienz.

Leitsymptome

- **Interstitielles Ödem:**
  - **Dyspnoe, Tachypnoe, Orthopnoe**
  - Husten **(Asthma cardiale)**
- **Alveoläres Lungenödem:**
  - **Schwerste Dyspnoe mit Zyanose oder Blässe**
  - **Schaumiges** (oder schaumig-rötliches) **Sputum**
  - Kaltschweißigkeit
- Stimmfremitus ↑, hyposonorer Klopfschall v. a. über der Lungenbasis, feuchte Rasselgeräusche bis zum Distanzrasseln

Therapie

- Notfall → Vorgehen nach dem üblichen Standard (▸ 20.5.3)
- Diuretika, Nitroglyzerin

4.3.10 Lungenembolie

Definition Verschluss einer Lungenarterie durch einen Embolus.

Leitsymptome

- **Heftiger, plötzlicher Thoraxschmerz**
- **Dyspnoe,** Tachypnoe, Zyanose
- **Tachykardie, Hypotonie**

Begleitsymptome

- Angstgefühl, Schweißausbruch
- Husten, Hämoptysen
- Jugularvenenstauung
- Schockentwicklung
- Komplikationen: chronisches Cor pulmonale bei rezidivierenden Lungenembolien, Pleuraerguss, Lungeninfarkt
- Gegebenenfalls Symptome der tiefen Beinvenenthrombose

Merke

Die Mehrzahl der Embolien verläuft in Schüben (rezidivierende Embolien). Häufige Symptome sind Schwindel, Synkopen, Tachykardie und Fieber. Bei älteren Menschen können Orientierungsstörungen und Blutdruckschwankungen auftreten.

Therapie
- Notfall → Vorgehen nach dem üblichen Standard (▶ 20.5.4)
- Heparin, Lysetherapie

4.3.11 Pneumothorax

Definition Luftansammlung im Pleuraraum. Kann als geschlossener (ohne Verbindung zur Außenluft) oder offener Pneumothorax (mit Verbindung zur Außenluft) auftreten.

Leitsymptome
- Plötzliche, **stechende Schmerzen** auf der betroffenen Seite
- **Dyspnoe,** Tachypnoe, **Husten**
- Tachykardie
- Asymmetrische Thoraxbewegung, nachschleppende Atmung, Stimmfremitus ↓, hypersonorer Klopfschall, abgeschwächtes Atemgeräusch

Begleitsymptome
- Hypotonie, Zyanose
- Komplikationen: Spannungspneumothorax, Empyem, Pneumothoraxrezidiv

Therapie
- Notfall → Vorgehen nach dem üblichen Standard (▶ 20.5.5)
- Punktion beim Spannungspneumothorax
- Thoraxsaugdrainage

4.3.12 Pleuritis und Pleuraerguss

Definition Entzündung der Pleurablätter mit z. T. erheblicher Ansammlung von Flüssigkeit zwischen den Pleurablättern. Sie kann eingeteilt werden in:
- **Pleuritis sicca:** trockene Pleuritis mit Fibrinabscheidung zwischen den Pleurablättern; geht meist der Pleuritis exsudativa voraus
- **Pleuritis exsudativa:** mit Abscheidung von Flüssigkeit zwischen den Pleurablättern (▶ 4.2.10)

Leitsymptome
- Pleuritis sicca: **stechende, atemabhängige thorakale Schmerzen,** die bis in den Rücken ausstrahlen; kratzend-schabendes atemabhängiges Geräusch
- Bei kleinen Ergüssen keine bzw. diskrete Symptome, bei großen Ergüssen Dyspnoe, Zyanose

Therapie
- Entlastung des Ergusses durch Punktion
- Therapie der vorbestehenden Erkrankung

5 Verdauungssystem

5.1 Fallbeispiele

Fallbeispiel 1

Aktuelle Anamnese

Ein 68-jähriger adipöser Patient stellt sich mit starken Schmerzen im linken Unterbauch, Fieber und Schüttelfrost seit 2 Tagen vor. Eine ähnliche Symptomepisode sei bereits vor 4 Monaten aufgetreten, die nach eigens verordneter Nahrungskarenz spontan reversibel gewesen sei. Auf Nachfrage berichtet der Patient von chronischer Obstipation und in jüngster Zeit von Stuhlunregelmäßigkeiten in Form von Obstipation und Diarrhö im Wechsel, dünnkalibrigen Stühlen, Flatulenz, Meteorismus und Blutbeimengungen. Kein Nachtschweiß, keine Gewichtsabnahme.

Vorgeschichte

- Rezidivierende Gichtanfälle
- Arterielle Hypertonie

Untersuchungsbefund

Bauchdecke adipös. Darmgeräusche rege und hochfrequent, insbesondere im Verlauf des Kolonrahmens bis zum linken Unterbauch. Ausgeprägter tympanitischer Klopfschall über dem Abdomen, im linken Unterbauch strangförmige Resistenz schmerzhaft tastbar. Bei der rektalen Untersuchung regelrechter Sphinktertonus, Schleimhaut in der gesamten Zirkumferenz glatt. Am Finger finden sich blutig-eitrige Reste. Prostata unauffällig tastbar. Nierenlager nicht klopfdolent, U-Stix ohne pathologischen Befund. RR 140/85 mmHg, HF 90/Min., Temperatur 38,8 °C.

Lösung Fallbeispiel 1

Verdachtsdiagnose

Sigmadivertikulitis (▶ 5.3.10). Typisch sind akute Schmerzen im linken Unterbauch, verbunden mit Fieber und Stuhlunregelmäßigkeiten und die in der Vorgeschichte beschriebene Obstipation. Die Befunde der körperlichen Untersuchung sprechen ebenfalls für eine Divertikulitis (v. a. tastbare Resistenz und blutig-eitrige Beimengungen bei der rektalen Untersuchung). Die hochfrequenten Darmgeräusche sprechen für ein stenosierendes Geschehen, das durch Schwellung/Vernarbung erklärt werden kann.

Differenzialdiagnosen

- **Kolonkarzinom** (▶ 5.3.11): kann nicht ausgeschlossen werden, die akuten Symptome sprechen allerdings für eine Sigmadivertikulitis
- **Nierensteinabgang** (▶ 11.3.8): eher unwahrscheinlich wegen der fehlenden Makro- bzw. Mikrohämaturie und wandernden Schmerzen
- **Prostataerkrankungen** (Prostatitis, maligne Geschehen; ▶ 13.3.1, ▶ 13.3.3): können nicht ausgeschlossen werden, zunächst allerdings wegen fehlender urologischer Symptome und einer regelrechten Prostatauntersuchung nicht wahrscheinlich

Diagnostisches Vorgehen zur Sicherung der Diagnose

- Sonografie: Nachweis von Divertikeln und evtl. Douglas-Abszess
- CT, MRT: Nachweis von Divertikeln, Entzündungsausprägung und Komplikationen (Perforation, Fistelbildung, Abszesse)

Therapie

- Zeitnahe Vorstellung im Krankenhaus
- Nahrungskarenz und parenterale Ernährung oder ballaststofffreie Ernährung, Antibiotika
- Gegebenenfalls operative Therapie

Fallbeispiel 2

Aktuelle Anamnese

Ein 38-jähriger Patient stellt sich in Ihrer Praxis mit blutigen Durchfällen und Bauchschmerzen seit 3 Tagen vor. Die Symptome bestünden seit insgesamt 2 Jahren, träten in Schüben auf und würden wieder spontan sistieren. In dieser Zeit fühle sich der Patient müde, kraftlos und verspüre Gelenkschmerzen, v. a. in den großen Gelenken. Die Schübe würden etwa 2–7 Tage dauern, wobei mit jedem Schub die Dauer der Symptome zunehme. Nach eigenen Beobachtungen würden sich die Schübe provozieren lassen, u. a. durch Alkoholexzesse, körperlichen und seelischen Stress. Stuhlgang außerhalb der Schübe breiig bis weich, selten geformt. In den letzten Jahren keine bekannten Infektionen, keine Gewichtsabnahme, keine Augensymptome, keine Hauterscheinungen. Der Patient ist verheiratet und hat 2 schulpflichtige Kinder.

Vorgeschichte

Leer.

Untersuchungsbefund

Guter EZ, reduzierter AZ. Mundschleimhaut feucht ohne Auffälligkeiten, insbesondere keine Schleimhautläsionen. Herz- und Lungenuntersuchung ohne pathologischen Befund. Lymphknotenstatus unauffällig.
Abdomen aufgetrieben, rege Darmgeräusche über allen Quadranten. Tympanitischer Klopfschall über dem gesamten Abdomen. Bauchdecke weich, leichte Abwehrspannung über dem linken Unterbauch. Anus bei der Inspektion unauffällig, insbesondere keine Fistelbildung erkennbar. Bei der rektalen Untersuchung Blut am Finger. Prostatapalpation unauffällig. Nierenlager frei. Periphere Gelenke ohne pathologischen Befund, frei beweglich, ohne Funktionseinschränkung. RR 130/70 mmHg, HF 84/Min., Temperatur 38,4 °C, U-Stix unauffällig.

Lösung Fallbeispiel 2

Verdachtsdiagnose

Colitis ulcerosa (▶ 5.3.8). Typisch sind der rezidivierende Verlauf, blutige Durchfälle und abdominale Schmerzen.

Differenzialdiagnosen

- **Kolonkarzinom** (▶ 5.3.11): kann nicht ausgeschlossen werden, die rezidivierenden Symptome sprechen eher für eine Kolitis; ein Ausschluss kann mittels Koloskopie erfolgen
- **Akute infektiöse Kolitis** durch EHEC, Shigellen, Campylobacter: kann erst durch die bakteriologische Untersuchung verworfen werden, erscheint jedoch aufgrund des rezidivierenden Verlaufs unwahrscheinlich
- **Divertikulitis** (▶ 5.3.10): kann erst bei der Koloskopie ausgeschlossen werden, die beschriebenen Symptome sprechen aber eher für eine Kolitis; bei der Divertikulitis würden meist eine Obstipation in der Vorgeschichte und hohes Fieber auftreten, die Patientinnen und Patienten sind meist auch älter

- **Morbus Crohn** (▶ 5.3.8): kann nicht ausgeschlossen werden, weil dabei auch das Kolon betroffen sein kann; Ausschluss in den meisten Fällen mittels Koloskopie möglich

Diagnostisches Vorgehen zur Sicherung der Diagnose

- Koloskopie: Krankheitsnachweis (Rötung, Verletzlichkeit der Schleimhaut mit Kontaktblutung, Lokalisation und Ausdehnung der Entzündung), Entnahme von Biopsien mit histologischer Aufarbeitung
- Labor: Blutbild, BSG, CRP, Leber- und Nierenparameter, Elektrolyte, evtl. bakteriologische Stuhluntersuchung
- Sonografie des Abdomens: Beurteilung einer möglichen Darmwandverdickung

Therapie

- Ernährungsempfehlungen: Meiden von unverträglichen Lebensmitteln, Bevorzugung von sulfatarmen Lebensmitteln; im akuten Schub ballaststofffreie Ernährung, evtl. hochkalorische Formuladiäten; im Stadium der abklingenden Entzündung Kostaufbau mit z. B. Zwieback, Hafer- und Reisschleim, später Weißbrot, Marmelade, passiertem Gemüse (Kartoffel, Süßkartoffel), gekochtem Obst, verdünnten Obstsäften (je nach Verträglichkeit), magerem Fleisch
- Allgemeine Empfehlungen: Nikotin- und Alkoholabstinenz, regelmäßige Bewegung, geregelter Tagesablauf mit geregelten Schlafzeiten, Zufuhr von Probiotika über einen längeren Zeitraum
- Supplementierung von Nährstoffen
- Immunsuppressive, entzündungshemmende Therapie
- Eventuell chirurgische Therapie

Fallbeispiel 3

Aktuelle Anamnese

Eine 18-jährige Patientin klagt über seit Jahren bestehende, in der Intensität wechselnde abdominale Beschwerden. Im Einzelnen berichtet die junge Frau über immer wiederkehrende Bauchschmerzen, die ziehend, manchmal kolikartig seien. Sie würden sich nur schwer lokalisieren lassen, vielmehr fühle sich der gesamte Bauch wund an. Begleitend träten immer wieder Blähungen auf, die Darmgeräusche seien deutlich hörbar und bei der sozialen Interaktion störend. Der Stuhlgang sei unregelmäßig, manchmal bestehe Verstopfung, manchmal sei der Stuhlgang flüssig, meist aber voluminös, glänzend und locker. Schleimbeimengungen seien festgestellt worden. Blutbeimengungen seien nicht vorhanden. Übelkeit und Erbrechen werden verneint.

Ferner berichtet die Patientin über seit Jahren bestehende Minderbelastbarkeit, Konzentrationsstörungen und allgemeines Krankheitsgefühl. Die Stimmung sei eher niedergedrückt. In den letzten Wochen seien Hauterscheinungen aufgetreten, die sich die Patientin nicht erklären könne. Schubweise träten kleine, extrem juckende Papeln und Bläschen symmetrisch über beiden Knie- und Schienbeinregionen auf. Kratzen lindere den Juckreiz nur wenig.

Auf Nachfrage berichtet die Patientin von zahlreichen Lebensmittelunverträglichkeiten, u. a. bei Verzehr von Kohl, Hülsenfrüchten, Pilzen und Vollkornprodukten. Diese würden starke Blähungen und Durchfall verursachen. Milchprodukte würden ebenfalls häufig nicht vertragen.

Nikotin und Alkoholanamnese leer. Unregelmäßige Einnahme von Ibuprofen bei Migräne.

Vorgeschichte

- Neigung zu Infekten der oberen Atemwege, mehr als 5 ×/Jahr
- Migräne seit dem 15. Lebensjahr

Untersuchungsbefund

Schlanke Patientin (BMI 21,9), reduzierter AZ. Mundschleimhaut feucht ohne Auffälligkeiten, insbesondere keine Schleimhautläsionen. Hautblässe, keine Zyanose. Herz- und Lungenuntersuchung ohne pathologischen Befund. Lymphknotenstatus unauffällig.

Abdomen auffallend aufgetrieben, rege Darmgeräusche über allen Quadranten. Ausgeprägter tympanitischer Klopfschall über dem gesamten Abdomen. Bauchdecke weich, keine Abwehrspannung. Anus bei der Inspektion unauffällig, insbesondere keine Fistelbildung erkennbar. Rektale Untersuchung ohne pathologischen Befund. Nierenlager frei. Periphere Gelenke frei beweglich, ohne Funktionseinschränkung, ohne Entzündungssymptomatik. Orientierende neurologische Untersuchung regelrecht. Über den Knien und proximalen Schienbeinen gruppierte Bläschen mit begleitender entzündlicher Reaktion sowie Kratzexkoriationen. Übrige Haut frei von Effloreszenzen. RR 110/65 mmHg, HF 88/Min., Temperatur 37,0 °C, U-Stix unauffällig.

Lösung Fallbeispiel 3

Verdachtsdiagnose

Zöliakie (▶ 5.3.6) mit begleitender **Dermatitis herpetiformis Duhring.** Typisch ist der Hautbefund mit gruppiert (herpetiform) angeordneten Bläschen und starkem Juckreiz über den Streckseiten der Gelenke. Diese Hauterkrankung ist mit der Zöliakie assoziiert, die mit sehr unterschiedlicher Symptomatik verlaufen kann.

Differenzialdiagnosen

- **Malassimilationssyndrom** (▶ 5.2.12) anderer Ursache, z. B. bei exokriner Pankreasinsuffizienz: nicht auszuschließen, da die abdominalen Symptome sehr ähnlich bzw. gleich sind; definitive Klärung erfolgt durch laborchemische und apparative Untersuchung (v. a. pankreatische Elastase im Stuhl sowie Sonografie)
- **Morbus Crohn** (▶ 5.3.8): nicht auszuschließen, weil die abdominalen Symptome Überschneidungen zeigen; Hauterscheinungen sind ebenfalls möglich, aber eher als Erythema nodosum
- **Funktionelle Darmbeschwerden** (▶ 5.3.7): die genannten Symptome treffen durchaus auch zu, es handelt sich aber um eine Ausschlussdiagnose, sodass zunächst organische Erkrankungen ausgeschlossen werden müssen; der beschriebene Hautbefund ist nicht stimmig, setzt man eine Korrelation der beiden Befunde (Abdomen und Haut) voraus

Diagnostisches Vorgehen zur Sicherung der Diagnose

- Labor: Blutbild, BSG, CRP, Leber- und Nierenparameter, Elektrolyte, Ferritin, TSH, Lipase, Zöliakie-Antikörper (IgA-Ak gegen Gewebstransglutaminase [TTG] und/oder gegen Endomysium [EmA] und Gesamt-IgA-Konzentration im Serum), pankreatische Elastase (Stuhluntersuchung), ggf. Vitamin B_{12}, Folsäure, Vitamin D
- Sonografie des Abdomen: Beurteilung der Bauchorgane u. a. im Hinblick auf Größe, Gewebemorphologie
- Gastroskopie mit Biopsieentnahme: je nach Stadium Nachweis einer Zottenatrophie und Kryptenhyperplasie (in unterschiedlichem Ausmaß) sowie eines entzündlichen Infiltrats
- Koloskopie: zum Ausschluss von Dickdarmerkrankungen

Therapie

- Verweisung zur Gastroenterologien oder zum Gastroenterologen, ggf. Vorstellung bei der Dermatologin oder beim Dermatologen
- Lebenslang glutenfreie Kost
- Substitution von Vitaminen und Spurenelementen
- Gegebenenfalls Dapson

5.2 Differenzialdiagnostik

5.2.1 Appetitlosigkeit

Anamnestisches Vorgehen

- **Ausprägung** (wie stark und wann?): z. B. generelle Abneigung gegen Nahrungsaufnahme bei Anorexia nervosa oder als Medikamentennebenwirkung; Abneigung gegen bestimmte Speisen, z. B. Kaffee, Gebratenes bei Galleerkrankungen; Abneigung gegen Fleisch bei konsumierenden Erkrankungen (Tumorerkrankungen, chronisch entzündliche und chronisch infektiöse Erkrankungen); tageszeitliche Schwankungen u. a. bei fieberhaften Erkrankungen; morgendliche Appetitlosigkeit bei Alkoholabusus
- **Dauer** (seit wann?):
  - Akute Appetitlosigkeit: als Begleitreaktion bei zahlreichen akuten Erkrankungen wie akuter Gastritis, akuter Pankreatitis, Gallensteinleiden, akuten fieberhaften Erkrankungen
  - Chronische Appetitlosigkeit: bei u. a. Anorexie, Depression, Intoxikation, als Medikamentennebenwirkung
- **Schmerzhaftigkeit:** schmerzhaftes Schlucken bei Ösophaguserkrankungen; abdominale Schmerzen postprandial bei Magenerkrankungen
- **Gewichtsverlauf:** Gewichtsabnahme bei Appetitlosigkeit kann bei allen genannten Differenzialdiagnosen auftreten
- **Begleitsymptome:**
  - Ikterus, Oberbauchschmerzen, Stuhlentfärbung bei Leber- und Galleerkrankungen
  - Subjektiv gutes Aktivitäts- und Leistungsniveau, Amenorrhö bei Anorexia nervosa
- **Vorerkrankungen und aktuelle Erkrankungen:** Ursache können zahlreiche Vorerkrankungen, v. a. Erkrankungen des Magen-Darm-Trakts, infektiöse Erkrankungen, Stoffwechselerkrankungen, endokrine Störungen sein
- **Vegetative und B-Symptome:** Hinweis auf entzündlich-rheumatische, infektiöse oder tumoröse Ursache
- **Medikamente:** Einnahme von Digitalispräparaten, Zytostatika, Appetitzüglern kann Ursache sein
- **Noxenkonsum:** Ursache können Alkohol- oder Drogenkonsum sein

Differenzialdiagnosen

Die Differenzialdiagnostik der Appetitlosigkeit erfolgt nach **Organsystemen.** Bei der Appetitlosigkeit handelt es sich um eine unspezifische Erscheinung, die bei einer Vielzahl von Erkrankungen auftreten kann.

Erkrankung der Verdauungsorgane

- **Ösophaguserkrankungen:** Dysphagie (erschwertes Schlucken), Odynophagie (schmerzhaftes Schlucken), Regurgitation, Sodbrennen, retrosternale Schmerzen, ggf. Husten, Heiserkeit
- **Magenerkrankungen:** epigastrische Schmerzen, Übelkeit, Erbrechen, Sodbrennen
- **Lebererkrankungen:** Ikterus, Leberhautzeichen, Blutungsneigung, ggf. Aszites, Bewusstseinsstörung
- **Galleerkrankungen:** Ikterus, Fettstühle, entfärbter Stuhl, bierbrauner Urin, ggf. Schmerzen im rechten Oberbauch mit Ausstrahlung in die rechte Schulter
- **Pankreaserkrankungen:** gürtelförmige Bauchschmerzen, Maldigestion, Fettstühle, Mangelerscheinungen
- **Darmerkrankungen:** abdominale Schmerzen, Obstipation, Diarrhö, Meteorismus, Flatulenz, Malassimilationssyndrom (bei Dünndarmerkrankungen)

Stoffwechselstörungen

- **Urämie** (Intoxikation des Bluts mit harnpflichtigen Substanzen): u. a. vielfältige neuropsychiatrische Symptome, Gastritis, Aszites, Anämie, Perikarditis, Lungenödem, Pleuritis, Café-au-lait-Flecken, Juckreiz, Knochenschmerzen
- **Diabetisches Koma (Präkoma)** (▶ 10.2.1): starker Durst, Polyurie, Exsikkose, Schwäche, Tachypnoe, Hypotonie, Tachykardie, Bewusstseinstrübung

Endokrine Erkrankungen

- **Hypophysenvorderlappeninsuffizienz:** pigmentlose, alabasterfarbene Haut (mangelnde MSH-Bildung), Übelkeit, Erbrechen, Hypoglykämie, je nach Hormonausfall z. B. sekundäre Hypothyreose, sekundärer Hypogonadismus
- **Morbus Addison:** Hyperpigmentierung der Haut und Schleimhäute, Hypotonie, Schwäche, Müdigkeit, Gewichtsverlust, Übelkeit, Erbrechen; im Laborbefund Natrium ↓, Kalium ↑

Chronische Infektionskrankheiten

- **HIV** (▶ 18.7.3): mononukleoseähnliches Bild, persistierende Lymphknotenschwellungen, opportunistische Erkrankungen, neuropsychiatrische Symptome, Malignome (Lymphom, Kaposi-Sarkom, Zervixkarzinom)
- **Tuberkulose** (▶ 18.6.1): meist pulmonale Symptome mit Husten und Sputum (auch blutig), B-Symptome

Maligne Erkrankungen Symptome der Primärkrankheit, Anämie, B-Symptome, Leistungsknick und starkes Krankheitsgefühl, ggf. Lymphknotenschwellung

Fieberhafte Erkrankungen Häufige Begleiterscheinung, die auf erhöhte Produktion von Entzündungsmediatoren zurückzuführen ist, u. a. Il-1, TNF-α

Intoxikationen

- **Drogen- und Alkoholintoxikation:** wegweisend ist die Anamnese bzw. Fremdanamnese
- **Medikamentennebenwirkung oder -intoxikation:** wegweisend ist die Anamnese bzw. Fremdanamnese

Psychiatrische Erkrankungen

- **Anorexia nervosa** (▶ 17.3.7): Untergewicht, Nahrungsverweigerung, Körperschemastörung, Hypokaliämie, Obstipation, Laxanzien- und Diuretikaabusus
- **Bulimie** (▶ 17.3.8): rezidivierende Ess-Brech-Attacken, andauernde Beschäftigung mit dem Essen, schlechter Zahnstatus, konjunktivale Blutungen, Gewicht meist normal

- **Depression** (▶ 17.3.1): Denkverlangsamung, Schuldgefühle, Gefühl der Wertlosigkeit und Gefühllosigkeit, Konzentrations- und Aufmerksamkeitsdefizit, Verminderung des Antriebs, Gewichtsverlust, Suizidgedanken
- **Schizophrenie** (▶ 17.3.3): formale und inhaltliche Denkstörungen, Ich-Störungen, Halluzinationen, Störungen der Affektivität, des Antriebs und der Psychomotorik
- **Demenz** (▶ 17.2.1): Orientierungs-, Merkfähigkeitsstörungen, Verlust früherer Interessen und kognitiver Fähigkeiten

5.2.2 Polydipsie

Anamnestisches Vorgehen

- **Ausprägung** (wie stark und wann?): Erfassung der Trinkmenge, der tageszeitlichen Schwankungen, des nächtlichen Durstgefühls und der nächtlichen Trinkmenge; anhaltendes, auch nächtliches Durstgefühl spricht für eine organische Ursache
- **Dauer** (seit wann?):
  - Akutes Auftreten: bei u. a. akuten Durchfallerkrankungen, akuten Blutungen, starkem Schwitzen, als Medikamentennebenwirkung
  - Chronische Polydipsie: bei psychogener Genese, Stoffwechselkrankheiten
- **Gewichtsverlauf:** Gewichtsschwankungen können Hinweis auf veränderten Wasserhaushalt geben
- **Urinmenge:** stark erhöhte Urinmenge kann u. a. ein Hinweis auf Diabetes insipidus oder Diabetes mellitus sein
- **Begleitsymptome:**
  - Psychotische Symptome, Bewusstseinsstörungen, Übelkeit und Erbrechen bei Hyperkalzämie
  - Hyperglykämie, Sehstörungen, Wadenkrämpfe, Polyurie bei Diabetes mellitus
  - Bauchschmerzen, wässrige Durchfälle bei Cholera, Noro- oder Rotaviren
- **Vorerkrankungen und aktuelle Erkrankungen:** Ursache können Gehirntrauma, Operationen, Stoffwechsel-, Nieren- und Durchfallerkrankungen sein
- **Vegetative und B-Symptome:** Hinweis auf entzündlich-rheumatische, infektiöse oder tumoröse Ursache
- **Medikamente:** Ursache kann die Einnahme von u. a. Diuretika, Atropin, Salicylaten sein
- **Noxenkonsum:** Ursache können Alkohol- oder Drogenkonsum sein

Differenzialdiagnosen

Die Differenzialdiagnostik der Polydipsie erfolgt nach deren **Ursachen.** Unter Polydipsie versteht man ein abnormes Durstgefühl, das mit einer erhöhten Trinkmenge einhergeht.

Renale Ursachen **Nierenerkrankungen:** u. a. akutes Nierenversagen (im Stadium der Polyurie)

Extrarenale Ursachen

- **Starkes Schwitzen:** bei u. a. hohen Temperaturen und gleichzeitig schwerer körperlicher Arbeit

- **Durchfallerkrankungen:** führen zum starken Wasserverlust und zur Polydipsie, u. a. bei Cholera, Noro-, Rotaviren
- **Blutverlust:** u. a. nach Traumen, Ulkusblutung
- **Verlust von Körpersäften, Ergussdrainage:** z. B. nach Aszitespunktion, Pleurapunktion, starkem Erbrechen; wegweisend sind Anamnese, Punktionsgebiete
- **Diabetes insipidus:** ADH-Mangel durch Operation, Gehirntrauma, Infektion, iatrogene Ursache; Polyurie, hypoosmolarer Urin, Hyperosmolarität des Bluts

Psychogene Polydipsie Starkes Durstgefühl, das nachts sistiert, Polyurie; (junge) Frauen häufiger betroffen als Männer

Stoffwechselerkrankungen
- **Diabetes mellitus** (▶ 10.3.8): Polyurie, Müdigkeit, Abgeschlagenheit, Muskelkrämpfe, Sehstörungen, Hyperglykämie; bei Diabetes mellitus Typ 1 Neigung zur Ketoazidose
- **Hyperkalzämie** (▶ 12.2.6): Übelkeit, Erbrechen, Polyurie, Herzrhythmusstörungen, Bewusstseinsstörungen, psychotische Symptome; Symptome der Grunderkrankung

Pharmaka, Intoxikationen
- **Alkohol:** wegweisend sind Anamnese, ggf. Foetor und neuropsychiatrische Symptome
- **Medikamente:** u. a. Diuretika, Atropin, Salicylate; wegweisend ist die Anamnese
- **Intoxikationen:** u. a. Arsen, Quecksilber; wegweisend ist die Anamnese

5.2.3 Dysphagie

Anamnestisches Vorgehen

- **Ausprägung** (wie stark?): bei Achalasie Dysphagie zunächst bei festen, dann breiigen, dann flüssigen Speisen; zunehmende Dysphagie beim Ösophaguskarzinom; wechselnde Beschwerden von Mahlzeit zu Mahlzeit bei psychogener Ursache
- **Beginn** (seit wann?):
  - Akuter Beginn: u. a. bei Fremdkörper, psychogener Ursache, Verätzung
  - Schleichender Beginn: bei u. a. Achalasie und anderen neurogenen Störungen, Neubildungen, retrosternaler Struma, Sklerodermie
- **Schmerzhaftigkeit:** Schmerzen bei u. a. entzündlichen Erkrankungen des Halses und Ösophagus
- **Verstärkende Faktoren:** Liegen bei Refluxösophagitis
- **Bessernde Faktoren:** Oberkörperhochlagerung bei Refluxösophagitis; häufiges Trinken bei Ösophaguserkrankungen
- **Begleitsymptome:**
  - Kloßgefühl bei Schilddrüsenerkrankungen, Angststörungen
  - Regurgitation bei Achalasie
  - Sodbrennen bei Refluxösophagitis
  - Hustenreiz, Aspirationspneumonie bei Ösophagusdivertikeln, Reflux
  - Heiserkeit bei Larynxkarzinom
  - Fieber, Halsschmerzen bei Tonsillitis
- **Gewichtsverlauf:** Gewichtsverlust v. a. bei organischen Ursachen
- **Vorerkrankungen und aktuelle Erkrankungen:** Ursache können bekannte oder neu aufgetretene Erkrankungen im Mund-Rachen-Raum, Schilddrüsen-, Ösophagus- und Magenerkrankungen sein

- **Vegetative und B-Symptome:** Hinweis auf entzündlich-rheumatische, infektiöse oder tumoröse Ursache
- **Noxenkonsum:** Alkohol- und Nikotinkonsum können Ursache sein oder die Dysphagie verstärken

Differenzialdiagnosen

Die Differenzialdiagnostik der Dysphagie (▶ Abb. 5.1) erfolgt im Verlauf des Verdauungstrakts **von oben nach unten** nach anatomischen Strukturen. Unter Dysphagie versteht man erschwertes Schlucken.

Munderkrankungen

- **Candidose:** weißliche, abstreifbare Beläge, entzündlich veränderte Schleimhaut
- **Mundboden-, Zungenkarzinom:** Fremdkörpergefühl, sichtbare Neubildung

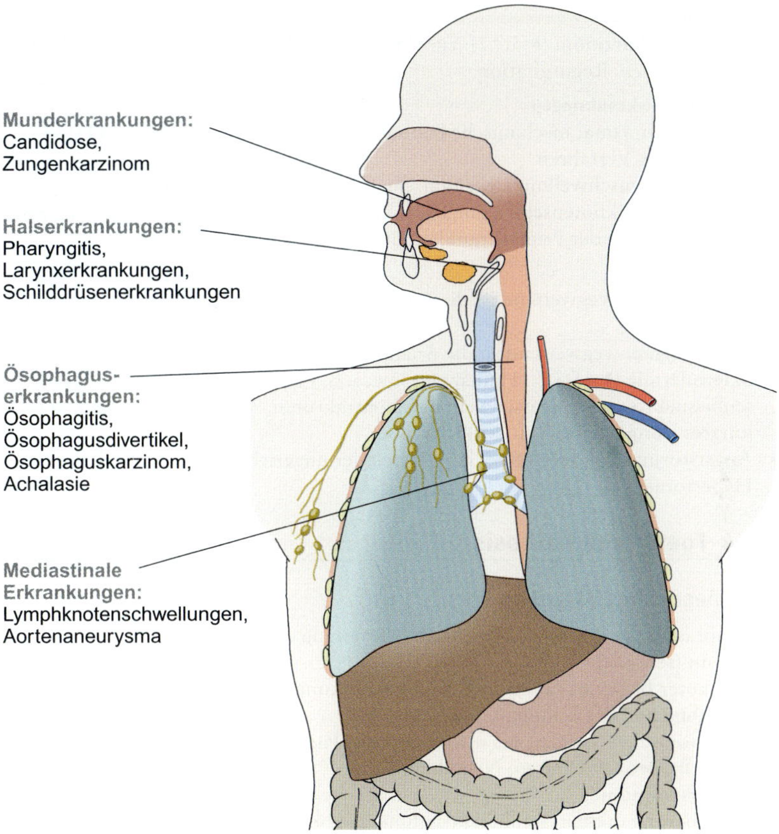

Abb. 5.1 Differenzialdiagnosen bei Dysphagie [L190]

Halserkrankungen

- **Pharyngitis, Tonsillitis:** akuter Beginn, hochroter Rachen, Schmerzen, ggf. eitrige Beläge, Fieber
- **Larynxerkrankungen:** bei der Laryngitis Schmerzen in Kehlkopfhöhe und Heiserkeit; bei der Epiglottitis stark ausgeprägte Dysphagie, Speichelfluss, starke Schwellung des Halses, Fieber mit Schüttelfrost, starkes Krankheitsgefühl
- **Schilddrüsenerkrankungen:** bei Struma sichtbare Schwellung im Halsbereich, inspiratorischer Stridor, bei thorakaler Struma exspiratorischer Stridor, bei der Hashimoto-Thyreoiditis häufig Globusgefühl

Ösophaguserkrankungen

- **Ösophagitis:** Odynophagie (schmerzhaftes Schlucken), Reflux, brennende retrosternale Schmerzen, Aufstoßen
- **Ösophagusdivertikel:** je nach Lage der Divertikel; Regurgitation, Mundgeruch, Essensreste nach der Nachtruhe auf dem Kopfkissen (besonders beim Zenker-Divertikel), Aspirationspneumonie
- **Achalasie:** Regurgitation, Schwierigkeiten beim Schlucken zunächst von festen Speisen, dann von breiigen und flüssigen, Gewichtsabnahme, Aspirationspneumonie
- **Ösophaguskarzinom** (▶ 5.3.2): zunehmende Beschwerden, B-Symptome, blutiges Erbrechen, Regurgitation

Mediastinale Erkrankungen

- **Aortenaneurysma:** mechanische Behinderung der Passage; wegweisend sind bildgebende Verfahren
- **Lymphknotenschwellung:** mechanische Behinderung der Passage durch mediastinale Lymphknotenschwellungen, u. a. bei Lymphom, Leukämie; wegweisend sind Symptome der Primärkrankheit und bildgebende Verfahren

Weitere

- **Fremdkörper:** wegweisend ist die Anamnese, die Klärung erfolgt durch Endoskopie
- **Verätzungen:** wegweisend ist die Anamnese
- **Sklerodermie** (▶ 15.3.7): Hautsymptome, z. B. Fingerkuppennekrosen (Rattenbissnekrosen), Fingerschwellung, -kontrakturen, Tabaksbeutelmund, verkürztes Zungenbändchen, Mikrostomie
- **Angststörung:** Globusgefühl, gerichtete oder ungerichtete Angst, Tachykardie, Hypertonie

5.2.4 Foetor und Halitosis

Anamnestisches Vorgehen

- **Ausprägung** (wie stark?): subjektive Beurteilung des Foetor
- **Beginn** (seit wann?):
  - Akuter Beginn: u. a. bei Infektionserkrankungen, akuten Erkrankungen der Zähne und des Zahnhalteapparats
  - Chronischer Verlauf: bei u. a. Gingivitis, Parodontitis, Ösophagusdivertikeln, Bronchiektasen, Neubildungen
- **Begleitsymptome:**
  - Fieber, Krankheitsgefühl, Halsschmerzen bei Tonsillitis
  - Hyperglykämie, Azetongeruch bei Coma diabeticum
  - Uringeruch, Ödeme, grau-blasses Hautkolorit, Kratzspuren bei Urämie

- Husten und Auswurf, ggf. Hämoptysen bei Lungenerkrankungen
- Epigastrischer Schmerz, Übelkeit, Sodbrennen bei Gastritis
- **Vorerkrankungen und aktuelle Erkrankungen:** Ursache können bekannte (oder neu aufgetretene) Erkrankungen des Verdauungstrakts, Leber-, Nieren- und Stoffwechselerkrankungen sein
- **Vegetative und B-Symptome:** Hinweis auf entzündlich-rheumatische, infektiöse oder tumoröse Ursache
- **Noxenkonsum:** Ursache können Alkohol- und Nikotinkonsum sein

Differenzialdiagnosen

Die Differenzialdiagnostik des Foetors bzw. der Halitosis erfolgt nach deren **Ursachen.** Unter Foetor wird ein auffälliger Mundgeruch verstanden, unter Halitosis ein auffälliger Geruch der Atemluft.

Erkrankungen des Mund-Rachen-Raums

- **Erkrankungen der Zähne und des Zahnhalteapparats:** Gingivitis, Karies, mangelnde Reinigung der Zähne, Interdentalräume und Zahnfleischtaschen
- **Infektionserkrankungen:** u. a. Angina Plaut-Vincenti (einseitig, schmerzlos, ulzerierend, fauliger Geruch); Diphtherie (süßlich-fader Mundgeruch, Pseudomembranen, Cäsarenhals)
- **Tumorerkrankungen:** u. a. Mundbodenkarzinom (sichtbarer Tumor, Blutungen, lokale Lymphknotenschwellungen, Schluckschwierigkeiten)

Erkrankungen des Ösophagus und des Magens

- **Ösophagusdivertikel:** Dysphagie, Regurgitation, gurgelnde Geräusche beim Trinken, Hustenreiz
- **Gastritis** (▶ 5.3.3): Schmerzen im Epigastrium, Appetitlosigkeit, Völlegefühl, Übelkeit

Lungenerkrankungen

- **Bronchiektasen:** dreischichtiges Sputum, hohe Sputummenge, evtl. Hämoptysen, Zyanose
- **Lungenabszess:** Müdigkeit, Appetitlosigkeit, Husten, Auswurf, B-Symptome
- **Tumor:** Husten, Hämoptysen, Thoraxschmerzen, B-Symptome, ggf. Horner-Syndrom, Schulter-Arm-Schmerzen, Pleuraerguss, Metastasenbildung

Stoffwechselerkrankungen

- **Hepatisches Koma:** Symptome der Leberzirrhose (u. a. Ikterus, Aszites, auffälliger Geruch nach roher Leber), Bewusstseinstrübung
- **Diabetisches Koma** (▶ 10.2.1): starker Durst, Polyurie, Exsikkose, Schwäche, Tachypnoe, Hypotonie, Tachykardie, Bewusstseinstrübung, Azetongeruch
- **Urämisches Koma:** u. a. vielfältige neuropsychiatrische Symptome, Gastritis, Aszites, Anämie, Perikarditis, Lungenödem, Pleuritis, Café-au-lait-Flecken, Juckreiz, Knochenschmerzen, Harngeruch
- **Phenylketonurie:** geistiger Entwicklungsrückstand, motorische Behinderung, Epilepsie, Mikrozephalie, Hautveränderungen, auffälliger Geruch nach Mäuseausscheidungen

Intoxikationen Knoblauchgeruch, Speichelfluss, Miosis, Bewusstseinsstörung, Bradykardie, Übelkeit, Erbrechen bei Intoxikation mit Phosphorsäureverbindungen (E 605); Bittermandelgeruch, Atemnot, Schwindel, Erbrechen, hellrote Schleimhautblutungen bei Intoxikation mit Zyaniden

5

5.2.5 Chronische Gastritis

Merke
Die Differenzierung der chronischen Gastritis erfolgt mittels Gastroskopie (Magenspiegelung) mit Entnahme von Gewebeproben und deren histologischer Untersuchung.

Anamnestisches Vorgehen

- **Verstärkende Faktoren:** Einnahme von NSAR, Glukokortikoiden, Alkohol, Nikotin
- **Bessernde Faktoren:** Einnahme von PPI
- **Begleitsymptome:**
  - Gegebenenfalls Blässe und Anämie durch (Mikro-)Blutungen
  - Nüchternschmerzen bei Entwicklung eines Ulcus duodeni
  - Postprandiale Schmerzen bei Entwicklung eines Ulcus ventriculi
- **Vorerkrankungen und aktuelle Erkrankungen:** Erkrankungen des Magen-Darm-Trakts, rheumatische Erkrankungen und Schmerzsyndrome (Einnahme von NSAR, Glukokortikoiden) können Ursache sein
- **Vegetative und B-Symptome:** Hinweis auf entzündlich-rheumatische, infektiöse oder tumoröse Ursache
- **Pharmaka- und Noxenkonsum:** Medikamente, v. a. NSAR, Glukokortikoide, Alkohol, Nikotin

Differenzialdiagnosen

Die Differenzialdiagnostik der chronischen Gastritiden erfolgt nach der **Ursache** (▶ Tab. 5.1). Die Symptome wie v. a. Schmerzen im Epigastrium, Appetitlosigkeit, Völlegefühl, Übelkeit, Erbrechen treten bei allen Formen auf. Symptomarme Verläufe sind möglich und häufig.

Tab. 5.1 Differenzialdiagnostik der Gastritiden

	Typ A (Autoimmungastritis)	Typ B (bakterielle Gastritis)	Typ C (chemische Gastritis)
Häufigkeit	5 %	80 %	15 %
Ursachen	Autoantikörper gegen die Belegzellen des Magens	Vor allem Helicobacter pylori	• Schmerzmittel, v. a. NSAR • Gallereflux • Alkohol, Nikotin
Folgen	• Schleimhautatrophie • Mangel an Intrinsic factor	• Ulkusbildung • Gefahr von Magenkarzinomen und Magenlymphomen	Ulkusbildung

5.2.6 Erbrechen

Anamnestisches Vorgehen

- **Auftreten** (wann?):
  - Zeitweiliges Auftreten: bei u. a. Migräne, hypertensiver Krise, Intoxikationen
  - Kontinuierliches Auftreten: (meist postprandial) bei Pylorusstenose, Gastritis, diabetischer Gastroparese

- **Beginn** (seit wann?):
  - Akuter Beginn: bei u. a. Pankreatitis, Gastritis, Intoxikationen, Ösophagusvarizenblutung
  - Schleichender Beginn: bei diabetischer Gastroparese, Morbus Addison
- **Art** des Erbrechens (wie sieht es aus?): saures Erbrechen bei Magenerkrankungen; nicht saures Erbrechen bei Achalasie; blutiges Erbrechen bei Ösophagusvarizenblutung; Erbrechen im Schwall bei zentralen Erkrankungen, die mit Hirndrucksteigerung einhergehen
- **Begleitsymptome:**
  - Epigastrische Schmerzen bei Magenerkrankungen
  - Schmerzen im rechten Oberbauch bei Gallenerkrankungen
  - Gürtelförmige Schmerzen bei Pankreatitis
  - Thorakale Schmerzen bei Herzinfarkt, Achalasie
  - Fehlen von Brechreiz bei zentralen Ursachen
  - Gewichtsabnahme, subjektiv gutes Allgemeinbefinden bei Anorexie
  - Morgendliches Erbrechen in der Schwangerschaft oder Alkoholintoxikation
- **Vorerkrankungen und aktuelle Erkrankungen:** Ursache können Erkrankungen des Magen-Darm-Trakts, Stoffwechselerkrankungen, Essstörungen sein
- **Vegetative und B-Symptome:** Hinweis auf entzündlich-rheumatische, infektiöse oder tumoröse Ursache

Differenzialdiagnosen

Die Differenzialdiagnostik des Erbrechens erfolgt nach **Organsystemen.**

Gastrointestinal

- **Achalasie:** Schluckschwierigkeiten zunächst für feste, dann für breiige und flüssige Speisen, Regurgitation von unverdauten Speisen, keine Salzsäurebeimengung
- **Ösophagusvarizen:** blutiges Erbrechen, Symptome der Leberzirrhose
- **Akute Gastritis** (▶ 5.3.3): Schmerzen im Epigastrium, Appetitlosigkeit, Völlegefühl, Übelkeit
- **Ulcus ventriculi et duodeni** (▶ 5.3.4): Für das Ulcus ventriculi ist der postprandiale Schmerz typisch, für das Ulcus duodeni der Nüchternschmerz
- **Pylorusstenose:** postprandiales saures Erbrechen im Schwall, Gedeihstörung bei Kindern, Pseudoobstipation, gelegentlich sichtbare Peristaltik
- **Ileus** (▶ 5.2.11): je nach Ileusart starke Schmerzen, Wind-, Stuhlverhalt, Meteorismus, Veränderung der Darmgeräusche (hochgestellte oder fehlende Geräusche)
- **Cholezystitis** (▶ 6.3.6): Schmerzen im rechten Oberbauch, Fieber, Unverträglichkeit von fetten oder gebratenen Speisen, evtl. Stuhlentfärbung und Ikterus
- **Pankreatitis** (▶ 6.3.7): gürtelförmiger Bauchschmerz, Fieber, paralytischer Ileus mit Obstipation, Gummibauch
- **Appendizitis** (▶ 5.3.9): Schmerzen zunächst im Epigastrium, dann periumbilikal, später im rechten Unterbauch; rektal-axillärer Temperaturunterschied, positive Appendizitiszeichen (Psoas-, Blumberg-, Lanz-, McBurney-, Rovsing-Zeichen)

Kardial

- **Herzinfarkt** (▶ 2.3.6): bei Hinterwandinfarkten sind Übelkeit und Erbrechen gelegentlich die einzigen Symptome

- **Hypertensive Krise/Notfall** (▶ 20.4.5): Blutdruckerhöhung > 180 mmHg systolisch, > 120 mmHg diastolisch oder kritischer Blutdruckanstieg; Kopfschmerzen, Ohrensausen, Schwindel; beim hypertensiven Notfall Symptome des Lungenödems, der zerebralen Insuffizienz oder des akuten Nierenversagens

Zentral
- **Hirndrucksteigerung:** Bewusstseinsstörung, Kopfschmerzen, Erbrechen im Schwall (häufig ohne Übelkeit), neuro-psychiatrische Ausfälle, abnorme Atmungstypen (Cheyne-Stokes-, Biot-Atmung) oder Dyspnoe, Stauungspapille
- **Meningitis** (▶ 14.3.6), **Enzephalitis:** starke Kopfschmerzen, Fieber, neurologische Ausfälle, positive Meningendehnungszeichen
- **Migräne** (▶ 14.2.1): einseitige Kopfschmerzen, Gesichtsblässe, Übelkeit, Lichtempfindlichkeit

Endokrin, metabolisch
- **Urämie:** Oligurie, Anurie, renale Anämie, Knochenschmerzen, Hypertonie, urämischer Geruch, metabolische Azidose, Ödeme
- **Coma diabeticum** (▶ 10.2.1): Exsikkose, hohe Blutzuckerspiegel, Polyurie, beim Typ-1-Diabetes Ketoazidose
- **Diabetische Gastroparese:** Erbrechen von unverdauten Speisen, langjährig bestehender Diabetes mellitus, Symptome der Makro- und Mikroangiopathie
- **Morbus Addison:** Müdigkeit, Schwäche, verstärkte Pigmentierung (v. a. Handlinien, Schleimhaut)
- **Schwangerschaft:** Übelkeit und Erbrechen besonders im ersten Schwangerschaftstrimenon

Medikamentös **NSAR, Antibiotika, Opiate, Zytostatika, Digitalis:** wegweisend ist die Anamnese

Intoxikation **Alkohol, Drogen:** wegweisend ist die Anamnese

Psychisch
- **Bulimie** (▶ 17.3.8): rezidivierende Ess-Brech-Attacken, andauernde Beschäftigung mit dem Essen, schlechter Zahnstatus, konjunktivale Blutungen, Gewicht meist normal
- **Anorexia nervosa** (▶ 17.3.7): Untergewicht, Nahrungsverweigerung, Körperschemastörung, Hypokaliämie, Obstipation, häufig Laxanzien- und Diuretikaabusus
- **Angststörung:** plötzliche Angstattacken, die situationsabhängig (Phobien) oder situationsunabhängig (Panikstörung) auftreten; begleitend Herzklopfen, Thoraxschmerzen, Erstickungsgefühl (Globusgefühl), Angst, wahnsinnig zu werden, Furcht vor Kontrollverlust

5.2.7 Diarrhö

Anamnestisches Vorgehen

- **Dauer** und **Verlauf** der Diarrhö (seit wann und wie oft?):
  - Akuter Beginn mit häufigen Durchfällen: bei Infektionen, Intoxikationen, als Medikamentennebenwirkung
  - Chronische oder chronisch-rezidivierende Diarrhöen: bei CED, Zöliakie, Reizdarm; nach Verzehr von Milchprodukten bei Laktoseintoleranz; nach Verzehr von Obst bei Fruktoseintoleranz
- **Stuhlbeschaffenheit** (wie sieht der Stuhl aus?):
  - Wässriger Stuhl: bei viraler Genese, Staphylococcus-aureus-Intoxikation, Laktoseintoleranz

- Schleimig-eitrige Stühle: bei Morbus Crohn, Yersiniose, Salmonellose
- Blutige Stühle: bei Colitis ulcerosa, Divertikulitis, Kolonkarzinom
- Fettstühle: bei chronischer Pankreasinsuffizienz
- Acholischer Stuhl: bei Verschlussikterus

- **Verstärkende Faktoren:** Verschlechterung bei Verzehr laktose-, fruktosehaltiger Lebensmittel
- **Bessernde Faktoren:** Nahrungskarenz oder Weglassen verdächtiger (z. B. laktose-, fruktosehaltiger) Lebensmittel
- **Begleitsymptome:** u. a.
  - Fieber, allgemeines Krankheitsgefühl, Gelenkschmerzen bei CED
  - B-Symptome, blutige Stühle, wechselnde Stuhlgewohnheiten bei Kolonkarzinom
  - Psychische Verstimmung, krampfartige Schmerzen, Wechsel von Obstipation und Diarrhö bei Reizdarmsyndrom
  - Starke Blähungen Mangelerscheinungen bei Zöliakie
  - Gewichtsverlust bei CED, Hyperthyreose, Malignomen
- **Vorerkrankungen und aktuelle Erkrankungen:** Ursache können Hyperthyreose, Diabetes mellitus, bekannte Erkrankungen des Verdauungstrakts, atopische Diathese sein
- **Vegetative und B-Symptome:** Hinweis auf entzündlich-rheumatische, infektiöse oder tumoröse Ursache
- **Medikamenteneinnahme:** Ursache kann die Einnahme von u. a. Laxanzien, Schilddrüsenhormonen sein

Differenzialdiagnosen

Die Differenzialdiagnostik der Diarrhö kann unter unterschiedlichen Aspekten erfolgen: nach dem Verlauf (akute und chronische Formen), nach dem Aussehen des Stuhls (wässrige, schleimig-eitrig, blutig, Fettstuhl) oder nach der Ursache. Nachfolgend wird nach den wichtigsten **Ursachen** differenziert. Die Diarrhö ist definiert als Stuhlgang, der zu viel, zu häufig und zu flüssig ist.

Infektiös

- **Bakteriell** (u. a. Cholera, ETEC, Salmonellen, EHEC): akute Symptome der Grunderkrankung, Exsikkose, Hypotonie, Tachykardie, ggf. Fieber; bei Cholera Reiswasser-Durchfälle, bei ETEC wässrige Durchfälle, bei Salmonellen erbsbreiartige (eitrige) Stühle, bei EHEC schleimig-blutige Stühle
- **Bakterielle Toxine** (u. a. Staphylococcus aureus): kurze Inkubationszeit, plötzlicher Beginn mit Erbrechen, Bauchschmerzen und Diarrhö; Beschwerden sistieren sehr schnell
- **Viren** (u. a. Rota-, Noroviren): akute wässrige Durchfälle, Erbrechen, ggf. Fieber, reduziertes Allgemeinbefinden, Exsikkosezeichen; häufig epidemisches Auftreten
- **Protozoen** (u. a. Giardia lamblia): akute wässrige Durchfälle, Erbrechen, Aufstoßen nach faulen Eiern

Malassimilation

- **Zöliakie** (▶ 5.3.6): chronischer Verlauf, aufgetriebener Bauch, Blähungen, voluminöse Fettstühle
- **Chronische Pankreatitis** (▶ 6.3.8): chronische Fettstühle, Fettunverträglichkeit, übel riechende Stühle, periodische abdominale Schmerzen; häufig Alkoholabusus in der Anamnese

Chronisch entzündliche Darmerkrankungen

- **Morbus Crohn** (▶ 5.3.8): schleimig-eitrige Durchfälle, Bauchschmerzen, Stenosesymptomatik, Gewichtsabnahme, Mangelerscheinungen, Entzündungssymptome
- **Colitis ulcerosa** (▶ 5.3.8): blutig-schleimige Durchfälle, Tenesmen, Entzündungssymptome

Neoplastisch

- **Kolorektales Karzinom** (▶ 5.3.11): Veränderung der Stuhlgewohnheiten, blutige, schleimig-eitrige, dünnkalibrige Stühle, B-Symptome, evtl. familiäre Belastung
- **Karzinoid** (serotoninbildender Tumor): wässrige Diarrhö, Flush-Symptome, Asthma bronchiale, Hypertonie, Tachykardie

Medikamentös

- **Laxanzien:** wegweisend ist die Anamnese, Obstipation in der Vorgeschichte; beim Laxanzienabusus findet sich häufig eine Hypokaliämie
- **Antibiotika:** wegweisend ist die Anamnese, in der Vorgeschichte bakterielle Infekte
- **Zytostatika:** wegweisend ist die Anamnese, in der Vorgeschichte Tumorgeschehen

Endokrin

- **Diabetes mellitus** (▶ 10.3.8): häufig Diarrhö und Obstipation im Wechsel, Übelkeit, Erbrechen, Polyurie, Polydipsie, hohe Blutzuckerwerte, Symptome der Makro- und Mikroangiopathie
- **Hyperthyreose** (▶ 10.3.4): Gewichtsabnahme, Schweißneigung, Wärmeintoleranz, Tachykardie, Hypertonie, Haarausfall, Tremor, Nervosität, Schlaflosigkeit; im Laborbefund TSH ↓, T_3 und T_4 ↑

Intoxikationen **Arsen, Quecksilber, Pilze:** wegweisend ist die Anamnese

Weitere

- **Reizdarmsyndrom** (funktionell, ▶ 5.3.7): Diarrhö und Obstipation im Wechsel, krampfartige Bauchschmerzen, hörbare Darmgeräusche, psychische Verstimmung
- **Allergien und Intoleranzen:** Diarrhö nach Verzehr unverträglicher Lebensmittel, häufig von Bauchschmerzen und Meteorismus begleitet

5.2.8 Obstipation

Anamnestisches Vorgehen

- **Stuhlhäufigkeit** pro Woche (wie oft?): Objektivierung der Obstipation
- **Dauer** der Obstipation (seit wann?):
  - Akute Obstipation: bei Intoxikationen, Medikamentennebenwirkung, Reisen, Kostwechsel oder reflektorisch u. a. bei Nierenkolik
  - Chronische Obstipation: bei Immobilisation, geringer Trinkmenge, faserarmer Kost, Depression, multipler Sklerose, Hypothyreose, Hypokaliämie
- **Stuhlbeschaffenheit** (wie sieht der Stuhl aus?): u. a. Beimengung von Blut bei Divertikulose, Divertikulitis, Malignomen; Beimengung von Schleim beim Reizdarmsyndrom
- **Begleitsymptome:** u. a.
  - Bauchschmerzen bei Ileus, Divertikulitis, Gallenkolik

- Neurologische Symptome bei multipler Sklerose, Morbus Parkinson, Apoplex
- Kälteempfindlichkeit, Gewichtszunahme, Hautveränderungen bei Hypothyreose

- **Vorerkrankungen und aktuelle Erkrankungen:** Ursache können Erkrankungen des Verdauungstrakts, der Hormon- und neuronalen Steuerung sein
- **Vegetative und B-Symptome:** Hinweis auf entzündlich-rheumatische, infektiöse oder tumoröse Ursache
- **Lebensgewohnheiten:** Ursache können Reisen, Schichtarbeit, Bettruhe, Bewegungsmangel, unregelmäßige Tagesgewohnheiten, Unterdrückung des Stuhlreizes sein
- **Ernährungsgewohnheiten:** häufige Ursachen sind faserarme Kost, geringe Trinkmenge, Bewegungsmangel
- **Medikamente:** Ursache können Laxanzien-, Diuretikaeinnahme oder -abusus sein

Differenzialdiagnosen

Die Obstipation ist definiert als u.a. erschwerte Entleerung, harter Stuhlgang, < 3 Stühle/Woche und nur unter Laxanzientherapie weicher Stuhl. Die Einteilung kann nach dem Verlauf (akut, chronisch) und nach den **Ursachen** erfolgen, die nachfolgend beschrieben werden.

Ernährung **Faserarme Kost, geringe Flüssigkeitszufuhr (und Bewegungsmangel):** häufige Ursache für Obstipation; wegweisend ist die Anamnese

Mechanisch, entzündlich
- **Kolorektales Karzinom** (▶ 5.3.11): Veränderung der Stuhlgewohnheiten, blutige und schleimig-eitrige Stühle, dünnkalibrige Stühle, B-Symptome
- **Divertikulitis** (▶ 5.3.10): chronische Obstipation, im Schub Veränderungen der Stuhlgewohnheit, Schmerzen im linken Unterbauch, Fieber mit Schüttelfrost, bei der Palpation tastbare Stuhlwalze, ggf. Pneumaturie
- **Peritonitis** (▶ 5.3.12): akute stärkste Bauchschmerzen, bretthare Bauchdecke, Darmparalyse, systemische Entzündungszeichen, Symptome der Grunderkrankung
- **Ileus** (▶ 5.2.11): beim mechanischen Ileus peristaltiksynchrone Bauchschmerzen, hochgestellte Darmgeräusche vor der Stenose; beim paralytischen Ileus wenig Bauchschmerzen und Darmparalyse (keine Darmgeräusche)
- **Reizdarmsyndrom** (▶ 5.3.7): Diarrhö und Obstipation im Wechsel, krampfartige Bauchschmerzen, hörbare Darmgeräusche, Meteorismus

Endokrin
- **Diabetes mellitus** (▶ 10.3.8): häufig Diarrhö und Obstipation im Wechsel, Übelkeit, Erbrechen, Polyurie, Polydipsie, hohe Blutzuckerwerte, Symptome der Makro- und Mikroangiopathie
- **Hypothyreose** (▶ 10.3.5): Gewichtszunahme, Kälteempfindlichkeit, depressive Verstimmung, Hypotonie, Bradykardie, trockene Haut; im Laborbefund TSH ↑, T_3 und T_4 ↓

Neurogen
- **Morbus Parkinson** (▶ 10.3.8): Rigor, Hypo- oder Akinese, evtl. Tremor, psychische Verstimmung, Masken- und Salbengesicht, vornübergebeugter Gang

- **Multiple Sklerose** (▶ 14.3.7): Sehstörungen, Sensibilitätsstörungen, Lähmungserscheinungen, Ataxie, Harninkontinenz, Eigenreflexe gesteigert, Bauchhautreflex typischerweise erloschen
- **Apoplex** (▶ 14.3.5): Halbseitensymptomatik, evtl. Wernicke-Mann-Gang, Sprach- und Schluckstörungen

Medikamentös

- **Opiate:** wegweisend sind die Medikamentenanamnese und Schmerzsymptome in der Vorgeschichte
- **Eisenpräparate:** wegweisend sind die Medikamentenanamnese und Eisenmangelanämie in der Vorgeschichte
- **Antidepressiva:** wegweisend sind die Medikamentenanamnese und depressive Symptome in der Vorgeschichte

Weitere

- **Immobilisation:** wegweisend ist die Anamnese
- **Depression** (▶ 17.2.2): Denkverlangsamung, Schuldgefühle, Gefühl der Wertlosigkeit und Gefühllosigkeit, Konzentrations- und Aufmerksamkeitsdefizit, Verminderung des Antriebs, Gewichtsverlust, Suizidgedanken
- **Anorexia nervosa** (▶ 17.3.7): Untergewicht, Nahrungsverweigerung, Körperschemastörung, Hypokaliämie, Obstipation; Laxanzien- und Diuretikaabusus
- **Hypokaliämie** (▶ 12.2.5): Muskelschwäche, reduzierte Eigenreflexe; anamnestisch häufig Diuretika- oder Laxanziengebrauch

5.2.9 Akutes Abdomen

Merke
Vor der Anamnese steht die Notfallversorgung der Patientin oder des Patienten. Gegebenenfalls sollte eine Fremdanamnese erhoben werden.

Anamnestisches Vorgehen

- **Lokalisation** (wo genau?): Zuordnung der Lokalisation ▶ Tab. 5.2
- **Beginn** der Schmerzen (seit wann?):
  - Schlagartiger Beginn: u. a. bei Organperforation (z. B. Magenperforation), Organruptur (z. B. Milzruptur), Aortendissektion, Mesenterialinfarkt, Hodentorsion
  - Eher langsamerer Beginn: bei Divertikulitis, Tumoren, Pankreatitis, Cholezystitis
- **Schmerzcharakter** (wie ist der Schmerz?): kolikartig (peristaltiksynchron) bei u. a. mechanischem Ileus, Gallenkolik, Nierenkolik; Dauerschmerz bei Cholezystitis, Pankreatitis, Peritonitis; schneidend bei Ulkusperforation
- **Intensität** (wie stark ist der Schmerz?): Erfassung auf der Schmerzskala von 0 (kein Schmerz) bis 10 (stärkster vorstellbarer Schmerz)
- **Schmerzausstrahlung:** u. a. in die rechte Schulter bei Gallenerkrankungen; in die linke Schulter bei Milzerkrankungen; in Flanken, Leiste und Genitalien bei Urolithiasis; in den rechten Unterbauch bei Appendizitis
- **Verstärkende Faktoren:** Schmerzverstärkung nach dem Essen bei u. a. Gastritis, Pankreatitis, Gallenerkrankungen

- **Begleitsymptome:**
  - Übelkeit und Erbrechen bei nahezu allen in ▶ Tab. 5.2 aufgeführten Erkrankungen
  - Veränderung des Stuhls bei Galleerkrankungen (acholischer Stuhl), bei Blutungen aus dem Verdauungstrakt (als frisches Blut oder Teerstuhl), entzündlichen Darmerkrankungen (Schleim- und Eiterbeimengung)
  - Allgemeinbefinden (Fieber) bei entzündlichen Erkrankungen
  - Wind- und Stuhlverhalt bei Ileus
  - Vaginaler Ausfluss bei gynäkologischen Ursachen
  - Miktionsprobleme und Hämaturie u. a. bei Urolithiasis
  - Thorakale Schmerzen, Herzrhythmusstörungen bei Herzinfarkt
- **Vorerkrankungen und aktuelle Erkrankungen:** Ursache können bekannte Erkrankungen des Magen-Darm-Trakts, vorausgegangene Operationen (Bridenileus), vorausgegangene Bauchtraumen (Milzruptur), gynäkologische, urologische und kardiovaskuläre Erkrankungen sein
- **Vegetative und B-Symptome:** Hinweis auf entzündliche, infektiöse oder tumoröse Ursache
- **Medikamente:** Einnahme von NSAR und Glukokortikoiden als Hinweis auf Ulkusperforation; Einnahme von Opioiden als Hinweis auf Obstipation; Einnahme von Antibiotika als Hinweis auf eine pseudomembranöse Kolitis

5

Differenzialdiagnosen

Das akute Abdomen ist durch plötzliche unklare Bauchschmerzen definiert, die mit Veränderung der Peristaltik und meist bretthartem Bauch einhergehen. Die wichtigsten Ursachen sind Appendizitis, Cholezystitis und Ileus. Die Differenzialdiagnostik (▶ Abb. 5.2) kann u. a. nach der Lokalisation, Ursache und Schmerzcharakteristik eingeteilt werden. Nachfolgend wird nach der **Lokalisation** differenziert (▶ Tab. 5.2).

Tab. 5.2 Differenzialdiagnostik des akuten Abdomens

Lokalisation	Differenzialdiagnosen
Rechter oberer Quadrant	• **Cholezystitis:** Schmerzausstrahlung in die Schulter, Fieber, positives Murphy-Zeichen, Übelkeit, Erbrechen • **Gallensteinabgang:** kolikartige Schmerzen mit Ausstrahlung in die rechte Schulter, Übelkeit, Erbrechen, ggf. Stuhlaufhellung oder Stuhlentfärbung, dunkler Urin und Ikterus • **Ulcus duodeni,** v. a. Perforation: plötzliche, schneidende Schmerzen mit Ausstrahlung in beide Schultern und Schocksymptome • **Leberruptur:** in der Anamnese stumpfes Bauchtrauma, Symptome des hämorrhagischen Schocks • **Appendizitis in der Schwangerschaft:** Fieber (mit rektal-axillärer Differenz), Übelkeit, Erbrechen, Stuhlunregelmäßigkeiten • **Pankreatitis:** gürtelförmige Bauchschmerzen, Gummibauch, gerötetes Gesicht, ausgeprägtes Krankheitsgefühl, Übelkeit und Erbrechen, Fieber • **Nephrolithiasis:** kolikartige, wandernde Schmerzen (von den Flanken in den Ober- bzw. Unterbauch und von dort in die Leiste), unruhige Patientinnen und Patienten, ggf. Hämaturie • **Pyelonephritis:** Schmerzen in den Nierenlagern, Fieber, Dysurie, Pollakisurie • **Lungenembolie:** plötzliche thorakale Schmerzen, Dyspnoe, Zyanose, Husten, HF ↑, RR ↓, Symptome der tiefen Beinvenenthrombose

5

Tab. 5.2 Differenzialdiagnostik des akuten Abdomens *(Forts.)*

Lokalisation	Differenzialdiagnosen
Linker oberer Quadrant	• **Pankreatitis:** s. o. • **Milzruptur:** Schmerzausstrahlung in die linke Schulter, anamnestisch stumpfes Bauchtrauma, Zeichen des hämorrhagischen Schocks • **Herzinfarkt:** s. o. • **Ulcus ventriculi,** v. a. Perforation und Penetration: bei Perforation schneidender Schmerz und Schocksymptome (▶ 20.6.5), bei Penetration persistierende Schmerzen mit Ausstrahlung in den Rücken • **Nephrolithiasis, Pyelonephritis:** s. o. • **Lungenembolie, Pleuritis, basale Pneumonie:** s. o. • **Kolitis:** blutig-schleimige Durchfälle, Tenesmen, Fieber • **Kolonperforation:** s. o. • **Subphrenischer Abszess:** Fieber, Schüttelfrost, Zwerchfellhochstand, atemabhängige Schmerzen
Rechter unterer Quadrant	• **Appendizitis:** Schmerzen zunächst im Epigastrium, dann periumbilikal, später im rechten Unterbauch; rektal-axillärer Temperaturunterschied, positive Appendizitiszeichen (Psoas-, Blumberg-, Lanz-, McBurney-, Rovsing-Zeichen) • **Morbus Crohn:** schleimig-eitrige Durchfälle, Stenosesymptomatik, Gewichtsabnahme, Mangelerscheinungen, Entzündungssymptome • **Adnexitis, Salpingitis:** Infektion meist während der Menstruation, akute Unterbauchschmerzen, Fieber, gelblich-grünlicher Fluor, Übelkeit und Erbrechen bei Begleitperitonitis, Portioschiebeschmerz • **Ovarialzysten** (Stieldrehung und Ruptur): plötzliche, einseitige, heftige Schmerzen, Begleitperitonitis • **Tubenruptur durch Extrauteringravidität:** plötzlicher, heftiger Schmerz, Schockzeichen, meist sekundäre Amenorrhö • **Hodentorsion:** akuter Beginn, stärkste Schmerzen, Skrotum oft gerötet, betroffene Seite oft hochgezogen, Prehn-Zeichen negativ • **Invagination:** kolikartige Schmerzen, Erbrechen, peranaler Blutabgang
	• **Ileus:** beim mechanischen Ileus peristaltiksynchrone Bauchschmerzen, hochgestellte Darmgeräusche vor der Stenose; beim paralytischen Ileus wenig Bauchschmerzen und Darmparalyse (keine Darmgeräusche) • **Hernieninkarzeration:** Symptome des Ileus und der Peritonitis • **Harnleitersteine:** kolikartige, wandernde Schmerzen, unruhige Patientinnen und Patienten, ggf. Hämaturie • **Harnverhalt:** Anurie, Oligurie mit starkem Harndrang, Kaltschweißigkeit, Tachykardie, Harnträufeln
Epigastrisch	• **Hiatushernie:** Sodbrennen, Reflux, Völlegefühl • **Ösophagitis:** Dysphagie, Odynophagie, Reflux • **Ösophagusperforation:** Schmerzausstrahlung zwischen die Schulterblätter, Luftemphysem im oberen Thorax • **Ulcus ventriculi und duodeni:** s. o. • **Herzinfarkt, Angina pectoris:** s. o.
Periumbilikal	• **Appendizitis:** s. o. • **Pankreatitis:** s. o. • **Meckel-Divertikulitis:** Symptome der Appendizitis, blutige Stühle • **Aortenaneurysma:** Schmerzausstrahlung in den Rücken, pulsierender abdomineller Tumor • **Mechanischer Ileus:** s. o. • **Mesenterialinfarkt:** plötzlich stärkste Schmerzen, mitunter kolikartig, freies Intervall, Symptome der Peritonitis und des Schocks

Tab. 5.2 Differenzialdiagnostik des akuten Abdomens *(Forts.)*

Lokalisation	Differenzialdiagnosen
Diffus	• **Gastroenteritis:** Durchfälle (wässrig, schleimig-eitrig oder blutig), ggf. Fieber • **Ileus:** s. o. • **Peritonitis, Peritonealkarzinose:** akute stärkste Bauchschmerzen, brettharte Bauchdecke, Darmparalyse, systemische Entzündungszeichen, Symptome der Grunderkrankung • **Aortendissektion:** reißende, heftige wandernde Schmerzen, vom Thorax zwischen die Schulterblätter, dann nach unten in den unteren Rücken und Bauch wandernd, Kreislaufinstabilität bis hin zum Schock • **Mesenterialinfarkt:** s. o. • **Diabetes mellitus:** häufig Diarrhö und Obstipation im Wechsel, Übelkeit, Erbrechen, Polyurie, Polydipsie, hohe Blutzuckerwerte, Symptome der Makro- und Mikroangiopathie • **Reizdarmsyndrom (Colon irritabile):** Diarrhö und Obstipation im Wechsel, krampfartige Bauchschmerzen, hörbare Darmgeräusche, psychische Verstimmung

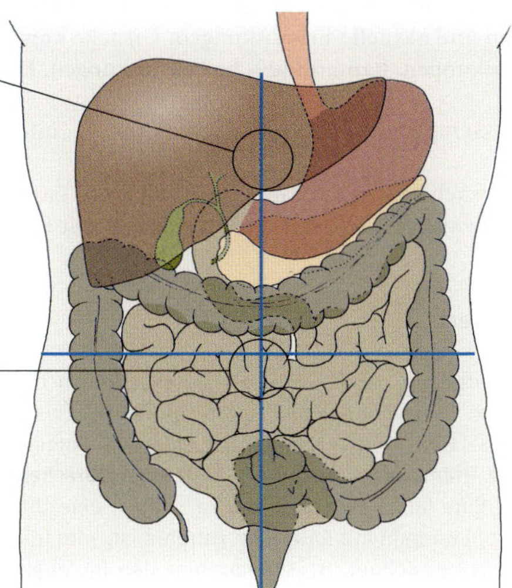

Abb. 5.2 Differenzialdiagnosen beim akuten Abdomen [L190]

5.2.10 Gastrointestinale Blutungen

Merke
Vor der Anamnese steht die Notfallversorgung der Patientin oder des Patienten. Gegebenenfalls sollte eine Fremdanamnese erhoben werden.

Anamnestisches Vorgehen

- **Beginn** der Blutung (seit wann?):
  - Akute Blutung: bei u. a. Magenulkus, -perforation, Ösophagusvarizen-, Hämorrhoidalblutung
  - Chronische Blutung: bei Magenulkus, Magen-, Kolonkarzinom
- **Art** der Blutung (wie sieht es aus?): z. B. blutiges Erbrechen oder blutiger Stuhl, frisches Blut, Kaffeesatzerbrechen oder Teerstuhl (Kontakt mit Magensaft), Auflagerungen oder Beimischungen im Stuhl
- **Begleitsymptome:**
  - Veränderung der Stuhlgewohnheiten bei Kolonkarzinom
  - Epigastrische Schmerzen v. a. postprandial bei Magenulkus
  - Schmerzen im linken Unterbauch bei Divertikulitis
  - Symptome der Leberzirrhose, z. B. Ikterus und andere Leberhautzeichen, Aszites bei Ösophagusvarizenblutung
  - Malassimilationssyndrom, schleimige Durchfälle bei Morbus Crohn
- **Vorerkrankungen und aktuelle Erkrankungen:** Ursache können bekannte Magen-Darm-Erkrankungen, hämatologische Erkrankungen, Lebererkrankungen sein
- **Vegetative und B-Symptome:** Hinweis auf entzündliche, infektiöse oder tumoröse Ursache
- **Medikamente:** Ursache kann die Einnahme von Antikoagulanzien (Heparin, ASS, Cumarinderivate), NSAR v. a. in Verbindung mit Glukokortikoiden sein

Differenzialdiagnosen

Gastrointestinale Blutungen werden je nach Lokalisation in obere (vor dem Ende des Duodenums bzw. Treitz-Bands) und untere Blutungen (distal des Treitz-Bands) eingeteilt (▶ Tab. 5.3). Blut, das in Kontakt mit Salzsäure kommt, erscheint schwarz oder kaffeesatzartig (Hämatin). Es kann als **Kaffeesatzerbrechen** oder als Teerstuhl **(Meläna)** auftreten. Eine lange Darmpassage kann auch eine Ursache für Teerstühle sein. Blut, das nicht in Kontakt mit Salzsäure getreten ist, wird frisch-blutig erbrochen und als **Hämatemesis** bezeichnet. Bei einem peranalen Blutabgang spricht man von der **Hämatochezie.**

Tab. 5.3 Differenzialdiagnostik obere und untere gastrointestinale Blutung

	Lokalisation	Farbe	Ursachen
Obere gastrointestinale Blutung	• Ösophagus • Magen • Duodenum	• Dunkler Stuhl (Teerstuhl) • Evtl. Bluterbrechen (Hämatemesis) • Kaffeesatzartiges Erbrechen	• Ulcus ventriculi et duodeni • Refluxösophagitis • Ösophagusvarizen • Magenkarzinom • Traumen
Untere gastrointestinale Blutung	• Jejunum • Ileum • Kolon • Rektum	Rotes Blut im Stuhl (Hämatochezie)	• Hämorrhoiden • Dünndarmtumoren • Morbus Crohn, Colitis ulcerosa • Mesenterialinfarkt • Kolorektale Blutungen

5.2.11 Ileus

Merke
Vor der Anamnese steht die Notfallversorgung der Patientin oder des Patienten. Gegebenenfalls sollte eine Fremdanamnese erhoben werden.

Anamnestisches Vorgehen

- **Beginn** (seit wann?): bei beiden Ileusformen i. d. R. akute bis subakute Entwicklung
- **Art** des Ileus (was genau?): wird über die Symptome und die körperlichen Untersuchung erhoben
- **Begleitsymptome:** ▶ 5.2.9
- **Vorerkrankungen und aktuelle Erkrankungen:** Ursache können Magen-Darm-Erkrankungen, systemische entzündliche Erkrankungen, Operationen sein
- **Vegetative und B-Symptome:** Hinweis auf entzündlich-rheumatische, infektiöse oder tumoröse Ursache

Differenzialdiagnosen

Der Ileus ist eine lebensbedrohliche Abdominalerkrankung, die sich durch einen Stopp der Darmpassage auszeichnet. Die Differenzierung (▶ Abb. 5.3) erfolgt nach der **Form.**

Paralytischer Ileus

- Ursache: Entzündungen aller Art, reflektorisch nach Operationen oder durch vaskuläre Störungen, z. B. beim Mesenterialinfarkt
- Leitsymptome: **Stuhl-** und **Windverhalt,** wenig Schmerzen, Übelkeit, Erbrechen, auch Koterbrechen (Miserere), Meteorismus, Fieber, Exsikkose, Schockentwicklung, **fehlende** Darmgeräusche („Totenstille")

Mechanischer Ileus

- Ursachen: Darmeinklemmung, Invagination, Volvulus, Briden (Verwachsungen), Tumoren

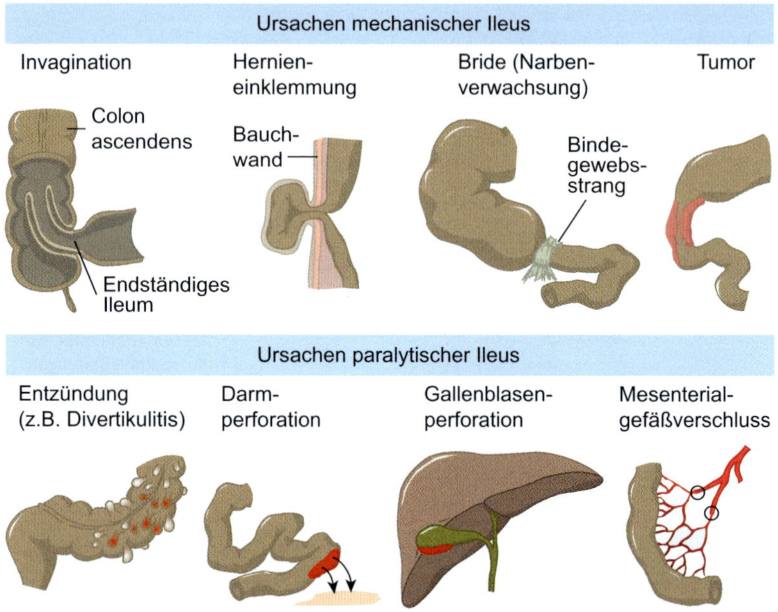

Abb. 5.3 Differenzialdiagnosen bei Ileus [L138]

- Leitsymptome: stärkste peristaltiksynchrone **Bauchschmerzen,** Abwehrspannung, Stuhl- und Windverhalt, Blähungen, hochgestellte, **mechanisch klingende Darmgeräusche**

Therapie Notfall → Vorgehen nach dem üblichen Standard (▶ 20.6.3)

5.2.12 Malassimilation

Anamnestisches Vorgehen

- **Symptombeschreibung:** Erfassung der Symptome (was genau?) und Beurteilung der Schwere der Symptome (wie stark ausgeprägt?)
- **Beginn** (seit wann?):
  - Akuter Beginn: u. a. bei Z. n. Darmresektion, akuten Galleerkrankungen, Medikamentennebenwirkung
  - Chronischer Verlauf: (häufiger) bei Lymphomen, Pankreasinsuffizienz, arteriosklerotischer Veränderung der Bauchgefäße, chronischen Darminfekten, Morbus Crohn, Zöliakie
- **Verstärkende Faktoren:** glutenhaltige Kost bei Zöliakie; laktosehaltige Lebensmittel bei Laktasemangel; fetthaltige Kost bei Pankreasinsuffizienz
- **Bessernde Faktoren:** glutenfreie Kost bei Zöliakie
- **Begleitsymptome:** u. a.
  - Gürtelförmige Bauchschmerzen bei chronischer Pankreatitis
  - Blähungen, voluminöse Stühle, aufgetriebener Bauch, Anämie bei Zöliakie
  - Diarrhö, Gewichtsabnahme, Wärmeunverträglichkeit, Schlafstörungen, Haarausfall, Hypertonie, Tachykardie bei Hyperthyreose

- **Vorerkrankungen und aktuelle Erkrankungen:** Ursache können bekannte Magen-Darm-Erkrankungen, endokrine Erkrankungen (Hyperthyreose, Diabetes mellitus) oder vaskuläre Erkrankungen sein
- **Vegetative und B-Symptome:** Hinweis auf entzündliche, infektiöse oder tumoröse Ursache
- **Medikamente:** Einnahme von u. a. Antibiotika kann Ursache sein

Differenzialdiagnosen

Unter Malassimilation versteht man die Störungen der Digestion (Verdauung) und/oder Resorption. Man unterscheidet das Maldigestionssyndrom von einem Malabsorptionssyndrom. Die Symptome der Malassimilation sind Gewichtsverlust, voluminöse, grauglänzende Stühle, Fettstühle, Blähungen, Eiweißmangelödem, Vitaminmangel (v. a. der fettlöslichen Vitamine), Anämie durch verminderte Resorption von Eisen, Vitamin B_{12} und Folsäure.

Maldigestionssyndrom **Störung der Verdauungsfunktion:** durch Schädigung der Verdauungsdrüsen (z. B. Pankreasinsuffizienz, Mangel an Gallensäuren durch Leber- bzw. Gallenwegserkrankungen, Magenerkrankungen oder Teilresektion)

Malabsorptionssyndrom **Störung der Resorption** der Spaltprodukte aus dem Darm: durch Dünndarmerkrankungen (z. B. Morbus Crohn, Zöliakie, chronische Darminfekte, Darmlymphom), Störung der Durchblutung, Störung des Lymphtransportes, endokrine Störungen (z. B. Diabetes mellitus, Hyperthyreose, Hyperparathyreoidismus), Medikamente (u. a. Antibiotika) oder Laktasemangel

5.3 Erkrankungen und deren Leitsymptome

5.3.1 Gastroösophageale Refluxkrankheit

Definition Ösophagitis durch Rückfluss von saurem Magensaft in den Ösophagus.

Leitsymptome
- **Sodbrennen** und retrosternale Schmerzen, besonders im Liegen und nach Mahlzeiten, Verstärkung der Beschwerden durch Bücken, Pressen, Anstrengung, Stress
- **Schmerzen im Epigastrium**
- Schluckbeschwerden, Regurgitation

Begleitsymptome
- Übelkeit, Erbrechen, Luftaufstoßen
- Gewichtsverlust
- Heiserkeit, Räusperzwang
- Komplikationen: Barrett-Ösophagus, Ösophaguskarzinom

Therapie
- Hochstellen des Kopfendes des Bettes
- Gewichtsabnahme bei adipösen Patientinnen und Patienten
- Verzicht auf Alkohol, Nikotin und fette Speisen
- Medikamentöse und operative Therapie

5.3.2 Ösophaguskarzinom

Definition Bösartige Neubildung im Ösophagus. Männer sind häufiger betroffen. Erkrankungsgipfel zwischen dem 6. und 7. Jahrzehnt.

Leitsymptome
- Frühsymptome sind uncharakteristisch
- Bei signifikanter Lumeneinengung **Dysphagie**
- Retrosternale Schmerzen
- Übelriechender Mundgeruch, Regurgitation

Begleitsymptome
- Rückenschmerzen
- B-Symptomatik
- Frühe lymphogene und späte hämatogene Metastasierung (Leber, Lunge, Knochen)

Therapie
- Operation, Stent
- Radio-, Chemotherapie

5.3.3 Akute Gastritis

Definition Akute Entzündung der Magenschleimhaut, hervorgerufen durch u.a. Infektionen, Alkoholexzess, Medikamente, Schock.

Leitsymptome
Schmerzen und Druckgefühl im Epigastrium

Begleitsymptome
- Appetitlosigkeit, Übelkeit, Erbrechen
- Sodbrennen, Aufstoßen, Mundgeruch
- Blähungen
- Komplikationen: Magenblutung, Ulkusentstehung

Therapie
- Noxen meiden, Nahrungskarenz
- Protonenpumpenhemmer

5.3.4 Ulkuserkrankung

Definition Substanzdefekt, der die Muscularis mucosae des Magens bzw. Duodenums überschritten hat. Ursachen sind u.a. Helicobacter pylori, Medikamente, z.B. NSAR, Kortikosteroide, Alkoholexzess, Schock oder Überproduktion von Magensäure.

Leitsymptome
- Ulcus ventriculi: **postprandiale Schmerzen** (sofort nach Nahrungsaufnahme)
- Ulcus duodeni: **Nüchternschmerzen,** Besserung nach Nahrungsaufnahme

Begleitsymptome
- Übelkeit, Erbrechen
- Komplikationen: Blutungen, Perforation in die freie Bauchhöhle (▶ 20.6.5), Penetrationen in andere Organe (v. a. Pankreas), Magenausgangsstenose durch Narbenbildung, maligne Entartung

Therapie
- Behandlung der Ursachen
- Protonenpumpenhemmer, bei Nachweis von Helicobacter pylori Triple-Therapie (2 Antibiotika + Protonenpumpenhemmer)

5.3.5 Magenkarzinom

Definition Bösartige Neubildung des Magens, die meist von der Schleimhaut ausgeht.

Leitsymptome
- Frühsymptome finden sich häufig nicht
- Uncharakteristische **Oberbauchbeschwerden** oder **Gastritissymptome**

Begleitsymptome
- Appetitlosigkeit, Übelkeit, Erbrechen
- **Abneigung gegen Fleisch** (nicht spezifisch)
- B-Symptomatik
- Sichtbare Virchow-Lymphknoten
- Hepatomegalie, Aszites
- Blutungen
- Metastasierung über die V. portae in die Leber oder per continuitatem in die Bauchhöhle

Therapie
- Chirurgische Entfernung
- Chemotherapie

5.3.6 Zöliakie (einheimische Sprue)

Definition Autoimmune Multiorganerkrankung des Kindes und Erwachsenen, die mit Glutenunverträglichkeit einhergeht. Unterschiedliche Verläufe sind möglich, von klassischen Symptomen bis hin zu asymptomatischen Verläufen.

Leitsymptome klassische Zöliakie
- Aufgetriebener Bauch, **Blähungen**
- Voluminöse **Fettstühle, Gewichtsverlust**

Begleitsymptome
- Bauchschmerzen
- Eisenmangelanämie, Osteoporose, Vitaminmangel (Vitamin A, D, E, K)
- Entwicklungsstörungen bei Kindern
- Komplikationen: Dünndarmlymphom, sekundäre Laktoseintoleranz

Therapie
- Glutenfreie Kost (Hirse, Mais, Reis, Kartoffeln, Soja etc.)
- Verzicht auf Milch und Milchprodukte
- Substitution von Vitaminen und Spurenelementen

5.3.7 Reizdarmsyndrom (Colon irritabile, funktionelle Darmbeschwerden)

Definition Funktionelle Darmstörung ohne organische Ursache. Betroffen sind meist Frauen zwischen dem 30. und 40. Lebensjahr.

Leitsymptome
- **Bauchschmerzen und/oder Druckgefühl**
- **Blähungen**
- **Obstipation** und/oder **Diarrhö,** aber nicht nachts und i. d. R. unblutig
- Hörbare **Darmgeräusche**
- Psychische Verstimmung

Begleitsymptome Leistungsknick

Therapie
- Ernährungsberatung
- Psychosomatische Behandlung
- Medikamente je nach Symptom

5.3.8 Chronisch entzündliche Darmerkrankungen (CED)

Definition Chronische, entzündliche, schubweise verlaufende Darmerkrankung, die mit Defekten der Schleimhaut oder aller Darmwandschichten einhergeht. Die Ursachen sind unklar. Dazu zählen Morbus Crohn und Colitis ulcerosa.

Leitsymptome
▶ Tab. 5.4

Tab. 5.4 Differenzialdiagnostik von Morbus Crohn und Colitis ulcerosa

	Morbus Crohn	Colitis ulcerosa
Befallene Darmwandschichten	Alle	Mukosa und Submukosa
Durchfall	schleimig-breiig	blutig-schleimig
Bauchschmerzen	++, kolikartig oder appendizitisähnlich	(+)
Defäkationsschmerz	–	+++
Fieber	Ja	Ja
Befallener Darmabschnitt	Beginn häufig im terminalen Ileum, gesamter Gastrointestinaltrakt kann betroffen sein	Beginn im Rektum, Ausbreitung nach proximal
Segmentaler Befall	+++	–

Begleitsymptome
- Fieber, Abgeschlagenheit, Leistungsknick
- Gewichtsabnahme
- Extraintestinale Symptome: Hautbeteiligung als Erythema nodosum, Augenbeteiligung als Iritis, Uveitis, Gelenkbeteiligung wie bei Morbus Bechterew, Eisenmangelanämie
- Komplikationen bei Morbus Crohn: Darmstenosen bis hin zum mechanischen Ileus, Fistelbildung, Abszesse, Malabsorption bei Befall des proximalen Dünndarms, Perforation, Gallensteine, seltene maligne Entartung
- Komplikationen bei Colitis ulcerosa: Ulzerationen, Blutungen, Abszesse, toxisches Megakolon mit dem Risiko der Darmperforation, Peritonitis, Sepsis, maligne Entartung

Therapie
- Immunsuppressive, entzündungshemmende Therapie
- Evtl. chirurgische Therapie
- Supplementierung von Nährstoffen

5.3.9 Appendizitis

Definition Entzündung des Wurmfortsatzes (Appendix vermiformis). Häufigste abdominale Erkrankung im Kindesalter.

Leitsymptome
- Klassisch: Schmerzen zunächst im **Epigastrium,** die zum **Nabel** ziehen und dann zum **rechten Unterbauch** wandern
- Fieber mit Temperaturdifferenz von 1 °C axillär und rektal
- Positive **Psoas-Zeichen, Blumberg-Zeichen, McBurney-Punkt, Lanz-Punkt, Rovsing-Zeichen**

Begleitsymptome
- Übelkeit, Erbrechen
- Stuhl- und Windverhalt
- Komplikationen: Abszessbildung, Perforation (▶ 20.6.5) mit Peritonitis und Sepsis

Merke
Bei älteren Menschen kann der Verlauf atypisch und/oder symptomarm sein.

Therapie
- Notfall → Vorgehen nach dem üblichen Standard (▶ 20.6.2)
- Entfernung der Appendix (Appendektomie)
- Konservative Therapie: nur bei sehr milden Symptomen im Kindesalter unter Beobachtung abwarten

5.3.10 Divertikulose und Divertikulitis

Definition Auftreten bzw. Entzündung von Divertikeln v. a. im Sigma und Colon descendens.

5

Leitsymptome

- Divertikulose verläuft meist asymptomatisch
- Divertikulitis:
  - Schmerzen im **linken Unterbauch (Linksappendizitis)**
  - **Fieber** und systemische Entzündungsreaktionen
  - **Stuhlunregelmäßigkeiten**
  - Tastbare Stuhlwalze im linken Unterbauch

Begleitsymptome

- Blutbeimengungen im Stuhl, Blähungen
- Komplikationen: Perforation (▶ 20.6.5) mit Peritonitis, Abszessbildung, Fistelbildung v. a. in die Blase, Darmstenose, (Sub-)Ileus

Therapie

- Divertikulose: ballaststoffreiche Ernährung, Flüssigkeitszufuhr, Bewegung, ggf. operative Therapie
- Divertikulitis: Je nach Verlauf Nahrungskarenz und parenterale Ernährung oder ballaststofffreie Ernährung, Antibiotika, ggf. operative Verfahren

5.3.11 Kolorektales Karzinom

Definition Bösartige Neubildung im Kolon. Zu den wichtigsten Risikofaktoren zählen ballaststoffarme Ernährung, fleischreiche und fettreiche Kost, Übergewicht, Nikotin- und Alkoholkonsum, chronisch entzündliche Darmerkrankungen (v. a. Colitis ulcerosa), familiäre Polyposis coli. Zu den protektiven Faktoren zählen u. a. gemüsereiche, fleischarme und fettarme Kost, Vitamin C, ASS.

Leitsymptome

- **Veränderung der Stuhlgewohnheit, Obstipation** und **Diarrhö** im Wechsel
- Dünnkalibrige Stühle (sog. **Bleistiftstühle**)
- **Blut im Stuhl**

Begleitsymptome

- Mikrozytäre, hypochrome Anämie
- B-Symptomatik
- Evtl. tastbarer Tumor

Therapie

- Chirurgische Entfernung
- Bestrahlung, Chemotherapie

5.3.12 Peritonitis

Definition Entzündung des Peritoneums v. a. durch bakterielle Infektion durch Ruptur eines kontaminierten Organs oder als nicht bakterielle Peritonitis (toxisch-irritativ).

Leitsymptome

- **Stärkste Bauchschmerzen**
- **Abwehrspannung** und **brettharte** und extrem druckempfindliche **Bauchdecke**

Begleitsymptome

- Übelkeit, Erbrechen, Meteorismus
- Fieber
- Symptome der Grunderkrankung
- Komplikationen: septischer Schock, paralytischer Ileus

Therapie Notfall → Vorgehen nach dem üblichen Standard (▶ 20.6.4)

6 Leber, Gallenwege und Pankreas

6.1 Fallbeispiele

Fallbeispiel 1

Aktuelle Anamnese

Ein 42-jähriger Patient stellt sich in Ihrer Praxis mit starken Bauchschmerzen und Fieber von 39,2 °C vor. Die Beschwerden bestünden seit gestern. Der Schmerz sei in der Stärke zunehmend, diffus im Oberbauch lokalisiert und strahle in Rücken und linken Thorax aus. Begleitend klagt der Patient akut über Übelkeit, Obstipation, Windverhalt und starkes Krankheitsgefühl. Nach dem Frühstück (Toastbrot mit Butter und Marmelade) berichtet der Patient von einer heftigen Schmerzverstärkung und Erbrechen. Auf Nachfrage gibt er an, an zwei folgenden Abenden im Rahmen von Festivitäten vermehrt Alkohol konsumiert zu haben. Ansonsten konsumiere er regelmäßig 1–2 Liter Bier täglich. Ähnliche Schmerzepisoden seien ihm unbekannt. Die Medikamentenanamnese ist leer.

Vorgeschichte

- Riskanter Alkoholkonsum seit Jahren
- Nikotinabusus

Untersuchungsbefund

Bauch aufgetrieben. Keine Hämatombildung (Grey- und Cullen-Zeichen negativ). Über allen vier Quadranten kaum Darmgeräusche hörbar. Über dem gesamten Abdomen ausgeprägter tympanitischer Klopfschall. Bauchdecke prall-elastisch, gesamter Oberbauch druckschmerzhaft. Murphy-Zeichen, Appendizitiszeichen und Undulationsphänomen negativ. Leberhöhe 13 cm in der MCL, Milz nicht tastbar. Rektale Untersuchung ohne pathologischen Befund. Nierenlager frei. U-Stix-Untersuchung ohne pathologischen Befund.

Regelrechter Herzspitzenstoß, relative und absolute Herzgrenze ohne pathologischen Befund, Herztöne rein, rhythmisch. HF 100/Min., RR 125/75 mmHg, Temperatur rektal 39,2 °C. Lungen beidseits belüftet, sonorer Klopfschall über beiden Lungen. Vesikuläres Atemgeräusch ohne Nebengeräusche.

Lösung Fallbeispiel 1

Verdachtsdiagnose

Akute Pankreatitis (▶ 6.3.7). Typisch sind akute, gürtelförmige Oberbauchschmerzen, Fieber, Schmerzverstärkung nach Nahrungsaufnahme und ein erhöhter Alkoholkonsum in der jüngsten Vorgeschichte. Die Befunde der abdominalen Untersuchung (paralytischer [Sub-]Ileus, prall-elastische Bauchdecke, schmerzhaftes Abdomen) sind ebenfalls mit der Verdachtsdiagnose vereinbar.

Differenzialdiagnosen

- **Akute Gastritis** (▶ 5.3.3): nicht auszuschließen nach einem Alkoholexzess; Fieber, Windverhalt, Obstipation und starkes Krankheitsgefühl eher untypisch
- **Herzinfarkt** (▶ 2.3.6): nicht auszuschließen, allerdings eher unwahrscheinlich wegen u. a. fehlender Herzinsuffizienzsymptome und/oder Herzrhythmusstörungen

- **Gallensteinkolik** (▶ 6.3.5), **Cholezystitis** (▶ 6.3.6): eher unwahrscheinlich; der Schmerz bei der Kolik ist zu- und abnehmend mit Projektion in die rechte Schulter bzw. Schulterblatt; bei der Cholezystitis findet sich der Schmerz im rechten Oberbauch, das positive Murphy-Zeichen fehlt
- **Appendizitis** (▶ 5.3.9): nicht auszuschließen, wegen der untypischen Schmerzlokalisation eher unwahrscheinlich; typisch für die Appendizitis ist der Schmerzbeginn im Epigastrium, der sich nach periumbilikal und dann in den rechten Unterbauch verlagert
- **Nierensteinabgang** (▶ 11.3.8): eher unwahrscheinlich wegen fehlendem typischen Schmerzcharakter und Schmerzausstrahlung (kolikartiger Schmerz, vom Rücken über Flanken in die Leiste und Genitalien ziehend) und unauffälligen Urinbefunds

Diagnostisches Vorgehen zur Sicherung der Diagnose

- Labor: Bestimmung von v. a. Lipase, Elastase, Amylase, Kalzium, CRP, LDH, Blutbild, Leberenzymen, Cholestaseparametern, Herzenzymen, Elektrolyten, Kreatinin
- EKG: Messung vom Rhythmus, Erregungspathologien, Bestimmung der elektrischen Herzachse (Veränderung auch bei akuter Pankreatitis möglich)
- Abdomen-Sonografie: Bestimmung der Pankreasgröße und pathologischer Veränderungen, Darstellung der Gallenblase, Nachweis von abdominaler Flüssigkeit oder eines Pleuraergusses

Therapie

- Notfall mit Verweisung ins Krankenhaus
- Nahrungskarenz
- Antibiotika, Analgetika

Fallbeispiel 2

Aktuelle Anamnese

Ein 68-jähriger Patient stellt sich bei Ihnen mit Ikterus und Gewichtsabnahme von etwa 8 Kilogramm in den letzten 3 Monaten vor. Der Ikterus habe sich in den letzten 3–4 Wochen entwickelt, beträfe die Skleren und die Haut und verursache Juckreiz. Ferner klagt der Patient über Appetitlosigkeit, eine Unverträglichkeit von fetthaltigen Speisen und insbesondere Fleisch, Kaffee und gebratenen Lebensmitteln. Er berichtet über gelegentlich auftretende Schmerzen im Oberbauch, die einen ziehenden Charakter hätten und sich gürtelförmig bis in den Rücken erstrecken würden. Es bestehe ein starkes Krankheitsgefühl. Auf Nachfrage hin berichtet der Patient von Nachtschweiß, der regelmäßig auftritt. Der Urin sei dunkler geworden, der Stuhl deutlich heller. Moderater Alkoholkonsum (etwa 10–15 g Alkohol am Tag) und Nikotinabusus (1 Packung pro Tag).

Vorgeschichte

- Z. n. Magenulcus bei Typ-C-Gastritis vor 6 Jahren
- Benignes Prostatasyndrom

Untersuchungsbefund

Reduzierter AZ und EZ (BMI 22). Skleren und Haut deutlich ikterisch. Abdomen aufgetrieben, Darmgeräusche regelrecht. Ausgeprägter tympanitischer Klopfschall über dem gesamten Abdomen. Druckschmerzen im Oberbauch, Courvoisier-Zeichen positiv. Leberhöhe in der MCL 11 cm, Leberrand glatt. Kein Aszites. Milz nicht tastbar. Rektale Untersuchung ohne pathologischen Befund. Übrige internistische Untersuchung altersgerecht. RR 135/65 mmHg, HF 80/Min., Temperatur 38,2 °C.

6

Lösung Fallbeispiel 2

Verdachtsdiagnose

Pankreaskopfkarzinom (▶ 6.3.9). Typisch sind der posthepatische Ikterus (Stuhl heller, Urin dunkler), die Symptome der chronischen Pankreatitis und die B-Symptome. Das positive Courvoisier-Zeichen ist Ausdruck eines Gallestaus und entsteht durch Obstruktion der ableitenden Gallenwege.

Differenzialdiagnosen

- **Chronische Pankreatitis** (▶ 6.3.8): die Symptome sind vorhanden, der Untersucher darf sich allerdings mit dieser Diagnose nicht zufriedengeben; positives Courvoisier-Zeichen, B-Symptome und posthepatischer Ikterus sprechen für konsumierendes Geschehen, das zur Obstruktion der ableitenden Gallenwege führt und am ehesten der Verdachtsdiagnose des Pankreaskopfkarzinoms zugeordnet werden kann
- **Akuter Schub einer chronischen Pankreatitis** (▶ 6.3.9): kann nicht ausgeschlossen werden und zählt zu den Symptomen des Pankreaskopfkarzinoms, erscheint aber unwahrscheinlich, da die typischen inflammatorischen Symptome der akuten Pankreatitis fehlen
- **Magenkarzinom** (▶ 5.3.5): kann zunächst nicht ausgeschlossen werden, erscheint allerdings unwahrscheinlich, da die geschilderten Symptome (Ikterus, gürtelförmiger Oberbauchschmerz, Courvoisier-Zeichen) eher auf Geschehen am Pankreas hindeuten

Diagnostisches Vorgehen zur Sicherung der Diagnose

- Bildgebende Verfahren wie v. a. Sonografie, Endosonografie, MRT, CT mit Nachweis und Ausdehnung des Tumors, Veränderungen des Ductus pancreaticus und Ductus choledochus, Bestimmung von Gefäßkalibern, Gallenblasengröße, Nachweis von Infiltration ins Nachbargewebe
- ERCP mit Untersuchung des Gallen- und Pankreasgangs
- Feinnadelbiopsie mit histologischer Untersuchung
- Labor: Bestimmung von v. a. Lipase, Elastase, Amylase, Kalzium, CRP, LDH, Blutbild, Leberenzymen, Cholestaseparametern, Herzenzymen, Elektrolyten, Kreatinin, Tumormarkern CEA und CA 19–9 (zur postoperativen Kontrolle im Hinblick auf Rezidive)

Therapie

- Operative Therapie
- Radiochemotherapie

Fallbeispiel 3

Aktuelle Anamnese

Eine 34-jährige Patientin stellt sich in Begleitung des Ehemannes mit akuten starken Bauchschmerzen, Fieber (am Vortag mit Schüttelfrost), Übelkeit und Erbrechen vor. Die Beschwerden beständen seit dem Vorabend. Ein Auslöser lasse sich nicht feststellen. Das Befinden sei in den letzten Wochen und Monaten sehr gut gewesen. Die Bauchschmerzen würden sich auf den rechten Oberbauch konzentrieren und in den rechten Thorax ausstrahlen. Die Schmerzqualität sei dumpf, drückend, aber nicht kolikartig. Heute habe die Patientin nach dem Frühstück (Tee und eine Scheibe Toastbrot) erbrochen, seitdem bestehe eine permanente Übelkeit. Letzter Stuhlgang vor 3 Tagen. Wasserlassen vor etwa 1 Stunde. Keine Farbveränderungen der Ausscheidungen.

6

Das Ehepaar hat 3 Kinder im Alter von 8, 4 und 2 Jahren. Kein Noxenkonsum, keine regelmäßige Medikamenteneinnahme.

Vorgeschichte

- Bekannte Cholezystolithiasis
- Z. n. Appendektomie vor 20 Jahren

Untersuchungsbefund

Übergewichtige Patientin (BMI 29,1), reduzierter AZ. Mundschleimhaut trocken, Haut warm und rosig. Allenfalls dezenter Sklerenikterus. Herz- und Lungenuntersuchung ohne pathologischen Befund. Lymphknotenstatus unauffällig.
Abdomen aufgetrieben, spärliche Darmgeräusche über allen Quadranten. Perkussion schmerzhaft, ausgeprägter tympanitischer Klopfschall über dem gesamten Abdomen. Bauchdecke gespannt, Abwehrspannung im Bereich des rechten Oberbauchs, Murphy-Zeichen positiv. Leberhöhe in der MCL 10 cm, Leberrand glatt. Milz nicht tastbar. Anus bei der Inspektion unauffällig, rektale Untersuchung ohne pathologischen Befund. Nierenlager frei. RR 110/65 mmHg, HF 100/Min., Temperatur 38,6 °C, U-Stix unauffällig.

Lösung Fallbeispiel 3

Verdachtsdiagnose

Cholezystitis (▶ 6.3.6). Für diese Diagnose sprechen die genannten Symptome (Schmerzen in rechten Oberbauch mit Ausstrahlung in den Thorax), Fieber mit Schüttelfrost sowie der Befund der körperlichen Untersuchung (positives Murphy-Zeichen). Gestützt wird die Verdachtsdiagnose vom bekannten Steinleiden.

Differenzialdiagnosen

- **Cholangitis** (▶ 6.3.6): möglich, die Symptome sind ähnlich bzw. gleich; eine Klärung erfolgt mittels Sonografie
- **Magenulkus, Ulkusperforation** (▶ 5.3.4): nicht auszuschließen, aber unwahrscheinlich; die Symptome sprechen eher für eine Gallenblasenerkrankung; eine Ulkusperforation geht i. d. R. mit Symptomen im Vorfeld einher, die Patientin war aber symptomlos
- **Akute Pyelonephritis** (▶ 11.3.7): unwahrscheinlich, weil die Nierenlager perkutorisch frei sind, die Patientin von keinen Miktionsproblemen berichtet und der U-Stix unauffällig ist
- **Akute Pankreatitis** (▶ 6.3.7): nicht auszuschließen, aber zunächst unwahrscheinlich; die Schmerzen bei Pankreatitis sind meist gürtelförmig; ein definitiver Ausschluss erfolgt laborchemisch und sonografisch
- **Herzinfarkt** (▶ 2.3.6): nicht auszuschließen, eine Klärung erfolgt laborchemisch und elektrokardiografisch

Diagnostisches Vorgehen zur Sicherung der Diagnose

- Labor: u. a. Blutbild, CRP, BSG, Elektrolyte, Transaminasen, Cholestaseparameter, Retentionsparameter, Lipase, Troponin T
- EKG: Messung vom Rhythmus, Erregungspathologien, Bestimmung der elektrischen Herzachse, Ausschluss Herzinfarkt
- Sonografie: Darstellung und Beurteilung der Gallenblase (Wanddicke), der Gallengänge (Gallengangsdicke, Stauungszeichen), des Pankreas (Organgröße, Beschaffenheit, Ödem) und der Konkremente
- Röntgen Abdomen: wichtige Untersuchung zum Nachweis freier Luft im Abdomen und damit für den Ausschluss einer Ulkusperforation

- CT: detaillierte Darstellung der abdominalen Organstrukturen
- Andere Untersuchungen, u. a. ERCP, MRCP, Endosonografie je nach Befund

Therapie

- Zügige Einweisung in die Klinik
- Nahrungskarenz und parenterale Ernährung
- Analgetika, Antibiotika und operative Entfernung der Gallenblase, so bald wie möglich
- Engmaschige Kontrolle der Vitalparameter, der Entzündungsparameter und des Wasserhaushalts, um Komplikationen (v. a. Sepsis) zu vermeiden

6.2 Differenzialdiagnostik

6.2.1 Ikterus

Anamnestisches Vorgehen

- **Beginn** (seit wann?):
  - Akuter Beginn: bei u. a. akutem Leberversagen, Medikamentennebenwirkung, Infektionen der Leber (akute Hepatitiden, Malaria)
  - Chronischer Verlauf: bei Leberzirrhose, malignem Geschehen
- **Lokalisation** (wo genau?): Differenzierung von Skleren- und/oder Hautikterus
- **Stuhl- und Urinfarbe:** Differenzierung der Ikterusart ▶ Differenzialdiagnosen
- **Schmerzhaftigkeit:**
  - Schmerzen im rechten Oberbauch mit Ausstrahlung in die rechte Schulter: bei Gallenblasenerkrankungen
  - Schmerzloser Ikterus: bei u. a. Pankreaskopfkarzinom, Leberzirrhose
- **Begleitsymptome:**
  - Andere Hautzeichen u. a. Lackzunge, Lacklippen, Palmar-, Plantarerythem, Spider naevi bei Leberzirrhose
  - Fieber, Tropenaufenthalt bei Malaria
  - Juckreiz bei intra- und posthepatischem Ikterus
- **Vorerkrankungen und aktuelle Erkrankungen:** bekannte Erkrankungen wie Autoimmunerkrankungen, genetische Erkrankungen, z. B. Sichelzellanämie, Alkoholabusus können Ursache des Ikterus sein
- **Vegetative und B-Symptome:** Hinweis auf entzündlich-rheumatische, infektiöse oder tumoröse Ursache
- **Medikamente:** Zytostatika, Tuberkulostatika können als Nebenwirkung einen Ikterus hervorrufen
- **Beruf, Hobby:** Suche nach Noxenexposition, z. B. Tetrachlorkohlenstoff, Knollenblätterpilz, Alkohol
- **Sexualanamnese:** bei Verdacht auf infektiöse Hepatitis Erfassung der Sexualpartner

Differenzialdiagnosen

Die Differenzierung des Ikterus erfolgt nach der **Ursache** (▶ Tab. 6.1, ▶ Abb. 6.1). Der Ikterus ist als Gelbfärbung von Skleren und Haut definiert und entsteht durch Ablagerung von Bilirubin im Gewebe.

Tab. 6.1 Differenzialdiagnostik des Ikterus

	Prähepatisch	Intrahepatisch	Posthepatisch
Transaminasen	Normal	↑↑	↑
Indirektes Bilirubin	↑	Normal oder ↑	Meist normal
Cholestaseenzyme	Normal	↑	↑↑
LDH	↑	↑	(↑)
Urinfarbe	Normal	Dunkler/dunkel	Dunkel
Bilirubin im Urin	Normal	↑	↑ ↑
Urobilinogen im Urin	↑	(↑)	↓ oder fehlend
Stuhlfarbe	Unverändert	Meist etwas heller	Acholisch
Juckreiz	Nicht vorhanden	Meist vorhanden	Stark vorhanden

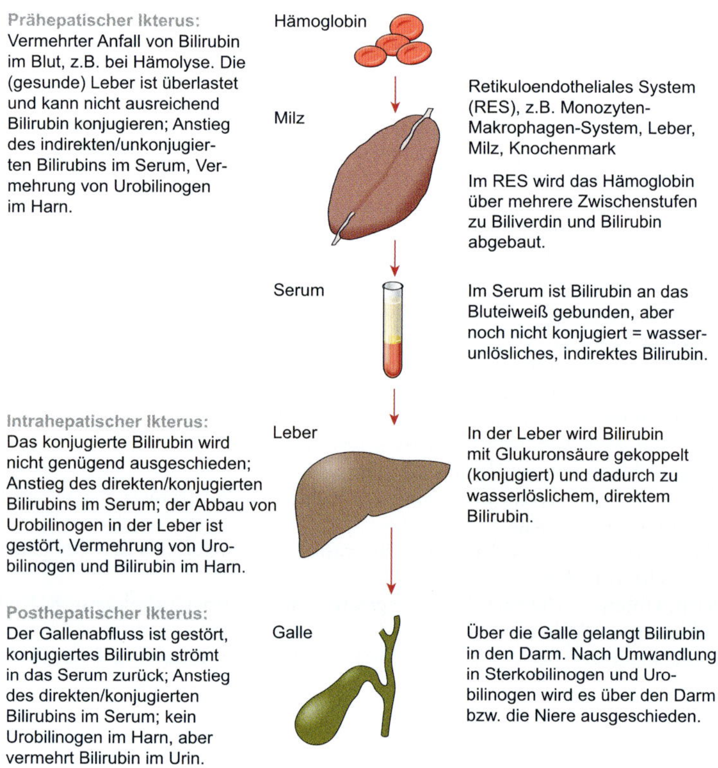

Abb. 6.1 Ikterusentstehung [L190]

Prähepatischer Ikterus

- Ursachen: **Hämolyse, ineffektive Hämatopoese**
- Labor: **unkonjugiertes Bilirubin im Serum ↑,** direktes Bilirubin im Normbereich, Bilirubin im Urin normal, Urobilinogen im Urin ↑, Stuhl- und Urinfarbe normal

Intrahepatischer Ikterus

- Ursachen: Hepatitis (▶ 18.10), Leberzirrhose (▶ 6.3.2), Stauungsleber, malignes Geschehen
- Labor: **unkonjugiertes und konjugiertes Bilirubin im Blut ↑,** Stuhl entfärbt, Urin dunkler

Posthepatischer Ikterus (Verschlussikterus)

- Ursachen: Abflusshindernisse in den ableitenden Gallenwegen, z. B. Gallensteine, Raumforderung im Bereich des Pankreaskopfes, primär biliäre Leberzirrhose
- Labor: **konjugiertes Bilirubin im Blut ↑,** Stuhl acholisch, Urin bierbraun

6.2.2 Fettleber

Merke

Die Diagnose der Fettleber erfolgt sonografisch. Anamnestisch lässt sich in den meisten Fällen die Ursache ermitteln.

Anamnestisches Vorgehen

- **Begleitsymptome:** rechtsseitige Druckschmerzen und Völlegefühl; Übelkeit, Erbrechen, Ikterus häufig bei toxischen Ursachen
- **Vorerkrankungen und aktuelle Erkrankungen:** Ursache können z. B. Adipositas, Diabetes mellitus sein
- **Ernährungsgewohnheiten:** kohlenhydratreiche, fettreiche Kost kann Ursache sein
- **Alkoholkonsum:** Ursache der alkoholischen Fettlebererkrankung; Erfassung der Art der Getränke, der Menge und der Konsumdauer
- **Beruf, Hobby:** Hinweise auf Genese

Differenzialdiagnosen

Die Differenzialdiagnostik der Fettleber erfolgt nach der **Ursache.** Die Fettleber entsteht durch Einlagerung von Triglyzeriden in die Hepatozyten. Eine Fettleber liegt vor, wenn mehr als 50 % der Zellen betroffen sind. Sind weniger als 50 % der Hepatozyten mit Fett gefüllt, spricht man von Leberzellverfettung.

- **Alkoholische Fettlebererkrankungen:** Fettsäuresynthese ↑, Abgabe von Lipoproteinen ↓; wegweisend ist die Anamnese
- **Nichtalkoholische Fettlebererkrankungen:**
  - **Diabetes mellitus** (▶ 10.3.8): Fettsäuresynthese ↑, Lipolyse im Fettgewebe ↑, Aufnahme von Lipoproteinen im Fettgewebe ↓, hohe Blutzuckerwerte; Polyurie, Polydipsie, Symptome der Makro- und Mikroangiopathie
  - **Adipositas** (▶ 7.3.2): Fettsäurenangebot ↑; wegweisend sind Anamnese, Inspektion (Fettverteilung), Bestimmung des BMI

- **Eiweißmangel:** Lipolyse im Fettgewebe ↑, Lipoproteinsynthese in der Leber ↓; bei Anorexia nervosa, Morbus Crohn, Zöliakie, Erkrankungen, die mit Malassimilation einhergehen; Fettleber, symmetrische Beinödeme durch den reduzierten onkotischen Druck
- **Toxische Einflüsse:** Lipoproteinsynthese in der Leber ↓; wegweisend ist die Medikamentenanamnese (rezeptpflichtig und rezeptfrei)

6.2.3 Leberveränderungen

Merke
Die Diagnose der Leberveränderungen erfolgt mittels körperlicher und apparativer Untersuchungen (Sonografie, CT).

6

Anamnestisches Vorgehen

- **Art** der Leberveränderung (was genau?): Differenzierung zwischen vergrößerter und verkleinerter Leber, Oberflächenveränderungen (körperliche und/oder apparative Untersuchung)
- **Beginn** (seit wann?):
  - Akuter Beginn: bei viraler Hepatitis
  - Chronischer Verlauf: bei Leberzirrhose, Neubildungen
- **Schmerzhaftigkeit:**
  - Druckgefühl im rechten Oberbauch: bei akuter Virushepatitis, Zystenbildung
  - Eher schmerzloser Verlauf: bei Leberzirrhose
- **Begleitsymptome:**
  - Leberhautzeichen (Spider naevi, Ikterus, Palmar-, Plantarerythem, Lackzunge, -lippen), Aszites bei Leberzirrhose
  - Grippale Symptome, Verdauungsbeschwerden bei viraler Hepatitis
  - Symmetrische Beinödeme, Jugularvenenstauung, Dyspnoe, Zyanose bei Rechtsherzinsuffizienz
- **Vorerkrankungen und aktuelle Erkrankungen:** Leber-, Herzerkrankungen können Ursache sein
- **Vegetative und B-Symptome:** Hinweis auf entzündlich-rheumatische, infektiöse oder tumoröse Ursache
- **Beruf, Hobby:** Hinweise auf Ursache

Differenzialdiagnosen

Die Differenzierung der Leberveränderungen erfolgt nach der **Größen- und Oberflächenveränderung.**

Hepatomegalie (Durchmesser in der MCL > 12 cm)

- **Fettleber** (▶ 6.2.2)
- **Entzündung:** akute oder chronische Symptome der Hepatitis (▶ 18.10)
- **Tumoren:** chronische Symptome der Leberinsuffizienz, B-Symptome, bei Metastasen ggf. Symptome des Primärtumors
- **Rechtsherzinsuffizienz** (▶ 2.3.7): symmetrische Beinödeme, Dyspnoe, Zyanose, gestaute Jugularvenen; im fortgeschrittenen Stadium Leberzirrhose, Aszites, Splenomegalie

Verminderter Leberdurchmesser **Leberzirrhose** (▶ 6.3.2): Leberhautzeichen (Ikterus, Palmarerythem, Plantarerythem, Hautatrophie, Lackzunge, Lacklippen, Spider naevi, Caput medusae), Aszites, Blutungsneigung, Splenomegalie

Höckerige Oberfläche

- **Tumoren, Metastasen:** chronische Symptome der Leberinsuffizienz, B-Symptome, bei Metastasen ggf. Symptome des Primärtumors
- **Zysten** (v. a. Echinokokkuszysten): chronische Symptome der Leberinsuffizienz, Eosinophilie, Erhöhung spezifischer IgE-Antikörper

6.2.4 Aszites

Anamnestisches Vorgehen

- **Beginn** (seit wann?):
  - Akuter Beginn: bei entzündlichen Erkrankungen, u. a. Peritonitis
  - Langsamer Beginn: bei u. a. Leberzirrhose, malignem Geschehen
- **Ausprägung** (wie stark ausgeprägt?): durch u. a. Messung des Bauchumfangs
- **Schmerzhaftigkeit:** häufig bei Peritonitis vorhanden
- **Begleitsymptome:**
  - Symmetrische Beinödeme, Lidödeme bei nephrotischem Syndrom
  - Symmetrische Beinödeme, gestaute Jugularvenen, Zyanose, Dyspnoe bei Rechtsherzinsuffizienz
  - Leberhautzeichen (Spider naevi, Ikterus, Palmar-, Plantarerythem, Lackzunge, -lippen) bei Lebererkrankungen
- **Vorerkrankungen und aktuelle Erkrankungen:** Ursache können Lebererkrankungen (inklusive infektiöser Hepatitiden und Autoimmunkrankheiten), Herz-, Nierenerkrankungen, entzündliche oder maligne Erkrankungen im Bauchraum, z. B. Ovarialkarzinom, sein
- **Vegetative und B-Symptome:** Hinweis auf entzündlich-rheumatische, infektiöse oder tumoröse Ursache
- **Noxenkonsum:** chronischer Alkoholkonsum, Einnahme bestimmter Medikamente (z. B. Phenytoin, Zytostatika) und anderer chemischer Noxen (z. B. Alfatoxine) kann zur Leberzirrhose und damit zur Aszitesbildung führen

Differenzialdiagnosen

Die Differenzierung des Aszites erfolgt nach der **Ursache.** Aszites ist eine Ansammlung von Flüssigkeit (Transsudat oder Exsudat) in der freien Bauchhöhle.

Lebererkrankungen

- Häufigste Aszitesursache, die auf Erhöhung des portalen Drucks zurückzuführen ist
- Symptome: Leberhautzeichen, Symptome der portalen Hypertonie (u. a. Caput medusae, Hämorrhoiden, Splenomegalie), Leberinsuffizienzzeichen (Quick-Wert ↓bzw. INR ↑, Bilirubin ↑, Albumine ↓, CHE ↓)

Herzerkrankungen

- Folge der Rechtsherzinsuffizienz (▶ 2.3.7) mit Veränderung der Leber und Rückstau in den portalen Kreislauf

- Symptome: Leberinsuffizienzzeichen, ausgeprägte Symptome der Rechtsherzinsuffizienz, (u. a. symmetrische Beinödeme oder Anasarka, Jugularvenenstauung, Zyanose, Dyspnoe)

Nierenerkrankungen

- Am häufigsten beim nephrotischen Syndrom (▶ 11.3.4) vorkommend durch starken Albuminverlust über die Niere
- Symptome: Proteinurie, Ödeme, Hypalbuminämie, Hyperlipoproteinämie

Entzündliche Ursachen

- Häufigste Ursache ist die Peritonitis (▶ 5.3.12)
- Symptome: stärkste Schmerzen, Abwehrspannung, bretthartes Abdomen, Veränderung der Darmgeräusche, systemische Entzündungszeichen, Symptome der Grundkrankheit

Maligne Ursachen

- Häufigste Tumoren sind Ovarial-, Leberzell-, Pankreaskarzinom
- Symptome: Symptome der Grunderkrankung, B-Symptome, im Laborbefund Tumormarker positiv, im Aszitespunktat häufig Blut (hämorrhagischer Aszites) und Tumorzellen

6

6.3 Erkrankungen und deren Leitsymptome

6.3.1 Akutes Leberversagen

Definition Akuter Ausfall der Leberfunktion ohne vorherige chronische Lebererkrankung. Häufigste Ursachen sind u. a. Virushepatitiden, Toxine, Medikamente, Reye-Syndrom und schwangerschaftsassoziierte Lebererkrankungen.

Leitsymptome

- **Ikterus, Gerinnungsstörungen, Bewusstseinsstörung**
- **Foetor hepaticus** (Geruch nach Lehmerde)
- Labor: GOT, GPT und γ-GT ↑, Bilirubin und AP ↑, Ammoniak ↑, Gerinnungsfaktoren und Quick ↓ (INR ↑), Thrombopenie

Begleitsymptome

- Flapping Tremor
- Abnehmende Lebergröße
- Komplikationen: Hirnödem, Blutungen, Nierenversagen

Therapie

- Therapie der Ursachen
- Symptomatische Therapie
- Lebertransplantation

6.3.2 Leberzirrhose

Definition Chronische, fortschreitende, irreversible Schädigung der Leberzellen mit knotig-narbigem Umbau der Leber. Häufigste Ursachen sind v. a. Alkoholabusus, Virus- und Autoimmunhepatitiden, Stoffwechselerkrankungen.

Leitsymptome
- Leberhautzeichen: **Ikterus, Palmar-, Plantarerythem, Hautatrophie (Geldscheinhaut), Weißnägel, Lackzunge, Lacklippen, Spider naevi, Caput medusae,** Bauchglatze und Gynäkomastie beim Mann
- Hypotonie
- Labor: Quick, ChE und Albumin ↓, Transaminasen und Cholestaseparameter (GOT, GPT, γ-GT, Bilirubin, AP) ↑, Ammoniak ↑, Thrombopenie, Hypokaliämie

Begleitsymptome
- Abgeschlagenheit, Müdigkeit („Müdigkeit ist der Schmerz der Leber"; häufigstes Symptom, aber unspezifisch), Leistungsknick
- **Komplikationen:** Blutungsneigung, hepatisches Koma, Pfortaderhochdruck (mit u. a. Splenomegalie, hypertensiver Gastropathie, Ösophagusvarizen (▶ 20.7.1), Caput medusae, Hämorrhoiden), **Aszites,** Leberzellkarzinom, Niereninsuffizienz (hepatorenales Syndrom)

Therapie
- Therapie der Grunderkrankung und Komplikationen
- Noxenkarenz
- Normokalorische Ernährung mit ausreichend Eiweiß (1,2–1,5 g/kg KG/Tag)
- Lebertransplantation

6.3.3 Morbus Wilson

Definition Autosomal-rezessiv vererbte Kupferspeicherkrankheit.

Leitsymptome
- Symptome der Hepatitis (▶ 18.10) und **Leberzirrhose** (▶ 6.3.2)
- Sprach- und Schreibstörungen, Tremor, Gangunsicherheit, Psychosen
- **Kayser-Fleischer-Kornealring** (grünlichbrauner Ring um die Hornhaut)
- Labor: Ceruloplasmin ↓, Kupferausscheidung im Urin ↑, Kupfergehalt der Leber ↑, GOT, GPT, γ-GT ↑, Bilirubin und AP ↑

Begleitsymptome
- Allgemeinsymptome: Abgeschlagenheit, Müdigkeit, Leistungsknick
- Komplikationen: Niereninsuffizienz, Kardiomyopathie, hämolytische Anämie

Therapie
- Gabe von kupferbindenden Mitteln (u. a. Zink)
- Kupferarme Ernährung (kein Wasser trinken, das durch Kupferleitungen fließt)
- Lebertransplantation bei Versagen aller Maßnahmen

6.3.4 Hämochromatose

Definition Autosomal-rezessiv vererbte Eisenspeicherkrankheit. Männer erkranken zwischen dem 40. und 50. Lebensjahr, Frauen im Durchschnitt 10 Jahre später.

Leitsymptome

- Alle Symptome der **Leberzirrhose** (▶ 6.3.2)
- Dunkle Hautverfärbung und Diabetes **(Bronzediabetes)**
- Labor: Serumeisen, Serumtransferrin und Transferrinsättigung ↑, Eisenausscheidung im Urin ↑, Lebereisengehalt ↑

Begleitsymptome

- Gelenkbeschwerden
- Herzbeschwerden durch mögliche Kardiomyopathie
- Libidoverlust beim Befall der Gonaden

Therapie Aderlässe und eisenbindende Medikamente

6.3.5 Gallensteinleiden

Definition Häufige Erkrankung, die mit Auftreten von Konkrementen (Cholesterin- und Pigmentsteine) in der Gallenblase und/oder in den Gallengängen einhergeht. Zu den Risikofaktoren zählen u. a. weibliches Geschlecht, Übergewicht, helle Hautfarbe, Alter, zahlreiche Schwangerschaften, familiäre Vorbelastung (6F-Regel: female, fat, fair, forty, fertile, family).

Leitsymptome

- Beim **Gallensteinabgang kolikartige Bauchschmerzen** (= Gallenkolik), die in die **rechte Schulter** oder den Rücken ausstrahlen
- Labor bei Verlegung des Ductus choledochus: Cholestaseparameter ↑ (Bilirubin, AP, γ-GT), bei begleitender Entzündung CRP und BSG ↑, Leukozytose, bei begleitender (biliärer) Pankreatitis Lipase, Amylase, pankreatische Elastase 1 ↑
- Bei Begleitcholezystitis positives Murphy-Zeichen

Begleitsymptome

- Übelkeit, Erbrechen, Aufstoßen
- Gegebenenfalls Ikterus
- Komplikationen: Cholangitis, Steinperforation in die freie Bauchhöhle, Porzellangallenblase, biliäre Pankreatitis, Sepsis

Therapie Notfall → Vorgehen nach dem üblichen Standard (▶ 20.7.2)

6.3.6 Entzündung der Gallenwege

Definition Die Entzündung der Gallenwege wird als **Cholangitis** bezeichnet, die Entzündung der Gallenblase als **Cholezystitis.**

Leitsymptome

- **Cholangitis: Charcot-Trias** (Ikterus, Schüttelfrost, Schmerzen im rechten Oberbauch)
- **Akute Cholezystitis:** Druckschmerzen im rechten Oberbauch, kolikartige Schmerzen, Fieber, Übelkeit und Erbrechen; Leber und Gallenblase schmerzhaft vergrößert (positives Murphy-Zeichen)
- **Chronische Cholezystitis:** häufig asymptomatisch oder oligosymptomatisch; Völlegefühl, Unverträglichkeit von gebratenen, gepökelten, fetten Speisen und Kaffee
- Labor: Leukozytose, BSG und CRP ↑, γ-GT, AP und Bilirubin ↑

Begleitsymptome

- Übelkeit, Erbrechen, Aufstoßen
- Komplikationen: Gallenblasenempyem und -hydrops, Porzellangallenblase

Therapie

- Notfall → Vorgehen nach dem üblichen Standard (▶ 20.7.2)
- Entlastung der Gallenwege, Steinentfernung
- Antibiotika

6.3.7 Akute Pankreatitis

Definition Akute Entzündung der Bauchspeicheldrüse, die mit Selbstverdauung, Entzündung und Vernarbung einhergeht.

Leitsymptome

- **Gürtelförmige, starke Oberbauchschmerzen**
- **Gerötetes Gesicht** (durch Wirkung von vasoaktiven Substanzen)
- Prall-elastische Abwehrspannung **(Gummibauch)**
- **Paralytischer Ileus**
- Tachykardie, Hypotonie
- Fieber, starkes Krankheitsgefühl
- Labor: Leukozytose, BSG und CRP ↑, Lipase, Amylase, pankreatische Elastase 1 ↑, Hypokalzämie

Begleitsymptome

- Übelkeit, Erbrechen
- Eventuell Ikterus
- Komplikationen: Sepsis, bei Einblutung ins Retroperitoneum positives **Cullen- und Grey-Zeichen,** Dyspnoe, hypovolämischer Schock, akutes Nieren- und Lungenversagen, Milzvenenthrombose, Pleuraerguss

Therapie

- Notfall → Vorgehen nach dem üblichen Standard (▶ 20.7.3)
- Nahrungskarenz mit parenteraler Ernährung
- Analgetika, ggf. Antibiotika

6.3.8 Chronische Pankreatitis

Definition Fortschreitende, entzündlich-vernarbende Erkrankung, die mit Zerstörung des exokrinen und später auch des endokrinen Teils einhergeht.

Leitsymptome

- **Rezidivierende Schmerzen** tief im Oberbauch, die **gürtelförmig** in den Rücken ausstrahlen
- Unverträglichkeit von Fett**, Fettstühle und Blähungen**
- Symptome der Malassimilation
- Labor: Chymotrypsin und Pankreaselastase im Stuhl ↓

Begleitsymptome
- Selten ikterische Schübe
- Übelkeit, Erbrechen
- Im Spätstadium Entwicklung eines Diabetes mellitus
- Komplikationen: Pankreaskarzinom und akuter Pankreatitis-Schub

Therapie
- Noxenkarenz
- Substitution von Pankreasenzymen
- Bei Entwicklung eines Diabetes mellitus Insulin

6.3.9 Pankreaskarzinom

Definition Neubildung des Pankreas. Dritthäufigster Tumor des Gastrointestinaltrakts. Meist im Pankreaskopf lokalisiert und vom Gangepithel ausgehend.

Leitsymptome
- Symptome der chronischen Pankreatitis (häufig Rückenschmerzen)
- **Schmerzloser Ikterus** mit **positivem Courvoisier-Zeichen** (prallelastische, schmerzlos tastbare Gallenblase bei Inspiration)
- **Rezidivierende Thrombosen** als paraneoplastisches Syndrom (selten)
- B-Symptomatik

Therapie
- Operative Therapie
- Radiochemotherapie

6.3.10 Mukoviszidose (zystische Fibrose)

Definition Häufige (ca. 1 : 3000) autosomal-rezessiv vererbte Stoffwechselkrankheit. Betroffen sind exokrine Drüsen, die einen abnorm zähen Schleim absondern.

Leitsymptome
- **Mekoniumileus** im Neugeborenenalter
- **Pankreasinsuffizienz mit Gedeihstörung,** Gewichtsverlust
- **Erhöhte Viskosität** des Sekrets
- **Rezidivierende bronchopulmonale Infekte**
- Salziger Schweiß

Begleitsymptome
- Leberzirrhose
- Diabetes mellitus
- Osteoporose
- Infertilität

Therapie
- Beseitigung des zähen Sekrets, Behandlung der Infekte
- Substitution der Pankreasenzyme und hochkalorische Kost
- Lungentransplantation

7 Ernährung und Stoffwechsel

7.1 Fallbeispiele

Fallbeispiel 1

Aktuelle Anamnese

Ein 68-jähriger, adipöser Patient stellt sich wegen akuter, sehr starker Schmerzen im rechten Vorfuß vor. Die Schmerzen hätten in der Nacht plötzlich gegen 4.00 Uhr begonnen, sodass ein weiterer Schlaf nicht möglich gewesen sei. Jede Berührung wird als unerträglich geschildert. Auf Nachfrage gibt der Patient an, am Abend zuvor mit seinem Sohn einen erfolgreichen Geschäftsabschluss gefeiert zu haben.
Eine ähnliche Episode, wenn auch deutlich leichter hinsichtlich Schmerzverlauf und –stärke, habe sich vor 2 Monaten nach einer Familienfeierlichkeit zugetragen.

Vorgeschichte

- Adipositas (BMI 32)
- Arterielle Hypertonie
- Bekannte Hypercholesterinämie
- Derzeitige Medikation: Statin, Betablocker, ACE-Hemmer, Diuretikum

Untersuchungsbefund

Großzehengrundgelenk stark gerötet, überwärmt, geschwollen. Beweglichkeitsprüfung wegen der Schmerzen nicht möglich. Übrige Gelenke frei beweglich und frei von entzündlichen Erscheinungen oder Deformitäten. Gichttophi finden sich nicht.

7

Lösung Fallbeispiel 1

Verdachtsdiagnose

Gichtanfall (▶ 7.3.1). Typisch sind der akute, meist nächtliche Beginn und die Lokalisation am Großzehengrundgelenk. Vorgeschichte, Auslöser und auch Befunde der körperlichen Untersuchung sprechen für einen akuten Gichtanfall.

Differenzialdiagnosen

- **Aktivierte Arthrose** (▶ 1.3.3): unwahrscheinlich, da keine Hinweise auf Arthrosegeschehen in der Vorgeschichte
- Andere **entzündliche bzw. infektiöse Ursachen,** u. a. Lyme-Borreliose: unwahrscheinlich wegen der Plötzlichkeit der Beschwerden und typischen Auslösefaktoren

Diagnostisches Vorgehen zur Sicherung der Diagnose

Labor: Harnsäure im Serum (kann normal, ↓ oder ↑ sein), Retentionsparameter

Therapie

- Konservative Therapie: Ruhigstellung, Kühlung des betroffenen Gelenks
- Analgetika
- Prophylaxe von Gichtanfällen mit Allopurinol
- Reduktion des Gewichts

Fallbeispiel 2

Aktuelle Anamnese

Eine 34-jährige sichtbar adipöse Patientin stellt sich bei Ihnen vor und bittet sie um Empfehlungen zur Gewichtsabnahme. Sie wiegt nach eigenen Angaben 140 kg bei einer Größe von 162 cm. Auf Nachfrage berichtet sie, immer schon kräftig gewesen zu sein und bereits zum Zeitpunkt der Pubertät um die 100 kg gewogen zu haben. Nach der Trennung von ihrem Lebenspartner vor 8 Jahren sei es zu einer weiteren Gewichtszunahme auf das aktuelle Gewicht gekommen, die nun Probleme bereite. Die Patientin gibt an, beidseits Knieschmerzen beim Stufensteigen zu haben. Die Stimmung sei gedrückt, es bestünden Zweifel am Selbstwert. Das habe zur Folge, dass sie ihre Freizeit überwiegend zu Hause verbringe und sich sozial isoliere.

Die Patientin lebt alleine, ist kinderlos und geht dem Beruf der Arzthelferin nach. Nikotin- und Alkoholanamnese leer, wegen der Knieschmerzen gelegentliche Einnahme von Ibuprofen 400 mg.

Die Patientin nimmt 4–5 Mahlzeiten zu sich, die v. a. aus Brot, Wurst, Wurstprodukten, Pizza, Fertigprodukten, Eiscreme und Kuchen bestehen. Der Flüssigkeitsbedarf wird über Kaffee und Süßgetränke gedeckt. Die körperliche Aktivität ist eingeschränkt, keine sportliche Betätigungen. Die meisten Aktivitäten wie Einkaufen, der Weg zur Arbeit oder Behördengänge werden mit dem Auto erledigt.

Vorgeschichte

Leer.

Untersuchungsbefund

Gewicht 141 kg, Größe 162 cm (BMI 53,7), Waist-to-Hip-Ratio 0,8 (gluteofemoraler Fettverteilungstyp). Haut und Schleimhäute gut durchblutet. Kopf frei beweglich, kein Meningismus. Rachen frei, Zahnstatus intakt. Lymphknoten nicht vergrößert, nicht druckschmerzhaft, gut verschieblich. Keine Halsvenenstauung, Schilddrüse nicht vergrößert und schluckverschieblich. Thorax symmetrisch, Zwerchfellhochstand auf beiden Seiten ca. 2–3 cm, atemverschieblich. Sonorer Klopfschall über der Lunge, vesikuläres Atemgeräusch ohne Nebengeräusche. Herzspitzenstoß wegen der Adipositas nicht sicher palpabel, Herztöne rein und rhythmisch ohne Extratöne oder pathologische Herzgeräusche. RR 130/80 mmHg, HF 88/Min. Bauchdecke adipös, Darmgeräusche regelrecht, kein Druckschmerz, keine pathologischen Resistenzen. Organpalpation (Milz und Leber) nur sehr eingeschränkt möglich. Rektale Untersuchung ohne pathologischen Befund. Extremitäten warm, keine Varikosis, periphere Pulse (mit Ausnahme der A. poplitea) gut tastbar. Kniegelenke eingeschränkt beweglich, Varus-, Valgusstress, Steinmann I und II, vorderes und hinteres Schubladenphänomen ohne pathologischen Befund. Keine Paresen, keine Sensibilitätsstörungen, Muskeleigenreflexe gut und seitengleich auslösbar. Pathologische Reflexe negativ.

Lösung Fallbeispiel 2

Verdachtsdiagnose

Adipositas Grad III (Adipositas permagna) (▶ 7.3.2). Gesichert durch den BMI.

Differenzialdiagnosen

Sekundäre Adipositas durch:

- **Hypothyreose** (▶ 10.3.5): unwahrscheinlich, kann aber erst nach der Beurteilung von TSH (ggf. T_3 und T_4) sicher ausgeschlossen werden
- **Hyperkortisolismus** (▶ 10.3.11): unwahrscheinlich, kann allerdings definitiv erst nach der laborchemischen Untersuchung ausgeschlossen werden; typisch sind

u. a. Stammfettsucht, Stiernacken, gerötetes Gesicht, Hypertonie, petechiale Blutungen, Ödeme
- **Hirntumor:** unwahrscheinlich, da keine neurologischen Ausfälle vorhanden

Diagnostisches Vorgehen zur Sicherung der Diagnose
- Labor: u. a. Glukose, HbA_{1c}, oraler Glukosetoleranztest, Lipidstatus (HDL, LDL, Cholesterin, Triglyzeride), Harnsäure, TSH, Urinuntersuchung, evtl. Dexamathason-Kurztest (zum Ausschluss Hyperkortisolismus)
- EKG, Ergometrie, Herzecho, 24-h-Blutdruckmessung
- Schlafapnoe-Screening
- Sonografie des Abdomens mit Beurteilung von Leber (Fettleber) und Gallenblase (Cholelithiasis)
- Gegebenenfalls Sonografie der Schilddrüse
- Röntgen beider Knie (Ausschluss bzw. Bestätigung der Nebendiagnose Arthrose)

Therapie
- Allgemein:
  - Langfristige Gewichtsabnahme
  - Verbesserung der adipositasassoziierten Erkrankungen (Arthrose, psychische Belastung)
  - Verbesserung des Gesundheitsverhaltens mit energieangepasster Ernährung und regelmäßiger körperlicher Bewegung
  - Stressverarbeitung und Steigerung der Lebensqualität
- Ernährungstherapie:
  - Kalorienreduzierte, ballaststoffreiche Mischkost empfohlen, die arm an tierischen Fetten ist
  - Verzicht auf kalorienreiche Getränke
  - Reduktion von Teilen der Mahlzeiten und/oder Elimination bzw. Einschränkung von einfachen Kohlenhydraten
- Bewegungstherapie: Motivation zur körperlichen Aktivität, zunächst täglich 20 Minuten, dann länger
- Verhaltenstherapie: Änderung des Essverhaltens durch Psychoedukation, Motivation, Selbstbeobachtung, flexible Kontrolle anstatt „Alles oder Nichts“
- Medikamentöse und operative Therapie: ist das Basisprogramm ausgeschöpft, kann auf eine medikamentöse (u. a. Orlistat, Metformin) oder chirurgische Therapie (Magenballon, Magenband) ausgewichen werden
- Regelmäßige Kontrollen von Blutdruck, Blutzuckerspiegel und HbA_{1c}

Fallbeispiel 3

Aktuelle Anamnese
Ein 68-jähriger Patient stellt sich bei Ihnen mit Gelenkschmerzen und Gelenkdeformitäten vor. Betroffen sind die Grundgelenke beider Zeigefinger, Ringfinger links, Mittelfinger rechts sowie beide Daumengrundgelenke. Weiterhin sind proximale Interphalangealgelenke des kleinen, Ring- und Zeigefingers rechts sowie des Mittel- und Zeigefingers links betroffen. Bei den distalen Interphalangealgelenken sind der kleine Finger rechts sowie beide Zeigefinger betroffen. Der Patient beklagt die eingeschränkte Greiffunktion, die ihn an der Arbeit in der Werkstatt hindere. Die Entwicklung der angegebenen Veränderungen erstrecke sich über 20 Jahre, in den letzten Monaten sei es zu einer Verschlechterung des Befunds gekommen.

In unregelmäßigen Abständen seien die Gelenke gerötet, überwärmt und noch mehr geschwollen als jetzt. Auf Nachfrage berichtet der Patient, dass die betroffenen Gelenke nie alle gleichzeitig von der Entzündung betroffen seien, sondern im Wechsel. Der Patient fühle sind sonst gesund. Angegeben wird ein Ex-Nikotinabusus (40 Packyears), Alkoholkonsum wird als regelmäßig angegeben. Die Medikamentenanamnese ist leer. B-Symptome werden verneint.

Vorgeschichte

- Rezidivierende Gichtanfälle, bis auf wenige Wochen Allopurinol-Therapie wegen Nebenwirkungen (Unwohlsein) unbehandelt
- Bekannte prädiabetische Stoffwechsellage, nicht therapiert
- Z. n. Urolithiasis vor 2 Jahren

Untersuchungsbefund

Adipöser Patient (BMI 33,4), guter AZ. Die Finger beider Hände stehen in einer Beugestellung. Asymmetrische Gelenkschwellung mit Deformitäten über den Grundgelenken beider Zeigefinger, Ringfinger links, Mittelfinger rechts sowie beider Daumen. Weiterhin Schwellung und Deformitäten der proximalen Interphalangealgelenken des kleinen, Ring- und Zeigefingers rechts sowie des Mittel- und Zeigefingers links. Beteiligung der distalen Interphalangealgelenke des kleinen Fingers rechts sowie beider Zeigefinger. Im Gelenkbereich sind multiple weißlich-gelbe Knötchen und Knoten zu sehen. Eine akute entzündliche Reaktion lässt sich nicht feststellen. Andere Gelenke reizfrei. Die Palpation der betroffenen Gelenke ist schmerzhaft, die Gelenkbeweglichkeit deutlich eingeschränkt. Bei der Hautuntersuchung fallen mehrere, etwa 3–4 mm große weißliche Knötchen von fester Konsistenz an der Ohrmuschel beidseits auf. Herz- und Lungenuntersuchung altersentsprechend. Abdomen wegen adipöser Bauchdecke nur eingeschränkt beurteilbar. Nierenlager frei. Periphere Pulse regelrecht tastbar, dezente Unterschenkelödeme. RR 160/100 mmHg, HF 76/Min., Temperatur 37,3 °C.

Lösung Fallbeispiel 3

Verdachtsdiagnose

Chronische Gicht mit **Gichtarthritis** und **Gichttophi** an kleinen Gelenken und der Helix. Dafür sprechen die rezidivierende Gichtanfälle in der Anamnese und die klinischen Symptome. Die Urolithiasis in der Vorgeschichte kann ein Hinweis auf eine Urat-Konkrementbildung sein.

Differenzialdiagnosen

- **Rheumatoide Arthritis** (▶ 1.3.8): unwahrscheinlich wegen der atypischen Symptome, letztlich durch laborchemische und apparative Untersuchung auszuschießen; typisch für die rheumatoide Arthritis ist eine symmetrische Beteiligung der Grund- und Mittelgelenke, die Endgelenke sind nicht betroffen; die Erkrankung verläuft in Schüben, wobei meist alle Gelenke betroffen sind, während sich im Fallbeispiel die Gelenke im entzündlichen Geschehen abwechseln
- **Fingerpolyarthrose:** möglich, jedoch unwahrscheinlich; bei einem arthrotischen Geschehen können Gelenke deformieren, Tophi bilden sich nicht aus; betroffen sind häufig Fingermittelgelenke (Bouchard-Arthrose) und Endgelenke (Heberden-Arthrose)
- **Psoriasis-Arthritis:** möglich, allerdings eher unwahrscheinlich, weil typische psoriatische Hauterscheinungen gänzlich fehlen

Diagnostisches Vorgehen zur Sicherung der Diagnose

- Labor: CRP, BSG, Blutbild, Elektrolyte, Harnsäure, Retentionsparameter, Glukose, HbA_{1c}, Leberwerte, Lipidstatus, TSH, Urinuntersuchung, ggf. Rheumafaktoren, ANA, Anti-CCP-Ak
- Sonografie: Darstellung von Gelenkspalt, evtl. Gelenkerguss und Tophi-Ablagerung
- Röntgen: Nachweis von juxtaartikulären Erosionen, Tophi und Tophusstacheln

Therapie

- Konsequente Senkung des Harnsäurespiegels durch Ernährungsanpassung, Alkoholkarenz und medikamentöse Therapie (in Abhängigkeit von der Nierenfunktion)
- Gewichtsabnahme, regelmäßige Bewegung
- Therapie von Coerkrankungen

7.2 Differenzialdiagnostik

7.2.1 Fettstoffwechselstörungen

7

Merke
Die Diagnostik der Fettstoffwechselstörungen erfolgt laborchemisch. Anamnestisch lässt sich in den meisten Fällen die Ursache ermitteln.

Anamnestisches Vorgehen

- **Begleitsymptome:** ggf. Xanthelasmen, Xanthome, Arcus senilis
- **Vorerkrankungen und aktuelle Erkrankungen:** Diabetes mellitus, Adipositas, Nieren- und Schilddrüsenerkrankungen können Ursache sein
- **Ernährungsgewohnheiten:** energiedichte Kost begünstigt die Entstehung von Fettstoffwechselstörungen
- **Alkoholkonsum:** kann ursächlich bzw. begünstigend sein
- **Medikamente:** Ursache kann die Einnahme von Kortisonpräparaten, Betablockern, Hormonen sein

Differenzialdiagnosen

Fettstoffwechselstörungen können nach Frederickson eingeteilt werden, was jedoch im klinischen Alltag wenig Anwendung findet. Relevant für Praxisalltag und Prüfung ist die Differenzierung nach **reaktiv-physiologischen Formen, familiärer Hypercholesterinämie** und **sekundären Hyperlipidämien.**
Allen genannten Formen gemeinsam sind die Symptome, v. a. vorzeitige Arteriosklerose mit Folgeerkrankungen, Pankreatitisschübe, Xanthome, Xanthelasmen und Arcus senilis.

Reaktiv-physiologische Hyperlipidämie

- Ursache: kurzzeitige, meist mild ausgeprägte Hyperlipidämie, die durch einen ungünstigen Lebensstil entsteht
- Unterteilung in:
  - Hypercholesterinämie: durch u. a. fettreiche Ernährung (tierische Fette)
  - Hypertriglyzeridämie: durch u. a. zuckerreiche Ernährung und hohen Alkoholkonsum

Familiäre Hypercholesterinämie

- Ursache: genetische Erkrankung mit Cholesterinerhöhung und meist auch Erhöhung des Triglyzeridspiegels
- Einteilung in polygenetische und monogenetische familiäre Hypercholesterinämie

Sekundäre Hyperlipidämien

- Ursache: Vorerkrankungen, Einnahme von bestimmten Medikamenten, Ernährungsgewohnheiten, genetische Disposition
- Umfassen die Hypertriglyzerid- und Hypercholesterinämien
- **Hypertriglyzeridämie:**
  - **Adipositas** (▶ 7.3.2): äußeres Erscheinungsbild, Messung des BMI
  - **Diabetes mellitus** (▶ 10.3.8): Polyurie, Polydipsie, Hyperglykämie, Symptome der Makro- und Mikroangiopathie
  - **Erhöhter Alkoholkonsum:** wegweisend ist die Anamnese
  - **Medikamente:** u. a. Kortisonpräparate, Betablocker, Hormonersatztherapie
- **Hypercholesterinämie:**
  - **Hypothyreose** (▶ 10.3.5): Gewichtszunahme, depressive Stimmungslage, Müdigkeit, Antriebslosigkeit, Myxödem
  - **Nephrotisches Syndrom** (▶ 11.3.4): Proteinurie > 3,5 g/Tag, Hypoproteinämie, Hyperlipoproteinämie, Ödeme
  - **Diabetes mellitus** (▶ 10.3.8): Polyurie, Polydipsie, Hyperglykämie, Symptome der Makro- und Mikroangiopathie
  - **Schwangerschaft:** letzte Periodenblutung, Kindsbewegungen, sonografischer Nachweis
  - **Medikamente:** u. a. Kortisonpräparate

7.2.2 Kachexie

Anamnestisches Vorgehen

- **Ausprägung:** Erfassung und Beurteilung durch Bestimmung des BMI
- **Begleitsymptome:**
  - Fieber, Nachtschweiß, Krankheitsgefühl bei konsumierenden Erkrankungen
  - Subjektives Wohlbefinden, Körperschemastörung, Brechattacken bei psychogenen Ursachen
  - Diarrhö bei Hyperthyreose, Erkrankungen des Magen-Darm-Trakts
- **Vorerkrankungen und aktuelle Erkrankungen:** Ursachen können gastrointestinale, kardiale, renale Vorerkrankungen, Schilddrüsenerkrankungen, Anorexia nervosa und Bulimie sein
- **Ernährungsgewohnheiten:** Erfassung der täglichen Nahrungszufuhr, Nahrungsart und Trinkmenge sowie des Appetits
- **Noxenkonsum:** Ursachen können Alkohol-, Drogen- und Medikamentenabusus sein

Differenzialdiagnosen

Die Differenzialdiagnostik der Kachexie wird nach organischen und psychogenen **Ursachen** eingeteilt. Ergänzend werden seltenere Ursachen erfasst. Die Kachexie ist definiert als pathologischer Gewichtsverlust verbunden mit einem Abfall des Body-Mass-Index (BMI) unter 20 kg/m² und einem Gewichtsverlust von mehr als 2 % in den letzten 6 Monaten.

Organische Ursachen

- **Mund-, Pharynx-, Ösophaguserkrankungen:** bei Mund- und Pharynxerkrankungen Schluckschwierigkeiten, evtl. Mundgeruch, pathologische inspektorische Befunde; bei Ösophaguserkrankungen thorakale Druckschmerzen, Regurgitation, Sodbrennen
- **Malabsorption** (▶ 5.2.12): Sammelbezeichnung für Erkrankungen mit einer gestörten Resorption des Speisebreis
- **Maldigestion** (▶ 5.2.12): Sammelbezeichnung für Erkrankungen mit einer erschwerten Verdauung des Speisebreis
- **Wurminfektionen des Gastrointestinaltrakts:** abdominale Schmerzen, Stuhlunregelmäßigkeiten, Gewichtsabnahme trotz großer Nahrungsmengen, evtl. sichtbare Wurmfragmente im Stuhl; im Laborbefund Eosinophilie, Anstieg des spezifischen IgE
- **Konsumierende Systemerkrankungen,** u. a. maligne Geschehen, AIDS, Tbc: Symptome der Primärerkrankung, schweres Krankheitsgefühl, B-Symptome
- **Endokrine Störungen,** v. a. Hyperthyreose: Diarrhö, Gewichtsabnahme, Hypertonie, Tachykardie, Schweißneigung, Schlafstörung, Nervosität, Tremor
- **Chronische Herzinsuffizienz** (▶ 2.3.8): u. a. Schwäche, Dyspnoe, Husten, Zyanose, Beinödeme, thorakale Schmerzen
- **Chronische Niereninsuffizienz:** im Laborbefund GFR ↓, Kreatinin ↑; in späteren Stadien u. a. Hypertonie, renale Anämie, Ödeme, Knochenschmerzen, Hyperkaliämie

Psychogene Ursachen

- **Anorexia nervosa** (▶ 17.3.7): Untergewicht, Nahrungsverweigerung, Körperschemastörung, Hypokaliämie, Obstipation; häufig Laxanzien- und Diuretikaabusus, subjektiv lange erhaltene körperliche Leistungsfähigkeit
- **Bulimie** (▶ 17.3.8): Untergewicht nicht zwingend vorhanden, andauernde Beschäftigung mit dem Essen, Ess- und Brechattacken, kariöser Zahnstatus, konjunktivale Blutungen; häufig Laxanzien- und Diuretikaabusus

Weitere

- **Intoxikationen und Abhängigkeit:** wegweisend ist die Anamnese hinsichtlich Art, Dauer und Häufigkeit des Konsums
- **Fehlernährung durch extreme Diäten:** wegweisend ist die Ernährungsanamnese

7.3 Erkrankungen und deren Leitsymptome

7.3.1 Gicht (Arthritis urica)

Definition Stoffwechselbedingte, in Schüben oder chronisch verlaufende Erkrankung mit Störung des Purinstoffwechsels und Erhöhung der Harnsäure im Blut (Hyperurikämie). Auslöser des Gichtanfalls sind v. a. purinreiche Mahlzeiten, Alkohol, Fastenkuren, Tumorzerfall.

Leitsymptome Gichtanfall

- Betroffen ist bevorzugt das **Großzehengrundgelenk (Podagra),** manchmal **Finger** oder das **Handgelenk (Chiragra)**
- **Stärkste Schmerzen, Rötung, Schwellung, Überwärmung, Funktionseinschränkung des betroffenen Gelenks**
- Labor: Entzündungswerte ↑, Harnsäure ↑, normal oder ↓

Begleitsymptome
- Fieber
- Krankheitsgefühl

Leitsymptome chronische Gicht
- Granulombildung mit Entstehung von **Gichttophi** an Ohren, Händen, Füßen
- Gelenkzerstörung durch anhaltende entzündliche Aktivität
- Eingeschränkte Nierenfunktion und Bildung von **Uratsteinen** (chronische Harnsäurebelastung)

Therapie
- Im Gichtanfall: Ruhigstellung des Gelenks, sanfte Kühlung, Analgetika
- Grundsätzlich: Ernährungsumstellung (purinarme Kost, viel trinken, kein Alkohol), Risikofaktoren senken (Übergewicht, Cholesterin, Diabetes mellitus)
- Medikamentöse Therapie (Allopurinol)

7.3.2 Adipositas

Definition Fettanteil, der das Körpergewicht bei Frauen um 30 % und bei Männern um 20 % übersteigt, oder wenn der BMI über 30 liegt. Symptom des metabolischen Syndroms. Unterscheidung in primäre und sekundäre Adipositas (▶ Tab. 7.1).

Tab. 7.1 Differenzialdiagnostik der Adipositas

Primäre Adipositas	Sekundäre Adipositas (selten)
• Genetische Ursachen • Überernährung • Mangelnde körperliche Aktivität • Psychische Faktoren wie Essen als Belohnung, aus Frustration und Kummer	• **Hyperkortisolismus:** Symptome des Cushing-Syndroms, u. a. Stammfettsucht bei dünnen Extremitäten, dünne Haut, Striae, Mondgesicht, Stiernacken • **Hypothyreose:** Kälteempfindlichkeit, depressive Verstimmung, Hypotonie, Bradykardie, Kälteempfindlichkeit, Myxödem • **Hirntumor:** Symptome der Hirndrucksteigerung, u. a. Bewusstseinsstörung, Kopfschmerzen, Erbrechen im Schwall (häufig ohne Übelkeit), neuro-psychiatrische Ausfälle, abnorme Atmungstypen (Cheyne-Stokes-, Biot-Atmung), Stauungspapille

Leitsymptome
- Sichtbar vergrößertes Körpervolumen
- Dyspnoe und Tachykardie bei Belastung
- Schnelle Ermüdbarkeit
- Gelenkbeschwerden
- Eventuell psychische Schwankungen

Begleitsymptome
- **Metabolisches Syndrom** mit den Hauptkriterien: Adipositas, hohe Triglyzeridspiegel, HDL-Erniedrigung, Hypertonie, Diabetes mellitus Typ 2, Hyperurikämie
- Fettleber
- Arthrose
- Gallensteine

- Schlaf-Apnoe-Syndrom
- Komplikationen: Arteriosklerose mit Entwicklung von Folgekrankheiten, Karzinome (v. a. Mamma-, Prostata-, Endometrium-, kolorektales Karzinom)

Therapie
- Dauerhafte Ernährungsumstellung und Kalorienreduktion
- Bewegungstherapie und Definierung realistischer Ziele
- Regelmäßige Kontrollen von Blutdruck, Blutzuckerspiegel und HbA_{1c}
- Behandlung vorbestehender Erkrankungen und Risikofaktoren
- Psychotherapie

Merke
Diätempfehlungen, die einseitig (z.B. Atkins-Diät) oder stark kalorienreduziert sind, sind meist sinnlos, weil sie nach Beendigung der Diät zu einer noch stärkeren Gewichtszunahme führen (Jo-Jo-Effekt). Anzustreben ist eine dauerhafte Umstellung der Ernährungs- und Lebensgewohnheiten.

8 Blut

8.1 Fallbeispiele

Fallbeispiel 1

Aktuelle Anamnese

Eine 39-jährige Patientin stellt sich wegen Belastungsdyspnoe, Erschöpfung, Müdigkeit, Konzentrationsstörungen vor. Die Beschwerden seien vor einem Jahr aufgetreten und hätten mit der Zeit an Intensität zugenommen. Sie klagt über geringe Belastbarkeit, die tägliche Routine scheine ein unüberwindliches Hindernis zu sein. Ferner berichtet die Patientin über starke und lange (9 Tage) Monatsblutungen, die seit 3 Jahren anhalten würden. Die letzte gynäkologische Untersuchung sei nach der Entbindung des 2. Kindes vor 6 Jahren erfolgt.

B-Symptome werden auf Nachfrage verneint, ebenfalls Stimmungsschwankungen, depressive Stimmung, Schlafstörungen und Morgentief. Die medikamentöse Anamnese ist leer.

Vorgeschichte

Keine nennenswerten Vorerkrankungen

Untersuchungsbefund

Haut und Schleimhäute blass. An Mundwinkeln dezente Einrisse. Gute Atemverschieblichkeit der Lunge (6 cm), über beiden Lungen sonorer Klopfschall, vesikuläres Atmen ohne Rasselgeräusche. Herzspitzenstoß über dem 5. ICR in der MCL, absolute und relative Dämpfung regelrecht. Herztöne rhythmisch, über dem Erb-Punkt 2/6-Systolikum ohne Fortleitung. HF 100/Min., RR 115/60 mmHg.

Abdominale Untersuchung, Lymphknoten- und Neurostatus ohne pathologischen Befund.

Lösung Fallbeispiel 1

Verdachtsdiagnose

Anämie, am ehesten durch einen Eisenmangel (▶ 8.3.1). Typisch sind Belastungsdyspnoe, Müdigkeit und Erschöpfung. Die starken Monatsblutungen lassen einen starken Blut- und Eisenverlust vermuten. Die Mundwinkelrhagaden deuten auf einen Eisenmangel hin. Blässe der Haut und Schleimhäute sowie das Systolikum (funktionelles Geräusch) sind mit einer Anämie vereinbar.

Differenzialdiagnosen

- **Depression** (▶ 17.3.1): eher unwahrscheinlich wegen fehlender Depressionssymptome
- **Malignes Geschehen:** eher unwahrscheinlich, wenn auch nicht auszuschließen, wegen fehlender konsumierender Symptome

Diagnostisches Vorgehen zur Sicherung der Diagnose

- Labor: großes Blutbild, Ferritin, Transferrin, freies Eisen
- Gynäkologische Untersuchung: Suche nach Blutungsquelle
- Gegebenenfalls Gastroskopie und Koloskopie: Suche nach Blutungsquelle

Therapie

- Verweisung zur Ärztin oder zum Arzt bzw. zur Gynäkologin oder zum Gynäkologen zur Suche nach Blutungsherden
- Behandlung der Ursache
- Eisensubstitution

Fallbeispiel 2

Aktuelle Anamnese

Sie sehen eine 62-jährige adipöse Patientin beim Hausbesuch. Die Patientin klagt über Schmerzen, Schwellung, starkes Spannungsgefühl und Rötung des linken Beins. Die Beschwerden hätten sich innerhalb der letzten 4 Tage entwickelt. Die genannten Symptome würden sich beim Stehen und Gehen verstärken, eine leichte Besserung träte bei Hochlagerung des Beins ein. Zusätzlich zu diesen Symptomen bestünden seit ca. 2 Jahren Juckreiz und Hautbrennen, besonders nach einem warmen Bad, rezidivierende Kopfschmerzen, Schwindel und Ohrensausen.

Alkohol- und Nikotinanamnese leer. Keine Fernreisen, Infekte oder Operationen in den letzten Jahren. Auf Nachfrage keine Thoraxschmerzen, keine Dyspnoe.

Vorgeschichte

- Arterielle Hypertonie, medikamentös behandelt
- Rezidivierende Gichtanfälle, medikamentös behandelt
- Rezidivierende Lumbago
- Z. n. Ovarialkarzinom vor 20 Jahren

Untersuchungsbefund

Haut und Schleimhäute gerötet, dezente Lippenzyanose. Deutliche Schwellung des linken Unterschenkels, Haut rötlich-glänzend und gespannt. Oberflächliche Venen prominent (Pratt-Warnvenen). Palpatorisch eindrückbares Ödem. Meyer-, Homans- und Payr-Zeichen positiv. Umfangsdifferenz zum rechten Unterschenkel von 4 cm.

Lungen beidseits belüftet, Lungengrenzen hochstehend, ca. 3 cm atemverschieblich. Sonorer Klopfschall über beiden Lungen, vesikuläres Atemgeräusch ohne Nebengeräusche. Herzspitzenstoß nicht sicher palpabel, Herztöne rein, rhythmisch, ohne pathologische Herzgeräusche. Lymphknotenstatus ohne Auffälligkeiten. Abdominale Untersuchung wegen adipöser Bauchdecke eingeschränkt möglich; soweit beurteilbar kein Anhalt für Organvergrößerungen und Resistenzen. Darmgeräusche regelrecht. Nierenlager frei. Orientierende neurologische Untersuchung ohne pathologischen Befund. RR 145/90 mmHg, HF 72/Min., Temperatur 37,9 °C, AF 16/Min.

Lösung Fallbeispiel 2

Verdachtsdiagnose

Tiefe Beinvenenthrombose (▶ 3.3.7) **bei Polycythaemia vera** (▶ 8.3.6). Die Symptome Schmerzen, Schwellung, starkes Spannungsgefühl und Rötung im Bein zählen zu den typischen Symptomen der TVT. Die Befunde der körperlichen Untersuchung Umfangsdifferenz, positives Meyer-, Homans- und Payr-Zeichen sowie der Nachweis der Pratt-Warnvenen stützen die Diagnose. Wegen des Juckreizes, besonders nach einem warmen Bad, der rezidivierenden Kopfschmerzen, des Schwindels, Ohrensausens und der rezidivierenden Gichtanfällen muss an eine Polycythaemia vera gedacht werden, die häufig mit thrombembolischen Episoden in Erscheinung tritt.

Differenzialdiagnosen

- **Tiefe Beinvenenthrombose bei Erythrozytose** (▶ 8.2.3): mögliche Differenzialdiagnose nach Ausschluss einer Polycythaemia vera
- **Tiefe Beinvenenthrombose bei Adipositas** (▶ 7.3.2) **und Immobilisation:** mögliche Differenzialdiagnose nach Ausschluss einer Polycythaemia vera

Diagnostisches Vorgehen zur Sicherung der Diagnose

- Tiefe Beinvenenthrombose:
  - Labor: BSG, CRP, Blutbild, D-Dimere (Fibrinolysespaltprodukte, die Hinweise auf eine erhöhte Fibrinolyse geben, die bei einer Thrombenbildung mitaktiviert wird, aber nicht beweisend sind)
  - Farbduplex-Kompressionssonografie zum Nachweis eines Thrombus
- Polycythaemia vera:
  - Labor: Differenzialblutbild, BSG, CRP, Erythropoetinspiegel, pO_2 (arteriell)
  - Knochenmarkbiopsie: Nachweis der Proliferation aller 3 Blutzellreihen

Therapie

- Therapie der TVT:
  - Kompressionsbehandlung und Mobilisation
  - Medikamentöse Therapie mit Antikoagulanzien
  - Gegebenenfalls Rekanalisation
- Therapie der Polycythaemia vera:
  - Regelmäßige Aderlässe, ASS, Alpha-Interferon
  - Chemotherapie

Fallbeispiel 3

Aktuelle Anamnese

Ein 54-jähriger Gymnasiallehrer stellt sich bei Ihnen vor und berichtet über schlechtes Befinden seit mehreren Wochen. Der Patient nennt folgende Symptome: Leistungsknick, starke körperliche Schwäche, Atemnot bei Belastung und Schwindel. Ferner berichtet er von persistierenden Ganzkörperschmerzen. Auf die Nachfrage, ob sich die Schmerzen der Muskulatur, Gelenkstrukturen oder dem knöchernen Skelett zuordnen lassen, kann der Patient die Schmerzen den Knochen zuordnen. Diese Schmerzen würden auch in der Nacht persistieren, sodass er manchmal nicht wisse, wie er liegen solle. Zudem habe er eine Neigung zum Nasen- und Zahnfleischbluten festgestellt. Darüber hinaus berichtet er, sehr schnell Hämatome zu entwickeln, obwohl ihm kein Trauma erinnerlich sei.
Seit etwa ½ Jahr neigt der Patient zu wiederkehrenden Infekten der oberen Atemwege, die sehr lange andauern. Derzeit sei er beschwerdefrei. Auf Nachfrage berichtet er von Appetitlosigkeit und Gewichtsabnahme von etwa 8 kg in den letzten 4 Monaten. Nachtschweiß sei vorhanden, jedoch nicht jede Nacht. Nikotinanamnese leer, gelegentlicher Alkoholkonsum, keine regelmäßige Medikamenteneinnahme. Keine schmerzhaften Lymphknoten nach Alkoholgenuss. Keine chronischen Infektionskrankheiten, z. B. HIV, Lues bekannt, und anamnestisch unwahrscheinlich.

Vorgeschichte

Z. n. Hodgkin-Lymphom vor 10 Jahren, Z. n. Radiochemotherapie

Untersuchungsbefund

Guter EZ, reduzierter AZ. Haut und Schleimhäute eher blass. Keine Zyanose. Bei der Inspektion zervikal (Vorderrand und Hinterrand des M. sternocleidomastoideus links)

mehrere umschriebene Schwellungen, die sich bei der Palpation vergrößerten Lymphknoten zuordnen lassen. Diese sind von harter Konsistenz, wenig verschieblich und mit dem umgebenden Gewebe verbacken. Keine entzündliche Begleitsymptomatik. Links axillär und links inguinal 2 weitere vergrößerte Lymphknoten palpabel. Übrige palpable Lymphknotenstationen (nuchal, supraklavikulär, axillär rechts, inguinal rechts) nicht vergrößert. Lungen beidseits belüftet, Lungengrenzen ca. 3 cm atemverschieblich. Sonorer Klopfschall über beiden Lungen, vesikuläres Atemgeräusch ohne Nebengeräusche. Herzspitzenstoß nicht sicher palpabel, Herztöne rein, rhythmisch, ohne pathologische Herzgeräusche. Regelrechte Darmgeräusche, Leber in der MCL 15 cm, die Milz ist etwa 4 Querfinger unter dem linken Rippenbogen palpabel. Nierenlager frei. Beine schlank, periphere Pulse seitengleich tastbar, keine Zeichen venöser Stauung. Über den Schienbeinen symmetrisches petechiales Exanthem. Über der Wirbelsäule und übrigem Skelett perkutorisch Schmerzhaftigkeit vorhanden. Orientierende neurologische Untersuchung ohne pathologischen Befund. RR 140/75 mmHg, HF 92/Min., Temperatur 37,9 °C, AF 21/Min.

Lösung Fallbeispiel 3

Verdachtsdiagnose

Konsumierende hämatologische Erkrankung, am ehesten **Leukämie** (▶ 8.3.9). Typisch sind Symptome, die sich aus der Verdrängung der Blutzellen im Knochenmark ergeben: Anämie, Infektanfälligkeit und Blutungsneigung. Die generalisierten Knochenschmerzen, Lymphknotenschwellung, Leber- und Milzvergrößerung sind ebenfalls typisch. Die Radiochemotherapie vor 10 Jahren bei Hodgkin-Lymphom stellt einen Risikofaktor für weitere bösartige Erkrankungen (sekundäre maligne Neoplasie) dar.

Differenzialdiagnosen

- **Lymphom** (Hodgkin-Rezidiv, Non-Hodgkin-Lymphom) (▶ 9.3.1, ▶ 9.3.2): wichtige Differenzialdiagnose, zumal der Patient vor Jahren ein Hodgkin-Lymphom hatte; Nachweis über histologische Untersuchung eines Lymphknotens (Nachweis von Hodgkin-Zellen und Sternberg-Reed-Zellen beim Hodgkin-Lymphom und fehlender Nachweis beim Non-Hodgkin-Lymphom)
- **Lymphknotenmetastasen:** erscheinen unwahrscheinlich, können erst nach der histologischen Beurteilung der Lymphknoten und bildgebenden Verfahren sicher ausgeschlossen werden
- **Aplastische Anämie:** Knochenmarkerkrankung, die mit Depletion aller 3 Blutzellreihen einhergeht und ähnliche Symptome hervorrufen kann (Anämie, Infektanfälligkeit, Blutungsneigung); Knochenschmerzen und Lymphknotenschwellungen sind jedoch eher untypisch
- **Multiples Myelom** (▶ 9.3.3): unwahrscheinlich, obwohl sehr viele Symptome bei einer Leukämie und dem multiplen Myelom gleich oder ähnlich sind, u. a. Anämie mit Kurzatmigkeit, Blässe, Infektanfälligkeit, Knochenschmerzen; untypisch für das multiple Myelom ist die Lymphknotenschwellung; definitiver Ausschluss nach Blut- und Knochenmarkuntersuchung
- **Infektionskrankheiten:** unwahrscheinlich, weil anamnestisch kein Anhaltspunkt für diese Erkrankungen besteht; ein Ausschluss erfolgt mittels serologischer Diagnostik

Diagnostisches Vorgehen zur Sicherung der Diagnose

- Labor: Differenzialblutbild, Elektrolyte, Leber-, Nierenparameter, CRP, BSG
- Knochenmarkuntersuchung: histologische Untersuchung des Knochenmarks mit Bestimmung der entarteten Blutzellreihe bzw. deren Zellvorläufer

- Sonografie: Untersuchung der soliden Organe, v. a. Nachweis einer Spleno- und Hepatomegalie
- Bildgebende Verfahren (Röntgen, CT, MRT): Bestimmung der Tumorausdehnung
- Andere Untersuchungen, z. B. Lumbalpunktion, Immunphänotypisierung, zytogenetische Untersuchung, Echokardiografie in Abhängigkeit von den Befunden

Therapie

- Verweisung zur Onkologin oder zum Onkologen
- Chemotherapie
- Stammzelltransplantation

8.2 Differenzialdiagnostik

8.2.1 Fieber

Anamnestisches Vorgehen

- **Fieberhöhe** (wie hoch genau?): objektive Temperaturangabe (Fiebermessung, am besten rektal)
- **Beginn** (seit wann?):
  - Akuter Beginn: u. a. bei Infektionen, als Medikamentennebenwirkung
  - Chronischer Verlauf: u. a. bei malignem Geschehen
  - Verlauf in Schüben: bei rheumatischen Erkrankungen
- **Fieberverlauf** (wie?): Differenzierung in intermittierendes, remittierendes, undulierendes Fieber und Fieberkontinua (▶ Tab. 8.1)

Tab. 8.1 Fieberverlauf

Fieber	Differenzialdiagnosen
Subfebril (< 38,0 °C rektal)	• Hyperthyreose • Morbus Hodgkin • Non-Hodgkin-Lymphom
Febril (> 38,0 °C rektal) • 38–39 °C = mäßiges Fieber • > 39 °C = hohes Fieber	• **Kontinua** (▶ Abb. 8.1): Tagesschwankungen bis 1 °C; z. B. bei Pneumonie, Typhus, akuter Endokarditis • **Remittierend** (▶ Abb. 8.2): Tagesschwankungen 1–2 °C; in der Früh Fieber meist geringer (keine Normalwerte) und im Laufe des Tages ansteigend; z. B. bei Tuberkulose, septischen Prozessen, rheumatischen Erkrankungen, Viruserkrankungen • **Intermittierend** (▶ Abb. 8.3): starke Tagesschwankungen > 2 °C, meist durch periodische Ausschwemmung von Toxinen; meist wird eine Entfieberung am Morgen erreicht; z. B. bei septischen Prozessen • **Undulierend** (▶ Abb. 8.4): wellenförmige Fieberkurve, langsam ansteigend, einige Tage Fieber und langsam absteigend; z. B. bei Brucellose, HIV • **Zweigipflig:** 2 hohe Fieberpeaks, dazwischen fieberfreie Phase; z. B. bei Masern • **Relapsfieber (rekurrierendes Fieber):** Fieberspitzen, tageweise unterbrochen von fieberfreien Intervallen; z. B. bei Malaria

- **Begleitsymptome:**
  - Husten, Auswurf, Dyspnoe bei Infektionen der Atemwege
  - Übelkeit, Erbrechen, Bauchschmerzen, Diarrhö bei entzündlichen Erkrankungen des Magen-Darm-Trakts
  - Kopfschmerzen, Meningendehnungszeichen bei entzündlichen Erkrankungen des ZNS
  - Muskel-, Gelenkschmerzen, evtl. Hauterscheinungen bei rheumatischen Erkrankungen
  - Rötung, Schmerzen, Schwellung der Extremität, sichtbare oberflächliche Venen bei Phlebothrombose
  - Wärmeunverträglichkeit, Diarrhö, Nervosität, Hypertonie, Tachykardie bei Hyperthyreose
  - Hämorrhagische Diathese, Lymphknoten-, Milzschwellung bei hämatologischen Erkrankungen
- **Vorerkrankungen und aktuelle Erkrankungen:** Ursache können bekannte infektiöse, rheumatische, maligne, endokrine Erkrankungen sein

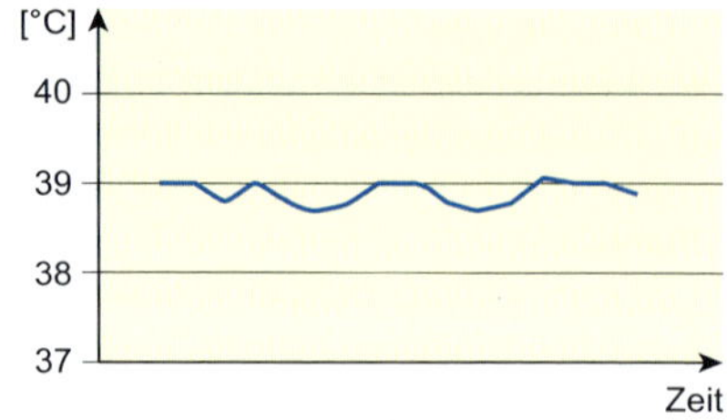

Abb. 8.1 Fieber-Kontinua [L143]

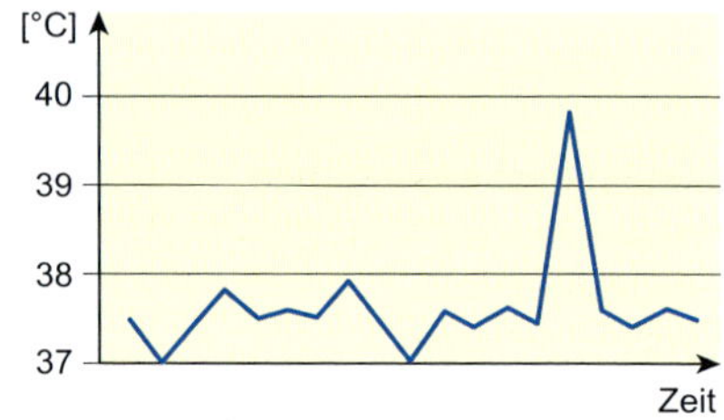

Abb. 8.2 Remittierendes Fieber [L143]

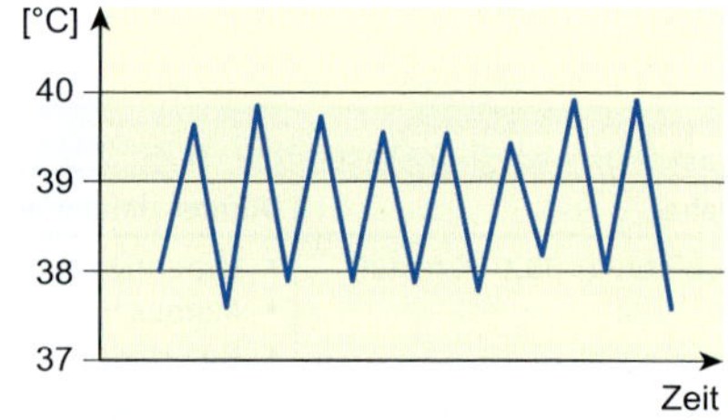

Abb. 8.3 Intermittierendes Fieber [L143]

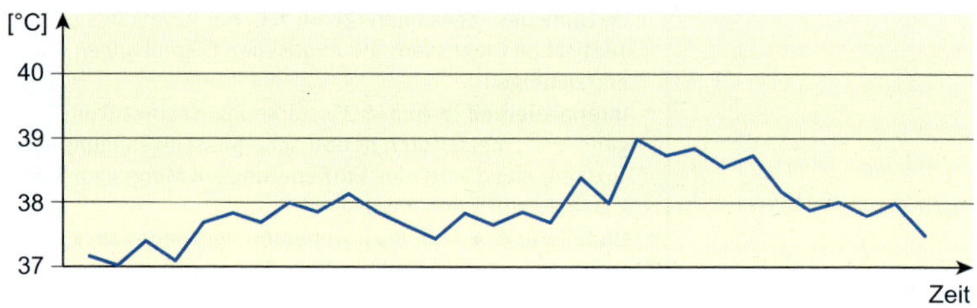

Abb. 8.4 Undulierendes Fieber [L143]

8

- **Vegetative und B-Symptome:** Hinweis auf entzündlich-rheumatische, infektiöse oder tumoröse Ursache
- **Impfungen:** Ursache können Impfung in der jüngsten Vergangenheit sein
- **Medikamente** (Drug Fever): Ursache kann die Einnahme von Pharmaka (u. a. einige Antibiotika, Zytostatika, einige Antikonvulsiva) sein
- **Sexualanamnese:** Promiskuität, sexuelle Kontakte mit Risikogruppen erhöhen die Wahrscheinlichkeit einer STD und können Ursache sein
- **Reiseanamnese:** Reisen in u. a. die Tropen/Subtropen oder Länder mit einem niedrigen hygienischen Standard erhöhen die Wahrscheinlichkeit einer Erkrankung, z. B. Malaria, Typhus, Hepatitis A

Differenzialdiagnosen

Nachfolgend wird Fieber zum einen nach **Ursachen** und zum anderen nach dem **Fieberverlauf** (▶ Tab. 8.1) differenziert. Die normale Körpertemperatur schwankt zwischen 36,6 °C und 37,1 °C (rektal gemessen, axilläre Temperatur liegt ca. 0,5 °C darunter). Durch die zirkadiane Steuerung ist die Temperatur am frühen Morgen (ca. 6 Uhr) am tiefsten und am frühen Abend (ca. 18 Uhr) am höchsten. Bei Frauen ist die Temperatur präovulatorisch geringer als postovulatorisch. Im Allgemeinen werden Temperaturerhöhungen bis 38 °C als subfebrile Temperaturen bezeichnet, zwischen 38 und 39 °C als mäßiges Fieber und > 39 °C als hohes Fieber. Selten steigt die Temperatur über 41 °C. Fieber entsteht durch Einfluss von endogenen (IL-1, IL-6, TNF-α, Interferon) und exogenen (virale Partikel, Exo-, Endotoxine) Pyrogenen und ist auf eine Sollwertverstellung im hypothalamischen Wärmezentrum zurückzuführen.

8

Infektionen

- **Bakteriell:** häufig Fieber mit Schüttelfrost und Symptome, die sich aus dem Herdgeschehen ergeben, z. B. bei Appendizitis abdominale Schmerzen, bei Angina tonsillaris Halsschmerzen und Schluckschwierigkeiten, bei Meningitis Kopfschmerzen, Nackensteifigkeit und Bewusstseinsstörung; bei Tropenerkrankungen Auslandsanamnese
- **Viral:** febrile Temperaturen mit Schüttelfrost oder subfebrile Temperaturen und Symptome, die sich aus dem Herdgeschehen ergeben, z. B. Lymphknotenschwellungen bei infektiöser Mononukleose, Ikterus bei Hepatitis; bei Tropenerkrankungen Auslandsanamnese
- **Parasitär:** häufig gastrointestinale Symptome wie Bauchschmerzen, Diarrhö, Subileussymptome, analer Juckreiz; bei Echinokokken-Infektionen stehen hepatische Symptome im Vordergrund; bei Tropenerkrankungen Auslandsanamnese

Maligne Erkrankungen

- **Lymphom, Leukämie:** Lymphknoten-, Milzschwellung, Anämie, B-Symptome
- **Solide Tumoren:** Symptome des Primärtumors, B-Symptome

Kollagenosen, Vaskulitiden

- **Systemischer Lupus erythematodes** (▶ 15.3.6): Schmetterlingserythem, symmetrische Arthritis der kleinen Gelenke, Organbeteiligung durch Vaskulitis
- **Sklerodermie** (▶ 15.3.7): Schwellung der Finger, Fingerkuppennekrosen, symmetrische Beteiligung der Grundgelenke, Tabaksbeutelmund, Mikrostomie, verkürztes Zungenbändchen

- **Dermatomyositis:** entzündliche Hautveränderung, besonders im Gesicht (Lilaringe v. a. an Augenlidern), am Hals und muskelkaterähnliche Beschwerden; im Laborbefund systemische Entzündungszeichen und CK ↑
- **Rheumatoide Arthritis** (▶ 1.3.9): symmetrische, zerstörende Arthritis der kleinen Gelenke, v. a. Grund- und Mittelgelenke, Schwanenhals-, Knopflochdeformität, ulnare Deviation
- **Polymyalgia rheumatica** (▶ 1.3.10): nächtliche, reißende Schulter- und Beckenschmerzen, die keine Besserung auf Analgetika zeigen; im Laborbefund Sturzsenkung, CRP ↑
- **Riesenzellarteriitis (Arteriitis temporalis):** verdickte, gerötete und schmerzhafte A. temporalis; im Laborbefund Sturzsenkung, CRP ↑

Weitere

- **Medikamente:** allergische oder paraallergische Reaktion auf Arzneimittel; wegweisend ist die Medikamentenanamnese
- **Hyperthyreose** (▶ 10.3.4): Hypertonie mit großer Blutdruckamplitude, Tachykardie, Tremor, Diarrhö, Schwitzen, Nervosität, Schlaflosigkeit
- **Hämatome:** wegweisend ist der Hautbefund
- **Lungenembolie** (▶ 4.3.10): plötzliche Dyspnoe, Husten, retrosternale Schmerzen, Zyanose; Symptome der tiefen Beinvenenthrombose
- **Phlebothrombose** (▶ 3.2.5): einseitige Schwellung (meist des Beines), Rötung, Überwärmung, Schmerzen, an der Tibia sichtbare Venenzeichnung (Pratt-Warnvenen)
- **Thrombophlebitis** (▶ 3.2.5): lokale Entzündung einer Vene mit strangförmiger Rötung, Schmerzen, lokaler Schwellung
- **Selbstinduziert** (artifizielle Störung): durch Manipulationen des Thermometers, Konsum von heißen Getränken vor der Fiebermessung

8.2.2 Hämorrhagische Diathese

Anamnestisches Vorgehen

- **Blutungsart** (was genau?): Differenzierung zwischen petechialen und großflächigen Blutung
- **Beginn** der Blutungen (seit wann?):
  - Akuter Beginn: bei u. a. Verbrauchskoagulopathie, hämolytisch-urämischem Syndrom
  - Chronischer Verlauf: bei Leberzirrhose, Hämophilie, Einnahme von ASS und anderen Antikoagulanzien oder Glukokortikoiden
- **Anlass** der Blutung (wann?): Differenzierung zwischen spontaner und traumatischer Blutung
- **Blutungen in der Vorgeschichte:** Hinweise sind u. a. eine starke Menstrualblutung, häufiges Nasenbluten, allgemeine Blutungsneigung (nach kleinen Verletzungen, postoperativ, nach Zahnextraktion)
- **Vorerkrankungen und aktuelle Erkrankungen:** Ursache können Leber-, hämatologische, lymphatische Erkrankungen, Malignome, septische Zustände sein
- **Vegetative und B-Symptome:** Hinweis auf entzündlich-rheumatische, infektiöse oder tumoröse Ursache
- **Medikamente:** Ursache kann die Einnahme von ASS, Marcumar®, Heparin, Glukokortikoiden sein
- **Familiäre Anamnese:** genetische Disposition bei Hämophilie, von-Willebrand-Jürgens-Syndrom

Differenzialdiagnosen

Die hämorrhagische Diathese ist eine pathologische Blutungsneigung, wobei die Blutungen **zu lang, zu stark** und/oder **ohne einen adäquaten Anlass** stattfinden. Die Blutungsneigung wird im Folgenden nach den **Ursachen** differenziert (▶ Abb. 8.5).

Gefäßerkrankungen

- Ursache: Veränderung der Struktur und Funktion der Blutgefäße; u. a. durch Vitamin-C-Mangel, Vaskulitis, Medikamente (z. B. lange Kortikosteroidtherapie)
- Leitsymptom: **petechiale Blutungen** v. a. an Unterarmen, Beinen, Handrücken, systemische petechiale Blutungen werden **Purpura** genannt
- Labor: Blutungszeit verlängert, Gerinnungszeit (Quick und PTT) normal

Thrombozytenerkrankungen

- Ursache: Mangel an Thrombozyten oder deren reduzierte Funktion; u. a. Bildungsstörung im Knochenmark (z. B. durch Leukämie, Chemikalien), Erhöhung des peripheren Umsatzes bei Splenomegalie, Bildung von Autoantikörpern gegen Thrombozyten, HUS (hämolytisch-urämisches Syndrom), Medikamente wie ASS
- Leitsymptom: **petechiale Blutungen**
- Labor: Thrombozytenzahl meist < 140.000/µl oder normal, aber mit reduzierten Funktion der Zellen, Blutungszeit verlängert, Gerinnungszeit (Quick und PTT) normal

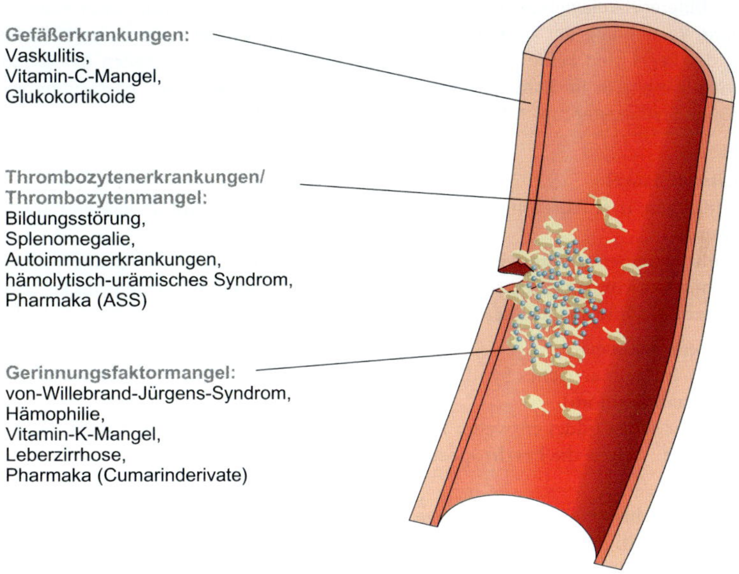

Abb. 8.5 Differenzialdiagnosen bei hämorrhagischer Diathese [L190]

Gerinnungsfaktormangel

- Ursache: Mangel von Gerinnungsfaktoren; u. a. von-Willebrand-Jürgens-Syndrom, Hämophilie, Mangel an Vitamin K, Leberzirrhose, Verbrauchskoagulopathie, Cumarinderivate
- Leitsymptom: **großflächige Blutungen** (Sugillationen, Hämatome)
- Labor: Blutungszeit normal, Gerinnungszeit (Quick und PTT) verlängert

8.2.3 Erythrozytose (Polyglobulie)

Anamnestisches Vorgehen

- **Ausprägung** (was genau und wie stark?): erfolgt mittels Laboruntersuchung
- **Beginn** der Erythrozytose (seit wann?):
  - Akuter Beginn: bei Exsikkose, Aufenthalt in großen Höhen
  - Chronischer Verlauf: bei familiären Formen, malignem Geschehen
- **Begleitsymptome:** u. a.
  - Durchfälle, starkes Schwitzen, stehende Hautfalten bei Exsikkose
  - Dyspnoe, Husten, Auswurf, Zyanose bei Lungenerkrankungen
- **Vorerkrankungen und aktuelle Erkrankungen:** Ursache können Herz-, Lungen- und Nierenerkrankungen sein
- **Vegetative und B-Symptome:** Hinweis auf entzündlich-rheumatische, infektiöse oder tumoröse Ursache
- **Medikamente:** Ursache können Erythropoetinsubstitution oder Doping sein
- **Familiäre Anamnese:** Ursache kann genetische Disposition sein

Differenzialdiagnosen

Die Differenzialdiagnostik der Erythrozytose, einer reaktiven Erythrozytenvermehrung ohne Vermehrung der Leukozyten und Thrombozyten, erfolgt nach deren **Ursache.** In der Regel sind keine typischen Symptome vorhanden, außer denen der Grunderkrankung, z. B. im Rahmen eines paraneoplastischen Syndroms. Im Laborbefund BSG ↓, Erythrozytenzahl ↑, Hämoglobin ↑ und Hämatokrit ↑.

Sauerstoffmangel

- Ursachen: u. a. Aufenthalt in großen Höhen, Lungenerkrankungen, Herzinsuffizienz
- Führt zu einer verminderten O_2-Sättigung im Blut und zu einer verstärkten Ausschüttung von Erythropoetin aus der Niere und damit zur vermehrten Erythrozytenausschüttung aus dem Knochenmark

Nierenerkrankungen

- Als paraneoplastisches Syndrom beim Nierenzellkarzinom (seltener auch beim Ovarialkarzinom)
- Tumor selbst bildet entweder Erythropoetin oder biologisch verwandte Substanzen, welche die Erythropoese stimulieren

Weitere

- **Stresserythrozytose:** betrifft junge Männer; Plasmavolumen ↓, Erythropoetin und O_2-Sättigung normal
- **Plasmaverlust:** durch Exsikkose (u. a. bei Erbrechen, Durchfällen, Schwitzen, Verbrennungen) nimmt der Anteil der festen Blutbestandteile zu; wegweisend sind die Symptome der ursächlichen Zustände und Erkrankungen

- **Familiäre Formen:** genetisch bedingte Polyglobulie, die je nach Ausprägung asymptomatisch sein oder thrombembolische Erkrankungen produzieren kann

8.2.4 Anämie

Anamnestisches Vorgehen

- **Ausprägung** (was und wie stark): erfolgt mittels Laboruntersuchung
- **Beginn** der Anämie (seit wann?):
  - Akuter Beginn: u. a. bei akuten Blutungen, Hämolyse
  - Chronischer Verlauf: bei u. a. Eisenmangel, Vitamin-B_{12}-Mangel, renaler Anämie, Alkoholabusus, myelodysplastischem Syndrom
- **Begleitsymptome:**
  - Dyspnoe, Herzrasen, Leistungsknick, Müdigkeit, Schwäche bei allen Anämien
  - Neuropsychiatrische Symptome bei Vitamin-B_{12}-Mangel
  - Ikterus bei hämolytischer Anämie
  - Ödeme, Juckreiz, Kratzexkoriationen, grau-blasses Hautkolorit, Veränderung der Urinmenge bei renaler Anämie
- **Vorerkrankungen und aktuelle Erkrankungen:** Nieren-, chronisch-entzündliche, hämatologische Erkrankungen, Erkrankungen des Gastrointestinaltrakts können Ursache sein
- **Gynäkologische Anamnese:** Zyklusanamnese (Dauer, Stärke, Häufigkeit der Blutung)
- **Ess- und Trinkgewohnheiten:** Erfassung u. a. strenger Diäten und der Ernährungsart (vegetarisch, vegan, einseitig)
- **Vegetative und B-Symptome:** Hinweis auf entzündlich-rheumatische, infektiöse oder tumoröse Ursache
- **Medikamente:** Exposition gegenüber benzolhaltigen Stoffen, Zytostatika, Strahlen
- **Familiäre Anamnese:** zur Erfassung angeborener Anämieformen

Differenzialdiagnosen

Anämien können unterschiedlich differenziert werden: nach der Ursache, dem zeitlichen Verlauf (akut und chronisch) oder der **Veränderung der Erythrozytenindizes,** die nachfolgend beschrieben werden. Die Anämie ist definiert als Verminderung von Erythrozyten und/oder Hämoglobin und/oder Hämatokrit. Die Grundsymptome sind bei allen Anämien gleich: Kopfschmerzen, Müdigkeit, Konzentrationsstörungen, Blässe der Schleimhäute und der Haut, Dyspnoe und funktionelle Herzgeräusche.

Mikrozytäre (MCV ↓), hypochrome (MCH ↓) Anämie

- **Eisenmangelanämie** (▶ 8.3.1): häufigste Anämie; im Laborbefund Ferritin ↓, Transferrin ↑, Retikulozyten ↓
- **Anämie bei chronischen Erkrankungen** (Tumoranämie, Entzündungsanämie): Symptome der entzündlichen Grundkrankheit bzw. Tumor-Symptome, B-Symptome; im Laborbefund Ferritin ↑, Transferrin ↓; auch normochrome und normozytäre Anämie
- **Thalassämie:** genetische Erkrankung mit variabler Ausprägung (von asymptomatisch über ausgeprägte Symptome der hämolytischen Anämie mit

8

Ikterus und Splenomegalie bis hin zu letalen Verläufen); im Laborbefund Ferritin ± oder ↑, basophile Tüpfelung der Erythrozyten (dunkle Granula bei gesteigerter Erythropoese), Targetzellen (Erythrozyten mit abnormer Farbverteilung; dunkel im Zentrum, hell am Rand)

Normochrome (MCV ±), normozytäre (MCH ±) Anämie
- **Renale Anämie:** Symptome der Niereninsuffizienz; im Laborbefund Erythropoetin ↓, Retikulozyten ↓, harnpflichtige Substanzen ↑
- **Aplastische Anämie:** im Laborbefund Retikulozyten ↓, Leukozyten ↓, Thrombozyten ↓
- **Hämolytische Anämie** (▶ 8.3.4): im Laborbefund Retikulozyten ↑, Eisen und Ferritin ↑, Haptoglobin ↓, indirektes Bilirubin ↑, evtl. Nachweis von Autoantikörpern

Makrozytäre (MCV ↑), hyperchrome (MCH ↑) Anämie
- **Vitamin-B_{12}-Mangel** (▶ 8.3.2): Hunter-Glossitis, Symptome der Polyneuropathie und ggf. Demenz; im Laborbefund Leukozyten ↓, Thrombozyten ↓, indirektes Bilirubin ↑, Retikulozyten ↓
- **Folsäuremangel** (▶ 8.3.3): im Laborbefund Leukozyten ↓, Thrombozyten ↓, indirektes Bilirubin ↑, Retikulozyten ↓
- **Alkoholabusus:** begleitend Symptome der Leberschädigung mit Fettleber, Fettleberhepatitis, Leberzirrhose; anamnestische Erhebung der Dauer, Art der alkoholischen Getränke und Menge
- **Myelodysplastisches Syndrom:** heterogene Gruppe von Stammzellerkrankungen mit Anämie; ggf. Hepatosplenomegalie, Lymphome; im Laborbefund Retikulozyten ↓ und ggf. Leukozyten ↓, Thrombozyten ↓, ggf. blastäre Formen im peripheren Blut; auch normochrome, selten hypochrome Anämie

8

8.3 Erkrankungen und deren Leitsymptome

8.3.1 Eisenmangelanämie

Definition Häufigste Anämieursache, die durch Eisenmangel entsteht. Häufigste Ursachen sind:
- Mangelnde Zufuhr (Vegetarier, Mangelernährung) und Resorption von Eisen (Zöliakie)
- Erhöhter Eisenbedarf (Schwangerschaft, Wachstumsalter, maligne Tumoren)
- Eisenverlust (genitale Blutungen bei der Frau, gastrointestinale Blutungen)

Leitsymptome
- **Allgemeinsymptome** der Anämie: Müdigkeit, Konzentrationsstörungen, Kopfschmerzen, Erhöhung des systolischen Blutdrucks, evtl. mit systolischen Herzgeräuschen
- Blasse, trockene, rissige Haut und Schleimhäute
- Labor: ▶ 8.2.4

Begleitsymptome
- Brüchige Haare und Nägel
- Mundwinkelrhagaden
- Blasse, atrophische und brennende Zunge

- Plummer-Vinson-Syndrom: Schleimhautveränderungen im Ösophagus, Dysphagie und/oder Odynophagie

Therapie
- Ursachensuche
- Gezielte eisenreiche Ernährung
- Eisensubstitution (v. a. morgens 30 Min. vor dem Frühstück) bei gleichzeitiger Vermeidung von Kaffee, Tee, Kuhmilch

8.3.2 Megaloblastäre Anämie durch Vitamin-B_{12}-Mangel

Definition Anämie, die sich durch große Zellen auszeichnet (megaloblastär) und Folge eines Vitamin-B_{12}-Mangels ist. Häufige Ursachen sind vegetarische bzw. vegane Ernährung, Gastritis Typ A, Magenresektion, Erkrankungen oder Resektion des terminalen Ileum, chronischer Alkoholabusus, Fischbandwurmbefall.

Merke
Entsteht die Anämie durch eine verminderte oder aufgehobene Bildung von Intrinsic-Faktor durch Antikörperbildung gegen die Belegzellen (Parietalzellen) des Magens mit einer verminderten Resorption von Vitamin B_{12} im terminalen Ileum, spricht man von einer **perniziösen Anämie** (Morbus Biermer).

Leitsymptome
- Allgemeine Symptome der Anämie
- Haut **blass** und leicht **ikterisch**
- Labor: ▶ 8.2.4

Begleitsymptome
- Gastrointestinale Symptome: Übelkeit, Appetitlosigkeit, Blähungen
- **Hunter-Glossitis**
- Neurologische Symptome (funikuläre Myelose): Sensibilitätsverlust, motorische Schwäche, Reflexausfall, Parästhesie, Verlust des Vibrationsempfindens, Demenz
- Gegebenenfalls Antikörper gegen Parietalzellen

Therapie
- Substitution von Vitamin B_{12}
- Regelmäßige Magenspiegelungen
- Eventuell Substitution von Kalium und Eisen

8.3.3 Megaloblastäre Anämie durch Folsäuremangel

Definition Anämie, die sich durch große Zellen auszeichnet (megaloblastär) und Folge eines Folsäuremangels ist. Häufige Ursachen sind chronischer Alkoholabusus, verminderte Zufuhr (vegetarische Ernährung), Leber- und Darmerkrankungen mit gestörter Resorption, Alter.

Leitsymptome
Wie beim Vitamin-B_{12}-Mangel (▶ 8.3.2), aber ohne Beteiligung des Nervensystems

Begleitsymptome

- Arteriosklerose
- Osteoporose
- **Neuralrohrdefekte** bei Neugeborenen (→ frühzeitige Substitution während der Schwangerschaft bzw. schon bei Kinderwunsch)

Therapie

- Behandlung der Ursache
- Substitution von Folsäure

8.3.4 Hämolytische Anämie

Definition Anämie durch verkürzte Lebensdauer der Erythrozyten. Die Erythropoese kann mit dem Erythrozytenabbau nicht Schritt halten. Ursachen sind vielfältig, u. a. Veränderungen im Membran- oder Hämoglobinaufbau, Autoantikörper, Gifte, Infektionskrankheiten.

Leitsymptome

- Allgemeine Symptome der Anämie
- **Ikterus**
- **Organinfarkte** durch thrombotische Verschlüsse, besonders bei der Sichelzellenanämie
- Labor: ▶ 8.2.4

Therapie

- Behandlung der Grunderkrankung
- Transfusionen
- Eventuell Immunsuppressiva

8.3.5 Renale Anämie

Definition Anämie, die bei chronischen Nierenerkrankungen auftritt und auf einem Erythropoetinmangel beruht.

Leitsymptome

- Allgemeine Symptome der Anämie
- **Café-au-lait-Flecken** der Haut durch Ablagerung von Urochromen
- Symptome der **Niereninsuffizienz** (▶ 11.3.2)
- Labor: ▶ 8.2.4

Therapie

- Behandlung der Grunderkrankung
- Erythropoetin-Substitution

8.3.6 Polycythaemia vera

Definition Maligne Erkrankung der pluripotenten Stammzelle mit Vermehrung aller drei Blutzellreihen mit einem deutlichen Überwiegen der Erythropoese.

Leitsymptome
- **Gesichtsrötung** (Plethora) und **Extremitätenrötung,** die unter Wärmezufuhr auch schmerzhaft sein kann
- **Heftiger Juckreiz**
- **Hypertonie**
- Labor: **Erythrozyten** ↑, **Hämatokrit** und **Hämoglobin** ↑, **Leukozyten** und **Thrombozyten** ↑, **BSG** ↓, LDH und Harnsäure ↑ durch erhöhten Zellumsatz

Begleitsymptome
- Schwindel, Sehschwäche, Nasenbluten, Kopfschmerzen
- Komplikationen: thrombembolische Erkrankungen (TVT, Lungenembolie, Apoplex) durch Anstieg der Blutviskosität, Blutungsneigung, akute Leukämie

Therapie
- Aderlässe
- Knochenmarksuppressive Behandlung

8.3.7 Akute lymphatische Leukämie (ALL)

Definition Maligne Entartung eines unreifen Lymphozyten (Lymphoblasten). Macht 80 % der Leukämien im Kindesalter aus.

8

Leitsymptome
- **Allgemeine Leukämiesymptome:**
  - Symptome der **Anämie:** durch Verdrängung der Erythropoese im Knochenmark
  - **Blutungsneigung:** durch Verdrängung der Thrombopoese im Knochenmark
  - **Infektanfälligkeit:** durch Bildung zahlreicher Leukämiezellen, die keine Funktion haben
  - **Allgemeinsymptome:** Müdigkeit, Schwäche, Leistungsknick
  - **B-Symptome:** Fieber, Gewichtsabnahme, Nachtschweiß
- Befall des ZNS (Meningitis leucaemica)
- Knochenschmerzen
- Labor: **Leukozyten** ↑, normal oder ↓, Anämie, Thrombopenie, Granulopenie, **Hiatus leucaemicus,** BSG ↑, Harnsäure und LDH ↑ durch vermehrten Zellzerfall
- Wegweisend ist der Knochenmarksbefall durch unreife Formen

Merke
Das kleine Blutbild gibt u. U. keine Hinweise auf eine Leukämie. Von Bedeutung ist die Bestimmung der einzelnen Subpopulationen der Leukozyten. Diese erhält man im großen Blutbild.

Begleitsymptome Lymphknoten- und Milzschwellung

Therapie
- Chemotherapie
- Knochenmarktransplantation
- Symptomatisch: keimarme Räume, sorgfältige Hygiene

8.3.8 Chronische lymphatische Leukämie (CLL)

Definition Maligne Entartung der reifen Lymphozyten mit niedrigem Malignitätsgrad. Die B-Zellen besiedeln Lymphknoten, Milz und Knochenmark. Wird meist zufällig entdeckt. Häufigste Leukämieform bei älteren Menschen.

Leitsymptome
- Allgemeine Leukämiesymptome (▶ 8.3.7)
- Anfänglich u. U. Leistungsminderung und Nachtschweiß
- Labor: Leukozytose mit Vermehrung der Lymphozyten (70–95 %) mit **Gumprecht-Kernschatten,** in der Elektrophorese γ-Globuline ↓

Begleitsymptome
- **Leukämische Hautinfiltrate** (selten, aber typisch)
- Pruritus
- Herpes- und Pilzinfektionen

Therapie Bei langsamem Tumorwachstum keine Therapie, ansonsten Chemotherapie

8.3.9 Akute myeloische Leukämie (AML)

Definition Maligne Entartung der Zellen der myeloischen Reihe, die sich aus unreifen Vorstufen entwickelt. Zweithäufigste Leukämie im Erwachsenenalter.

Leitsymptome
- Allgemeine Leukämiesymptome (▶ 8.3.7)
- **Zahnfleischwucherung**
- **Intravasale Gerinnung**
- Labor: Leukozyten ↑, Anämie, Thrombopenie, Granulopenie, BSG ↑, Harnsäure und LDH ↑ durch vermehrten Zellzerfall

Therapie
- Knochenmarktransplantation
- Chemotherapie

8.3.10 Chronische myeloische Leukämie (CML)

Definition Maligne Entartung der Zellen der myeloischen Reihe, die sich aus reifen Zellen entwickelt. Dritthäufigste Leukämieform im Erwachsenenalter.

Leitsymptome
- Allgemeine Leukämiesymptome (▶ 8.3.7)
- Beginnt oft unmerklich und bleibt über Jahre stabil
- Später Zunahme der Symptome bis zum **Blastenschub:** Blastenkrise mit Erhöhung der Myeloblasten und Myelozyten, die mit hoher Letalität einhergeht

- **Milzvergrößerung,** die bis ins kleine Becken reichen kann
- Labor: Leukozytose mit pathologischer Linksverschiebung, mit Zahlen von bis zu > 400.000/µl mit Bildung leukämischer Thromben und Organinfarkten, Anämie, Thrombozytose (anfangs) bzw. Thrombopenie (später), LDH ↑ und Harnsäure ↑

Therapie

- Chemotherapie
- Knochenmarktransplantation

9 Lymphatisches System

9.1 Fallbeispiele

Fallbeispiel 1

Aktuelle Anamnese

Ein 70-jähriger Patient stellt sich mit Knochenschmerzen vor. Diese hätten vor 4 Monaten begonnen und seitdem an Stärke zugenommen. Er fühle sich wie „zerschlagen". Begleitend gibt der Patient einen Leistungsknick und Gewichtsabnahme von 8 kg seit Beginn der Symptomatik an. Ferner träten in den letzten Wochen Ohrensausen und Nasenbluten auf, was sich der Patient mit der bekannten Hypertonie erklärt. Auf Nachfrage bestätigt der Patient nächtliches Schwitzen und eine Infektanfälligkeit. Oberbauchbeschwerden oder Erkrankungen der Niere und ableitenden Harnwege sind in der Vergangenheit nicht aufgetreten.
Die derzeitige medikamentöse Therapie besteht aus einem Diuretikum, ACE-Hemmer und Betablocker zur Behandlung der Vorerkrankungen.

Vorgeschichte

- Arterielle Hypertonie
- Herzinsuffizienz NYHA II bei KHK

Untersuchungsbefund

Haut und Schleimhäute blass. Herz-, Lungen-, Nieren- und abdominale Untersuchung ohne pathologischen Befund. Orientierender Neurostatus ohne Befund.
Keine vergrößerten oder druckdolenten Lymphknoten tastbar, keine Milzschwellung. Bei der Perkussion des Skeletts z. T. starke Schmerzhaftigkeit, insbesondere über der Wirbelsäule und dem Schädel. RR 140/80 mmHg, HF 82/Min., Temperatur 38,3 °C.

Lösung Fallbeispiel 1

Verdachtsdiagnose

Multiples Myelom (▸ 9.3.3). Knochenschmerzen, B-Symptome, Infektanfälligkeit und fehlende Lymphknotenschwellungen sprechen für eine maligne Knochen(marks)erkrankung. Die Befunde der Skelettuntersuchung stützen die Verdachtsdiagnose.

Differenzialdiagnosen

- **Leukämie:** nicht auszuschließen, muss durch Blutuntersuchung und ggf. Knochenmarkpunktion bestätigt bzw. verworfen werden
- **Hyperparathyreoidismus** (▸ 10.3.6): nicht auszuschließen, muss durch Blutuntersuchung entweder bestätigt oder verworfen werden (Kalzium, Phosphat, AP, Parathormon); B-Symptome und Infektanfälligkeit sprechen jedoch primär für einen malignen Neubildungsprozess

Diagnostisches Vorgehen zur Sicherung der Diagnose

- Labor: Elektrophorese, BSG, Blutbild, Nierenparameter, β_2-Mikroglobulin, Kalzium, AP
- Urinuntersuchung: Bence-Jones-Proteinurie (nicht im U-Stix nachweisbar)
- Knochenmarkpunktion: Nachweis von Plasmazellnestern
- Bildgebende Verfahren: Nachweis von Osteolysen oder Osteoporose

Therapie

- Chemotherapie
- Stammzelltransplantation

Fallbeispiel 2

Aktuelle Anamnese

Ein 28-jähriger Patient klagt über eine schmerzlose Schwellung in der linken Achsel, die er vor ca. 4–6 Wochen bemerkt habe. Zeitgleich sei Juckreiz aufgetreten, den der Patient am ganzen Körper verspüre. Hinzu kämen Symptome wie Krankheitsgefühl, Müdigkeit und eine ungewollte Gewichtsabnahme von 4 kg. Auf Nachfrage bejaht der Patient nächtliches Schwitzen und unangenehme Schmerzen im Bereich der Schwellung nach Genuss von Alkohol.

Infektionen sind im letzten Jahr nicht eruierbar, die Reiseanamnese ist leer. Kein Nikotinkonsum, moderater Alkoholkonsum, keine regelmäßige Medikamenteneinnahme. Kein Reizhusten, keine Dyspnoe, keine Schluckschwierigkeiten, keine Gelenkschmerzen.

Der Patient lebt seit 3 Jahren in einer stabilen Partnerschaft.

Vorgeschichte

Leer.

Untersuchungsbefund

Haut und Schleimhäute eher blass. In der linken Achsel mehrere vergrößerte Lymphknoten von gummiartiger Beschaffenheit, wenig verschieblich und verbacken. Übrige palpable Lymphknotenstationen (zervikal, nuchal, supraklavikulär, axillär rechts, inguinal) nicht vergrößert. Haut über dem betroffenen Bezirk ohne entzündliche Veränderungen. Herz-, Lungen-, Nieren- und abdominale Untersuchung ohne pathologischen Befund. Milz nicht tastbar. Orientierender Neurostatus ohne Befund. RR 125/70 mmHg, HF 82/Min., Temperatur 38,4 °C.

9

Lösung Fallbeispiel 2

Verdachtsdiagnose

Lymphom (▶ 9.3.1, ▶ 9.3.2).

Differenzialdiagnosen

- **Hodgkin-Lymphom** (▶ 9.3.1): diese Diagnose erscheint wahrscheinlich, muss aber nach einer histologischen Lymphknotenuntersuchung (Nachweis von Hodgkin-Zellen und Sternberg-Reed-Zellen) bestätigt werden; dafür sprechen v. a. der Lymphknotenbefund (indolent, vergrößert, verbacken und wenig verschieblich), der Alkoholschmerz und die Allgemeinsymptome
- **Non-Hodgkin-Lymphom** (▶ 9.3.2): kann erst nach der histologischen Lymphknotenuntersuchung (kein Nachweis von Hodgkin-Zellen und Sternberg-Reed-Zellen) ausgeschlossen oder bestätigt werden
- **Lymphknotenmetastasen:** erscheinen unwahrscheinlich, können erst nach der histologischen Beurteilung der Lymphknoten und bildgebenden Verfahren sicher ausgeschlossen werden
- **Unspezifische, reaktive Lymphadenitis:** unwahrscheinlich, weil entzündliche Symptome fehlen

- **Infektionserkrankung,** u. a. Lues, HIV, Toxoplasmose: unwahrscheinlich, weil anamnestisch kein Anhaltspunkt für diese Erkrankungen; ein Ausschluss erfolgt mittels serologischer Diagnostik
- **Rheumatische Erkrankungen:** unwahrscheinlich, da Gelenkschmerzen bzw. eine Gelenkbeteiligung und Hautveränderungen gänzlich fehlen

Diagnostisches Vorgehen zur Sicherung der Diagnose

- Labor: großes Blutbild, Gerinnung, GOT, GPT, AP, γ-GT, Bilirubin, Kreatinin, Harnsäure, Glukose, Elektrolyte, LDH, β_2-Mikroglobulin, BSG, CRP, Elektrophorese, Gesamteiweiß, Virusserologie (HIV, HBV, HCV), Urinuntersuchung
- Lymphknotenentnahme mit histologischer Untersuchung und Nachweis von Hodgkin-Zellen und Sternberg-Reed-Zellen (typisch für das Hodgkin-Lymphom) oder fehlendem Nachweis (typisch für Non-Hodgkin-Lymphome)
- Röntgen-Thorax
- Sonografie des Halses und Bauchraums
- CT/MRT (Hals, Thorax, Abdomen)
- Knochenmarkpunktion
- Postitronenemissionstomografie (PET)

Therapie

Radio-Chemotherapie

Fallbeispiel 3

Aktuelle Anamnese

Ein 19-jähriger, sportlicher Mann berichtet Ihnen von seit 2 Tagen zunehmenden Bauchschmerzen. Diese sind im linken Oberbauch lokalisiert und strahlen in die linke Schulter aus. Auf Nachfrage nach dem Auslöser berichtet der Patient von einem Fahrradsturz vor 5 Tagen. Dabei sei er mit dem Oberbauch am Lenker aufgeprallt. Er habe starke Bauchschmerzen in diesem Bereich gehabt, die aber nach wenigen Stunden nachgelassen hätten. Zusätzlich fühlt sich der Patient unwohl und berichtet von leichter Übelkeit. Das Schließen des Gürtels sei schmerzhaft. Übrige Anamnese leer.

Vorgeschichte

Leer.

Untersuchungsbefund

Guter EZ, reduzierter AZ. Mundschleimhaut feucht ohne Auffälligkeiten, keine Zyanose. Herzuntersuchung unauffällig. Bei der Lungenuntersuchung Schmerzhaftigkeit im linken Oberbauch und Thorax bei tiefer Inspiration. Sonorer Klopfschall, vesikuläres Atemgeräusch. Lymphknotenstatus unauffällig.
Abdomen aufgetrieben, spärliche Darmgeräusche über allen Quadranten. Tympanitischer Klopfschall über dem gesamten Abdomen. Bauchdecke prall-elastisch, im linken Oberbauch ausgeprägte Druckschmerzhaftigkeit und Abwehrspannung. Rektale Untersuchung ohne pathologischen Befund. RR 120/70 mmHg, HF 92/Min., rhythmisch, Temperatur 37,2 °C, AF 18/Min.

Lösung Fallbeispiel 3

Verdachtsdiagnose

Akutes Abdomen (▸ 5.2.9), **Milzruptur** (▸ 9.3.4). Dafür sprechen die Schmerzen im linken Oberbauch mit Ausstrahlung in die linke Schulter (Kehr-Zeichen). Der Auslöser stützt ebenfalls die Verdachtsdiagnose. In diesem Fall handelt es sich um eine zweizeitige Milzruptur. Zum Zeitpunkt des Fahrradunfalls ist es zur Parenchymverletzung mit Blutung gekommen. Das Hämatom wird von der Milzkapsel begrenzt. Erst wenn die Kapsel der Volumenzunahme nicht standhalten kann, reißt diese.

Differenzialdiagnosen

- **Rippenprellung, Rippenbruch:** möglich, eine Bestätigung oder Ausschluss erfolgt in der Röntgendiagnostik
- **Herzinfarkt** (▶ 2.3.6): nicht auszuschließen, aber unwahrscheinlich, da die Herzuntersuchung ohne pathologischen Befund ist, es finden sich v. a. keine Rhythmusstörungen und die Symptome dauern über Tage an; definitiver Ausschluss in der laborchemischen Untersuchung und EKG
- **Lungenembolie** (▶ 4.3.10): nicht auszuschließen, aber unwahrscheinlich; Hinweise auf eine tiefe Beinvenenthrombose ergeben sich nicht

Diagnostisches Vorgehen zur Sicherung der Diagnose

- Sonografie des Abdomens: wichtiges Verfahren zur Beurteilung v. a. von Milzgröße, Gewebebeschaffenheit, Kapselhämatom
- CT, MRT: Darstellung der Milz und anderer abdominaler Organe in detaillierter Auflösung zur Beurteilung von (Kollateral-)Verletzungen
- Labor: v. a. Blutbild, Elektrolyte, Leber- und Nierenparameter
- Röntgen: wichtiges Verfahren zum Ausschluss oder zur Bestätigung von Rippenfrakturen

Therapie

Notfallmäßige Vorstellung in der Klinik und operative Versorgung

9.2 Differenzialdiagnostik

9.2.1 Splenomegalie

Anamnestisches Vorgehen

- **Ausprägung** (was genau und wie stark ausgeprägt): Bestimmung der Milzgröße bei der körperlichen Untersuchung (ungenau) bzw. sonografisch (genauer)
- **Beginn** (seit wann?):
  - **Akuter Beginn:** bei u. a. infektiöser Mononukleose, akuter portaler Stauung
  - **Chronischer Verlauf:** bei Leberzirrhose, hämolytischer Anämie, malignem Geschehen
- **Schmerzhaftigkeit und -ausstrahlung:** Schmerzen im linken Oberbauch mit Ausstrahlung in die linke Schulter oder Rückenschmerzen als Hinweis auf eine Splenomegalie
- **Begleitsymptome:**
  - Ikterus, Palmar- und Plantarerythem, Spider naevi, Lackzunge, Lacklippen bei Lebererkrankungen
  - Ikterus und Anämiesymptome bei hämolytischer Anämie
  - Gelenkschmerzen bei rheumatischen Erkrankungen
  - Fieber und Exanthem bei Infektionskrankheiten
  - Lymphknotenschwellungen u. a. bei Lymphomen, Infektionserkrankungen
- **Vorerkrankungen, aktuelle Erkrankungen:** Ursache können rheumatische, kardiologische und hämatologische Erkrankungen, z. B. Kugelzellanämie, sein

- **Vegetative und B-Symptome:** Hinweis auf entzündlich-rheumatische, infektiöse oder tumoröse Ursache
- **Reiseanamnese:** Erfassung von reiseassoziierten Erkrankungen, u. a. Malaria, Typhus abdominalis

Differenzialdiagnosen

Die Differenzialdiagnostik der Splenomegalie erfolgt nach den **Ursachen.** Die Splenomegalie ist definiert als Milzgewicht, das 350 g überschreitet.

Kreislaufstörungen

- Ursachen: portale Stauung, Rechtsherzinsuffizienz, die zu einer Vergrößerung der Milz bis 1.000 g führen kann
- Wegweisend sind Symptome der Herzinsuffizienz und/oder portalen Stauung

Infektionserkrankungen Verschleppte Erreger führen zur numerischen Vermehrung und Aktivitätsvermehrung von Immunzellen; typisch für u. a. Epstein-Baar-Virus, HIV, Tuberkulose, Malaria, Typhus abdominalis, Sepsis

Hämatologische Erkrankungen

- **Hämolytische Anämie** (▶ 8.3.4): Ikterus; im Laborbefund Hämatokrit, Hämoglobin und Erythrozyten ↓, MCV und MCH normal (normochrome, normozytäre Anämie), Retikulozyten ↑, Eisen und Ferritin ↑, Haptoglobin ↓, indirektes Bilirubin ↑, evtl. Nachweis von Autoantikörpern
- **Lymphom** (▶ 9.3.1, ▶ 9.3.2), **Leukämie:** Anämie, Lymphknotenschwellungen, B-Symptome

Milzmetastasen

- In erster Linie bei Bronchial-, Mammakarzinom und malignem Melanom
- Wegweisend sind Symptome des Primärtumors und B-Symptome

9.2.2 Lymphknotenschwellung

Anamnestisches Vorgehen

- **Ausprägung** (was genau und wie stark ausgeprägt?): Beurteilung der Lokalisation (lokal oder systemisch) der Lymphknotenschwellung
- **Beginn** (seit wann?):
  - Akuter Beginn: bei infektiösen Erkrankungen, als Medikamentennebenwirkung
  - Chronischer Verlauf: bei Kollagenosen, Sarkoidose, Neubildungen
- **Schmerzhaftigkeit:** bei infektiösen Ursachen häufig vorhanden; bei malignem Geschehen häufig schmerzlos; Schmerzhaftigkeit nach Genuss von Alkohol typisch für das Hodgkin-Lymphom (aber eher seltenes Symptom)
- **Alter:** bei Kindern häufig bei Infektionskrankheiten; bei jungen Erwachsenen häufig bei EBV, Morbus Hodgkin; bei älteren Patientinnen und Patienten häufig bei CLL und anderen malignen Erkrankungen
- **Begleitsymptome:**
  - Fieber bei infektiösen oder malignem Geschehen
  - Juckreiz u. a. bei Morbus Hodgkin oder der CLL
  - Alkoholschmerz bei Morbus Hodgkin
- **Vorerkrankungen, aktuelle Erkrankungen:** Ursache können rheumatische Erkrankungen, Infektionserkrankungen, hämatologische und maligne Erkrankungen sein

9

- **Vegetative und B-Symptome:** Hinweis auf entzündlich-rheumatische, infektiöse oder tumoröse Ursache
- **Medikamente:** Ursache kann die Einnahme von u. a. Allopurinol, Phenytoin, Isoniazid sein
- **Sexualanamnese:** bei V. a. sexuell übertragbare Erkrankung Erfassung der Sexualpartner

Differenzialdiagnosen

Die Differenzialdiagnostik der Lymphknotenschwellung kann nach lokaler oder systemischer Ausdehnung oder nach Ursachen erfolgen. Nachfolgend wird nach **Ursachen** differenziert.
Schmerzhafte Schwellung und Verschieblichkeit von Lymphknoten weisen oft auf einen entzündlichen Prozess hin, der eine gute Prognose hat. Schmerzlose Schwellungen mit verbackenen (nicht verschieblichen) Lymphknoten (Kartoffelsack) zeigen häufig einen tumorösen Prozess an (▶ Abb. 9.1).

Infektiös

- **Toxoplasmose:** bei Immunkompetenten sehr selten symptomatischer Verlauf mit Lymphknotenschwellung, besonders zervikal, und grippalen Symptomen; bei HIV-Erkrankung Beteiligung des Gehirns und septische Streuung

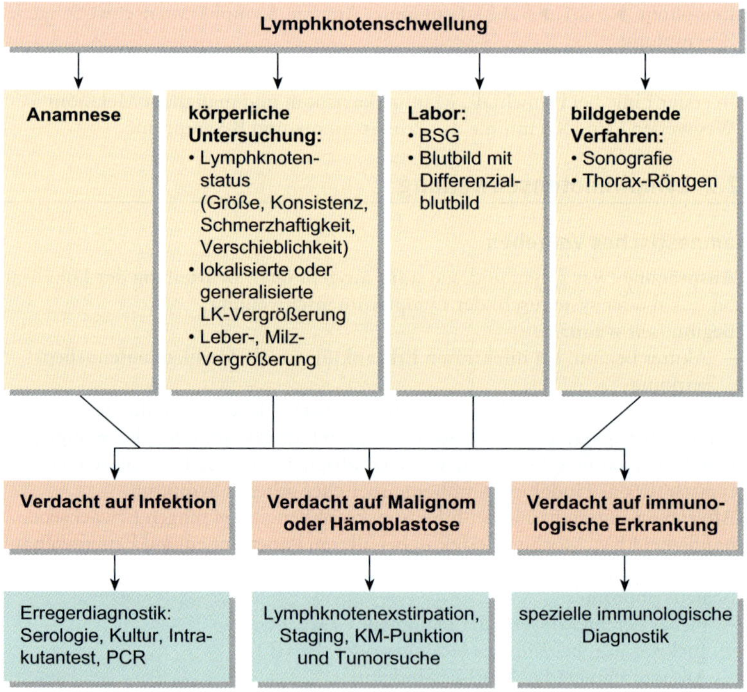

Abb. 9.1 Diagnostisches Vorgehen bei Lymphknotenschwellung [C184/L157]

- **Infektiöse Mononukleose** (▶ 18.3.8): lokale oder systemische Lymphknotenbeteiligung, Milzschwellung, Angina tonsillaris, im Laborbefund mononukleäre Zellen
- **Zytomegalie:** bei Immunkompetenten selten mononukleose-ähnliches Bild; bei HIV-Erkrankung Organbeteiligung, v. a. interstitielle Pneumonie
- **HIV-Infektion** (▶ 18.7.3): mononukleose-ähnliches Bild, persistierende Lymphknotenschwellungen, opportunistische Erkrankungen, neuropsychiatrische Symptome, Malignome (Lymphom, Kaposi-Sarkom, Zervixkarzinom)
- **Tuberkulose** (▶ 18.6.1): meist pulmonale Symptome mit Husten und Sputum (auch blutig), B-Symptome
- **Lues** (▶ 18.7.2): lokale Lymphknotenschwellung im Stadium I neben Ulcus durum, generalisierte im Stadium II neben entzündlichen Organsymptomen, Haut- und Schleimhauterscheinungen (u. a. vielgestaltige Exantheme, Condylomata lata, Plaque mucueses, Haarausfall)

Neoplastisch
- **Solide Tumoren, Metastasen:** Symptome der Primärkrankheit, B-Symptome
- **Lymphom** (▶ 9.3.1, ▶ 9.3.2), **Leukämie:** Anämie, Milzschwellung, B-Symptome

Systemisch
- **Medikamente** (u. a. Allopurinol, Phenytoin, Isoniazid): wegweisend ist die Medikamentenanamnese
- **Rheumatoide Arthritis** (▶ 1.3.9): symmetrische Beteiligung der kleinen Gelenke (Grund- und Mittelgelenke, Gelenke der HWS) mit Zerstörung; Rheumafaktor und Anti-CCP-Ak meist positiv
- **Kollagenosen** (SLE [▶ 15.3.6], Sklerodermie [▶ 15.3.7]): beim SLE symmetrische Beteiligung der kleinen Gelenke (i. d. R. ohne Zerstörung), Sonnenunverträglichkeit, Schmetterlingserythem, ANA und Rheumafaktor meist positiv; bei der Sklerodermie symmetrische Beteiligung der kleinen Gelenke (i. d. R. ohne Zerstörung), typische Hautzeichen (u. a. Puffy Hands, Sklerosierung, Fingerkuppennekrosen [Rattenbissnekrosen], Tabaksbeutelmund), ANA und Rheumafaktor meist positiv
- **Sarkoidose:** akute Form (Löfgren-Syndrom) mit Arthritis (Sprunggelenk), Erythema nodosum, Lymphknotenschwellungen v. a. am Lungenhilus; chronische Formen häufig oligosymptomatisch, später Symptome der Lungenfibrose

9.3 Erkrankungen und deren Leitsymptome

9.3.1 Hodgkin-Lymphom (Lymphogranulomatose)

Definition Bösartige Erkrankung der Lymphknoten, die sich histologisch durch das Vorhandensein der Hodgkin-Zellen und Sternberg-Reed-Zellen auszeichnet. 2 Häufigkeitsgipfel um das 30. und das 60. Lebensjahr.

Leitsymptome
- **Lymphknotenschwellung:** zunächst lokalisiert am Hals, dann generalisiert; Lymphknoten sind verbacken, schmerzlos und nicht verschieblich („Kartoffelsack")
- Allgemeinsymptome: Abgeschlagenheit, Müdigkeit, Leistungsknick und **B-Symptome**
- Labor: BSG ↑, Lymphopenie, gelegentlich LDH ↑, Anämie, Eosinophilie

Begleitsymptome

- Juckreiz
- Hepatosplenomegalie
- Lymphknotenschmerzen nach Alkoholgenuss (sehr selten, sehr typisch)
- Opportunistische Erkrankungen mit Candida, Herpes-Viren und Mykobakterien

Therapie Radio-Chemotherapie

9.3.2 Non-Hodgkin-Lymphom (NHL)

Definition Maligne Tumoren, die von den Reifestadien der B-Zellen, seltener von den T-Zellen des lymphatischen Gewebes (Lymphknoten, Milz, Tonsillen, Haut usw.) ihren Ausgang nehmen und Expansionstendenzen zeigen. Histologisch sind keine Hodgkin-Zellen oder Sternberg-Reed-Zellen nachweisbar. NHLs können in hoch- und niedrigmaligne eingeteilt werden.

Leitsymptome

- **Lymphknotenschwellungen,** meist schmerzlos
- Allgemeinsymptome: Abgeschlagenheit, Müdigkeit, Leistungsknick, **B-Symptome**
- Bei Infiltration des Knochenmarks: Zeichen der **Anämie,** Blutungsneigung durch Thrombopenie, Infektneigung durch Leukopenie
- **Milzschwellung**

Begleitsymptome

- Eventuell Hauterscheinungen
- Leberschwellung
- Befall von anderen Organen wie ZNS oder Gastrointestinaltrakt

Therapie Radio-Chemotherapie

9.3.3 Multiples Myelom (Plasmozytom, Morbus Kahler)

Definition Maligner Tumor der Plasmazellen mit Bildung nicht funktionsfähiger Antikörper v. a. der Klasse IgG und IgA. Zählt zu den hochmalignen Non-Hodgkin-Lymphomen.

Leitsymptome

- Allgemeinsymptome: Müdigkeit, Schwäche, B-Symptome
- **Knochenschmerzen** durch Osteolysenbildung (Schrotschuss-Schädel), Osteoporose und pathologische Frakturen
- **Hyperviskositätssyndrom** mit Kopfschmerzen, Sehstörungen, Synkopen, Taubheit, Ohrgeräuschen
- Labor: **BSG ↑↑,** Kalzium ↑, Phosphat ↑, AP ↑, **monoklonale Immunglobuline** im Plasma bei der Elektrophorese oder im Urin (als Bence-Jones-Proteinurie), β_2-Mikroglobulin ↑ (korreliert mit der Tumormasse), Anämie

Therapie

- Chemotherapie
- Stammzelltransplantation

9.3.4 Milzruptur

Definition Zerreißung des Parenchyms oder der Milzkapsel, z. B. bei stumpfem Bauchtrauma. Man unterscheidet die einzeitige (akuter Verlauf) von der zweizeitigen Milzruptur (Symptome folgen auf ein symptomfreies Intervall).

Leitsymptome

- Akutes Abdomen: Schmerzen im **linken Oberbauch** mit **Ausstrahlung** in die **linke Schulter** (Kehr-Zeichen)
- **Schonatmung** (schmerzbedingt)
- **Hypovolämischer Schock** mit Pulsanstieg und Blutdruckabfall
- Bei der zweizeitigen Milzruptur plötzlich einsetzende Schocksymptomatik Tage nach einem Bauchtrauma

Therapie

- Notfall → Vorgehen nach dem üblichen Standard (▶ 20.8.2)
- Splenektomie oder organerhaltende Verfahren mit u. a. Fibrinkleber oder Kollagenvlies
- Impfung gegen Pneumokokken, HiB und Meningokokken

10 Hormone und endokrine Organe

10.1 Fallbeispiele

Fallbeispiel 1

Aktuelle Anamnese

Eine 44-jährige Patientin stellt sich mit Unruhe, Schlaflosigkeit, Tremor, starker Schweißneigung, Wärmeintoleranz, Durchfällen und Gewichtsabnahme von 6 kg seit ca. 4 Wochen vor. Ferner gibt sie pulssynchrone Schläfenkopfschmerzen an. Auf Nachfrage berichtet sie von einem extrem guten Appetit. Sie klagt über eine neu aufgetretene Reizbarkeit, Nervosität und Ungeduld, sodass es inzwischen zu diversen innerfamiliären Streitigkeiten gekommen sei. Die Medikamentenanamnese ist leer. Täglicher Alkoholkonsum von 1–2 Gläsern Wein, kein Nikotinkonsum oder illegale Drogen.

Vorgeschichte

Euthyreote Struma seit dem 25. Lebensjahr

Untersuchungsbefund

Haut warm und rosig, an den Handflächen schweißig. Schleimhäute feucht. Kein Exophthalmus. Sichtbare Struma bei normaler Halshaltung. Schluckverschiebliche Schilddrüse, rechter Lappen erscheint größer. Zervikale Lymphknoten nicht vergrößert tastbar. Lungen-, Herz- und abdominale Untersuchung ohne pathologischen Befund, Nierenlager frei.

Bei der orientierenden neurologischen Untersuchung feinschlägiger Tremor an den Fingern beidseits, Eigenreflexe lebhaft. RR 160/70 mmHg, HF 95/Min., Temperatur 38,7 °C.

10

Lösung Fallbeispiel 1

Verdachtsdiagnose

Hyperthyreose (▶ 10.3.4). Typische Symptome sind Unruhe, Schlaflosigkeit, Tremor, starke Schweißneigung, Wärmeintoleranz, Durchfälle, Gewichtsabnahme bei gutem Appetit, Nervosität und Reizbarkeit. Die bekannte euthyreote Struma lässt ein autonomes Adenom vermuten. Die Befunde der körperlichen Untersuchung, v. a. warme, schweißige Haut, lebhafte Reflexe, feinschlägiger Tremor und die Hypertonie mit hoher Blutdruckamplitude sprechen für die Verdachtsdiagnose.

Differenzialdiagnosen

- **Phäochromozytom** (▶ 10.3.13): erscheint unwahrscheinlich, kann aber definitiv nur durch weiterführende Untersuchungen (Blutuntersuchung, Sammelurin, Sonografie) ausgeschlossen werden; typisch sind ein blasses Gesicht und meist eine paroxysmale Hypertonie
- **Maligne Prozesse:** können anamnestisch nicht ausgeschlossen werden, die Symptome sprechen allerdings für eine Hyperthyreose

Diagnostisches Vorgehen zur Sicherung der Diagnose

- Labor: TSH, T_3, T_4, TRAK, TPO, Elektrolyte, großes Blutbild, Blutzucker, Leber- und Nierenparameter, BSG, CRP; ggf. Sammelurin mit Bestimmung der Vanillinmandelsäure (Abbauprodukte der Katecholamine)

- Sonografie der Schilddrüse: Bestimmung von Lage und Größe, Nachweis vorhandener Knoten, Echogenität
- Szintigrafie der Schilddrüse: Ausschluss heißer oder kalter Areale
- Gegebenenfalls Feinnadelpunktion: bei unklaren Befunden zum Ausschluss maligner Geschehen
- Sonografie des Abdomens und Röntgen-Aufnahme des Thorax: Ausschluss tumoröser Prozesse
- EKG: Messung vom Rhythmus, Erregungspathologien, Bestimmung der elektrischen Herzachse

Therapie

- Zeitnahe Vorstellung beim Internisten
- Medikamentöse Therapie mit Thyreostatika
- Gegebenenfalls operative Entfernung der Schilddrüse

Fallbeispiel 2

Aktuelle Anamnese

Ein 5-jähriges Mädchen entwickelt ca. 3 Wochen nach einem Infekt der oberen Atemwege starken Durst, Polyurie (auch nachts) mit sekundärer Enuresis, Sehstörungen und Wadenkrämpfe. Das Kind klagt über Müdigkeit, andauernde Übelkeit (ohne Erbrechen) und Bauchschmerzen.
Anamnestisch keine Kopftraumen oder operativen Eingriffe erhebbar. Impfstatus komplett.

Vorgeschichte

Rezidivierende Infekte der oberen Atemwege

Untersuchungsbefund

Haut und Schleimhäute trocken, auffälliger obstartiger Geruch der Ausatemluft. Lungen- und Herzuntersuchung ohne pathologischen Befund. Darmgeräusche über allen Quadranten spärlich vorhanden, ubiquitär leichte Abwehrspannung. Nierenlager frei. Reflexe seitengleich und regelrecht auslösbar.
RR 85/50 mmHg, HF 120/Min., Temperatur 37,7 °C, Blutzucker (kapillär) 380 mg/dl. In der Urin-Stix-Untersuchung Glukose +++, Ketone +++, Blut +.

10

Lösung Fallbeispiel 2

Verdachtsdiagnose

Diabetes mellitus Typ 1 (▶ 10.3.8). Typisch für diese Erkrankung sind die Polyurie, Polydipsie mit sekundärer Enuresis, Sehstörungen und Wadenkrämpfe. Der obstartige Geruch der Ausatemluft, die Übelkeit und die Bauchschmerzen sind auf eine Ketoazidose zurückzuführen. Die Erkrankung beweisen der kapilläre Blutzuckertest und die Ergebnisse der Urinuntersuchung.

Differenzialdiagnosen

- **Diabetes insipidus** (▶ 10.3.2): typisch sind eine starke Polyurie (geringes spezifisches Gewicht), Polydipsie und Exsikkosesymptome; diese Differenzialdiagnose entfällt zunächst, weil der Urinbefund typisch für einen Diabetes mellitus Typ 1 (Glukose, Ketone) ist
- **Gehirnerkrankungen:** gehen oft mit einer (reaktiven) Hyperglykämie einher; können nicht ausgeschlossen werden, sind aber primär unwahrscheinlich

Diagnostisches Vorgehen zur Sicherung der Diagnose

- Im Vordergrund steht die notfallmäßige Vorstellung in der Klinik
- Labor: Blutzucker (nüchtern bzw. unabhängig von den Mahlzeiten), Ketonbestimmung, HbA_{1c}, C-Peptid, Blutbild

Therapie

- Insulintherapie
- Kohlenhydratbilanzierte Kost
- Patientinnen-, Patienten- und Elternschulung
- Körperliche Aktivität
- Reduktion und Behandlung von potenziell vorhandenen Risikofaktoren

Fallbeispiel 3

Aktuelle Anamnese

Eine 39-jährige, adipöse Patientin (BMI 31,9) stellt sich bei Ihnen wegen selbst diagnostizierten Wechseljahrbeschwerden vor. Sie klagt über vermehrte Schweißbildung, fettige Haut, Kopfschmerzen, unregelmäßige Menstruation und allgemeine Abgeschlagenheit. Diese Symptome hätten vor mehreren Jahren begonnen, würden in der Intensität schwanken und nähmen insgesamt an Intensität zu.

Auf den ersten Blick sind ein eher maskulines Gesicht und prominente Akren zu sehen. Auf Nachfrage bestätigt die Patientin, immer schon diese Gesichtszüge gehabt zu haben. Was jedoch im Verlaufe der letzten Jahre neu aufgetreten sei, sei ein Auseinanderweichen der Zähne mit Bildung von Lücken. Nikotin-, Alkohol- und Medikamentenanamnese leer.

Vorgeschichte

Leer.

Untersuchungsbefund

Hautvergröberung, Seborrhö, prominente Nase, Kinn und wulstige Lippen. Hände auffallend groß, Finger verdickt. Haut weich und teigig. Lungen- und Herzuntersuchung ohne pathologischen Befund. Ausladendes, weiches Abdomen, regelrechte Darmgeräusche über allen Quadranten. Palpatorische Beurteilung der Leber und der Milz wegen adipöser Bauchdecke nicht möglich. Nierenlager frei. Orientierende neurologische Untersuchung ohne pathologischen Befund, insbesondere keine Visus- oder Gesichtsfeldeinschränkungen.

RR 185/100 mmHg, HF 90/Min., Temperatur 36,8 °C, Blutzucker (kapillär) 138 mg/dl (nüchtern).

Lösung Fallbeispiel 3

Verdachtsdiagnose

Akromegalie (▶ 10.3.1). Für diese Diagnose sprechen die genannten Veränderungen der Akren, der hohe Blutdruck und hohe Blutzucker. Die von der Patientin geschilderten Symptome stellen ebenfalls Symptome der Akromegalie dar.

Differenzialdiagnosen

- **Essenzielle arterielle Hypertonie** (▶ 3.3.1): kann erst nach mehrmaliger Messung und Ausschluss sekundärer Ursachen beurteilt werden
- **Diabetes mellitus** (▶ 10.3.9): der Nüchternblutzucker spricht für einen Diabetes mellitus, der im Rahmen der Akromegalie auftreten kann
- **Doping mit Wachstumshormonen:** unwahrscheinlich, da die Anamnese im Hinblick auf Medikamentenanamnese leer ist

Diagnostisches Vorgehen zur Sicherung der Diagnose

- Labor: v. a. Serum-STH (Serum-GH), IGF-1, STH-Suppressionstest (Serum-STH nach Glukosebelastung), HbA_{1c}
- CT/MRT: zum Tumornachweis, Lokalisation und Größe

Therapie

- Operative Entfernung des Tumors
- Bestrahlung
- Medikamentöse Therapie mit GH-Hemmern

10.2 Differenzialdiagnostik

10.2.1 Coma diabeticum und hypoglykämischer Schock

Anamnestisches Vorgehen

- **Was:** Differenzierung zwischen Hypo- und Hyperglykämie durch Erhebung der Hauptsymptome (▶ Tab. 10.1)
- **Beginn** (seit wann?):
  - Akuter Beginn der Symptome: bei Hypoglykämie
  - Langsame Symptomentwicklung: bei Hyperglykämie
- **Begleitsymptome:**
  - Hunger, Schweißausbrüche, Tremor, neuropsychiatrische Symptome bei Hypoglykämie
  - Durst, Hypotonie, Exsikkose bei Hyperglykämie; Ketongeruch bei Typ-1-Diabetes und Hyperglykämie
- **Vorerkrankungen und aktuelle Erkrankungen:** bekannter Diabetes mellitus oder Adipositas; abgelaufene Infekte in der Vorgeschichte als Hinweis auf Diabetes Typ 1; bekannte endokrine Erkrankungen, z. B. Hyperthyreose oder Cushing-Syndrom, als Ursache des Diabetes mellitus
- **Vegetative und B-Symptome:** Hypoglykämieschübe mit spontaner Besserung nach Einnahme von Glukose bei Insulinom
- **Medikamente:** Ursache kann Einnahme von z. B. Kortison sein
- **Familienanamnese:** Erfassung der familiären Häufung

Differenzialdiagnosen

Die Differenzialdiagnostik von Coma diabeticum und hypoglykämischem Schock erfolgt nach deren **Ursachen** und **Symptomen** (▶ Tab. 10.1).

Tab. 10.1 Differenzialdiagnostik von Coma diabeticum und hypoglykämischem Schock

	Coma diabeticum	Hypoglykämischer Schock
Ursache	• Mangelnde Insulinzufuhr • Erhöhter Insulinbedarf: Infekt, Diätfehler, Hyperthyreose, Kortisontherapie	• Überdosierung von Insulin und/oder mangelnde Kohlenhydratzufuhr • Magenentleerungsstörungen (v. a. diabetische Gastroparese) • Alkoholexzess mit Nahrungskarenz • Starke körperliche Belastung • Insulinproduzierende Tumoren

Tab. 10.1 Differenzialdiagnostik von Coma diabeticum und hypoglykämischem Schock *(Forts.)*

	Coma diabeticum	Hypoglykämischer Schock
Symptomentwicklung	Langsam, über Stunden und Tage	Schnell, innerhalb von Minuten
Hunger	Reduziert	Stark
Durst	Stark	Reduziert
Muskulatur	Hypoton	• Hyperton • Tremor • Krämpfe
Haut	Trocken	Feucht
Atmung	• Kussmaul-Atmung • Azetongeruch	• Durch Sympathikusaktivierung beschleunigt • Kein Azetongeruch
Augenbulbi	Weich und eindrückbar	Normal
Andere Symptome	• Fieber • Bauchschmerzen durch Pseudoperitonitis	• Delirähnliche Symptome • Neurologische Ausfälle • Epileptische Anfälle • Eigenreflexe verstärkt • Pathologische Reflexe positiv
Therapie	Notfall → Vorgehen nach dem üblichen Standard (▶ 20.9.2)	Notfall → Vorgehen nach dem üblichen Standard (▶ 20.9.1)

10.2.2 Schilddrüsenvergrößerung (Struma)

Anamnestisches Vorgehen

- **Ausprägung** (was und wie stark?): Erfassung mittels Inspektion, Palpation, ggf. Sonografie und Röntgen-Thorax (bei retrosternalen Struma)
- **Beginn** (seit wann?):
  - Akuter Beginn: bei entzündlichen Erkrankungen der Schilddrüse
  - Chronischer Verlauf: bei Jodmangelstruma, Zysten, Adenomen, Malignomen
- **Schmerzhaftigkeit:** typisch bei entzündlichen Erkrankungen der Schilddrüse
- **Begleitsymptome:**
  - Gewichtszunahme, Kälteempfindlichkeit, trockene Haut, depressive Verstimmung, Myxödem bei Hypothyreose
  - Gewichtsabnahme, Durchfälle, Wärmeintoleranz, Nervosität, Schlafstörungen, Hypertonie bei Hyperthyreose
  - Zervikale Lymphknotenschwellung bei malignem Geschehen
  - Fieber bei entzündlicher Genese
  - Schluckstörungen, Dysphagie und Heiserkeit bei Kompressionserscheinungen
- **Vorerkrankungen und aktuelle Erkrankungen:** bekannte Funktionsstörungen der Schilddrüse können Ursache sein
- **Vegetative und B-Symptome:** Hinweis auf entzündlich-rheumatische, infektiöse oder tumoröse Ursache
- **Familienanamnese:** Erfassung einer möglichen familiären Häufung

Differenzialdiagnosen

Die Differenzialdiagnostik der Schilddrüsenvergrößerung kann nach Ursachen, nach der Lage in eutope (physiologische Lage) und dystope (z. B. retrosternale) Struma, nach der Beschaffenheit in Struma diffusa (gleichmäßig vergrößert) und Struma nodosa (mit Knotenbildung) und nach der Funktion in euthyreote (mit ausgeglichenem Hormonhaushalt), hypothyreote (mit Hormonmangel) und hyperthyreote (mit Hormonüberschuss) Struma eingeteilt werden. Nachfolgend wird nach **Ursachen** differenziert.

- **Jodmangelstruma** (▶ 10.3.3): häufige Ursache, durch Jodmangel hervorgerufen; kann als euthyreote (am häufigsten), hypothyreote oder hyperthyreote (durch Bildung von autonomen Adenomen) Struma auftreten
- **Entzündungen:**
  - Akute eitrige Thyreoiditis: Fieber, lokale Schmerzen, ggf. Lymphknotenschwellungen und systemische Entzündungszeichen (selten)
  - Thyreoiditis de Quervain: Fieber, lokale Schmerzen, keine Lymphknotenschwellungen; im Laborbefund BSG ↑↑, CRP ↑↑, Leukozyten normal; anamnestisch abgelaufener Virusinfekt der Atemwege
  - Hashimoto-Thyreoiditis: Symptome der Hypothyreose erst in späten Stadien
  - Morbus Basedow (▶ 10.3.4): Symptome der Hyperthyreose und endokrinen Orbitopathie, Merseburger-Trias und prätibiales Myxödem
- **Tumoren:** häufig einseitige und harte Struma, regionale Lymphknotenschwellungen, B-Symptome, ggf. Heiserkeit, Horner-Syndrom, obere Einflussstauung
- **Medikamente,** z. B. Thyreostatika, Lithium: wegweisend sind die anamnestischen Angaben
- **Andere:** reaktive Vergrößerung während Schwangerschaft, Pubertät und Senium

10.3 Erkrankungen und deren Leitsymptome

10.3.1 Akromegalie

Definition Seltene Erkrankung, die mit einer erhöhten Produktion von Wachstumshormonen einhergeht und meist auf ein Hypophysenadenom zurückzuführen ist.

Leitsymptome
- Veränderung, **Vergröberung** und **Verdickung** der **Gesichtshaut**
- **Vergrößerung** des **Schädels** und der **Zunge** mit Auseinanderweichen der Zähne
- Vergrößerung der **Hände, Füße** und inneren Organe

Begleitsymptome
- Schleichender Krankheitsbeginn (Vergleich mit alten Fotografien)
- Kopfschmerzen, Hypertonie
- Gesichtsfeldeinschränkungen, Sehstörungen
- Arthropathien, Karpaltunnelsyndrom
- Eventuell Entwicklung eines sekundären Diabetes mellitus
- Erhöhtes Risiko für Schlafapnoesyndrom

Therapie
- Operative Entfernung des Hypophysenadenoms, Bestrahlung
- Medikamentöse Therapie

10.3.2 Diabetes insipidus

Definition Mangel an antidiuretischem Hormon (ADH) oder fehlende Reaktion der Niere auf ADH mit erhöhtem Harnfluss.

Leitsymptome
- **Polyurie** (5–10 l/Tag oder mehr) mit fehlender Konzentrationsfähigkeit des Harns, bei Kindern Diarrhö
- Sehr starker **Durst** und **Polydipsie**
- Hypernatriämie, Blutosmolarität ↑, Urinosmolarität ↑↓

Therapie
- ADH-Substitution bei ADH-Mangel
- Ursachensuche und kausale Therapie bei renalem Diabetes insipidus

10.3.3 Euthyreote Struma

Definition Vergrößerung der Schilddrüse, die nicht auf Entzündungen oder Tumoren zurückgeführt werden kann, bei ausgeglichener Hormonproduktion.

Leitsymptome
- Tastbare und sichtbare Struma mit erhaltener Beweglichkeit beim Schlucken
- Labor: TSH, T_3 und T_4 normal

Begleitsymptome Je nach Lokalisation (zervikal oder mediastinal) exspiratorischer oder inspiratorischer Stridor, obere Einflussstauung, Dyspnoe oder Dysphagie

Therapie
- Jodid-Substitution, vorausgesetzt es liegt kein autonomes Adenom vor
- Thyroxin-Gabe
- Strumektomie

10.3.4 Hyperthyreose

Definition Schilddrüsenüberfunktion. Ursachen sind u.a. Morbus Basedow, Schilddrüsenautonomie, Überdosierung von Schilddrüsenhormonen, Hashimoto-Thyreoiditis, Schilddrüsenkarzinom.

Leitsymptome der Hyperthyreose
- **Tremor, Unruhe, Nervosität, Schlaflosigkeit**
- **Hypertonie (große Blutdruckamplitude), Tachykardie** und andere Herzrhythmusstörungen
- **Gewichtsverlust, Diarrhö**

- **Wärmeintoleranz** mit warmer und feuchter Haut
- Weiches dünnes Haar, Haarausfall
- Labor: fT_3 und fT_4 ↑, TSH ↓ (supprimiert)

Leitsymptome des Morbus Basedow

Zusätzlich zu den Symptomen der Hyperthyreose:

- **Merseburger Trias** (Struma, Exophthalmus, Tachykardie)
- **Prätibiales Myxödem** (selten)
- Labor: fT_3 und fT_4 ↑, TSH ↓, TRAK (TSH-Rezeptor-AK) positiv

Begleitsymptome der Hyperthyreose

- Struma mit hörbarem Schwirren über der Schilddrüse
- Zyklusstörungen
- Fettleber
- Osteoporose
- Komplikation: thyreotoxische Krise mit Tachykardie, Fieber, Erbrechen, Durchfall, Muskelschwäche, Bewusstseinsstörung

Begleitsymptome des Morbus Basedow

- Lidrötung und Lidödem
- Lichtscheu, Fremdkörpergefühl, Doppelbilder
- Schmerzhafte bzw. eingeschränkte Augenbewegungen
- Hornhautaustrocknung, Ulzerationen, Erblindung

Therapie

- Thyreostatika
- Strumektomie, Radiojodtherapie

10.3.5 Hypothyreose

Definition Schilddrüsenunterfunktion. Die häufigsten Ursachen sind u. a. Hashimoto-Thyreoiditis, Z. n. Strumektomie oder Radiojodtherapie.

Leitsymptome

- Leistungsabfall, **Antriebsarmut, Müdigkeit**
- **Erniedrigte Körpertemperatur, Kälteempfindlichkeit**
- **Obstipation**
- **Gewichtszunahme**
- Depressive Verstimmung
- Trockene, kühle, schuppende Haut und trockenes, brüchiges Haar
- **Eigenreflexe reduziert,** v. a. Achillessehnenreflex
- Hypotonie, Bradykardie, Herzvergrößerung
- Labor: fT_3 und fT_4 ↓, TSH ↑, evtl. Nachweis von Thyreoperoxidase-Antikörpern (TPO-AK) und Thyreoglobulin-Antikörpern (Tg-AK) bei Hashimoto-Thyreoiditis
- Bei der angeborenen Hypothyreose Apathie, Ikterus prolongatus, Obstipation, Trinkfaulheit

Begleitsymptome

- Generalisiertes **Myxödem**
- Vorzeitige Arterioskleroseentwicklung
- Komplikation: hypothyreotes Koma (Myxödemkoma)

Therapie Jodid und/oder Thyroxin

10.3.6 Hyperparathyreoidismus

Definition Nebenschilddrüsenüberfunktion, v. a. durch ein Adenom oder/und eine Hyperplasie der Nebenschilddrüse.

Leitsymptome
- **Stein-, Bein- und Magenpein:**
  - Steinbildung in der Niere und den ableitenden Harnwegen
  - Knochenschmerzen durch Entkalkung mit Spontanfrakturen
  - Ulcera ventriculi und duodeni
- Labor: Kalzium ↑, Phosphat ↓, AP ↑, Parathormon ↑

Begleitsymptome
- Appetitlosigkeit, Übelkeit, Erbrechen
- Pankreatitis, Gallensteinleiden
- Muskelschwäche
- Psychiatrische Symptome
- Komplikationen: hyperkalzämische Krise mit Polyurie, Polydipsie, Erbrechen, Exsikkose, Somnolenz, Koma

Therapie Operative Entfernung der Nebenschilddrüsen

10.3.7 Hypoparathyreoidismus

Definition Nebenschilddrüsenunterfunktion, u. a. postoperativ nach Halsoperationen oder durch Autoimmunprozesse.

Leitsymptome
- Hypokalzämische Tetanie
- Chvostek-Zeichen und Trousseau-Zeichen positiv
- Labor: Kalzium ↓, Phosphat ↑, Parathormon ↓

Begleitsymptome Reizbarkeit, depressive Verstimmung

Therapie
- Kalzium-Substitution
- Vitamin-D-Gabe

10.3.8 Diabetes mellitus Typ 1

Definition Stoffwechselerkrankung, die durch einen Autoimmunprozess zur Zerstörung der β-Zellen der Langerhans-Inseln führt und mit einem absoluten Insulinmangel einhergeht.

Leitsymptome
- **Schnelle Manifestation** der Symptome
- **Polyurie, Polydipsie, Gewichtsverlust**

- Starke Neigung zur **Ketoazidose** durch erhöhten Fettsäureabbau
- Labor: Hyperglykämie (nüchtern > 126 mg/dl, unabhängig von den Mahlzeiten > 200 mg/dl), Glukosurie (Nierenschwelle > 180 mg/dl), Ketonurie, HbA_{1c} ↑ (> 6,5 %)

Begleitsymptome

- Übelkeit, Erbrechen
- Allgemeinsymptome wie Müdigkeit, Abgeschlagenheit
- Wadenkrämpfe und Sehstörungen durch Elektrolyt- und Wasserverschiebungen
- Juckreiz, Candida-Infektionen, Furunkel durch Staphylokokkenbesiedlung und reduzierte Immunitätslage
- Amenorrhö

Therapie

- Insulintherapie; Ziel: möglichst normaler Blutglukosespiegel
- Kohlenhydratbilanzierte Diät
- Patientinnen- und Patientenschulung
- Körperliche Aktivität
- Reduktion und Behandlung von (potenziell) vorhandenen Risikofaktoren

10.3.9 Diabetes mellitus Typ 2

Definition Häufige Stoffwechselkrankheit, die mit relativem Insulinmangel einhergeht (gestörte Insulinsekretion und Insulinresistenz). Meist mit **metabolischem Syndrom** assoziiert (Adipositas, Hyperlipidämie, Hypertonie, Diabetes mellitus Typ 2).

Leitsymptome

- **Langsamer,** schleichender Beginn, meist über viele Jahre symptomarm
- Begleitende **Adipositas**
- **Hyperglykämie mit Polyurie, Polydipsie**
- Labor: Hyperglykämie (nüchtern > 126 mg/dl, unabhängig von den Mahlzeiten > 200 mg/dl), Glukosurie (Nierenschwelle > 180 mg/dl), HbA_{1c} ↑ (> 6,5 %), pathologischer oraler Glukosetoleranztest

Begleitsymptome

- Allgemeinsymptome wie Müdigkeit, Abgeschlagenheit
- Wadenkrämpfe und Sehstörungen durch Elektrolyt- und Wasserverschiebungen
- Gerötetes Gesicht, Juckreiz, Candida-Infektionen, Furunkel durch Staphylokokkenbesiedlung und reduzierte Immunitätslage
- Fettleber

Therapie

- Patientinnen- und Patientenschulung
- Gewichtsnormalisierung durch v. a. körperliches Training und Ernährungsumstellung (Reduktion von Einfachkohlenhydraten in Form von Kuchen, Säften, Weißbrot; komplexe Kohlenhydrate sind günstiger wegen der langsameren Glukoseanflutung im Blut), Reduktion von alkoholischen Getränken und ballaststoffreiche Ernährung
- Orale Antidiabetika, Insulin
- Prophylaxe der Komplikationen

10.3.10 Komplikationen des Diabetes mellitus

Makroangiopathie Entsteht durch eine vorzeitige Arteriosklerosebildung in den großen Gefäßen. Folgen sind:

- KHK (u. a. Angina pectoris und Herzinfarkt) ▶ 2.3.5, ▶ 2.3.6
- pAVK ▶ 3.3.3
- Apoplex ▶ 14.3.5

Mikroangiopathie

- Diabetische Nephropathie: Frühsymptom ist die Mikroalbuminurie (30–300 mg/d), später entwickeln sich Symptome der chronischen Nierenerkrankung (chronische Niereninsuffizienz)
- Diabetische Neuropathie ▶ 14.3.11
- Diabetische Retinopathie: manifestiert sich u. a. als Mikroaneurysma, Blutung und Narbenbildung an der Retina; Folge sind Netzhautablösung und Visusminderung bis hin zur Erblindung
- Diabetische Angiopathie der kleinen Koronargefäße (diabetische Kardiomyopathie): Entwicklung von Herzinsuffizienz
- Diabetisches Fußsyndrom: manifestiert sich mit schlecht heilenden Wunden, die in Nekrosen münden können

Coma diabeticum bzw. hyperglykämisches Koma

- Ketoazidotisches Koma (Typ-1-Diabetes): Hyperglykämie (> 300 mg/dl), Lipolyse, Ketonkörper und Ketoazidose (Bauchschmerzen, Erbrechen, Wasser- und Elektrolytverlust, Kussmaul-Atmung), verstärkte Diurese mit Exsikkose, Hypovolämie mit ggf. hypovolämischen Schock (▶ 10.2.1)
- Hyperosmolares Koma (Typ-2-Diabetes): Hyperglykämie (> 600 mg/dl), Erhöhung der Osmolarität im Blut, Polyurie, Elektrolytverlust mit Exsikkose, Hypovolämie mit ggf. hypovolämischen Schock (▶ 10.2.1)
- Therapie: beide Komaformen stellen einen Notfall dar → Vorgehen nach dem üblichen Standard (▶ 20.9.2)

Hypoglykämisches Koma

- Entwickelt sich, wenn der Blutzucker unter 50 mg/dl fällt und sich hypoglykämische Symptome einstellen, die nach Zufuhr von Glukose verschwinden (▶ 10.2.1)
- Therapie
  - Notfall → Vorgehen nach dem üblichen Standard (▶ 20.9.1)
  - Therapie der Ursachen
  - Flüssigkeitssubstitution
  - Ansprechbaren Patientinnen und Patienten Glukose oral verabreichen z. B. als Saft, bewusstlose Patientinnen und Patienten erhalten Glukoselösungen intravenös

Merke

Bewusstlosen Patientinnen und Patienten mit bekanntem Diabetes mellitus niemals Insulin, sondern immer Glukose verabreichen. Bei Hypoglykämie ist die Glukosezufuhr lebensrettend, die Insulingabe dagegen tödlich. Bei einer Hyperglykämie kann die zusätzliche Glukosegabe toleriert werden.

10.3.11 Cushing-Syndrom

Definition Hyperkortisolismus (anhaltende inadäquate Erhöhung des Kortisols) durch u. a. Langzeitbehandlung mit Kortison, Tumoren der Nebennierenrinde, ACTH-bildende Tumoren, Adenome des Hypophysenvorderlappens, die Kortison produzieren (= Morbus Cushing).

Leitsymptome
- **Stammfettsucht, Stiernacken, Vollmondgesicht** durch Fettumverteilung
- **Muskelschwund,** Muskelschwäche, dünne Extremitäten („Spatzenbeine")
- **Osteoporose**
- **Arterielle Hypertonie**
- **Hyperglykämie,** u. U. mit Entwicklung eines steroidinduzierten Diabetes mellitus
- Akne, Furunkel, **Striae,** dünne Haut, schlechte Wundheilung
- Ödeme und petechiale Blutungen

Begleitsymptome
- Atrophie des lymphatischen Systems
- Bei Kindern verzögertes Wachstum und Kleinwüchsigkeit
- Depression und andere Psychosen
- Virilisierung, Amenorrhö

Therapie
- Ursachensuche
- Operation und/oder medikamentöse Therapie

10.3.12 Nebennierenrindeninsuffizienz

Definition Führt zu Kortisol- sowie ggf. Aldosteron- und Androgenmangel. Zurückzuführen auf u. a. Autoimmunprozesse, Blutungen oder Metastasen in der NNR (Morbus Addison; primäre NNR-Insuffizienz). Sekundäre Formen sind ACTH-Mangel bei Hypophysenvorderlappen- oder Hypothalamus-Insuffizienz oder abruptes Absetzen von Glukokortikoiden nach Langzeitbehandlung.

Leitsymptome der primären NNR-Insuffizienz
- **„Brauner Addison":** Hyperpigmentierung der Haut (Hautlinien und Schleimhäute)
- **Hypotonie, Schwäche,** Müdigkeit
- **Gewichtsverlust**
- Labor: Natrium ↓, Kalium ↑

Begleitsymptome
- **Übelkeit, Erbrechen, Exsikkose**
- **Hypoglykämie**
- Bei Frauen Verlust der Sekundärbehaarung durch Androgenmangel
- Komplikation: **Addison-Krise** mit Schocksymptomen, Hypoglykämie, metabolischer Azidose, Fieber, Bewusstseinsstörungen

Therapie Substitution aller Kortikoide (Mineralo- und Glukokortikoide)

10.3.13 Phäochromozytom

Definition Katecholaminproduzierender Tumor des Nebennierenmarks oder seltener von sympathischen Ganglien ausgehend.

Leitsymptome
- **Hypertonie** entweder als hypertensive Krise oder Dauerhypertonie, **Tachykardie**
- Kopfschmerzen
- **Schwitzen,** Tremor, Unruhe
- **Blasses Gesicht** durch Vasokonstriktion

Begleitsymptome
- **Hyperglykämie**
- Gewichtsverlust
- Komplikationen: Apoplex, Herzinfarkt, Lungenödem, Nierenversagen

Therapie Operative Entfernung des Tumors

Cave
Phäochromozytome entleeren sich auf Druck. Es ist daher Vorsicht bei der abdominalen Palpation geboten.

10.3.14 Osteoporose

Definition Systemische Knochenerkrankung, die sich durch eine verminderte Knochenfestigkeit auszeichnet. Betroffen sind sowohl der Mineral- als auch der organische Anteil des Knochens. Am häufigsten ist die primäre Osteoporose (senile Osteoporose, postmenopausale Osteoporose).

Leitsymptome
- **Knochenschmerzen,** besonders im Rücken, **Spontanfrakturen**
- **Rundrücken, Gibbusbildung, Tannenbaumphänomen** am Rücken
- Abnahme der Körpergröße, Arme imponieren überlang
- Labor: meist keine Veränderungen, ggf. alkalische Phosphatase ↑

Therapie
- Kalziumreiche Ernährung bzw. Supplementierung von Kalzium und Vitamin D
- Bisphosphonate
- Physiotherapie, Sturzprophylaxe

10

11 Niere und ableitende Harnwege

11.1 Fallbeispiele

Fallbeispiel 1

Aktuelle Anamnese

Eine 23-jährige Patientin stellt sich in Ihrer Praxis mit stärksten Rücken- und Bauchschmerzen vor. Die Beschwerden bestünden seit einem Tag. Hinzu kämen Übelkeit, Erbrechen, hohes Fieber (39,6 °C) mit Schüttelfrost, eine allgemeine Schwäche und ein ausgeprägtes Krankheitsgefühl.

Vor einer Woche seien Blasenbeschwerden in Form von Dysurie, Pollakisurie und Unterbauchschmerzen aufgetreten, die allerdings nach 4 Tagen spontan reversibel gewesen, aber seit gestern wieder vorhanden seien. Fieber habe zum Zeitpunkt der Blasenbeschwerden nicht bestanden, das Allgemeinbefinden sei nicht gestört gewesen.

Auf Nachfrage ist keine Episode einer Zystitis oder Pyelonephritis in der Vorgeschichte erhebbar. Eine Schwangerschaft ist nicht auszuschließen, aber unwahrscheinlich (regelmäßige und zuverlässige Einnahme von Ovulationshemmern). Seit 4 Wochen regelmäßige sexuelle Kontakte mit einem neuen Lebenspartner. Kein Fluor vaginalis.

Vorgeschichte

Keine nennenswerten Vorerkrankungen

Untersuchungsbefund

Druck- und klopfdolente Nierenlager links stärker als rechts. Spärliche Darmgeräusche über allen 4 Quadranten, Perkussion und Palpation über dem gesamten Abdomen schmerzhaft mit leichter Abwehrspannung. Rektale Untersuchung ohne pathologischen Befund.

In der U-Stix-Untersuchung pH-Alkalisierung, Leukozyten +++, Nitrit +++, Blut +. RR 130/80 mmHg, HF 100/Min., Temperatur rektal 39,7 °C.

Lösung Fallbeispiel 1

Verdachtsdiagnose

Akute Pyelonephritis (▸ 11.3.7). Typisch sind akute Rücken- und Bauchschmerzen, verbunden mit hohem Fieber und ausgeprägtem Krankheitsgefühl. Die Blasenbeschwerden sprechen für eine zuvor abgelaufene Zystitis und geben Hinweise auf eine aufsteigende Infektion. Die regelmäßigen sexuellen Kontakte begünstigen das Auftreten der Zystitis. Die druck- und klopfdolenten Nierenlager sowie die Befunde der Urinuntersuchung sprechen für eine bakterielle Infektion der unteren Harnwege.

Differenzialdiagnosen

- **Rückenschmerzen anderer Genese,** z. B. durch Verhebung, ISG-Syndrom: wegen des Fiebers und der Miktionsbeschwerden eher unwahrscheinlich
- **Appendizitis** (▸ 5.3.9): nicht auszuschließen, wegen der untypischen Schmerzlokalisation und der Miktionsbeschwerden eher unwahrscheinlich; typisch für die Appendizitis ist der Schmerzbeginn im Epigastrium, der sich nach periumbilikal und dann in den rechten Unterbauch verlagert

- **Adnexitis** (▶ 13.3.7): nicht auszuschließen, aber unwahrscheinlich, da Miktionsbeschwerden und Urinbefund eher für eine Erkrankung der ableitenden Harnwege sprechen und kein Fluor vaginalis besteht

Diagnostisches Vorgehen zur Sicherung der Diagnose

- Urin-Sedimentuntersuchung: Nachweis von Leukozytenzylindern, Bakterien, Leukozyten, evtl. Erythrozyten
- Labor: Entzündungszeichen (Leukozyten, CRP, BSG), Blutbild, Retentionsparameter, ggf. Blutkulturen
- Sonografie der Nieren: Beurteilung von Größe, Lage und Form, Stauungszeichen

Therapie

- Zeitnahe Vorstellung bei der Ärztin oder beim Arzt
- Antibiotische Therapie
- Allgemeinmaßnahmen wie Bettruhe, reichliche Flüssigkeitszufuhr, Verzicht auf alle nephrotoxischen Medikamente

Fallbeispiel 2

Aktuelle Anamnese

Ein 82-jähriger Patient stellt sich bei Ihnen mit Hämaturie vor. Diese sei plötzlich aufgetreten und bestehe seit heute früh. Er habe keine Schmerzen, weder während der Miktion noch im Unterbauch noch im Rücken. Zusätzlich zu der Hämaturie berichtet der Patient von erschwertem Wasserlassen, das im Zusammenhang mit der Hämaturie aufgetreten sei. Zuvor habe er noch nie Miktionsprobleme gehabt. Auf Nachfrage hin verneint der Patient Fieber, Nachtschweiß oder Gewichtsabnahme. Das Allgemeinbefinden sei gut, urologische Vorerkrankungen seien nicht bekannt.

Vorgeschichte

- COPD durch chronischen Nikotinabusus (40 packyears), medikamentös behandelt
- Arterielle Hypertonie, medikamentös behandelt
- Hyperurikämie, medikamentös behandelt

Untersuchungsbefund

Guter AZ und EZ. Haut warm und rosig, Schleimhäute feucht und rosig. Lungen beidseits belüftet, leises Atemgeräusch über beiden Lungen, sonorer Klopfschall. Herztöne rein, vereinzelt Extrasystolen. Keine peripheren Ödeme, Jugularvenenstauung, Trommelschlägelfinger oder Uhrglasnägel. Regelrechte Darmgeräusche, keine Abwehrspannung, keine Resistenzen. Bei Palpation des Unterbauchs diffuser Schmerz oberhalb der Symphyse. Nierenlager beidseits frei. Rektale Untersuchung ohne pathologischen Befund. Prostata palpatorisch homogen, weich, kein Anhalt für Vergrößerung. Lymphknotenstatus ohne pathologischen Befund. Orientierende neurologische Untersuchung regelrecht. RR 145/85 mmHg, HF 88/Min., Temp. 37,2 °C. In der U-Stix-Untersuchung Blut +++, Leukozyten +, Nitrit neg.

Lösung Fallbeispiel 2

Verdachtsdiagnose

Harnblasenkarzinom (▶ 11.3.5). Für diese Diagnose sprechen die Makrohämaturie, verbunden mit dem erschwerten Wasserlassen und die leichte Druckschmerzhaftigkeit des Unterbauchs.

Differenzialdiagnosen

- **Prostatakarzinom** (▶ 13.3.3): nicht auszuschließen, aber zunächst wegen des unauffälligen palpatorischen Prostatabefunds und der fehlenden Miktionsauffälligkeiten (z. B. abgeschwächter Harnstrahl, verlängerte Miktionsdauer) unwahrscheinlich
- **Nierenzellkarzinom** (▶ 11.3.5): unwahrscheinlich wegen fehlender renaler Symptome, aber erst durch bildgebende Verfahren der Nieren (Sonografie, CT) sicher auszuschließen
- **Blasensteine** (▶ 11.3.8): nicht auszuschließen, weil eine Makrohämaturie und erschwertes Wasserlassen ebenfalls zu den typischen Symptomen gehören; typisch für Blasensteine sind andere Miktionsbeschwerden, wie u. a. dumpfe oder stechende Schmerzen, die in Penis oder Skrotum ausstrahlen, oder eine Pollakisurie, die nicht beschrieben werden; zuverlässiger Ausschluss mittels Zystoskopie
- **Glomerulonephritis** (▶ 11.3.3): unwahrscheinlich, da Proteinurie fehlt, aber nicht auszuschließen, weil nicht jede Glomerulonephritis eine deutliche Proteinurie zeigt; ein sicherer Ausschluss kann über die Bestimmung der Erythrozytenzylinder und eine Nierenbiopsie erfolgen

Diagnostisches Vorgehen zur Sicherung der Diagnose

- Labor: v. a. Blutbild, CRP, BSG, Ferritin, Leber- und Nierenparameter, Elektrolyte (Na^+, K^+, Ca^{2+}), PSA
- Urinuntersuchung mit Sedimentuntersuchung
- Urinzytologie: mikroskopischer Nachweis von dysplastischen Urothelzellen
- Zystoskopie: Bestimmung von Lage und Größe des Tumors, Biopsie bzw. Tumorentfernung mit anschließender histologischer Beurteilung
- Sonografie/CT des Abdomens

Therapie

- Operative Tumorentfernung
- Chemotherapie

Fallbeispiel 3

Aktuelle Anamnese

Eine 53-jährige Patientin stellt sich bei Ihnen mit seit etwa ½ Jahr bestehendem Krankheitsgefühl, Müdigkeit, körperlicher Schwäche, Belastungsdyspnoe (nach einem Stockwerk) und Kopfschmerzen vor. Die Kopfschmerzen werden als dumpfe, über den gesamten Kopf lokalisierte Kopfschmerzen beschrieben, die häufig als Dauerschmerzen aufträten und mit Paracetamol und Ibuprofen nur wenig in der Schmerzintensität beeinflussbar seien. Die Kopfschmerzen seien anders als die seit Jahren bestehende Migräne. Auf Nachfrage berichtet die Patientin von gelegentlich auftretenden Fieberschüben (mit Nachtschweiß) und Flankenschmerzen. Das Gewicht sei stabil. Nikotinanamnese leer, Alkoholkonsum erstreckt sich auf 2 Standardgetränke pro Woche. Regelmäßige Paracetamol- (1 g/Tag) und Ibuprofeneinnahme (600–1000 mg/Tag), im Durchschnitt an 4 Tagen in der Woche seit dem 28 Lebensjahr.

Vorgeschichte

- Migräne seit dem 28. Lebensjahr, v. a. mit Paracetamol und Ibuprofen behandelt
- Rezidivierende Harnwegsinfekte in den letzten 3 Jahren, antibiotisch behandelt

Untersuchungsbefund

Guter EZ, reduzierter AZ. Haut blass-gräulich, warm und trocken. An den Unterarmen Kratzexkoriationen. Schleimhäute blass und feucht. Lungen beidseits belüftet, vesikuläres Atemgeräusch über beiden Lungen, sonorer Klopfschall. Herzaktion rhythmisch, 2/6 Systolikum mit Punctum maximum über dem Erb-Punkt. Regelrechte Darmgeräusche, keine Abwehrspannung, keine Resistenzen. Rektale Untersuchung ohne pathologischen Befund. Nierenlager beidseits klopfdolent. Dezente periphere Knöchelödeme. Regelrechter Pulsstatus. Lymphknotenstatus ohne pathologischen Befund. Orientierende neurologische Untersuchung regelrecht. RR 155/90 mmHg, HF 84/Min., Temperatur 37,0 °C. In der U-Stix-Untersuchung Leukozyten +++, Erythrozyten ++, Nitrit negativ, Proteine ++.

Lösung Fallbeispiel 3

Verdachtsdiagnose

Chronische Nierenerkrankung, am ehesten Analgetika-Nephropathie (▸ 11.3.2). Für diese Diagnose sprechen die Symptome, v. a. Kopfschmerzen und Krankheitsgefühl. Die Blässe der Haut- und Schleimhäute, Belastungsdyspnoe sowie das Systolikum können Zeichen einer begleitenden Anämie sein, die laborchemisch bestätigt oder verworfen werden muss. Die langjährige Analgetikaeinnahme stützt den Verdacht.

Differenzialdiagnosen

- **Nierenerkrankung anderer Ursache:** kann nicht ausgeschlossen werden und muss durch weiterführende Untersuchungen bestätigt oder verworfen werden
- **Chronische Pyelonephritis:** die genannten Symptome treten bei einer chronischen Pyelonephritis auf, sodass diese nicht ausgeschlossen ist; die Ergebnisse der Urinuntersuchung können sowohl bei der chronischen Pyelonephritis als auch bei der Analgetika-Nephropathie vorkommen

Diagnostisches Vorgehen zur Sicherung der Diagnose

- Labor: v. a. Blutbild, BSG, CRP, Elektrolyte, Retentionsparameter, GFR, Kreatinin-Clearance, Ferritin, Urinuntersuchung
- Bildgebende Verfahren wie Sonografie und CT: Nachweis von Narbenbildung, Schrumpfniere, Papillenverkalkungen und Papillennekrosen

Therapie

- Noxenkarenz
- Therapie der Niereninsuffizienz, je nach Stadium

11.2 Differenzialdiagnostik

11.2.1 Oligurie, Anurie

Anamnestisches Vorgehen

Merke

Vor der Anamnese steht die Notfallversorgung der Patientin oder des Patienten. Gegebenenfalls sollte eine Fremdanamnese erhoben werden.

- **Ausprägung** (wie viel genau?): genaue Erfassung der Urinmenge
- **Beginn** (seit wann?):
  - Akuter Beginn: bei Schock, Exsikkose, Nierenverletzungen, als Medikamentennebenwirkung
  - Chronischer Verlauf: bei terminaler Niereninsuffizienz, benignem Prostatasyndrom (Prostatahyperplasie), malignem Geschehen
- **Schmerzhaftigkeit und -ausstrahlung:** wandernde Schmerzen (Rücken-, Flankenschmerzen mit Ausstrahlung in den Unterbauch und Skrotum/Labien) beim Steinabgang; dumpfe Schmerzen im Nierenlager bei u. a. Glomerulonephritis
- **Begleitsymptome:**
  - Hämaturie bei u. a. Steinabgang, malignem Geschehen, Glomerulonephritis, Vaskulitis, Trauma
  - (Therapieresistente) Hypotonie, Tachykardie, trockene Haut und Schleimhäute, Blässe oder rosige warme Haut bei Volumenmangel und Schockgeschehen
- **Vorerkrankungen und aktuelle Erkrankungen:** Ursache können rheumatische Erkrankungen, bekannte Erkrankungen im Urogenitalbereich, operative Eingriffe, Traumen, Pankreatitis, Erbrechen, Durchfall sein
- **Vegetative und B-Symptome:** Hinweis auf entzündlich-rheumatische, infektiöse oder tumoröse Ursache
- **Medikamente:** Ursache kann die Einnahme von u. a. einigen nephrotoxischen Antibiotika, Zytostatika sein

Differenzialdiagnosen

> Die Differenzialdiagnostik der Oligurie/Anurie erfolgt nach deren **Ursachen.** Die Anurie ist definiert als Harnmenge < 100 ml/Tag, die Oligurie als Harnmenge < 500 ml/Tag.

Prärenal

- **Schockgeschehen** (▶ 3.2.7): Hypotonie, Tachykardie (Schockindex > 1), je nach Schockart entweder kühle, blasse und schweißige Haut (z. B. bei hypovolämischem Schock) oder warme und gerötete Haut (z. B. bei septischem Schock)
- **Volumenmangel, Exsikkose:** trockene Haut und Schleimhäute, abhebbare Hautfalten, tief liegende Augen und Symptome der Grunderkrankungen (u. a. Erbrechen, Durchfall, akute Pankreatitis, Verbrennungen)

Intrarenal

- **Chronische Nierenkrankheit (Niereninsuffizienz)** (▶ 11.3.2): im Laborbefund GFR ↓, Kreatinin ↑; in späteren Stadien u. a. Hypertonie, renale Anämie, Ödeme, Knochenschmerzen, Hyperkaliämie
- **Glomerulonephritis** (rapid progressive) (▶ 11.3.3): Hämaturie (mit dysmorphen Erythrozyten), Proteinurie < 3 g/Tag, Hypertonie (Volhard-Trias), Ödeme; im Harnsediment Erythrozytenzylinder
- **Nierenverletzung:** anamnestisch Trauma eruierbar, evtl. sichtbare Hämatome in den Flanken oder am Rücken
- **Gifte, Medikamentennebenwirkungen:** wegweisend ist die Anamnese
- **Vaskulitis:** je nach Art der Vaskulitis und Organbeteiligung Insuffizienzsymptome, Fieber, petechiale Blutungen

Postrenal

- **Urolithiasis** (▶ 11.3.8): beim Steinabgang wandernde kolikartige Schmerzen vom Rücken bzw. den Flanken ausgehend, die sich in Unterbauch, Leiste und

Genitalien verlagern; häufig Mikro- oder Makrohämaturie, bei großen Nierenbeckensteinen Symptome der Niereninsuffizienz

- **Benignes Prostatasyndrom (Prostatahyperplasie)** (▶ 13.3.2): Pollakisurie, Nykturie, verlängerte Miktionsdauer mit Restharnbildung
- **Urologische bzw. gynäkologische Tumoren** (▶ 11.3.5): Symptome des Primärtumors und B-Symptome; durch Kompression oder Infiltration der ableitenden Harnwege Miktionsstörungen in Form von Dysurie, Pollakisurie, Nykturie, Hämaturie
- **Harnverhalt:** Unfähigkeit zur Miktion (bei häufig prall gefüllter Harnblase), Pollakisurie, Harnträufeln, Unterbauchschmerzen, ggf. Unruhe, Schwitzen, Blässe und akutes Abdomen → urologischer Notfall

11.2.2 Dysurie

Anamnestisches Vorgehen

- **Art** der Beschwerden und **Ausprägung** (was genau und wie stark?): genaue Erfassung der Beschwerden, u. a. von Miktionsdauer, Schmerzhaftigkeit, Nachträufeln, Hämaturie, Harnstrahlqualität
- **Beginn** (seit wann?):
  - Akuter Beginn: bei entzündlichen Erkrankungen (Urethritis, Zystitis), akuter Verlegung der ableitenden Harnwege, z. B. durch einen Blasenstein
  - Chronischer Verlauf: bei benignem Prostatasyndrom (Prostatahyperplasie), malignem Geschehen, multipler Sklerose, diabetischer Neuropathie
- **Schmerzhaftigkeit und -ausstrahlung:** Schmerzen im Unterbauch bei Tumoren des kleinen Beckens; Schmerzen im Rücken und Flanken bei akuter Pyelonephritis; wandernde Schmerzen bei Steinabgang
- **Begleitsymptome:** u. a.
  - Hämaturie bei Neubildungen von Prostata, Blase, Niere
  - Fieber bei entzündlichen Erkrankungen (u. a. akuter Pyelonephritis)
  - Neurologische Symptome bei multipler Sklerose, diabetischer Neuropathie
  - Blutungsstörungen bei Myom
- **Vorerkrankungen und aktuelle Erkrankungen:** Ursache können Erkrankungen im Urogenitalbereich, Diabetes mellitus, multiple Sklerose, operative Eingriffe sein
- **Vegetative und B-Symptome:** Hinweis auf entzündlich-rheumatische, infektiöse oder tumoröse Ursache
- **Medikamente:** Ursache kann lange Opioideinnahme sein
- **Sexualanamnese:** bei V. a. sexuell übertragbare Erkrankung Erfassung der Sexualpartner

Differenzialdiagnosen

Die Differenzialdiagnostik der Dysurie erfolgt nach **anatomischen Abschnitten.** Die Dysurie ist durch einen schmerzhaften Harndrang und erschwertes Wasserlassen definiert. Häufig ist sie mit einer Pollakisurie vergesellschaftet. Dysurie und Pollakisurie sind typisch für Harnwegsinfekte, die klinisch häufig in obere (Pyelonephritis) und untere (Urethritis, Prostatitis, Zystitis) Harnwegsinfektionen eingeteilt werden (▶ Abb. 11.1).

11

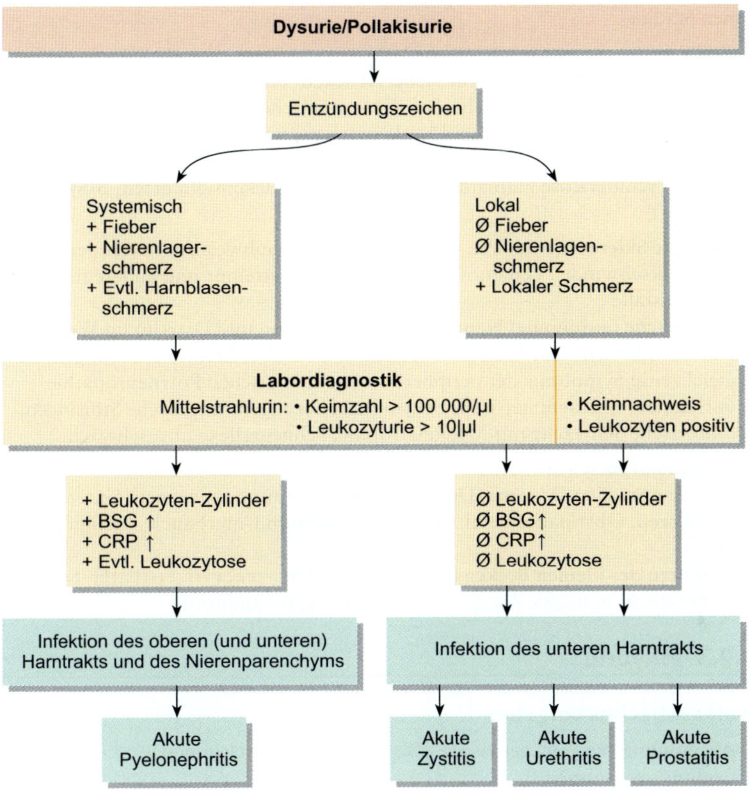

Abb. 11.1 Diagnostisches Vorgehen bei Dysurie und Differenzierung zwischen oberen und unteren Harnwegsinfektionen [L157]

Urethra

- **Urethritis:** Brennen, Juckreiz, Schmerzen; Ausfluss (schleimig, eitrig) aus der Harnröhre, geröteter Urethraeingang
- **Benignes Prostatasyndrom (Prostatahyperplasie)** (▶ 13.3.2): abgeschwächter Harnstrahl, verlängerte Miktionsdauer, Nykturie, Restharn, Harnverhalt
- **Tumorwachstum:** meist vom Prostata- oder Harnblasenkarzinom ausgehend; suprapubische Schmerzen und Hämaturie beim Harnblasenkarzinom; Kreuzschmerzen (Knochenmetastasen), in der rektalen Untersuchung harte und höckrige Prostata beim Prostatakarzinom; im Laborbefund PSA ↑

Blase

- **Zystitis** (▶ 11.3.6): akute Unterbauchschmerzen, Pollakisurie, Dysurie, Pyurie, Hämaturie; im U-Stix pH alkalisch, Nitrit und Leukozyten positiv
- **Blasensteine** (▶ 11.3.8): häufig asymptomatisch; bei symptomatischen Verläufen kolikartige Unterbauchschmerzen, Oligurie oder Anurie, Hämaturie, Harnverhalt möglich

- **Tumor:** suprapubische Schmerzen, Hämaturie, B-Symptome in fortgeschrittenen Stadien

Nierenbecken
- **Pyelonephritis** (▶ 11.3.7): akut Fieber, Rücken- und Bauchschmerzen, Pollakisurie, Dysurie, Pyurie; im Laborbefund systemische Entzündungszeichen ↑, im U-Stix pH alkalisch, Nitrit und Leukozyten positiv; im Harnsediment Leukozytenzylinder
- **Tumor:** schmerzlose Hämaturie, unspezifische Rückenschmerzen, B-Symptome

Neurogen
- **Multiple Sklerose** (▶ 14.3.7): chronischer oder schubweise auftretender Schwankschwindel, Gangunsicherheit, Intentionstremor und andere neurologische Ausfälle
- **Diabetische (autonome) Neuropathie:** Obstipation und Diarrhö im Wechsel, Übelkeit, Blasen- und Mastdarmsphinkterschwäche, Erektionsstörungen; häufig gleichzeitig Symptome der peripheren sensomotorischen Polyneuropathie vorhanden, u. a. symmetrische Sensibilitätsstörungen, trophische Störungen, motorische Schwäche mit Muskelatrophie, Sehnenreflexe abgeschwächt

Kompression von außen
- **Uterusanomalien (Myome, Descensus uteri):** Blutungsstörungen, Unterbauchschmerzen, Obstipation, evtl. tastbarer Tumor im Unterbauch, Anämie, Sterilität
- **Tumoren des kleinen Beckens:** Unterbauchschmerzen, evtl. tastbarer Tumor im Unterbauch, maligner Aszites, Fluor vaginalis, B-Symptome

11.2.3 Polyurie

Anamnestisches Vorgehen

- **Ausprägung** (wie viel genau?): exakte Erfassung der Urinmenge
- **Beginn** (seit wann?):
  - Akuter Beginn: nach Operationen am Gehirn, bei Diabetes insipidus, Alkoholkonsum, akutem Nierenversagen (polyurische Phase), Diuretikaeinnahme
  - Chronischer Verlauf: bei chronischer Niereninsuffizienz, Diabetes mellitus, psychogener Polydipsie; nächtliche Polyurie bei organischen Ursachen
- **Flüssigkeitszufuhr:** hohe Trinkmenge kann Ursache sein
- **Ernährungsgewohnheiten:** salzreiche Kost kann Ursache sein
- **Begleitsymptome:**
  - Starker Durst bei Diabetes insipidus (auch nachts), psychogener Polydipsie (nicht im Schlaf), Diabetes mellitus (je nach Blutzuckerwert)
  - Asthenurie bei Diabetes insipidus
  - Hypersthenurie bei Diabetes mellitus
  - Knochenschmerzen bei Hyperparathyreoidismus, ossären Neubildungen (Hyperkalzämie)
- **Vorerkrankungen und aktuelle Erkrankungen:** Ursache können Schädeltrauma, operative Eingriffe, Diabetes mellitus, Diabetes insipidus, Elektrolytstörungen, Nierenerkrankungen sein
- **Vegetative und B-Symptome:** Hinweis auf entzündlich-rheumatische, infektiöse oder tumoröse Ursache
- **Medikamente:** Einnahme von Diuretika kann Ursache sein
- **Alkoholkonsum:** kann Ursache sein

Differenzialdiagnosen

Die Differenzialdiagnostik der Polyurie erfolgt nach deren **Ursachen.** Die Polyurie ist definiert als Harnmenge von > 2000 ml/Tag.

Polydipsie

- **Idiopathisch:** unklare Polydipsie, die durch andere organische Ursachen nicht geklärt werden kann
- **Psychogen:** Störungen, die mit anderen psychogenen Störungen einhergehen können, z. B. Essattacken oder Medikamentenabusus; nächtliche Polydipsie findet sich i. d. R. nicht

Endokrin bzw. metabolisch

- **Diabetes mellitus** (▶ 10.3.8): neben Polyurie u. a. Polydipsie, rezidivierende Hautinfektionen, Pruritus, Hypoglykämie; in fortgeschrittenen Stadien makro- und mikroangiopathische Begleiterkrankungen
- **Diabetes insipidus** (▶ 10.3.2): starke Polyurie, die auf einen ADH-Mangel zurückzuführen ist; Urin ist hypoton (niedriges spezifisches Gewicht), Blut hyperosmolar
- **Alkoholkonsum:** Polyurie variablen Ausmaßes durch Hemmung der ADH-Wirkung an der Niere
- **Hyperkalzämie** (▶ 12.2.6): je nach Ursache (am häufigsten tumoröse osteolytische Prozesse oder primärer Hyperparathyreoidismus) Steinbildung in der Niere, Übelkeit, Erbrechen, Obstipation, Herzrhythmusstörungen, Muskelschwäche, psychotische Symptome

Renal

- **Chronische Nierenkrankheit** (▶ 11.3.2): meist in frühen Stadien; in späteren Stadien u. a. Hypertonie, renale Anämie, Ödeme, Knochenschmerzen, Olig- und Anurie; im Laborbefund Kreatinin ↑, GFR ↓, K ↑
- **Akutes Nierenversagen** (▶ 11.3.1): kennzeichnend für Stadium III der Niereninsuffizienz nach der anurischen Phase (nicht obligat); Hypotonie; im Laborbefund Kreatinin ↑
- **Diuretika:** wegweisend ist die Medikamentenanamnese

11.2.4 Hämaturie

Anamnestisches Vorgehen

- **Ausprägung** (wie viel und wann genau?): Erfassung der Ausprägung (kontinuierliches oder intermittierendes Auftreten)
- **Beginn** (seit wann?):
  - Akuter Beginn: bei Zystitis, Urolithiasis, Prostatitis, Trauma
  - Chronische Hämaturie: bei u. a. Gerinnungsstörungen, Glomerulonephritis, malignem Geschehen
- **Schmerzhaftigkeit und -ausstrahlung:** wandernde Schmerzen (Koliken) bei Steinabgang; dumpfe Rückenschmerzen bei Pyelonephritis, Glomerulonephritis, Nierenzellkarzinom; Unterbauchschmerzen bei Zystitis, Harnblasentumor
- **Begleitsymptome:**
  - Fieber bei entzündlichen Erkrankungen (u. a. Zystitis, Pyelonephritis, Prostatitis)

- Miktionsbeschwerden bei Prostata-, Harnblasenkarzinom, Zystitis, Prostatitis
- Ödeme bei Glomerulonephritis, Nierenzellkarzinom

- **Vorerkrankungen und aktuelle Erkrankungen:** operative Eingriffe, rheumatische Erkrankungen, bekannte Erkrankungen im Urogenitalbereich können ursächlich sein
- **Vegetative und B-Symptome:** Hinweis auf entzündlich-rheumatische, infektiöse oder tumoröse Ursache
- **Medikamente:** Ursache kann Einnahme von Antikoagulanzien sein
- **Sexualanamnese:** Bei Verdacht auf eine sexuell übertragbare Erkrankung Erfassung der Sexualpartner

Differenzialdiagnosen

Die Differenzialdiagnostik der Hämaturie (▶ Abb. 11.2) erfolgt nach prä-, intra- und postrenalen **Ursachen.** Die Hämaturie kann als Makrohämaturie (mit bloßem Auge sichtbar) oder als Mikrohämaturie (in der U-Stix-Untersuchung positives Blutfeld) auftreten.

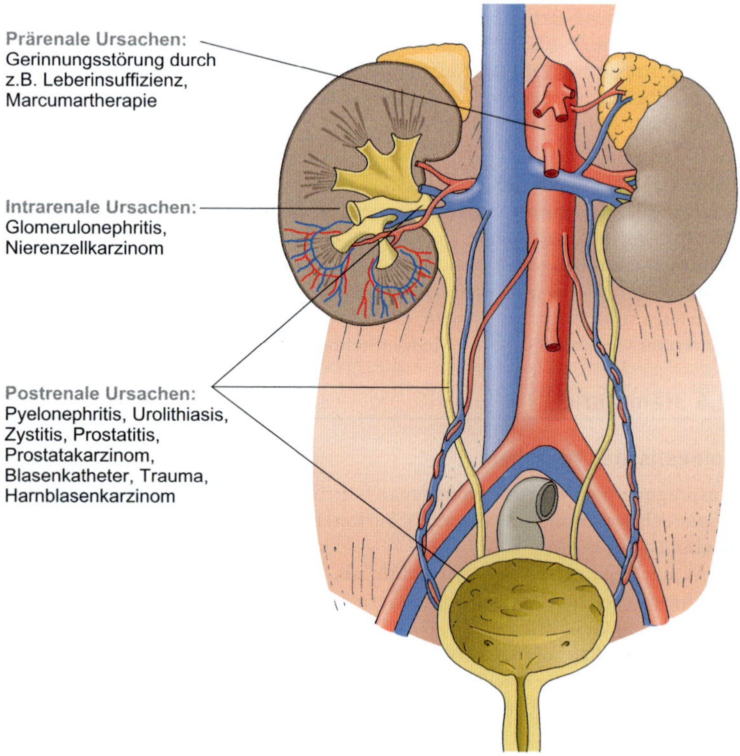

Abb. 11.2 Differenzialdiagnosen bei Hämaturie [L190]

Prärenal
- **Marcumar®-Therapie:** wegweisend ist die Anamnese
- **Gerinnungsstörung:** Symptome der Grunderkrankung (Leberinsuffizienzsymptome), Nasen- und Zahnfleischbluten, Hämatome, Sugillationen

Intrarenal
- **Glomerulonephritis** (▶ 11.3.3): Hämaturie (mit dysmorphen Erythrozyten), Proteinurie < 3 g/Tag, Hypertonie (Volhard-Trias), Ödeme; im Harnsediment Erythrozytenzylinder
- **Nierenzellkarzinom** (▶ 11.3.5): schmerzlose Hämaturie, unspezifische Rückenschmerzen, B-Symptome

Postrenal
- **Pyelonephritis** (▶ 11.3.7): akut Fieber, Rücken- und Bauchschmerzen, Pollakisurie, Dysurie, Pyurie; im Laborbefund systemische Entzündungszeichen ↑, im U-Stix pH alkalisch, Nitrit und Leukozyten positiv; im Harnsediment Leukozytenzylinder
- **Urolithiasis** (▶ 11.3.8): beim Steinabgang wandernde kolikartige Schmerzen vom Rücken in die Flanken, dann in Unterbauch und Genitalien ziehend, begleitend Mikro- oder Makrohämaturie
- **Zystitis** (▶ 11.3.6): akute Unterbauchschmerzen, Pollakisurie, Dysurie, Pyurie, Hämaturie; im U-Stix pH alkalisch, Nitrit und Leukozyten positiv
- **Prostatitis** (▶ 13.3.1): Schmerzen beim Sitzen (am Damm), Veränderung des Ejakulates (Eiter-, Blutbeimengung), Miktionsbeschwerden
- **Prostatakarzinom** (▶ 13.3.3): Dysurie, Pollakisurie, in der rektalen Untersuchung harte und höckerige Prostata; im Laborbefund PSA ↑, Knochenschmerzen durch Metastasenbildung
- **Katheter, Trauma:** wegweisend ist die Anamnese
- **Harnblasenkarzinom** (▶ 11.3.5): schmerzlose Hämaturie, B-Symptome, Veränderung des Harnstrahls

Weitere Kontamination des Urins mit Menstrualblut: anamnestische Befragung zum Zyklus

11.2.5 Inkontinenz

Anamnestisches Vorgehen

- **Art** der Inkontinenz (was genau?): Differenzierung der Inkontinenz nach Symptomen und Zuordnung zu den verschiedenen Formen (▶ Differenzialdiagnosen)
- **Ausmaß** der Inkontinenz (wie stark und wann genau?): Erhebung der Regelmäßigkeit bzw. Periodizität der Symptome (intermittierend oder dauernd, zu bestimmter Tageszeit, nachts, mit oder ohne Harndrang, Auftreten mit Stress verbunden)
- **Beginn** (seit wann?):
  - Akuter Beginn: nach u. a. Operationen, Infekten, Blasenkatheter
  - Chronischer Verlauf: bei u. a. neurologischen und urologischen Erkrankungen
- **Schmerzhaftigkeit und -ausstrahlung:** krampfartige Schmerzen vor der Miktion bei der Dranginkontinenz
- **Begleitsymptome:**
  - Miktionsbeschwerden, Unterbauchschmerzen, Hämaturie bei Zystitis
  - Neurologische Symptome wie Symptome der Querschnittslähmung bei Reflexinkontinenz

- **Vorerkrankungen und aktuelle Erkrankungen:** Ursache können operative Eingriffe, Traumen, Erkrankungen im Urogenitalbereich, neurologische Erkrankungen sein
- **Vegetative und B-Symptome:** Hinweis auf entzündlich-rheumatische, infektiöse oder tumoröse Ursache
- **Medikamente:** Einnahme von Benzodiazepinen und α-Rezeptor-Blockern fördert die Entstehung der Inkontinenz und verstärkt die Symptomatik

Differenzialdiagnosen

Die Differenzierung der Inkontinenz erfolgt nach deren **Ursachen.** Unter Harninkontinenz versteht man einen unwillkürlichen Harnverlust.

- **Belastungsinkontinenz** (Stressinkontinenz): Auftreten bei u. a. Husten, Niesen, Lachen, Pressen (ohne Harndrang); häufig bei Frauen
- **Dranginkontinenz** (Urgeinkontinenz): unwillkürlicher Harnverlust bei nicht unterdrückbarem Harndrang; gelegentlich krampfartige Schmerzen vor dem Harndrang, Nykturie
- **Inkontinenz bei chronischer Harnretention** (Überlaufinkontinenz): bei chronischer Überdehnung der Blase, bei z. B. benignem Prostatasyndrom (Prostatahyperplasie); Harnträufeln ohne Harndrang mit Verstärkung des Harnträufelns beim Druck auf die Blase; keine vollständige Entleerung der Blase bei Harndrang mit Restharn; häufigste Inkontinenzform bei Männern
- **Inkontinenz bei neurogener Detrusoraktivität** (Reflexinkontinenz): unkontrollierter Urinabgang; begleitend neurologische Symptome, u. a. Symptome der Querschnittslähmung oder multiplen Sklerose

11.3 Erkrankungen und deren Leitsymptome

11

11.3.1 Akutes Nierenversagen (ANV)

Definition Syn. akute Niereninsuffizienz. Akuter, potenziell reversibler Verlust der Nierenfunktion. Einteilung je nach Ursache in prärenales, intrarenales und postrenales Nierenversagen.

Leitsymptome und Stadieneinteilung

- **Stadium I:** i. d. R. asymptomatisch
- **Stadium II:** manifestes Nierenversagen
  - GFR ↓, harnpflichtige Substanzen ↑ (Kreatinin > 50 % des Ausgangswerts, Harnstoff, Kalium, Natrium, Phosphat, Harnsäure)
  - Oligurie bzw. Anurie (nicht obligat)
  - Metabolische Azidose
  - Linksherzinsuffizienz, Lungenödem, Hirnödem
  - Hypertonie
- **Stadium III:** polyurische Phase
  - Verlust von Wasser, Natrium, Kalium
  - Hypotonie
- **Stadium IV:** Restitution

Therapie

- Notfall → Vorgehen nach dem üblichen Standard (▶ 20.10.1)
- Behandlung der Grunderkrankung
- Flüssigkeitsbilanzierung, ggf. Dialyse

11.3.2 Chronische Nierenkrankheit

Definition Syn. chronische Niereninsuffizienz. Irreversible Einschränkung der Nierenfunktion mit Abnahme der GFR über eine Dauer von > 3 Monaten. Entsteht nach Jahren anhaltender Schädigung. Wichtigste Ursachen: Hypertonie, Diabetes mellitus.

Leitsymptome und Stadieneinteilung Die **Stadieneinteilung** erfolgt nach dem Maß der GFR:

- **Stadium I:** GFR ≥ 90 ml/Min. (regelrechte Nierenfunktion bei geschädigter Niere), aber Symptome der Grunderkrankung, häufig Zufallsbefund
- **Stadium II:** GFR 60–89 ml/Min. (milde Organinsuffizienz); zusätzlich zum Stadium I
  - Anstieg der harnpflichtigen Substanzen möglich
  - Gegebenenfalls Hypertonie
- **Stadium III:** GFR 30–59 ml/Min. (mittelschwere Organinsuffizienz); zusätzlich zum Stadium II
  - Leistungsabfall, rasche Ermüdbarkeit
  - Anstieg der harnpflichtigen Substanzen im Blut
  - Renale Hypertonie
  - Durst, Polydipsie
- **Stadium IV:** GFR 15–29 ml/Min. (schwere Organinsuffizienz); zusätzlich zum Stadium III:
  - Oligurie, Anurie
  - Übelkeit, Erbrechen, Appetitlosigkeit
  - Juckreiz, grau-blasse Haut, Café-au-lait-Flecken
  - Knochenschmerzen durch renale Osteopathie
  - Renale Anämie durch Erythropoetinmangel
  - Metabolische Azidose
  - Polyneuropathie
  - Ödeme (Lungenödem, periphere Ödeme, Lidödeme)
- **Stadium V:** GFR < 15/Min. (Nierenversagen, dialysepflichtige bzw. transplantationspflichtige Niereninsuffizienz); zusätzlich zu Symptomen des Stadium IV:
  - Foetor uraemicus
  - Enzephalopathie
  - Blutungsneigung
  - Urämische Perikarditis und Pleuritis
  - Blutdruckschwankungen, Herzrhythmusstörungen

Merke

Das Kreatinin steigt erst dann an, wenn über 50 % der glomerulären Leistung verloren gegangen sind.

Frühsymptom der Nierenschädigung, v. a. bei Diabetes mellitus und Hypertonie, ist die **Mikroalbuminurie** (30–300 mg/Tag).

Therapie Je nach Stadium der Insuffizienz:
- Angepasste Zufuhr von Wasser und Elektrolyten
- Erythropoetin, Antiphosphat, Diuretika, Vitamin D
- Dialyse, Nierentransplantation bei Urämie

11.3.3 Glomerulonephritis (GN)

Definition Entzündliche, immunologisch bedingte Erkrankung der Glomeruli, die beide Nieren betrifft.

Leitsymptome
- **Mikro- oder Makrohämaturie, Proteinurie < 3 g/Tag, Hypertonie (Volhard-Trias)**
- Gegebenenfalls **Ödeme**
- Urin: Erythrozyten und Protein positiv, Erythrozytenzylinder mit dysformen Erythrozyten

Begleitsymptome
- Flankenschmerzen (Schmerzen in den Nierenlagern)
- Appetitlosigkeit, Übelkeit, Erbrechen
- Gegebenenfalls Fieber und Kopfschmerzen

Therapie
- Therapie der Grunderkrankung, Bettruhe
- Eiweißarme, salzarme Kost, Flüssigkeitsbilanzierung
- Antibiotika, Glukokortikoide oder weitere Immunsuppressiva, Diuretika, ACE-Hemmer
- Dialyse

11.3.4 Nephrotisches Syndrom

Definition Nierenerkrankung mit Schädigung der Filterstrukturen, die über ihre Symptome definiert ist.

Leitsymptome
- **Proteinurie > 3,5 g/Tag**
- **Hypalbuminämie**
- **Hyperlipoproteinämie** mit Erhöhung von Cholesterin und Triglyzeriden
- **Symmetrische, eindrückbare Ödeme** (periphere Ödeme, Lidödeme, Anasarka)
- **Hyperkoagulabilität**
- Urin: Protein positiv, spezifisches Gewicht ↑

Begleitsymptome
- Symptome der Grunderkrankung
- Infektanfälligkeit durch IgG-Mangel
- Thromboseneigung durch u. a. AT III-Verlust, veränderte Thrombozytenfunktion

Therapie
- Behandlung der Ursache

- Salzarme und proteinarme Diät
- ACE-Hemmer, Diuretika, Albuminsubstitution

11.3.5 Nierenzell- und Harnblasenkarzinom

Definition Neubildung in der Niere bzw. Harnblase, insgesamt selten. Risikofaktoren sind u. a. Nikotinabusus, chronische Entzündungen, Industriegifte (Amin-, Cadmiumverbindungen).

Leitsymptome des Nierenzellkarzinoms
- **Schmerzlose Hämaturie** durch Einbruch ins Nierenbecken
- **Flankenschmerzen, Rückenschmerzen**
- **Varikozele** v. a. des linken Hodens
- Frühzeitige Metastasierung in Lunge, Knochen, Leber, Gehirn

Leitsymptome des Harnblasenkarzinoms
- **Schmerzlose Hämaturie, Dysurie, Pollakisurie**
- Suprapubische Schmerzen
- Metastasierung in Lunge und Knochen

Begleitsymptome
- B-Symptome
- Paraneoplastische Symptome bei Nierenzellkarzinom
- Labor: Entzündungszeichen ↑, Anämie
- Schwellung der unteren Extremität durch gestörten Lymphabfluss bei Harnblasenkarzinom

Therapie Operative Tumorentfernung und palliative Verfahren

11.3.6 Zystitis

Definition Harnblasenentzündung, die meist bakteriell durch E. coli hervorgerufen wird. Häufige Risikofaktoren sind v. a. Obstruktion der ableitenden Harnwege, Immunsuppression. Frauen sind deutlich häufiger betroffen als Männer.

Leitsymptome
- **Dysurie, Pollakisurie, Nykturie, Algurie**
- **Unterbauchschmerzen**
- In der Regel **kein Fieber**
- Urin: Leukozyturie, Bakteriurie, ggf. Hämaturie, evtl. Nitrit positiv bei Infektionen mit nitritbildenden Bakterien (v. a. E. coli), pH-Alkalisierung

Begleitsymptome Komplikationen: hämorrhagische Zystitis, Pyelonephritis

Merke
Ein fehlender Nitritnachweis schließt eine Infektion der unteren Harnwege nicht aus. Einige Bakterien, u. a. Chlamydien oder Mykoplasmen, bilden kein Nitrit.

Therapie
- Behandlung des Grundleidens
- Wärme und erhöhte Flüssigkeitszufuhr
- Antibiotika

11.3.7 Akute Pyelonephritis

Definition Entzündung des Nierenbeckens und Parenchyms. Meist aufsteigende Infektion durch E. coli.

Leitsymptome
- **Fieber, Schüttelfrost, schweres Krankheitsgefühl**
- **Flankenschmerzen,** Rückenschmerzen
- **Dysurie, Oligurie**
- Klopfdolente Nierenlager
- Urin: Leukozyturie, Leukozytenzylinder, Bakteriurie, pH-Alkalisierung, ggf. Hämaturie
- Labor: BSG ↑, CRP ↑, Leukozytose

Begleitsymptome
- Übelkeit, Erbrechen, ggf. paralytischer Ileus
- Kopfschmerzen
- Komplikationen: Urosepsis, Nierenabszess, chronische Pyelonephritis

Therapie
- Behandlung der Ursachen
- Allgemeinmaßnahmen wie Bettruhe, Flüssigkeitszufuhr
- Antibiotika

11.3.8 Urolithiasis

Definition Steinbildung (v.a. Kalziumphosphat- und Kalziumoxalatsteine) im Hohlraumsystem der Nieren (Nephrolithiasis) und ableitenden Harnwege.

Leitsymptome
- Asymptomatisch, solange sich die Steine nicht bewegen, symptomatisch bei Steinabgang
- **Kolikartige, stärkste Schmerzen,** zunächst in der **Nierengegend,** dann in die Leiste und ins Skrotum bzw. in die großen Labien ausstrahlend und mit starker Unruhe verbunden
- Urin: **Mikro- oder Makrohämaturie**

Merke
Der Stein wandert, der Schmerz wandert und die Patientin oder der Patient wandert auch.

Begleitsymptome

- Subileuszustände mit Übelkeit, Erbrechen
- Blasentenesmen
- Komplikationen: bakterielle Infektion bis hin zur Urosepsis, beim chronischen Steinleiden Schrumpfniere und Niereninsuffizienz

Therapie

- Nierenkolik ist als Notfall zu betrachten → Vorgehen nach dem üblichen Standard (▶ 20.10.4)
- Reichliche Flüssigkeitszufuhr, Flüssigkeitsbilanzierung
- Spasmolytika
- Neutralisation des Urins
- ESWL (extrakorporale Stoßwellenlithotripsie), operative Steinentfernung
- Prophylaxe: Ausreichende Trinkmenge > 2 l/Tag, körperliche Aktivität, purin- und oxalatarme (Oxalatsteine) bzw. cystin- und methioninarme Kost (Cystinsteine), Zufuhr von Zitrat, Allopurinol bei Hyperurikämie

12 Wasser-, Säure-Basen- und Elektrolythaushalt

12.1 Fallbeispiele

Fallbeispiel 1

Aktuelle Anamnese

Ein 65-jähriger, dialysepflichtiger Patient stellt sich wegen Diarrhö, Parästhesien perioral und an den Extremitäten sowie Muskelzuckungen vor. Die Beschwerden seien gestern am Abend aufgetreten und nähmen an Intensität zu. Heute seien Dyspnoe und Husten hinzugetreten. Ähnliche Beschwerden, wenn auch nicht in der Heftigkeit, seien dem Patienten bekannt und träten einen Tag vor der Dialyse auf.

Ferner berichtet der Patient über eine Schwäche, starke Müdigkeit, nächtliche Unruhe, Juckreiz und Knochenschmerzen. Die Dialysefrequenz liegt bei 2/Woche (Montag und Donnerstag), die Restharnausscheidung beträgt aktuell ca. 350 ml. Der Patient trinkt knapp 1 l Flüssigkeit am Tag.

Die aktuelle Medikation besteht aus Insulin (kurzwirksames und Basalinsulin), Antihypertensiva, Antiphosphaten, Diuretika, Vitamin D_3, Erythropoetin. Bezüglich der Ernährung (Trinkmenge, Diabeteskost, eiweiß-, phosphat-, salz- und kaliumarme Kost) wird der Patient laufend von der Dialyseabteilung geschult.

Bei der letzten Dialyse Kreatinin 5,4 mg/dl, Kalium 4,5 mmol/l, HbA_{1c} 6,9 %.

Vorgeschichte

- Hypertensive Nephropathie
- Arterielle Hypertonie
- Insulinpflichtiger Diabetes mellitus Typ 2

Untersuchungsbefund

Blass-graues Hautkolorit, Café-au-lait-Flecken und zahlreiche Kratzexkoriationen. Schleimhäute feucht und blass. Lidödeme beidseits. Symmetrische Fuß- und Unterschenkelödeme, bei der Palpation eindrückbar. Periphere Pulse seitengleich tastbar, wobei die A. dorsalis pedis und A. tibialis anterior wegen der Ödembildung nicht tastbar sind.

Beidseits basal verstärkter Stimmfremitus über den Lungen, gedämpfter Klopfschall und feuchte Rasselgeräusche. AF 28/Min. mit tiefer Atmung.

Herzspitzenstoß im 6. ICR in der MCL palpierbar, zahlreiche Extrasystolen, 2/6-Systolikum über dem 5. ICR in der MCL mit Fortleitung in die Axilla. HF 76/Min., RR 170/90 mmHg.

Lösung Fallbeispiel 1

Verdachtsdiagnose

- **Hyperkaliämie** (▶ 12.2.3) und **metabolische Azidose** (▶ 12.2.1) bei terminaler, dialysepflichtiger Niereninsuffizienz. Typisch für die Hyperkaliämie ist eine gesteigerte neuromuskuläre Erregbarkeit, die sich im o. g. Fall als Parästhesien und Muskelzuckungen manifestiert. Das Auftreten der Symptome vor der Dialyse stützt die Verdachtsdiagnose und ist auf die mangelnde Kaliumausscheidung zurückzuführen. Die tiefe beschleunigte Atmung spricht für eine Kompensationsatmung bei metabolischer Azidose.

- Nebenbefundlich Lungenstauung und symmetrische Beinödeme am ehesten durch Volumenretention

Differenzialdiagnosen

Andere Elektrolytstörungen: können nicht ausgeschlossen werden und müssen durch Blutuntersuchung bestätigt oder verworfen werden

Diagnostisches Vorgehen zur Sicherung der Diagnose

Labor: Elektrolyte, nierenpflichtige Substanzen, Blutgasanalyse

Therapie

Notfallmäßige Verweisung ins Dialysezentrum

Fallbeispiel 2

Aktuelle Anamnese

Sie sehen beim Hausbesuch eine 76-jährige Patientin, die über Übelkeit, Erbrechen, Obstipation, vermehrten Durst (auch nachts) und häufiges Wasserlassen (große Urinmengen) klagt. Im Allgemeinen fühle sie sich schwach, müde und antriebslos. In den letzten 6 Wochen hätten die Symptome stark zugenommen. In den letzten Tagen seien auch Knochenschmerzen hinzugetreten.
Die Tochter berichtet über zeitweilige Desorientierung, starke Unruhe und Halluzinationen. Die psychiatrischen Symptome träten in Schüben auf und seien spontan reversibel. Ferner berichtet die Tochter über eine zunehmende kognitive Verlangsamung.

Vorgeschichte

- Plasmozytom, seit 10 Monaten bekannt, derzeit Chemotherapiepause
- Arterielle Hypertonie, medikamentös behandelt
- Chronische Niereninsuffizienz, Stadium II, medikamentös behandelt

Untersuchungsbefund

Reduzierter AZ und übergewichtiger EZ (BMI 29 kg/m^2). Die Patientin erscheint verlangsamt. Haut blass und schweißig, Schleimhäute feucht und rosig, keine Zyanose. Schilddrüse schluckverschieblich, ohne inspektorische und palpatorische Auffälligkeiten. 2/6 Systolikum über dem Erb-Punkt ohne Fortleitung. Lungen beidseits belüftet, sonorer Klopfschall, vesikuläres Atemgeräusch, keine Nebengeräusche. Abdomenuntersuchung ohne pathologischen Befund, keine Resistenzen, keine Organvergrößerungen feststellbar. Nieren beidseitig leicht klopfdolent. Beine schlank, ohne Ödeme, regelrechte periphere Pulse. Lymphknotenstatus regelrecht. Orientierende neurologische Untersuchung ohne Auffälligkeiten (insbesondere keine Hyporeflexie). RR 180/100 mmHg, HF 100/Min., Temperatur 37,8 °C.

Lösung Fallbeispiel 2

Verdachtsdiagnose

Tumorinduzierte Hyperkalzämie (▶ 12.2.6). In Anbetracht der malignen Grunderkrankung, die mit Osteolysen einhergeht, ist die Entwicklung der Hyperkalzämie nicht untypisch. Die o.g. Symptome wie Übelkeit, Erbrechen, Obstipation, Polyurie, Polydipsie, Adynamie, muskuläre Schwäche, psychotische Symptome stützen die Verdachtsdiagnose.

Differenzialdiagnosen

- **Hyperkalzämie anderer Genese** (u.a. primärer Hyperparathyreoidismus ▶ 10.3.6): kann erst nach Bestimmung des Parathormons definitiv ausgeschlossen werden

- **Akute organische Psychose** durch andere Ursachen, z. B. Exsikkose, endokrine Störungen: kann nicht ausgeschlossen werden, erscheint allerdings in Anbetracht der Anamnese und Vorgeschichte unwahrscheinlich

Diagnostisches Vorgehen zur Sicherung der Diagnose

Labor: u. a. Differenzialblutbild, Ca^{2+}, PTH, Vitamin D, Serum-Elektrophorese, Na^{+}, K^{+}, Kreatinin, Harnstoff, Harnsäure, Phosphat, TSH, Glukose, β_2-Mikroglobulin, Urin-Untersuchung

Therapie

- Zeitnahe Verweisung in die Klinik
- Forcierte Diurese und weitere Kalziumzufuhr unterbinden
- Gegebenenfalls medikamentöse Therapie mit Bisphosphonaten

Fallbeispiel 3

Aktuelle Anamnese

Ein 60-jähriger Patient stellt sich bei Ihnen mit muskulärer Schwäche vor, die seit etwa 1 Woche andauere. Zudem hat er ein Phänomen einer muskulären Wulstbildung beobachten können. Diese träte dann auf, wenn er stärkeren Druck auf die Muskulatur ausübe. Gelegentlich träten auch Muskelkrämpfe auf. In diesem Zusammenhang führt der Patient aus, Schwierigkeiten beim Aufstehen vom Sofa zu haben. Zudem berichtet er von einer Obstipation, die sich etwa zeitgleich eingestellt habe.
Auf Nachfrage berichtet der Patient, dass vor etwa 2 Wochen seine Medikation geändert worden sei. Aufgrund von Vorerkrankungen habe der Patient ein Diuretikum verschrieben bekommen und regelmäßig eingenommen. Keine B-Symptome, keine bekannten muskulären Erkrankungen. Ex-Nikotinabusus (20 packyears), kein nennenswerter Alkoholabusus.

Vorgeschichte

Herzinsuffizienz und Mitralinsuffizienz: medikamentös behandelt mit ß-Blocker, ACE-Hemmer und Diuretikum (Torasemid)

Untersuchungsbefund

Reduzierter AZ und übergewichtiger EZ (BMI 27 kg/m²). Der Patient ist verlangsamt und hat sichtlich Probleme, zur Untersuchungsliege zu gehen. Haut und Schleimhäute rosig und trocken, keine Zyanose. Schilddrüse schluckverschieblich, ohne inspektorische und palpatorische Auffälligkeiten. Zahlreiche Extrasystolen, 2/6-Systolikum mit punctum maximum über dem 5. ICR in der MCL mit Ausstrahlung in die Axilla. Lungen beidseits belüftet, sonorer Klopfschall, vesikuläres Atemgeräusch, keine Nebengeräusche. Kaum Darmgeräusche über allen Quadranten. Keine abdominalen Resistenzen, keine Organvergrößerungen feststellbar. Nierenlager beidseitig frei. Beine schlank, ohne Ödeme, regelrechte periphere Pulse. Lymphknotenstatus regelrecht. In der orientierenden neurologische Untersuchung Reflexe der oberen Extremität und Patellarsehnenreflex nur schwach, Achillessehnenreflex nicht auslösbar. Beim Beklopfen der Muskulatur leichte Wulstbildung. RR 115/65 mmHg, HF 100/Min., Temperatur 36,8 °C.

Lösung Fallbeispiel 3

Verdachtsdiagnose

Elektrolytstörung, am ehesten diuretikainduzierte **Hypokaliämie** (▶ 12.2.5). Für diese Diagnose sprechen die Symptome, v. a. Adynamie, Muskelschwäche und Muskelkrämpfe,

Obstipation sowie als medikamentöser Auslöser das neu angesetzte Diuretikum. Es handelt sich um ein Schleifendiuretikum, das zu einer vermehrten Kaliumausscheidung über die Niere führt. Die spärlichen Darmgeräusche und die Hyporeflexie stützen den Verdacht.

Differenzialdiagnosen

Andere Elektrolytstörungen: erscheinen unwahrscheinlich, können jedoch erst nach dem Ergebnis der laborchemischen Untersuchung bestätigt oder verworfen werden

Diagnostisches Vorgehen zur Sicherung der Diagnose

- Labor: Bestimmung der Elektrolyte im Serum und Urin
- EKG: typische Veränderungen bei Hypokaliämie sind T-Wellenabflachung, ST-Senkung, Extrasystolen und Auftreten einer U-Welle

Therapie

- Zügige Verweisung zur Hausärztin oder zum Hausarzt
- Korrektur der Elektrolytstörung

12.2 Differenzialdiagnostik

12.2.1 Exsikkose und Dehydratation

Anamnestisches Vorgehen

- **Ausprägung** (wie stark?): Beurteilung der Ausprägung der Exsikkose u. a. durch Prüfung des Hautturgors, Messung des Blutdrucks, der Herzfrequenz, laborchemische Untersuchung über die Bestimmung von Na^+, Serumosmolarität, Hämatokrit, Hämoglobin und Eiweiß
- **Beginn** (seit wann?): die Exsikkose bzw. Dehydratation kann in akuter und chronischer Form auftreten
- **Begleitsymptome:** zu beachten sind primär Volumenzufuhr (Menge), Polyurie, Erbrechen, Durchfall, starkes Schwitzen
- **Vorerkrankungen und aktuelle Erkrankungen:** Ursache können Herz-, Leber-, Nieren-, gastrointestinale Erkrankungen, hormonelle Verschiebungen sein
- **Vegetative und B-Symptome:** Hinweis auf entzündlich-rheumatische, infektiöse oder tumoröse Ursache
- **Medikamente:** Einnahme von Diuretika und Laxanzien (besonders bei gleichzeitig geringer Flüssigkeitszufuhr) können Ursache sein

Differenzialdiagnosen

Die Differenzialdiagnostik der Exsikkose erfolgt nach deren **Ursachen.** Die Exsikkose ist definiert als Volumenmangel des Organismus. Die Dehydratation beschreibt den Wasserentzug aus Körpergeweben.

Isotone Dehydratation (Verlust von Natrium und Wasser)

Ursachen:

- Renal: Diuretikatherapie, polyurische Phase der Niereninsuffizienz
- Enteral: Diarrhö, Erbrechen
- Kutan: übermäßiges Schwitzen u. a. bei fiebrigen Infekten
- Volumenverschiebungen: bei u. a. Pankreatitis, Ileus, Peritonitis

Symptome:
- Durst
- Schwäche, Müdigkeit
- Hypotonie, Tachykardie
- Labor: Na^+ normal, Osmolarität normal, Hämoglobin ↑, Hämatokrit ↑↑, Eiweiß ↑

Hypotone Dehydratation (starker Natriumverlust mit hoher Zufuhr von Wasser)
Ursachen:
- ▶ isotone Dehydratation + erhöhte Zufuhr von freiem Wasser
- Herzinsuffizienz, Leberinsuffizienz, nephrotisches Syndrom

Symptome:
- Schwäche
- Durst, trockene Schleimhäute, stehende Hautfalten
- Erbrechen
- Krämpfe
- Verwirrtheit, delirante Symptome, Bewusstseinsstörungen
- Labor: Na^+ ↓, Osmolarität ↓, Hämoglobin ↑, Hämatokrit ↑↑, Eiweiß ↑

Hypertone Dehydratation (starker Wasserverlust oder mangelnde Wasserzufuhr)
Ursachen:
- Schwitzen, Durchfall, Polyurie
- Diabetes mellitus, Diabetes insipidus
- Mangelnde Flüssigkeitszufuhr bei u. a. vermindertem Durstempfinden

Symptome:
- Durst, trockene Schleimhäute
- Oligurie
- Temperaturanstieg
- Bewusstseinsstörungen, Desorientierung
- Labor: Na^+ ↑, Serumosmolarität ↑, Hämoglobin ↑, Hämatokrit kaum ↑, Eiweiß ↑

12.2.2 Azidose

Anamnestisches Vorgehen

12

Merke
Die Erfassung der Azidose erfolgt laborchemisch über Messung des pH-Werts im arteriellen Blut.

- **Ausprägung** (wie stark?): quantitative Erfassung des pH-Spiegels über laborchemische Messung
- **Beginn** (seit wann?):
  - Akuter Beginn: bei u. a. diabetischer Ketoazidose, Laktatazidose (z. B. beim Schockgeschehen)
  - Chronische Azidose: bei u. a. chronischer Niereninsuffizienz, Emphysem
- **Begleitsymptome:**
  - Pulmonale Symptome wie Husten, Dyspnoe, Zyanose als Hinweis auf respiratorische Ursache
  - Durst, Schwindel, Muskelkrämpfe, Vigilanzstörungen bei Ketoazidose

- **Vorerkrankungen und aktuelle Erkrankungen:** Ursache können pulmonale, renale Erkrankungen, Diabetes mellitus in der Vorgeschichte sein
- **Vegetative und B-Symptome:** Hinweis auf entzündlich-rheumatische, infektiöse oder tumoröse Ursache
- **Medikamente:** Ursache kann die Einnahme von z. B. Metformin (kann eine Laktatazidose hervorrufen) oder Intoxikationen (z. B. mit ASS) sein

Differenzialdiagnosen

Die Differenzialdiagnostik der Azidose erfolgt nach deren **Ursachen** (▶ Tab. 12.1). Bei einer Azidose ist der pH-Wert < 7,37. Die Kompensation erfolgt im Körper immer gegensinnig: Respiratorische Ursachen werden metabolisch, metabolische Ursachen respiratorisch kompensiert.

Tab. 12.1 Übersicht über Ursachen, Symptome und Kompensationsarten der Azidose (pH < 7,37)

	Respiratorische Azidose (pCO_2 ↑)	Metabolische Azidose (Bikarbonat ↓)
Ursachen	Störung der • Ventilation (Asthma bronchiale, Fremdkörper) • Diffusion (Pneumonie, Emphysem, Lungenödem) • Perfusion (Embolie) • Zentralen Atemregulation	• **Ketoazidose** durch gesteigerten Fettsäureabbau und Bildung von Ketonkörpern • **Laktatazidose** durch anaeroben Glukoseabbau • **Niereninsuffizienz** mit verminderter Ausscheidung von sauren Äquivalenten • Verlust von Pankreassekreten bei Diarrhö • Schock
Symptome	• Dyspnoe, flache Atmung, Zyanose • Durch Hyperkapnie (CO_2 ↑) und Hypoxie (O_2 ↓) Tachykardie, Blutdruckschwankungen • Schwere Hyperkapnie kann über die Dilatation der Hirngefäße ein Hirnödem hervorrufen	• Übelkeit, Erbrechen • Hypotonie • Schwäche • Desorientierung • Hyperkaliämie
Kompensation	Erhöhte Ausscheidung der sauren Äquivalente über den Urin	Kussmaul-Atmung (vertiefte und beschleunigte Atmung)

12.2.3 Alkalose

Anamnestisches Vorgehen

Merke

Die Erfassung der Alkalose erfolgt laborchemisch über Messung des pH-Werts im arteriellen Blut.

- **Ausprägung** (wie stark?): quantitative Erfassung des pH-Spiegels über laborchemische Messung

- **Beginn** (seit wann?): akute und chronische Form bei Hyperventilation (häufiger akutes Geschehen) oder als Diuretikawirkung, bei Erbrechen oder erhöhter Zufuhr von Bikarbonat
- **Begleitsymptome:** u. a. subjektiv Dyspnoe, tetanische Krämpfe, Pfötchenstellung, Kussmund bei Hyperventilation
- **Vorerkrankungen und aktuelle Erkrankungen:** Ursache können gastrointestinale Erkrankungen, fiebrige Zustände, psychogene Hyperventilation sein
- **Vegetative und B-Symptome:** Hinweis auf entzündlich-rheumatische, infektiöse oder tumoröse Ursache
- **Medikamente:** Einnahme von Bikarbonat, Diuretika können Ursache sein

Differenzialdiagnosen

Tab. 12.2 Übersicht über Ursachen, Symptome und Kompensationsarten der Alkalose (pH > 7,45)

	Respiratorische Alkalose (pCO_2 ↓)	Metabolische Alkalose (Bikarbonat ↑)
Ursachen	• Hyperventilation durch Schreck, Schmerz, Angst oder bei Anämie durch eine verminderte O_2-Bindung • Zentrale Störung (z. B. Fieber)	• Verlust von Magensaft bei Erbrechen • Erhöhte Bikarbonatzufuhr • Diuretikatherapie
Symptome	• Angst, Benommenheit bis hin zu Bewusstseinsstörungen • Kopfschmerzen • Tetanische Krämpfe durch Bindung von freiem (ionisiertem) Kalzium an Albumin	• Flache Atmung • Herzrhythmusstörungen
Kompensation	Erhöhte Ausscheidung von Basen über den Urin	Hypoventilation

Die Differenzialdiagnostik der Alkalose erfolgt nach deren **Ursachen** (▶ Tab. 12.2). Bei einer Alkalose ist der pH-Wert > 7,45. Die Kompensation erfolgt im Körper immer gegensinnig: Respiratorische Ursachen werden metabolisch, metabolische Ursachen respiratorisch kompensiert.

12.2.4 Hyperkaliämie

Anamnestisches Vorgehen

Merke

Die Erfassung der Hyperkaliämie erfolgt laborchemisch über Messung des Kaliumspiegels im Blut.

- **Ausprägung** (wies stark?): quantitative Erfassung des Kaliumspiegels über laborchemische Messung
- **Beginn** (seit wann?):
  - Akute Hyperkaliämie: bei akutem Zellzerfall, u. a. unter Chemotherapie, bei akutem Nierenversagen
  - Chronische Hyperkaliämie: bei chronischer Niereninsuffizienz, Hypoaldosteronismus; wird besser toleriert als akute Form
- **Begleitsymptome:** u. a.
  - Akute Anurie, Hypertonie, Ödembildung, Anstieg der Retentionsparameter als Hinweis auf akutes Nierenversagen
  - Chronische Ödeme, grau-blasses Hautkolorit, Juckreiz mit Kratzexkoriationen, auffälliger Geruch nach Urin bei chronischem Nierenversagen
- **Vorerkrankungen und aktuelle Erkrankungen:** Ursache können Nierenerkrankungen, hormonelle Verschiebungen, Tumorerkrankungen mit akutem Zellzerfall (etwa nach Bestrahlung oder Chemotherapie) sein
- **Vegetative und B-Symptome:** Hinweis auf entzündlich-rheumatische, infektiöse oder tumoröse Ursache
- **Medikamente:** Einnahme von u. a. ACE-Hemmern, NSAR kann Ursache sein

Differenzialdiagnosen

Die Differenzialdiagnostik der Hyperkaliämie erfolgt nach deren **Ursachen.** Die Hyperkaliämie ist definiert als Serumkaliumspiegel > 5 mmol/l. Die Symptome sind durch Steigerung der neuromuskulären Übertragung gekennzeichnet, u. a. **Parästhesien** um den Mund, Pelzigwerden der Zunge, **Muskelzuckungen, Diarrhö,** Herzrhythmusstörungen bis zu Kammerflimmern oder Asystolie. Bei sehr hohen Konzentrationen treten Lähmungen ein.

Erhöhte Zufuhr Hohe **orale** Zufuhr (besonders bei Niereninsuffizienz) oder hohe **parenterale** Zufuhr: wegweisend sind anamnestische Angaben über die Zufuhr kaliumreicher Lebensmittel (Obst und Säfte) oder Infusionsbehandlungen mit kaliumreichen Substanzen

Nierenversagen

- **Akutes Nierenversagen** (▶ 11.3.1): Anurie, Hypertonie, Ödembildung, Anstieg der Retentionsparameter
- **Chronische Nierenkrankheit** (▶ 11.3.2): Hautzeichen wie u. a. Café-au-lait-Flecken, blass-graues Hautkolorit, Kratzspuren, Bein- und Lidödeme, Anämie, Knochenschmerzen, Anstieg der Retentionsparameter, Foetor uraemicus

pH-Verschiebung **Azidose** (▶ 12.2.2): Übelkeit, Erbrechen, Bauchschmerzen, Kussmaul-Atmung, Dyspnoe, Bewusstseinsstörungen

Störung der Hormonsteuerung **Hypoaldosteronismus:** Symptome der Hypotonie; im Laborbefund Natrium ↓, Kalium ↑, Azidose

Weitere

- **Akuter Zellzerfall:** z. B. bei Chemotherapie, Hämolyse, Verbrennungen, Muskelquetschungen, nach Transfusionen
- **Medikamente,** die das RAAS hemmen (ACE-Hemmer, NSAR): wegweisend ist die Medikamentenanamnese
- **Unsachgemäße Blutentnahme** und Lagerung des entnommenen Materials: bei zu schnellem Aspirieren, warmer Lagerung oder später Verarbeitung kann es zur extrakorporalen Hämolyse und damit zum Austritt von Kalium ins Plasma führen, sodass eine Hyperkaliämie vorgetäuscht wird

12.2.5 Hypokaliämie

Anamnestisches Vorgehen

Merke
Die Erfassung der Hypokaliämie erfolgt laborchemisch über Messung des Kaliumspiegels im Blut.

- **Ausprägung** (wie stark?): quantitative Erfassung des Kaliumspiegels über laborchemische Messung
- **Beginn** (seit wann?):
  - Akute Hypokaliämie: bei akutem Nierenversagen in der polyurischen Phase, akuter Alkalose, Diuretikawirkung
  - Chronische Hypokaliämie: bei hormonellen Verschiebungen (Cushing-Syndrom, Hyperaldosteronismus), akuten Darmerkrankungen mit Diarrhö
- **Begleitsymptome:**
  - Untergewicht, Obstipation, Körperschemastörung bei Anorexia nervosa
  - Akute Anurie, dann Polyurie, Hypertonie, Ödembildung, Anstieg der Retentionsparameter als Hinweis auf eine akutes Nierenversagen
  - Stiernacken, Mondgesicht, Stammfettsucht, dünne Extremitäten, Hautatrophie bei Cushing-Syndrom
- **Vorerkrankungen und aktuelle Erkrankungen:** Ursache können Nieren-, gastrointestinale Erkrankungen, hormonelle Verschiebungen sein
- **Vegetative und B-Symptome:** Hinweis auf entzündlich-rheumatische, infektiöse oder tumoröse Ursache
- **Medikamente:** Einnahme von Diuretika und Laxanzien kann Ursache sein

Differenzialdiagnosen

Die Differenzialdiagnostik der Hypokaliämie erfolgt nach deren **Ursachen.** Die Hypokaliämie ist definiert als Serumkaliumspiegel < 3,6 mmol/l. Leitsymptom sind **Paresen,** die als ausgeprägte Schwäche der Muskulatur, abgeschwächte Reflexe, Obstipation bis hin zum paralytischen Ileus, Blasenlähmung oder Herzrhythmusstörungen mit häufigen Extrasystolen in Erscheinung treten können.

Geringe Kaliumaufnahme

- **Malabsorptionssyndrom** (▶ 5.2.12): Störung der Resorption u. a. durch unterschiedliche Dünndarm-Erkrankungen oder Durchblutungsstörungen
- **Anorexia nervosa** (▶ 17.3.7): Untergewicht, Nahrungsverweigerung, Körperschemastörung, Hypokaliämie, Obstipation; häufig Laxanzien- und Diuretikaabusus

Hoher Kaliumverlust

- **Nierenerkrankungen:** polyurische Phase des akuten Nierenversagens, Diuretikatherapie; wegweisend sind die anamnestische Befragung zur Vorerkrankungen und Medikamenteneinnahme
- **Darmerkrankungen:** Erbrechen, Diarrhö, Laxanzienabusus; wegweisend sind die anamnestische Befragung zur Vorerkrankungen und Medikamenteneinnahme

Störung der Hormonsteuerung

- **Hyperaldosteronismus:** Hypertonie, metabolische Alkalose
- **Hyperkortisolismus** (▶ 10.3.11): Symptome des Cushing-Syndroms, u. a. Stiernacken, Mondgesicht, Stammfettsucht, dünne Extremitäten durch Muskelatrophie, atrophe Haut, Striae, psychische Veränderungen

pH-Verschiebung **Alkalose** (▶ 12.2.3): Veränderungen der Atmung (Hyper- oder Hypoventilation als Ursache oder Kompensation), Parästhesien, Faszikulationen, Tetanie, Herzrhythmusstörungen, Bewusstseinsstörungen

12.2.6 Hyperkalzämie

Anamnestisches Vorgehen

Merke
Die Erfassung der Hyperkalzämie erfolgt laborchemisch über Messung des Kalziumspiegels im Blut.

- **Ausprägung** (wie stark?): quantitative Erfassung des Kalziumspiegels über laborchemische Messung
- **Beginn** (seit wann?):
  - Akute Hyperkalzämie: bei parenteraler Zufuhr, verminderter Ausscheidung
  - Chronische Hyperkalzämie: bei Hyperparathyreoidismus, Vitamin-D-Überdosierung, Sarkoidose, malignen Grunderkrankungen
- **Begleitsymptome:**
  - Knochenschmerzen, Steinleiden und Magenulzera bei primären Hyperparathyreoidismus
  - B-Symptome, Knochenschmerzen und Symptome des Primärtumors bei malignen Ursachen
  - Arthritis, Lymphknotenschwellung, Erythema nodosum, Lungensymptome bei Sarkoidose
- **Vorerkrankungen und aktuelle Erkrankungen:** Tumorerkrankungen, Hyperparathyreoidismus, Sarkoidose können Ursache sein, wobei die malignen Ursachen dominieren
- **Vegetative und B-Symptome:** Hinweis auf entzündlich-rheumatische, infektiöse oder tumoröse Ursache

12

- **Medikamente:** Einnahme (Überdosierung) von Vitamin D kann Ursache sein

Differenzialdiagnosen

Die Differenzialdiagnostik der Hyperkalzämie erfolgt nach deren **Ursachen.** Die Hyperkalzämie ist definiert als (Gesamt-)Serumkalziumspiegel > 2,7 mmol/l. Bei geringer Erhöhung finden sich häufig keine Symptome. Bei starker Erhöhung sind Polyurie bis zur Exsikkose, Polydipsie, Steinbildung in der Niere, Übelkeit, Erbrechen, Obstipation, Herzrhythmusstörungen, Muskelschwäche, psychotische Symptome und Vigilanzstörungen bis hin zum Koma typisch.

Erhöhte Zufuhr Erhöhte (unkontrollierte) **parenterale** Zufuhr: selten

Verminderte Ausscheidung Erhöhte tubuläre Rückresorption: selten

Störung der Hormonsteuerung
- **Primärer Hyperparathyreoidismus** (▶ 10.3.6): Knochenschmerzen, rezidivierende Magenulzera, Steinbildung (Kalziumphosphatsteine) in Niere und ableitenden Harnwegen
- **Vitamin-A-** oder **Vitamin-D-Überdosierung:** wegweisend ist die Anamnese

Knochenumbau
- **Knochentumoren, -metastasen:** verstärkte Mobilisierung aus den Knochen (z.B. Mammakarzinom, Plasmozytom); Symptome des Primärtumors, B-Symptome; häufigste Ursache der Hyperkalzämie
- **Paraneoplastisches Syndrom** (durch Bildung parathormonverwandter Hormone z.B. beim Bronchialkarzinom): Symptome des Primärtumors, B-Symptome

Weitere
- **Sarkoidose** (Bildung von Vitamin D in Granulomen): Arthritis, Lymphknotenschwellung, Erythema nodosum, Lungenfibrose
- **Immobilisation:** wegweisend ist die Anamnese

12.2.7 Hypokalzämie

Anamnestisches Vorgehen

Merke
Die Erfassung der Hypokalzämie erfolgt laborchemisch über Messung des Kalziumspiegels im Blut.

- **Ausprägung** (wie stark?): quantitative Erfassung des Kalziumspiegels über laborchemische Messung
- **Beginn** (seit wann?):
  - Akute Hypokalzämie: bei Hypoparathyreoidismus, Diuretikawirkung, akuter Pankreatitis
  - Chronische Hypokalzämie: bei Alkoholabusus, Vitamin-D-Mangel, Malabsorptionssyndrom
- **Begleitsymptome:**

  - Gürtelförmige Bauchschmerzen, Übelkeit, Erbrechen, prall-elastische Bauchdecke, Obstipation, paralytischer Ileus und starkes Krankheitsgefühl bei akuter Pankreatitis
  - Neigung zur Tetanie, positives Chvostek- und Trousseau-Zeichen bei Hypoparathyreoidismus
  - Untergewicht, Obstipation, Körperschemastörung bei Anorexia nervosa
- **Vorerkrankungen und aktuelle Erkrankungen:** gastrointestinale Erkrankungen, hormonelle Verschiebungen können Ursache sein
- **Vegetative und B-Symptome:** Hinweis auf entzündlich-rheumatische, infektiöse oder tumoröse Ursache
- **Medikamente, Noxen:** Einnahme von v. a. Diuretika, Alkoholabusus kann Ursache sein

Differenzialdiagnosen

Die Differenzialdiagnostik der Hypokalzämie erfolgt nach deren **Ursachen.** Die Hypokalzämie ist definiert als (Gesamt-)Serumkalziumspiegel < 2,2 mmol/l. Typische Symptome sind hypokalzämische Tetanie mit Pfötchenstellung, Parästhesien, Krampfanfällen, Chvostek-Zeichen und Trousseau-Zeichen.

Verminderte Zufuhr

- **Malabsorptionssyndrom** (▶ 5.2.12): Störung der Resorption u. a. durch unterschiedliche Dünndarm-Erkrankungen oder Durchblutungsstörungen
- **Anorexia nervosa** (▶ 17.3.7): Untergewicht, Nahrungsverweigerung, Körperschemastörung, Hypokaliämie, Obstipation; häufig Laxanzien- und Diuretikaabusus

Erhöhte Ausscheidung **Diuretikatherapie oder Diuretikaabusus:** wegweisend ist die Anamnese

Störung der Hormonsteuerung

- **Hypoparathyreoidismus** (▶ 10.3.7): Tetanie, positives Chvostek- und Trousseau-Zeichen; im Laborbefund Kalzium ↓, Phosphat ↑, Parathormon ↓
- **Vitamin-D-Mangel:** Knochenweichheit, Knochenschmerzen, Knochenverbiegungen (O-Beine), Muskelschwäche, Neigung zur Tetanie; im Laborbefund Kalzium ↓, AP ↑, Parathormon ↑, Vitamin D_3 ↓

Weitere

- **Akute Pankreatitis** (▶ 6.3.7): gürtelförmige Bauchschmerzen, Übelkeit, Erbrechen, prall-elastische Bauchdecke, Obstipation, paralytischer Ileus
- **Alkoholabusus** (▶ 17.3.6): je nach Menge und Dauer des Konsums Foetor, Verhaltensstörungen, Gleichgewichtsstörungen, Symptome der Folgeerkrankungen (z. B. Leberzirrhose, Pankreatitis, Polyneuropathie)

13 Geschlechtsorgane

13.1 Fallbeispiele

Fallbeispiel 1

Aktuelle Anamnese

Eine 26-jährige Patientin stellt sich wegen akuter rechtsseitiger Unterbauchschmerzen seit 2 Tagen und Fieber vor. Begleitet würden die Schmerzen von Übelkeit. Die Patientin hat heute zweimal erbrochen.

Keine Miktionsstörungen im Sinne einer Pollakisurie, Dysurie oder Algurie. Auf Nachfrage seit 4 Tagen vaginaler grünlicher Ausfluss, letzter Stuhlgang gestern. Eine Schwangerschaft sei unwahrscheinlich (regelrechte Einnahme der Ovulationshemmer), letzte Periodenblutung ohne Auffälligkeiten, heute 8. Zyklustag. Vor 9 Tagen ungeschützter Geschlechtsverkehr (Zufallsbegegnung). Letzte gynäkologische Untersuchung vor 6 Monaten (PAP II).

Vorgeschichte

Rezidivierende Zystitiden

Untersuchungsbefund

Abdomen inspektorisch unauffällig. Spärliche Darmgeräusche über allen vier Quadranten. Abdomen-Perkussion besonders im rechten unteren Quadranten schmerzhaft, dort tympanitischer Klopfschall. Abdomen mäßig weich, starke Druckschmerzen im rechten Unterbauch, McBurney-, Lanz-Punkt und Blumberg-Zeichen positiv, Psoas- und Rovsing-Zeichen negativ. Regelrechte rektale Untersuchung. Nierenlager nicht klopfdolent, U-Stix-Untersuchung ohne pathologischen Befund. In der gynäkologischen Untersuchung sichtbare Eitermenge an der Vulva, starker Portioschiebeschmerz. RR 120/70 mmHg, HF 76/Min., Temperatur 38,4 °C.

Lösung Fallbeispiel 1

Verdachtsdiagnose

Akute Adnexitis (▶ 13.3.7). Typisch für die Adnexitis sind ein- oder beidseitige Unterbauchschmerzen, Fieber und vaginaler Ausfluss. Der ungeschützte Geschlechtsverkehr spricht ebenfalls für diese Verdachtsdiagnose. Übelkeit und Erbrechen können als Zeichen einer peritonealen Reizung angesehen werden. Die positiven McBurney-, Lanz-Punkt und Blumberg-Zeichen sind typisch für die Appendizitis, aber ebenfalls für die Adnexitis (wegen der anatomischen Nachbarschaft). Ein starker Portioschiebeschmerz und sichtbare Eiterstraßen an der Vulva stützen die Verdachtsdiagnose.

Differenzialdiagnosen

- **Appendizitis** (▶ 5.3.9): nicht auszuschließen, da McBurney-, Lanz-Punkt und Blumberg-Zeichen positiv; v. a. der vaginale Ausfluss spricht jedoch für eine akute Adnexitis
- **Morbus Crohn** (▶ 5.3.8): nicht auszuschließen, aber eher unwahrscheinlich wegen fehlender typischer Symptome wie Diarrhö, chronischer Verlauf usw.
- **Zystitis** (▶ 11.3.6), **akute Pyelonephritis** (▶ 11.3.7): eher unwahrscheinlich wegen regelrechter Urinuntersuchung und fehlender Klopfschmerzen im Nierenlager

Diagnostisches Vorgehen zur Sicherung der Diagnose

- Vaginaler Abstrich: Bestimmung der Keime
- Sonografie des Abdomens und der inneren Geschlechtsorgane: Sicherung der Diagnose
- Labor: Ausschluss von Hepatitis B, C, Lues, HIV (nach der Inkubationszeit)

Therapie

- Verweisung zur Gynäkologin oder zum Gynäkologen; für die Heilpraktikerin oder den Heilpraktiker besteht wegen anzunehmender Geschlechtskrankheit ein Behandlungsverbot
- Antibiotische Therapie
- Aufklärung über die Risiken von ungeschützten sexuellen Kontakten

Fallbeispiel 2

Aktuelle Anamnese

Ein 75-jähriger Patient stellt sich mit sakralen Schmerzen und Miktionsstörungen vor. Insbesondere beklagt der Patient Dysurie, Pollakisurie, verzögerte und verlängerte Miktion sowie Harnnachträufeln. Mehrfach habe er eine Hämaturie bemerkt, die allerdings beim nächsten Toilettengang wieder verschwunden gewesen sei. Die Miktionsbeschwerden beständen seit ca. 2–3 Jahren. Der Patient berichtet über neu aufgetretene nächtliche Kreuzschmerzen. Diese würden sich auf den sakralen Bereich konzentrieren und bis in die Oberschenkel hinein ausstrahlen. Zusätzlich beständen seit etwa 2 Wochen Schmerzen im rechten Trochanter major, wobei ein Trauma nicht erinnerlich ist.

Auf Nachfrage hin berichtet der Patient von einer Gewichtsabnahme von etwa 7 kg (ungewollt) in den letzten 6 Monaten und Nachtschweiß.

Vorgeschichte

Benignes Prostatasyndrom

Untersuchungsbefund

Guter EZ, reduzierter AZ. Haut und Schleimhäute blass. Herztöne rein und rhythmisch. Lungen beidseits belüftet, sonorer Klopfschall, vesikuläres Atemgeräusch ohne Nebengeräusche. Bauchdecken weich, rege Peristaltik, kein Druckschmerz, keine Resistenzen. In der rektalen Untersuchung Prostata höckerig, vergrößert, ohne Angabe von Schmerzen tastbar. Nierenlager frei. Regelrechter Pulsstatus. Keine peripheren Ödeme. Regelrechter Lymphknotenstatus. Neurologischer Status unauffällig, kein Hinweis auf ein fokal-neurologisches Defizit.

Wirbelsäule inspektorisch regelrecht, bei der Perkussion Schmerzhaftigkeit über dem Sakrum und den Trochanteren. Mennell-Zeichen negativ, Finger-Boden-Abstand 12 cm. RR 150/75 mmHg, HF 76/Min., Temperatur 38,3 °C.

Lösung Fallbeispiel 2

Verdachtsdiagnose

Prostatakarzinom (▶ 13.3.3). Typisch sind die lokalen Symptome (Miktionsbeschwerden), die intermittierende Hämaturie und die allgemeinen Tumorsymptome (B-Symptome). Die sakralen Schmerzen sprechen für eine ossäre Metastasierung.

Differenzialdiagnosen

- **Benignes Prostatasyndrom** (Prostatahyperplasie; ▶ 13.3.2): Dysurie, Pollakisurie, verzögerte und verlängerte Miktion sowie Harnnachträufeln sind für das benigne

Prostatasyndrom typisch, weniger typisch ist die Hämaturie, die Hinweise auf Gefäßläsionen durch u. a. entzündliche Prozesse oder Tumorwachstum gibt
- **Sakrale Schmerzen anderer Genese,** u. a. Lumbago: eher unwahrscheinlich; die genannte Symptomkonstellation weist auf eine Metastasierung hin

Diagnostisches Vorgehen zur Sicherung der Diagnose
- Labor: Blutbild, PSA
- Transrektale Sonografie: Beurteilung von Organgröße, Gewebebeschaffenheit, Durchblutung, Kapselzustand
- Transrektale, sonografiegesteuerte Biopsie (mit histologischer Begutachtung): histologische Sicherung (bei verdächtigem Tastbefund und PSA-Wert)
- Abdomensonografie: zum Nachweis von Metastasen und evtl. Nierenstauung
- Röntgen der Wirbelsäule: zum Nachweis von Knochenmetastasen

Therapie
- Operative Verfahren
- Bestrahlung
- Hormontherapie

Fallbeispiel 3

Aktuelle Anamnese
Ein 73-jähriger Mann stellt sich in Begleitung seiner Ehefrau bei Ihnen mit akuten Unterbauchschmerzen und Fieber vor. Die Beschwerden beständen seit 2 Tagen. Der Patient berichtet, neben den Unterbauchschmerzen einen unwiderstehlichen Harndrang zu haben, das Wasserlassen erfolge sehr häufig, wobei er von Entleerungsproblemen berichtet. Auf Nachfrage bejaht er Brennen beim Wasserlassen, Schmerzen während der Defäkation und beim Sitzen sowie einen eitrigen Ausfluss aus der Harnröhre. Rückenschmerzen werden verneint. Das Fieber sei plötzlich mit Schüttelfrost aufgetreten, der heute gemessene Wert betrage 38,4 °C. Keine B-Symptome, keine Geschlechtskrankheiten eruierbar.

Vorgeschichte
Z. n. operativer Versorgung bei benignem Prostatasyndrom vor 4 Wochen

Untersuchungsbefund
Guter EZ, reduzierter AZ. Haut und Schleimhäute eher blass. Herztöne rein und rhythmisch. Lungen beidseits belüftet, sonorer Klopfschall, vesikuläres Atemgeräusch ohne Nebengeräusche. Bauchdecken weich, regelrechte Peristaltik, kein Druckschmerz, auch nicht im Unterbauch, keine Resistenzen. Nierenlager frei. Regelrechter Pulsstatus. Keine peripheren Ödeme. Regelrechter Lymphknotenstatus. Neurologischer Status unauffällig. Bei der rektalen Untersuchung Anus unauffällig, Rektumschleimhaut glatt. Bei der Palpation stellt sich die Prostata vergrößert und schmerzhaft dar. Inspektion und Palpation der Hoden und Nebenhoden ohne pathologischen Befund. In der Urinuntersuchung Leukozyten +++, Erythrozyten +++, Nitrit negativ. RR 140/85 mmHg, HF 90/Min., Temperatur 38,4 °C.

Lösung Fallbeispiel 3

Verdachtsdiagnose
Akute Prostatitis (▶ 13.3.1). Für diese Diagnose sprechen die genannten Symptome, v. a. imperativer Harndrang, eitriges Exsudat aus der Harnröhre, Schmerzen beim Sitzen

und während der Defäkation. Gestützt wird die Verdachtsdiagnose durch den Befund der körperlichen Untersuchung, v. a. den palpatorischen Prostatabefund sowie die Vorgeschichte mit operativem Eingriff an der Prostata, der als prädisponierender Faktor gewertet werden muss.

Differenzialdiagnosen

- **Akute Zystitis** (▶ 11.3.6): möglich als Nebenbefund; im Fokus steht allerdings primär eine Prostatabeteiligung
- **Akute Pyelonephritis** (▶ 11.3.7): unwahrscheinlich, obwohl Fieber und Urinveränderungen vorliegen; die Nierenlager sind frei, was diese Diagnose unwahrscheinlich erscheinen lässt
- **Akute Epididymitis bzw. Orchitis** (▶ 13.3.5): nicht auszuschließen, aber unwahrscheinlich, weil inspektorischer und palpatorischer Befund ohne Auffälligkeiten sind

Diagnostisches Vorgehen zur Sicherung der Diagnose

- Labor: v. a. Blutbild, BSG, CRP, Retentionsparameter, PSA
- Transrektale Sonografie: Nachweis einer akuten Prostatitis, Ausschluss einer eitrigen Einschmelzung
- Sonografie der Harnblase und der Nieren: Ausschluss einer Beteiligung von Harnblase und Nierenbecken

Therapie

- Zeitnahe Vorstellung bei der Urologin oder beim Urologen
- Antibiotische Therapie, ggf. Antibiogramm
- Symptomatisch mit u. a. Laxanzien, Analgetika, Antipyretika

13.2 Differenzialdiagnostik

13.2.1 Skrotalschwellung

Anamnestisches Vorgehen

- **Ausprägung** (wo und wie stark ausgeprägt?): ein- oder beidseitiges Ödem, Erfassung der Ödemgröße, eventuelle Rötungen, Hodenhochstand
- **Beginn und Entwicklung** (seit wann?):
  - Akuter Beginn: u. a. bei Nebenhodenentzündung (Epididymitis), Hodentorsion
  - Langsame Entwicklung: u. a. bei Hodentumoren, Spermatozele, Hydrozele
- **Schmerzhaftigkeit:** Skrotalschwellung ohne Schmerzen (bzw. nur Schweregefühl) u. a. bei Hodentumor, Hydrozele, Spermatozele, Hernie oder Skrotalödem durch u. a. Herzinsuffizienz; Skrotalschwellung mit starken Schmerzen u. a. bei akuter Epididymitis, Hodentorsion, Einblutung, Trauma, Hernieninkarzeration
- **Bessernde Faktoren:** Besserung durch Skrotumhochlagerung (Prehn-Zeichen positiv) bei Epididymitis, keine Besserung (Prehn-Zeichen negativ) bei Hodentorsion
- **Begleitsymptome:**
  - Fieber und Miktionssymptome bei Epididymitis
  - Fieber, Parotisschwellung bei Orchitis
  - Hämaturie, B-Symptome, linksseitige Varikozele bei Nierenzellkarzinom
- **Vorerkrankungen und aktuelle Erkrankungen:** können Ursache sein, u. a. Mumps in der Vorgeschichte (Orchitis), Harnwegsinfekte (Epididymitis), Herzinsuffizienz (Skrotalödem)

- **Vegetative und B-Symptome:** können Hinweis auf malignes Geschehen geben
- **Sexualanamnese:** Erfassung der Sexualpartner bei V. a. STD

Differenzialdiagnosen

Die Differenzialdiagnostik der Skrotalschwellung (▶ Abb. 13.1) erfolgt nach skrotalen (in Anlehnung an anatomische Strukturen) und abdominalen **Ursachen.**

Urologische, skrotale Ursachen
- **Hydrozele:** schmerzloses prall-elastisches Skrotum, Diaphanoskopie positiv
- **Varikozele:** schmerzlose Schwellung, weite venöse Gefäße, wurmartige Strukturen
- **Spermatozele:** schmerzlose, fluktuierende Schwellung
- **Hodentumor** (▶ 13.3.6): schmerzlose, langsam an Größe zunehmende Schwellung, regionale Lymphknotenschwellung (paraaortale Lymphknoten), B-Symptome
- **Epididymitis** (▶ 13.3.5): akuter Beginn, Druckschmerzhaftigkeit, Skrotum oft gerötet, gleichzeitig oft Prostatitis, Prehn-Zeichen positiv (Schmerzlinderung bei Hochlagerung des Skrotums)
- **Hodentorsion** (▶ 13.3.4): akuter Beginn, stärkste Schmerzen, Skrotum oft gerötet, betroffene Seite oft hochgezogen, Prehn-Zeichen negativ

Abdominale, extraabdominale Ursachen
- **Hernie:** Hustenanprall am palpierenden Finger, evtl. Darmgeräusche auskultierbar
- **Skrotalödem:** meist im Rahmen generalisierter Ödeme bei Herzinsuffizienz, Niereninsuffizienz, selten durch Filarieninfektion

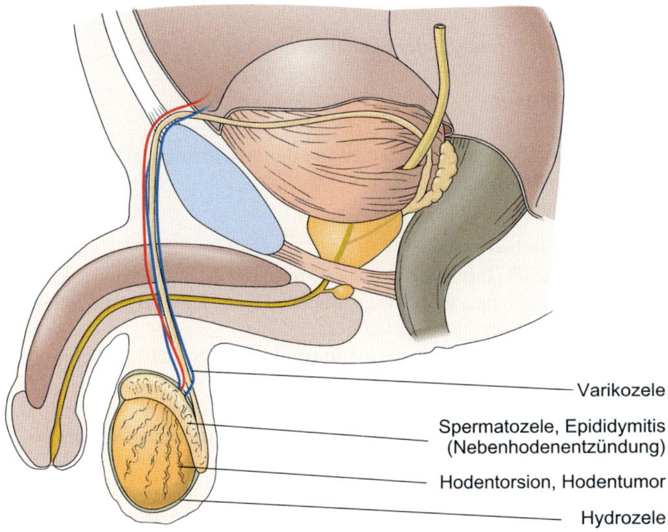

Abb. 13.1 Differenzialdiagnosen bei Skrotalschwellung [L190]

13.2.2 Unterbauchschmerzen der Frau

Anamnestisches Vorgehen

- **Lokalisation** (wo genau?): ein- oder beidseitige Schmerzen (▶ 5.2.9)
- **Beginn** der Schmerzen (seit wann?):
  - Schlagartiger Beginn: u. a. bei Tubenruptur, Stieldrehung
  - Eher langsamerer Beginn: bei u. a. Divertikulitis, Neubildungen, Appendizitis, Adnexitis
- **Schmerzcharakter** (wie ist der Schmerz?): kolikartiger (peristaltiksynchroner) Schmerz bei u. a. mechanischem Ileus, Nierenkolik; Dauerschmerz bei Peritonitis, Adnexitis; schneidende Schmerzen bei Tubenruptur, Zystenruptur
- **Schmerzausstrahlung:** u. a. Ausstrahlung in Flanken, Leiste und Genitalien bei Urolithiasis; Ausstrahlung in den rechten Unterbauch bei Appendizitis
- **Begleitsymptome:**
  - Übelkeit und Erbrechen bei nahezu allen genannten Erkrankungen
  - Veränderung des Stuhls bei Blutungen aus dem Verdauungstrakt (als frisches Blut oder Teerstuhl), entzündlichen Darmerkrankungen (Schleim- und Eiterbeimengung)
  - Reduziertes Allgemeinbefinden (Fieber) bei entzündlichen Erkrankungen
  - Wind- und Stuhlverhalt bei Ileus
  - Vaginaler Ausfluss bei Adnexitis
  - Miktionsprobleme und Hämaturie u. a. bei Urolithiasis
- **Vorerkrankungen und aktuelle Erkrankungen:** Ursache können bekannte Erkrankungen des Magen-Darm-Trakts, vorausgegangene Operationen (Bridenileus), vorausgegangene Bauchtraumen, gynäkologische/urologische Erkrankungen sein
- **Vegetative und B-Symptome:** Hinweis auf entzündliche, infektiöse oder tumoröse Ursache
- **Sexualanamnese:** Erfassung der Sexualpartner bei V. a. STD

Differenzialdiagnosen

Die Einteilung der Unterbauchschmerzen bei der Frau erfolgt nach gynäkologischen und abdominalen **Ursachen.**

13

Gynäkologische Ursachen

- **Adnexitis** (▶ 13.3.7): Infektion meist während der Menstruation; akute Unterbauchschmerzen, Fieber, gelblich-grünlicher Fluor, Übelkeit und Erbrechen bei Begleitperitonitis, Portioschiebeschmerz
- **Tubenruptur durch Extrauteringravidität:** plötzlicher, heftiger Schmerz, Schockzeichen, meist sekundäre Amenorrhö
- **Ovarialtumor** (▶ 13.3.12): uncharakteristische Unterbauchschmerzen, Bauchumfangszunahme durch malignen Aszites, Blasenentleerungsstörungen, B-Symptome
- **Ovarialzyste:** je nach Größe meist keine oder leichte ziehende Schmerzen
- **Stielgedrehte Ovarialzyste:** plötzliche, einseitige, heftige Schmerzen, Begleitperitonitis durch Unterbrechung der Blutzufuhr
- **Zystenruptur:** plötzliche, einseitige, heftige Schmerzen

Abdominale und extraabdominale Ursachen

- **Appendizitis** (▶ 5.3.9): Schmerzen zunächst im Epigastrium, dann periumbilikal, später im rechten Unterbauch; rektal-axillärer Temperaturunterschied und positive Appendizitiszeichen (Psoas-, Blumberg-, Lanz-, McBurney- und Rovsing-Zeichen)
- **Morbus Crohn** (▶ 5.3.8): schleimig-eitrige Durchfälle, Bauchschmerzen, Stenosesymptomatik, Gewichtsabnahme, Mangelerscheinungen, Entzündungssymptome
- **Colitis ulcerosa** (▶ 5.3.8): blutig-schleimige Durchfälle, Tenesmen, Entzündungssymptome
- **Ileus** (▶ 5.2.11): je nach Ileusart starke Schmerzen, Wind- und Stuhlverhalt, Meteorismus, Veränderung der Darmgeräusche (hochgestellte oder fehlende Geräusche)
- **Zystitis** (▶ 11.3.6), **Pyelonephritis** (▶ 11.3.7): bei der Zystitis Dysurie, Algurie, Pollakisurie, ggf. Hämaturie, kein Fieber, im U-Stix pH-Alkalisierung, Nitrit, Leukozyten positiv; bei der Pyelonephritis zusätzlich septische Temperaturen, Rückenschmerzen, im Urinsediment Leukozytenzylinder
- **Urolithiasis** (▶ 11.3.8): beim Steinabgang wandernde kolikartige Schmerzen vom Rücken bzw. den Flanken ausgehend, die sich in Unterbauch, Leiste und Genitalien verlagern, häufig Mikro- oder Makrohämaturie
- **Hernie:** Hustenanprall am palpierenden Finger, evtl. Darmgeräusche auskultierbar
- **Peritonitis** (▶ 5.3.12): akute stärkste Bauchschmerzen, bretthარte Bauchdecke, Darmparalyse, systemische Entzündungszeichen, Symptome der Grunderkrankung

13.2.3 Gynäkomastie

Anamnestisches Vorgehen

- **Lokalisation** (wo genau?): ein- oder beidseitige Vergrößerung der männlichen Brust
- **Beginn und Entwicklung** (seit wann?):
  - Subakute Entwicklung: bei Neubildungen (Prolaktinom, Mammakarzinom), als Nebenwirkung von Pharmaka
  - Langsame Entwicklung: in der Pubertät, im Senium
- **Begleitsymptome:**
  - Lymphknotenschwellungen, B-Symptome als Hinweis auf ein Mammakarzinom
  - Libidoverlust, Rückgang von Bart- und Sexualbehaarung bei Prolaktinom
- **Vorerkrankungen und aktuelle Erkrankungen:** Ursache können v. a. endokrine und Lebererkrankungen sein
- **Vegetative und B-Symptome:** Hinweis auf entzündliche, infektiöse oder tumoröse Ursache
- **Medikamente:** Antiandrogene, Spironolacton, Digitalis, Opiate können Ursache sein
- **Sexualanamnese:** Libidoverlust oder mangelnde Libido bei Prolaktinom, Klinefelter-Syndrom, als Nebenwirkung von Pharmaka

Differenzialdiagnosen

Die Differenzierung der Gynäkomastie erfolgt nach **Ursachen.** Die Gynäkomastie ist definiert als ein- oder beidseitige Vergrößerung der männlichen Brust.

Idiopathisch Ursache unklar

Hormonelle Verschiebungen
- **Physiologisch:** Neugeborene, Pubertät, Senium
- **Medikamente:** Antiandrogene, Spironolacton, Digitalis, Drogen (u. a. Marihuana, Heroin); wegweisend ist die Anamnese
- **Organinsuffizienz:** u. a. Leberzirrhose (Ikterus, Palmar- und Plantarerythem, Spider naevi, Aszites)
- **Neubildungen:** Prolaktinom (Libidoverlust, spärlicher Bartwuchs und Sexualbehaarung, Sehstörungen), Mammakarzinom (Einziehung der Haut und der Mamille, Orangenhaut, Hautödem, entzündlich veränderte Haut, tastbarer Knoten, Axillaschwellung, Mamillensekretion)
- **Genetische Aberrationen:** u. a. Klinefelter-Syndrom (Hochwuchs, Infertilität, primäre und sekundäre Geschlechtsmerkmale schwach ausgeprägt, verzögerte Entwicklung)

13.2.4 Libidoverlust und Erektionsstörung

Anamnestisches Vorgehen

- **Ausprägung** (was und wie stark ausgeprägt?): Erfassung der Symptome und Differenzierung in Libidoverlust und Erektionsstörung; Erfassung der Häufigkeit (andauernd oder gelegentlich)
- **Beginn und Entwicklung** (seit wann?):
  - Akuter Beginn: u. a. als Medikamentennebenwirkung, durch lokale Ursachen
  - Chronischer Beginn: bei u. a. Diabetes mellitus, Hypothyreose
- **Begleitsymptome:**
  - Depressive Symptome, Kälteempfindlichkeit, Gewichtszunahme, Myxödem als Hinweis auf Hypothyreose
  - Hyperpigmentierung, Hypotonie, Adynamie bei Morbus Addison
  - Stammfettsucht, Stiernacken, Mondgesicht als Hinweis auf Hyperkortisolismus
- **Vorerkrankungen und aktuelle Erkrankungen:** Ursache können endokrine, neurologische, innere und urologische Erkrankungen sein
- **Vegetative und B-Symptome:** Hinweis auf entzündliche, infektiöse oder tumoröse Ursache
- **Sexualanamnese:** genaue Erfassung des Beischlafvorgangs, u. a. Erfassung vorzeitige Peniserschlaffung ohne Ejakulation, ausbleibende oder unvollständige Erektion, schmerzhafter Koitus; Erfassung anatomischer Penisanomalitäten

13

Differenzialdiagnosen

Die Differenzialdiagnostik des Libidoverlusts und der Erektionsstörung erfolgt nach den **Ursachen.**

Störungen der Libido

- **Psychogene Ursachen:** mangelndes oder fehlendes sexuelles Verlangen bei u. a. akuten Konflikten, chronischer Stressbelastung, falscher Partnerwahl
- **Organische Ursachen:** z. B.
  - **Hypothyreose** (▶ 10.3.5): Gewichtszunahme, Kälteempfindlichkeit, trockene Haut, depressive Verstimmung, Myxödem

- Cushing-Syndrom (▶ 10.3.11): dünne, verletzliche Haut, Teleangiektasien, Purpura, Hirsutismus, Striae, Steroidakne, Fettumverteilung (Stammfettsucht), Mondgesicht, Gesichtsröte; Hypertonie, diabetische Stoffwechsellage, rezidivierende Infekte
- **Diabetes mellitus** (▶ 10.3.8): Gesichtsröte, diabetisches Ulkus an den druckbelasteten Fußstellen (Malum perforans), Follikulitis, Erysipel, Candidose, Necrobiosis lipoidica, diabetische Blasenbildung, Pruritus, Polyurie, Polydipsie, Symptome der Mikro- und Makroangiopathie; im Laborbefund Glukose und HbA_{1c} ↑
- **Tumorerkrankung:** z. B. Hodentumor (schmerzlose, einseitige Hodenschwellung, skrotales Schweregefühl im Skrotum, Hydrozele), Ovarialtumor (Zyklusstörungen, Dysmenorrhö, Unterleibs-, Rückenschmerzen, Bauchumfangszunahme durch malignen Aszites)
- **Depression** (▶ 17.2.2): Denkverlangsamung, Schuldgefühle, Gefühl der Wertlosigkeit und Gefühllosigkeit, Konzentrations- und Aufmerksamkeitsdefizit, Verminderung des Antriebs, Gewichtsverlust, Suizidgedanken
- **Medikamente:** z. B. Ovulationshemmer, Blutdrucksenker, Diuretika, Lipidsenker, Antidepressiva, Haarwuchsmittel; wegweisend ist die Anamnese
- **Schwangerschaft und Wochenbett:** verursacht u. a. durch hormonelle Verschiebungen

Störungen der Erektionsfähigkeit

- **Lokale Ursachen:** u. a. Missbildungen oder Verletzungsfolgen des Penis; wegweisend ist der Befund der körperlichen Untersuchung
- **Innere Erkrankungen:** u. a.
  - **Herzinsuffizienz** (▶ 2.3.7, ▶ 2.3.8): Schwäche, Dyspnoe, Husten, Zyanose, Beinödeme, thorakale Schmerzen, Herzrhythmusstörungen
  - **Arterielle Hypertonie** (▶ 3.3.1): häufig keine Symptome, gelegentlich okzipitale Kopfschmerzen, Nasenbluten; RR ↑
  - **Akromegalie:** Veränderung, Vergröberung und Verdickung der Gesichtshaut, Vergrößerung von Schädel, Händen, Füßen und inneren Organen, Hypertonie
- **Endokrine Erkrankungen:** u. a.
  - **Diabetes mellitus** (▶ 10.3.8): Gesichtsröte, diabetisches Ulkus an den druckbelasteten Fußstellen (Malum perforans), Follikulitis, Erysipel, Candidose, Necrobiosis lipoidica, diabetische Blasenbildung, Pruritus, Polyurie, Polydipsie, Symptome der Mikro- und Makroangiopathie; im Laborbefund Glukose und HbA_{1c} ↑
  - **Hypothyreose** (▶ 10.3.5): Gewichtszunahme, Kälteempfindlichkeit, trockene Haut, depressive Verstimmung, Myxödem
  - **Morbus Addison:** diffuser Haarausfall, diffuse Hyperpigmentierung mit Verstärkung in den Handlinien
- **Neurologische Erkrankungen:** u. a.
  - **Multiple Sklerose** (▶ 14.3.7): u. a. Schwankschwindel, Gangunsicherheit, Intentionstremor, Sehstörungen, Sensibilitätsstörungen, motorische Schwäche, chronische Erschöpfung
  - **Querschnittslähmung:** je nach Höhe der Verletzung Paraparese oder Paraplegie, Inkontinenz
- **Medikamente:** u. a. Diuretika, Propanolol, Zytostatika; wegweisend ist die Anamnese

13

- **Alkohol-, Nikotin-, Drogenabusus:** wegweisend ist die Anamnese; zusätzlich Nikotinspuren, Foetor, schlechter Zahnstatus, neuropsychiatrische Symptome

13.2.5 Amenorrhö

Anamnestisches Vorgehen

- **Ausprägung** (was genau?): Erfassung der Amenorrhöart (primäre, sekundäre, physiologische Amenorrhö ▶ Differenzialdiagnosen)
- **Beginn und Entwicklung** (seit wann?): Dauer der Amenorrhö, Erfassung der Menarche, Thelarche, Zyklusdauer, Blutungsdauer, Blutungsstärke, Unterbauchbeschwerden, psychischen Veränderungen im Verlauf des Monatszyklus
- **Begleitsymptome:**
  - Kopfschmerzen, bitemporale Hemianopsie bei Hypophysentumor
  - Fieber, Kopfschmerzen, Meningismuszeichen, ggf. neurologische Ausfälle bei Meningitis oder Enzephalitis
  - Untergewicht, subjektiv gutes Leistungsniveau, Karies als Hinweis auf Anorexia nervosa
- **Vorerkrankungen und aktuelle Erkrankungen:** Ursache können gynäkologische, endokrine, neurologische Erkrankungen sein
- **Vegetative und B-Symptome:** Hinweis auf entzündliche, infektiöse oder tumoröse Ursache
- **Schwangerschaftsanamnese:** Erfassung einer möglichen Schwangerschaft

Differenzialdiagnosen

Die Differenzierung der Amenorrhö erfolgt nach den **Ursachen.** Die Amenorrhö wird als Ausbleiben der Periodenblutung länger als 3 Monate definiert. Sie kann in eine primäre (Nichteintreten der Menstruation bis zum 18. Lebensjahr), sekundäre (vorhandene Menstruationsblutung sistiert im geschlechtsreifen Alter) und physiologische (Schwangerschaft und Stillzeit, Menopause) Amenorrhö eingeteilt werden.

Uterine und ovarielle Ursachen

- **Uterusaplasie:** angeborene Störung; wird meist sonografisch nachgewiesen
- **Turner-Syndrom (XO):** Kleinwuchs, tief sitzender Haaransatz, Pterygium colli, breiter und flacher Brustkorb (Schildthorax) mit weit auseinanderliegenden Brustwarzen, Ovarien bindegewebig umgewandelt, Herzfehler
- **Polyzystische Ovarien:** Adipositas, Hirsutismus, anovulatorische Sterilität
- **Follikelpersistenz:** durch verlängerte Östrogenbildung zunächst Ausbleiben der Monatsblutung, abgelöst von einer verspäteten Regelblutung (meist lang und stark); sonografischer Nachweis

Endokrine Erkrankungen

- **Sheehan-Syndrom:** Adynamie, Pigmentverlust, Verlust der Schambehaarung, fehlender Milcheinschuss, Libidoverlust
- **Hypothyreose** (▶ 10.3.5): Gewichtszunahme, Kälteempfindlichkeit, trockene Haut, depressive Verstimmung, Myxödem
- **Morbus Addison:** diffuser Haarausfall, diffuse Hyperpigmentierung mit Verstärkung in den Handlinien

13

- **Cushing-Syndrom** (▶ 10.3.11): dünne, verletzliche Haut, Teleangiektasien, Purpura, Hirsutismus, Striae, Steroidakne, Fettumverteilung (Stammfettsucht), Mondgesicht, Gesichtsröte; Hypertonie, diabetische Stoffwechsellage, rezidivierende Infekte

Schwere konsumierende Erkrankungen **Tumorerkrankung:** Gewichtsabnahme, Nachtschweiß, Fieber, schweres Krankheitsgefühl, lokale Tumorsymptome

Zentrale Erkrankungen
- **Hypophysentumor:** Kopfschmerzen, Übelkeit, Erbrechen, Sehstörungen, hormonelle Störungen
- **Meningitis** (▶ 14.3.6), **Enzephalitis:** akut Fieber, Kopfschmerzen, Nackensteifigkeit, positive Meningendehnungszeichen, Bewusstseinsstörung, neurologische Ausfälle
- **Schädel-Hirn-Trauma** (▶ 14.3.1): Traumaanamnese, Bewusstlosigkeit (evtl. kurz), Nackensteifigkeit, neurologische Ausfälle

Psychogene Erkrankungen
- **Anorexia nervosa** (▶ 17.3.7): Untergewicht, Nahrungsverweigerung, Körperschemastörung, Hypokaliämie, Obstipation, häufig Laxanzien- und Diuretikaabusus
- **Belastungsstörungen:** allgemeine Stresssymptome mit u. a. Angst, Schwitzen, Nervosität, Flashbacks, eingeschränkte Gefühle mit Gleichgültigkeit und Teilnahmslosigkeit
- **Depression** (▶ 17.2.2): Denkverlangsamung, Schuldgefühle, Gefühl der Wertlosigkeit und Gefühllosigkeit, Konzentrations- und Aufmerksamkeitsdefizit, Verminderung des Antriebs, Gewichtsverlust, Suizidgedanken

Toxische Ursachen u. a. Opiate, Psychopharmaka: wegweisend ist die anamnestische Befragung

13.3 Erkrankungen und deren Leitsymptome

13.3.1 Akute Prostatitis

Definition Entzündung der Prostata, die meist bakteriell bedingt und auf eine aufsteigende Infektion zurückzuführen ist.

Leitsymptome
- Dumpfe **Schmerzen** im **Dammbereich** und in der Leistenregion mit Ausstrahlung in den Hoden und Nebenhoden
- **Schmerzen** bei der **Defäkation**
- Pollakisurie, Nykturie, Dysurie mit Schmerzen v. a. am Ende der Miktion
- **Pyospermie** (eitriges Ejakulat), **Hämatospermie** (blutiges Ejakulat)
- Bei der rektalen Untersuchung ist die Prostata geschwollen und schmerzhaft tastbar

Begleitsymptome
- Allgemeinsymptome: Krankheitsgefühl
- Fieber, Schüttelfrost

Therapie Antibiotika

13

13.3.2 Benignes Prostatasyndrom (BPS)

Definition Früher benigne Prostatahyperplasie. Benigne Prostataobstruktion, die zu Miktionsstörungen führt.

Leitsymptome
- **Abgeschwächter, unterbrochener Harnstrahl**
- **Verlängerte Miktionsdauer, Nachträufeln**
- **Dysurie, Nykturie, Pollakisurie, Restharn**
- **Inkontinenz**

Begleitsymptome
- Überlaufblase
- Komplikationen: rezidivierende Harnwegsinfekte, akuter Harnverhalt, postrenales Nierenversagen, Hydronephrose

Therapie
- Medikamentös (α-Blocker, Finasterid; Sägepalmenfrüchte, Kürbiskerne, Brennnesselwurzel)
- Operation

13.3.3 Prostatakarzinom

Definition Neubildung der Prostata. Häufigstes Karzinom bei Männern > 65 Jahre.

Leitsymptome
- Frühstadium: keine Symptome, häufig Zufallsbefund
- Fortgeschrittenes Stadium: Hämaturie, Miktionsstörungen, Harnverhalt, Inkontinenz, Stauungsnieren, **Kreuzschmerzen** durch Knochenmetastasen; bei der rektalen Untersuchung harte und höckerige Prostata; im Laborbefund PSA ↑

Begleitsymptome B-Symptome

Therapie
- Operative Tumorentfernung
- Bestrahlung
- Antiandrogene

13

13.3.4 Hodentorsion

Definition Drehung des Hodens um seine Längsachse mit Drosselung der Durchblutung. Die Hodentorsion betrifft in der Regel Kinder und heranwachsende Jugendliche.

Leitsymptome
- **Plötzlicher skrotaler Schmerz** im betroffenen Hoden, der in die Leiste und in den Unterbauch zieht
- Schwellung, Rötung, Hodenhochstand
- **Prehn-Zeichen negativ** (keine Schmerzlinderung beim Anheben des Hodens)

Begleitsymptome

- Schocksymptome
- Übelkeit, Erbrechen
- Kremasterreflex auf der betroffenen Seite negativ
- Komplikation: Hodenatrophie → Infertilität

Therapie Notfall (Operation) → Vorgehen nach dem üblichen Standard (▶ 20.11.1)

13.3.5 Orchitis, Epididymitis

Definition Entzündung des Hodens (Orchitis) oder Nebenhodens (Epididymitis) als Begleiterkrankung bei systemischen viralen Erkrankungen (u.a. Mumps, Coxsackie-Viren, Mononukleose) oder im Rahmen aufsteigender urogenitaler Entzündungen vom Nebenhoden (Epididymorchitis) auf die Hoden übergreifend.

Leitsymptome

- Plötzliche, heftige Schmerzen mit Ausstrahlung in Leiste und/oder Rücken
- Schwellung, Rötung, Überwärmung, Fieber
- Prehn-Zeichen positiv

Begleitsymptome

- Begleitende Prostatitis
- Komplikationen: Vernarbung des Hodenparenchyms mit Sterilität, Abszessbildung, septischer Verlauf

Therapie

- Bettruhe, Analgetika
- Antibiotika
- Gegebenenfalls operative Versorgung bei Abszessen

13.3.6 Hodentumor

Definition Bösartige Neubildung des Hodens. Häufigster maligner Tumor bei jungen Männern (20–45 Jahre).

Leitsymptome

- **Schmerzlose, einseitige Hodenschwellung**
- **Schweregefühl** im Skrotum
- **Gegebenenfalls Begleithydrozele** um den Tumor

Begleitsymptome

- B-Symptome
- Gynäkomastie bei hormonproduzierenden Tumoren
- Lymphogene Metastasierung in die paraaortalen Lymphknoten, hämatogene Metastasierung in die Lunge

Therapie

- Operative Entfernung
- Radiochemotherapie
- Vor Beginn der Therapie Kryokonservierung von Sperma

13.3.7 Adnexitis

Definition Entzündung (ein- oder beidseitig) der weiblichen Adnexe (Eileiter und Ovar) meist durch aufsteigende Infektion.

Leitsymptome
- Fieber, **Schmerzen** im Unterbauch (einseitig oder beidseitig), **peritoneale Reizung**
- Portioschiebeschmerz
- Dysurie, **eitriger Ausfluss** (Fluor vaginalis)

Begleitsymptome
- Darmkoliken und Stuhlveränderungen bei Darmbeteiligung
- Übelkeit, Erbrechen
- Gar keine oder unspezifische Beschwerden bei chronischen Verlaufsformen
- Komplikationen: Abszess, Peritonitis, septischer Schock, Tubenverklebung, Sterilität, Tubargravidität

Therapie Antibiotika

13.3.8 Endometriose

Definition Endometriumähnliches verstreutes Gewebe außerhalb der Uterusschleimhaut, das im menstruellen Zyklus den gleichen Veränderungen unterliegt wie das normale Endometrium. Am häufigsten zwischen dem 20. und 40. Lebensjahr und nach der Menopause sistierend.

Leitsymptome
- **Unterbauchschmerzen perimenstruell**
- **Kreuzschmerzen, Defäkationsbeschwerden, Kohabitationsschmerzen**

Begleitsymptome
- Zyklusabhängige Hämaturie, Dysurie bei Herden in der Harnblase
- Verlängerte Menstruation
- Komplikationen: Tubenverklebung, Sterilität, Tubargravidität, Rezidive

Therapie
- Operative Entfernung einzelner Herde
- Hormonelle Therapie mit Gestagenen
- Schwangerschaft

13.3.9 Myom

Definition Gutartiger Tumor aus glatten Muskelzellen und bindegewebigen Anteilen, der sich durch östrogenabhängiges Wachstum auszeichnet. Am häufigsten zwischen dem 30. und 40. Lebensjahr und nach der Menopause sistierend.

Leitsymptome
- **Blutungsstörungen**
- **Unterbauchschmerzen**
- **Miktionsstörungen** (Pollakisurie), **Obstipation**

Begleitsymptome
- Erschwerte Konzeption oder Sterilität
- Eventuell tastbarer Tumor im Unterbauch
- Komplikationen: Anämie, Harnstauung, Stieldrehung

Therapie
- Medikamentös mit Gestagenen oder Antiöstrogenen
- Operative Entfernung bei Komplikationen

13.3.10 Zervixkarzinom

Definition Bösartige Neubildung des Gebärmutterhalses.

Leitsymptome
- Erst ab einer gewissen Größe und Ulzeration des Tumors
- **Bräunlicher Fluor** und/oder **unregelmäßige Blutabgänge**
- **Kontaktblutung** beim Geschlechtsverkehr

Begleitsymptome
- Schmerzen (eher selten) bei Infiltration der Nachbarorgane
- Lymphabflussstörungen
- B-Symptome

Therapie
- Operative Entfernung
- Bestrahlung
- Präventiv: regelmäßige Vorsorgeuntersuchungen, Abstrich (nach Papanicolaou)

13.3.11 Endometriumkarzinom (Korpuskarzinom)

Definition Gebärmutterkrebs. Häufigste maligne Neubildung der Frau im Genitaltrakt, am häufigsten nach der Menopause.

Leitsymptome
- **Postmenopausal: vaginaler Blutabgang**
- Prämenopausal: verlängerte Blutung, Zwischenblutung, Dauerblutung, Schmierblutung
- Wehenartige Unterbauchschmerzen
- Dunkler, übelriechender Fluor

Begleitsymptome B-Symptome

Therapie
- Operative Entfernung (Hysterektomie)
- Strahlentherapie

13.3.12 Ovarialtumor

Definition Raumforderung in den Eierstöcken. Ovarialtumoren sind insgesamt sehr häufig, wobei 75 % der Tumoren gutartig, der Rest bösartig ist.

Leitsymptome des Ovarialkarzinoms
- Keine charakteristischen Frühsymptome
- **Zyklusstörungen, Dysmenorrhö, Unterleibs-, Rückenschmerzen**
- **Zunahme des Bauchumfangs durch malignen Aszites**

Begleitsymptome
- Müdigkeit, Abgeschlagenheit, Schwäche
- Bei testosteronproduzierenden Tumoren: Hirsutismus, Virilisierung

Therapie
- Operative Entfernung
- Chemotherapie

13.3.13 Mammakarzinom

Definition Bösartige Neubildung der Mamma. Häufigster Tumor der Frau.

Leitsymptome
- Am häufigsten ist der **obere, äußere Quadrant** betroffen
- Keine direkten Frühsymptome; als erstes ist ein tastbarer Knoten zu finden
- Spätzeichen: **Einziehung** der **Haut** und der Mamille, **Orangenhaut, Hautödem,** entzündlich veränderte Haut, Größenveränderung der Brust, Axillaschwellung

Begleitsymptome
- B-Symptome
- Selten Schmerzen, Kribbeln und Mamillensekretion
- Komplikationen: Knochenmetastasen mit Spontanfrakturen, Lymphödem des betroffenen Armes nach Resektion der axillären Lymphknoten, Tumorrezidiv

Therapie
- Operative Tumorentfernung
- Radiochemotherapie
- Hormontherapie bei rezeptorpositiven Karzinomen

14 Nervensystem

14.1 Fallbeispiele

Fallbeispiel 1

Aktuelle Anamnese

Eine 66-jährige, normalgewichtige Patientin stellt sich wegen zunehmender Missempfindungen, Brennen und Schmerzen in beiden Füßen vor. Die Beschwerden hätten vor einem Jahr begonnen und nähmen an Stärke zu. Weiterhin klagt sie über eine Beinschwäche, sodass Wanderungen inzwischen nur mit Mühe bewältigbar seien. Auf Nachfrage träten die genannten Symptome belastungsunabhängig auf.

Ferner berichtet die Patientin über starken Durst, vermehrten Harnfluss, neu aufgetretene Blaseninkontinenz und unregelmäßige Darmtätigkeit, wobei keine Blutbeimengungen aufgetreten seien. Übelkeit und Erbrechen werden verneint, ebenso Alkohol- und Nikotinkonsum.

Die derzeitige Medikation besteht aus einem Glukokortikoid und Protonenpumpenhemmer. Die letzte Blutuntersuchung liegt 7 Monate zurück (HbA_{1c} 6,3 %, BSG und CRP im Normbereich).

Vorgeschichte

- Polymyalgia rheumatica seit 1,5 Jahren
- Steroidinduzierter Diabetes mellitus, diätetisch behandelt

Untersuchungsbefund

Dünne, haarlose und trockene Unterschenkel, die Haut ist atroph, aber rosig. Füße gut gepflegt ohne Druckstellen oder Ulzera. Zehenzwischenräume reizlos. Palpatorisch warme Extremität, Fußpulse seitengleich gut tastbar. Dysästhesien an der Fußsohle, das Vibrationsempfinden beträgt an beiden Malleoli beidseits $1/8$. Achillessehnenreflex beidseits nicht auslösbar, Patellarreflexe schwach auslösbar.

Herz-, Lungen- und abdominale Untersuchung ohne pathologischen Befund.

Lösung Fallbeispiel

Verdachtsdiagnose

Polyneuropathie (sensomotorisch und autonom), am ehesten **durch diabetische Mikroangiopathie** (▶ 14.3.11). Wegweisend sind die typischen Symptome, u. a. Missempfindungen, Brennen und Schmerzen in beiden Füßen, der chronische Verlauf und die belastungsunabhängige Beinschwäche. Die Befunde der neurologischen Untersuchung, v. a. das reduzierte Vibrationsempfinden, abgeschwächte bzw. aufgehobene Eigenreflexe und die trophischen Störungen sprechen für die Verdachtsdiagnose der sensomotorischen Polyneuropathie. Die unregelmäßige Darmtätigkeit und die Harninkontinenz können als Symptome der autonomen Polyneuropathie angesehen werden.

Differenzialdiagnosen

Polyneuropathie anderer Ursache: kann nicht ausgeschlossen werden

Diagnostisches Vorgehen zur Sicherung der Diagnose

- Labor: Blutzucker-Tagesprofil, HbA_{1c}, TSH, Vitamin B_{12}
- Messung der Nervenleitgeschwindigkeit

Therapie

- Blutzuckereinstellung durch konsequente diätetische Maßnahmen und medikamentöse Therapie
- Vorstellung beim Neurologen

Fallbeispiel 2

Aktuelle Anamnese

Sie werden am frühen Morgen zum Hausbesuch eines Ihnen bekannten 85-jährigen Patienten gerufen. Sie finden den Patienten vor dem Bett halbsitzend. Er kann sich nur schwer artikulieren, ist sichtlich aufgeregt und gestikuliert mit den Händen. Schmerzen verneint er. Auffällig sind ein hängender Mundwinkel auf der linken Seite und Speichelfluss. Die Ehefrau des Patienten berichtet, dass sich der Patient beim Erwachen heute Morgen (vor etwa 40 Minuten) völlig adäquat verhalten habe, wie gewohnt mit ihr gesprochen habe und auch zuvor einmal zur Toilette aufgestanden sei. Als er nun aufstehen wollte, sei er von der Bettkante gerutscht und liege da, wo Sie ihn vorfänden. Auffälligkeiten neurologischer Natur in der Vorgeschichte verneint die Ehefrau, insbesondere keine Kopfschmerzen, keine Dysarthrie, keine Lähmungserscheinungen.

Vorgeschichte

- Chronische lymphatische Leukämie, seit 15 Jahren bekannt, keine Therapie
- Paroxysmales Vorhofflimmern seit 3 Jahren, Therapie mit Marcumar®
- Arterielle Hypertonie, medikamentös behandelt
- Chronische Nierenkrankheit Stadium II

Untersuchungsbefund

Reduzierter AZ. Hemiparese links, Fazialisparese links, Dysarthrie. Reflexe auf der linken Seite nicht auslösbar, pathologische Reflexe negativ. Meningendehnungszeichen negativ. Pupillen isokor, prompte direkte und konsensuelle Lichtreaktion beidseits, keine Störung der Okulomotorik, kein Nystagmus.
Herztöne rein, rhythmisch, keine Herzgeräusche. Übrige internistische Untersuchung (orientierend) ohne pathologischen Befund. Kein Anhalt für eine Fraktur. RR 160/100 mmHg, HF 100/Min., Temperatur 37,9 °C, Glukose (kapillär) 120 mg/dl.

Lösung Fallbeispiel 2

Verdachtsdiagnose

Apoplex (▶ 14.3.5). Typisch ist die Halbseitensymptomatik, die plötzlich entsteht. Anzunehmen ist ein ischämischer Apoplex (blutige Infarkte gehen i. d. R. mit starken Kopfschmerzen einher); eine definitive Klärung kann erst in der bildgebenden Diagnostik erfolgen. Es handelt sich um einen Notfall, der Patient muss, so schnell es geht, in einer Stroke Unit versorgt werden. Die Anamnese und körperliche Untersuchung sollte das Wesentliche umfassen.

Differenzialdiagnosen

- **Raumfordernde Prozesse durch Neubildung** (Tumoren, Metastasen): können definitiv erst in der bildgebenden Diagnostik ausgeschlossen werden, erscheinen aber unwahrscheinlich
- **Schädel-Hirn-Trauma** (▶ 14.3.1): unwahrscheinlich, weil ein entsprechendes Trauma (z. B. Sturz) in der Vorgeschichte fehlt

Diagnostisches Vorgehen zur Sicherung der Diagnose

- Schnelle Bildgebung: CCT oder MRT
- Bildgebende Diagnostik der Gefäße, v. a. Aa. carotes und Aa. vertebrales
- Kardiale Diagnostik, u. a. EKG, Langzeit-EKG, transösophageale Echokardiografie (TEE)

Therapie

- Notfall → sofortige Verweisung in die Klinik
- Basistherapie: u. a. Sicherung und Kontrolle von Atmung, Kreislauf, Blutzucker, Wasser- und Elektrolythaushalt, Darm- und Blasenfunktion, Schluckakt, Dekubitusprophylaxe, Thromboembolieprophylaxe
- Revaskularisationstherapie (Thrombolyse) bei ischämischem Insult (im vorliegendem Fall wegen Marcumar®-Einnahme höchstwahrscheinlich nicht möglich)
- Rehabilitation

Fallbeispiel 3

Aktuelle Anamnese

Eine 40-jährige Patientin stellt sich bei Ihnen vor mit Parästhesien im Bereich der rechten Hand sowie Schmerzen, die von der Hand über den gesamten Arm bis zur Halswirbelsäule ziehen. Diese Beschwerden seien das erste Mal vor etwa 10 Jahren aufgetreten und träten in unregelmäßigen Abständen immer wieder auf, wobei die Häufigkeit zunehme. Auf Nachfrage berichtet die Patientin, dass die Parästhesien v. a. in der Nacht aufträten und i. d. R. Daumen, Zeige-, Mittelfinger und die dem Mittelfinger zugewandte Seite des Ringfingers der rechten (dominanten) Hand beträfen. Selten habe die Patientin das Gefühl, dass die gesamte Hand kribble und taub sei. Zu den genannten Symptomen beständen stechende Schmerzen, die am stärksten zwischen Mittel- und Ringfinger seien und von dort über den gesamten Arm bis zum Hals zögen. Die Patientin berichtet, dass diese Beschwerden v. a. nach körperlicher Arbeit aufträten, z. B. nach Gartenarbeit oder Renovierungsarbeiten. Eine Besserung erfahre die Patientin, indem sie die betroffene Hand bewege und anschließend ein kühles Handbad nehme.
Keine Vorerkrankungen, keine regelmäßige Medikamenteneinnahme, Nikotinkonsum mit 5 Zigaretten/Tag, moderater Alkoholkonsum.

Vorgeschichte

Leer.

Untersuchungsbefund

Guter AZ und EZ. Haut der rechten Hand und des rechten Arms rosig und warm. Regelrecht ausgeprägte Muskulatur, keine Atrophien. Prüfung der Sensibilität ohne pathologischen Befund, Vibrationsempfinden über dem Proc. styloideus ulnae 8/8. Gute grobe Muskelkraft. Reflexe regelrecht auslösbar, seitengleich. Regelrechter Pinzettengriff, regelrechte Faustschlussprobe, negatives Flaschenzeichen, Daumen-Kleinfinger-Probe regelrecht. Phalen-Test positiv nach etwa 50 Sekunden, Hoffmann-Tinel-Zeichen positiv. An der unteren Extremität Vibrationsempfinden 7/8 beidseits, Sensibilität, Motorik, Reflexprüfung ohne pathologischen Befund.
Wirbelsäule gut beweglich, kein Klopfschmerz, keine muskuläre Verspannung. Schober-Zeichen 10/15, Ott-Zeichen 30/36. Herz-, Lungen- und abdominale Untersuchung ohne pathologischen Befund.

Lösung Fallbeispiel 3

Verdachtsdiagnose

Karpaltunnelsyndrom (▶ 14.3.12). Für diese Diagnose sprechen die nächtlichen Parästhesien, verbunden mit Schmerzhaftigkeit und Besserung nach Bewegung. Der positive Phalen-Test sowie das Hoffmann-Tinel-Zeichen stützen die Verdachtsdiagnose.

Differenzialdiagnosen

- **Polyneuropathie** (▶ 14.3.11): unwahrscheinlich, weil die Symptome der Polyneuropathie symmetrisch auftreten, im vorliegenden Beispiel aber nur die rechte Hand betroffen ist
- **Radikulopathie** (C6/C7): nicht auszuschließen, aber unwahrscheinlich; zu erwarten wären sensible und motorische Ausfälle sowie einen Reflexausfall; die Befunde der körperlichen Untersuchung, v. a. die spezifischen Tests, Phalen- und Hoffmann-Tinel-Zeichen sprechen für ein Karpaltunnelsyndrom

Diagnostisches Vorgehen zur Sicherung der Diagnose

Neurografie: Nachweis einer reduzierten Nervenleitgeschwindigkeit des N. medianus

Therapie

- Konservativ: Handgelenksschiene, NSAR und Glukokortikoide
- Operativ: mechanische Entlastung des N. medianus durch Spaltung des Karpaltunnels

14.2 Differenzialdiagnostik

14.2.1 Kopfschmerzen

Anamnestisches Vorgehen

- **Lokalisation** (wo genau?) (▶ Abb. 14.1):
  - Einseitige Schmerzen: bei u. a. Migräne, Cluster-Kopfschmerz, häufig bei Hirntumoren, Riesenzellarteriitis
  - Beidseitige Kopfschmerzen: bei u. a. Spannungskopfschmerzen, Meningitis, Enzephalitis, Analgetikakopfschmerzen, Intoxikationen, Subarachnoidalblutung, kardiovaskulären, Allgemeinerkrankungen

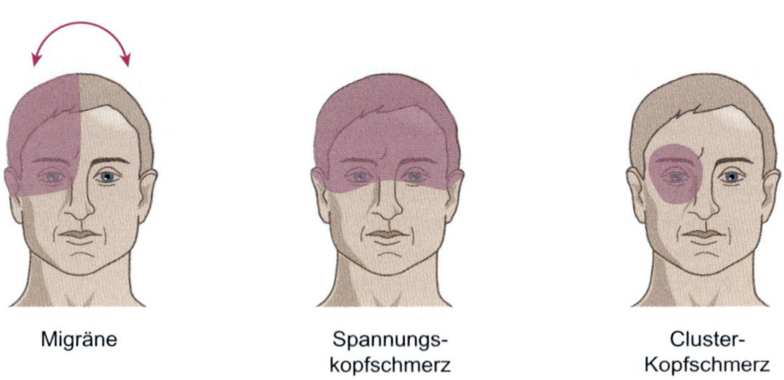

Abb. 14.1 Lokalisation und Differenzialdiagnosen bei Kopfschmerzen [L157]

- Frontale Schmerzen: bei u. a. Sinusitis, Glaukom
- Temporale Schmerzen: u. a. bei Riesenzellarteriitis, Migräne
- Okzipitale Schmerzen: u. a. bei Hypertonie
- **Beginn** der Schmerzen (seit wann?):
  - Perakuter Beginn („aus heiterem Himmel"): bei u. a. Subarachnoidalblutung, Arteriendissektion, intrazerebraler Blutung, Trigeminusneuralgie
  - Akuter Beginn: bei u. a. Meningitis, Enzephalitis, Glaukom, Migräne, Cluster-Kopfschmerzen
  - Langsamer Beginn: bei u. a. Subduralblutung, Hirntumor, Spannungskopfschmerzen, chronischer Sinusitis, Myogelosen, Intoxikationen
- **Schmerzverlauf** (wann tritt der Schmerz auf?): periodische Schmerzen u. a. bei Migräne und Clusterkopfschmerzen; morgendliche Schmerzen bei u. a. Hypertonie, Hirndrucksteigerung; Schmerzattacken bei u. a. Trigeminusneuralgie, hypertensiver Entgleisung, Riesenzellarteriitis; Dauerschmerzen u. a. bei Sinusitis, Meningitis, Enzephalitis, chronischen Intoxikationen (z. B. Urämie), Analgetikakopfschmerzen, Medikamentennebenwirkung; wiederkehrende Schmerzen im Zyklusverlauf bei hormonellen Schwankungen und prämenstruellem Syndrom
- **Intensität** (wie stark ist der Schmerz): Erfassung auf der Schmerzskala von 0 (kein Schmerz) bis 10 (stärkster vorstellbarer Schmerz)
- **Schmerzcharakter** (wie ist der Schmerz?): pochende/pulsierende Schmerzen bei Sinusitis, Migräne; einschießende Schmerzen bei Trigeminusneuralgie; diffuse, drückende Kopfschmerzen bei Spannungskopfschmerzen, internistischen Erkrankungen
- **Auslöser, verstärkende Faktoren:** Wetterwechsel, Nahrungsmittel, emotionale Belastung, Alkoholgenuss (Auslöser oder verschlechternde Faktoren bei primären Kopfschmerzen); Kälte, Kauen, Sprechen als Auslöser u. a. bei Trigeminusneuralgie
- **Begleitsymptome** (Auswahl): u. a.
  - Morgendliches Erbrechen mit oder ohne Übelkeit Hinweis bei Hirndrucksteigerung
  - Anisokorie, fokale Ausfälle bei Hirntumoren
  - Druckschmerzhafte Schläfen, verdickte A. temporalis bei Riesenzellarteriitis (Arteriitis temporalis)
  - Meningendehnungszeichen bei u. a. Meningitis, Enzephalitis, Subarachnoidalblutung
  - Fieber und starkes Krankheitsgefühl bei Meningitis, Enzephalitis
  - Sehstörungen, konjunktivale Injektion, harter Augenbulbus bei Glaukom
  - Klopfdolente Sinus bei Sinusitis
- **Vorerkrankungen und aktuelle Erkrankungen:** Ursache können zahlreiche internistische Erkrankungen, v. a. kardiovaskuläre, Leber-, Nieren-, ophthalmologische und otologische Erkrankungen sein
- **Vegetative und B-Symptome:** Hinweis auf entzündlich-rheumatische, infektiöse oder tumoröse (v. a. Metastasen) Ursache
- **Familienanamnese:** Erfassung genetischer Ursachen
- **Medikamente, Noxen:** Einnahme von Medikamenten (v. a. Analgetika, Triptane), Nikotin-, Alkohol- und Drogenabusus kann Ursache sein

Differenzialdiagnosen

Die Differenzialdiagnostik der Kopfschmerzen erfolgt nach der gängigen Klassifikation der **primären** und **sekundären** Kopfschmerzen.

Tab. 14.1 Übersicht über die primären Kopfschmerzen

	Migräne	Cluster-Kopfschmerz	Spannungskopfschmerz
Frequenz	Ca. 2–8 ×/Monat	1–8 ×/Tag während der Serie	Variabel
Dauer	Stunden bis Tage	30–90 Min.	Konstant
Beginn	Langsam	• Plötzlich • Erreicht Maximum in den ersten Minuten	Langsam
Schmerz-Lokalisation	Einseitig, kann die Seite wechseln und beidseitig werden	Einseitig, meist hinter dem Auge	Beidseitig
Schmerzcharakter	Pulsierend	Anhaltend schwer, stechend	Dumpf, drückend
Trigger	• Stress • Menses • Alkoholgenuss • Schlafveränderungen • Histaminhaltige Lebensmittel	Alkoholgenuss	• Stress • Alkoholgenuss
Begleitsymptome	• Aura (Flimmerskotom, Gesichtsfeldausfall, Sensibilitäts-, Sprachstörungen) • Lichtscheu • Übelkeit, Erbrechen, Diarrhö	• Auf der betroffenen Seite Horner-Syndrom • Tränenfluss, verstopfte Nase oder Nasenfluss, Augenrötung	In der Regel keine

Primäre Kopfschmerzen ▶ Tab. 14.1, ▶ Abb. 14.1
- Migräne
- Cluster-Kopfschmerz
- Spannungskopfschmerz

Sekundäre Kopfschmerzen

Infektiös bzw. entzündlich
- **Meningitis** (▶ 14.3.6): akut Fieber, Kopfschmerzen, Nackensteifigkeit, positive Meningendehnungszeichen, Bewusstseinsstörung
- **Enzephalitis:** akut Fieber, Kopfschmerzen, Nackensteifigkeit, positive Meningendehnungszeichen, Bewusstseinsstörung, neurologische Ausfälle
- **Sinusitis:** akut oder subakut Gesichtsschmerzen, Druck- und Klopfempfindlichkeit der betroffenen Sinus, Schnupfen, Eiterstraßen entlang der hinteren Rachenwand
- **Riesenzellarteriitis** (**Arteriitis temporalis**): subakut Schläfenschmerzen, gerötete, geschwollene und schmerzhafte A. temporalis; im Laborbefund BSG ↑, CRP ↑

Vaskulär
- **Subarachnoidalblutung** (▶ 14.3.4): plötzlich stärkste Kopfschmerzen, Nackensteifigkeit, Erbrechen, Bewusstseinsstörungen
- **Sinusvenenthrombose:** Bewusstseinsstörung, epileptische Anfälle, Protrusio bulbi, evtl. Fieber (bei septischer Thrombose), Hirnnervenparesen

- **Zerebrale Blutung:** akuter Beginn, Halbseitensymptomatik, Bewusstseinsstörung

Traumatisch **Schädel-Hirn-Trauma** (▶ 14.3.1): Traumaanamnese, Bewusstlosigkeit (evtl. kurz), Nackensteifigkeit, neurologische Ausfälle

Noxen
- **Alkohol:** wegweisend ist die Anamnese, ggf. Hinweise auf alkoholische Begleiterkrankungen, u. a. Leberfunktionsstörungen, Pankreatitis, Polyneuropathie
- **Stoffwechselgifte:** wegweisend ist die Anamnese, Symptome der Primärkrankheit, u. a. Leberzirrhose, Niereninsuffizienz

Weitere
- **Hirntumor** (▶ 14.3.10): subakuter Schwankschwindel, Kopfschmerzen, neurologische Ausfälle, Krampfanfälle, Persönlichkeitsveränderungen
- **Glaukom** (▶ 16.3.5): akuter Beginn, meist einseitig, steinharter Bulbus, dilatierte konjunktivale Gefäße, Hornhauttrübung
- **Trigeminusneuralgie:** einseitige, paroxysmale, einschießende Schmerzen im Versorgungsgebiet des N. trigeminus (v. a. 2. und 3. Ast), druckschmerzhafte Trigeminusdruckpunkte, Auslöser u. a. Kälte, Kauen, Sprechen
- **Arterielle Hypertonie** (▶ 3.3.1): okzipitale Kopfschmerzen, v. a. am Morgen; wegweisend ist die Blutdruckmessung im Tagesprofil
- **Myogelose:** tastbare Muskelverhärtung meist im zervikalen Bereich und zervikothorakalen Übergang, Schmerzverstärkung unter Bewegung des Kopfes
- **Otitis media** (▶ 16.3.6): akut Fieber, Tragusdruckschmerz, ggf. Eiterfluss aus dem äußeren Gehörgang; in der Otoskopie entdifferenziertes und vorgewölbtes Trommelfell
- **Analgetikakopfschmerzen:** wegweisend ist die Anamnese, ggf. andere Symptome des Analgetika-Abusus, z. B. Symptome der Niereninsuffizienz durch eine Analgetikanephropathie

14.2.2 Schwindel

Anamnestisches Vorgehen

- **Schwindelart** (was genau):
  - Schwankschwindel: u. a. bei kardiovaskulären Ursachen, Alkoholintoxikation, Meningitis, Enzephalitis
  - Drehschwindel: u. a. bei multipler Sklerose, Morbus Menière, psychogenem Schwindel
- **Beginn** (seit wann?):
  - Akuter Beginn: bei u. a. Morbus Menière, benignem paroxysmalen Lagerungsschwindel, TIA, Alkoholintoxikation
  - Chronische Beschwerden: bei multipler Sklerose (rezidivierender Verlauf), Zerebralsklerose
- **Verstärkende Faktoren:** (plötzliche) Veränderung der Kopflage bei benignem paroxysmalen Lagerungsschwindel
- **Bessernde Faktoren:** Augenöffnen und Fixierung eines Gegenstands bei Morbus Menière, Intoxikationen
- **Begleitsymptome:**
  - Anfallsweises Auftreten mit Nystagmus und Fallneigung bei Morbus Menière

  - Schwindel bei körperlichen Belastung, Dyspnoe, pektanginöse Beschwerden bei Herzerkrankungen (v. a. Aortenklappenstenose)
  - Fieber, Nackensteifigkeit, positive Meningendehnungszeichen, Krampfanfälle, neurologische Ausfälle bei Meningitis, Enzephalitis
- **Vorerkrankungen und aktuelle Erkrankungen:** Ursache können ophthalmologische, otologische, neurologische und internistische Erkrankungen sein
- **Vegetative und B-Symptome:** Hinweis auf entzündlich-rheumatische, infektiöse oder tumoröse Ursache
- **Medikamente, Noxen:** Medikamenteneinnahme (u. a. Antihypertensiva, Antiarrhythmika, Antikonvulsiva, Psychopharmaka), Alkohol- und Drogenabusus können Ursache sein

Differenzialdiagnosen

Die Differenzialdiagnostik des Schwindels erfolgt nach dessen **Ursachen.** Grundsätzlich kann zwischen einem Drehschwindel (rotatorischer Schwindel) und Schwankschwindel unterschieden werden. Die Ursachen des rotatorischen Schwindels sind meist in Innenohr, Vestibulariskernen oder Kleinhirn zu suchen. Begleitet wird der rotatorische Schwindel vom Nystagmus und einer Fallneigung. Schwankschwindel kann auf zentrale oder periphere Ursachen zurückgeführt werden.

Zentral (zerebral)

- **Hirntumor** (▶ 14.3.10): subakuter Schwankschwindel, Kopfschmerzen, neurologische Ausfälle, Krampfanfälle, Persönlichkeitsveränderungen
- **Multiple Sklerose** (▶ 14.3.7): chronischer oder schubweise auftretender Schwankschwindel, Gangunsicherheit, Intentionstremor, neurologische Ausfälle
- **Meningitis, Enzephalitis** (▶ 14.3.6): Schwankschwindel, Fieber, Nackensteifigkeit mit positiven Meningendehnungszeichen, Krampfanfälle, neurologische Ausfälle (v. a. Enzephalitis)
- **Alkoholintoxikation:** diffuser Schwankschwindel, Foetor, Gangunsicherheit, Enthemmung

Kardiovaskulär

- **Orthostatische Dysregulation:** Schwankschwindel, Schwarzwerden vor den Augen, Schweißausbruch, Übelkeit, Erbrechen, Fallneigung, Palpitationen
- **Hypotonie** (▶ 3.3.2): Schwankschwindel, wegweisend sind niedrige Blutdruckwerte
- **Aortenklappenstenose:** Schwankschwindel, Angina pectoris-Anfälle, Symptome des Lungenödems, Synkopen, Hypotonie mit kleiner Blutdruckamplitude
- **Herzinsuffizienz** (▶ 2.3.8): Schwankschwindel, Dyspnoe, Asthma cardiale, Zyanose, symmetrische Beinödeme, gestaute Jugularvenen

Visuell **Kinetose:** Dreh- oder Schwankschwindel, Doppelbilder, Übelkeit, Erbrechen

Kleinhirnursachen **Multiple Sklerose** (▶ 14.3.7): bei Beteiligung des Kleinhirns Drehschwindel und u. a. Charcot-Trias (skandierende Sprache, Intentionstremor, Ataxie)

Vestibulär

- **Morbus Menière** (▶ 16.3.7): anfallsweise auftretender Drehschwindel, Nystagmus, Fallneigung

- **Benigner paroxysmaler Lagerungsschwindel:** Drehschwindelattacken bei bestimmten Bewegungen oder in bestimmter Kopfposition (Drehen im Bett, Hinsetzen), Nystagmus, ggf. Übelkeit

Psychogen **Angststörungen** (Phobie, Panikattacken): Schwankschwindel, Angstattacken entweder gerichtet (Phobie) oder ungerichtet (Panikstörung), Verstärkung bei emotionalem Stress, positive psychiatrische Anamnese; Patientinnen und Patienten stürzen meist nicht

14.2.3 Störungen des Gangbilds

Anamnestisches Vorgehen

- **Gangart** (was genau): Differenzierung nach dem klinischen Bild wie oben beschrieben ▶ Differenzialdiagnosen
- **Begleitsymptome:** u. a.
  - Hemiparese, Dysarthrie bei Apoplex und Wernicke-Mann-Gang
  - Intentionstremor, Nystagmus, Dysarthrie bei multipler Sklerose
  - Rigor, Akinese (Hypokinese), Tremor, Salben- und Maskengesicht bei Morbus Parkinson
- **Vorerkrankungen und aktuelle Erkrankungen:** Ursache können u. a. neurologische Erkrankungen, Traumen sein
- **Vegetative und B-Symptome:** Hinweis auf entzündlich-rheumatische, infektiöse oder tumoröse Ursache

Differenzialdiagnosen

Die Differenzialdiagnostik der Gangbildstörungen erfolgt nach dem klinischen Bild und den **Ursachen.**

- **Wernicke-Mann-Gang** (spastische Hemiparese, Halbseitenlähmung) :
  - Bein gestreckt, Fuß plantarflektiert, Zirkumduktion (das Bein wird halbkreisförmig nach vorne bewegt), Arme nahe am Körper, Ellbogen und Hand gebeugt
  - Auftreten bei/nach Apoplex, intrazerebralen Blutungen, multipler Sklerose, Hirntumor und Metastasen mit Läsionen der Pyramidenbahn
  - Die Spastik tritt wegen der Kreuzung der Pyramidenbahn auf der kontralateralen Seite auf
- **Scherengang** (beidseitige Spastik der Beine, spastische Paraplegie):
  - Kleinschrittiger Gang, Beine überkreuzen sich beim Gehen
  - Auftreten bei u. a. Querschnittslähmung
- **Gebundener Gang:**
  - Anlaufschwierigkeiten, Oberkörper nach vorne geneigt, Schritte kurz, schlurfend, Hypokinesie mit vermindertem Mitschwingen der Arme, Ruhetremor, Rigor
  - Vorkommen bei Morbus Parkinson
- **Kleinhirnataxie:**
  - Schwankender, unsicherer, breitbeiniger Gang mit Fallneigung auch mit offenen Augen
  - Vorkommen bei multipler Sklerose, Blutungen, Tumoren oder Metastasen im Kleinhirn

- **Peroneuslähmung** (Steppergang, Storchengang): Dorsalextension des Fußes und der Zehen nicht möglich, beim Gehen wird der gesamte Fuß angehoben und setzt zunächst mit den Zehen und dann mit der Ferse an

14.2.4 Bewusstlosigkeit und Koma

Anamnestisches Vorgehen

Merke
Bei Bewusstseinsstörungen steht die Notfallversorgung der Patientin oder des Patienten im Vordergrund (▶ 20.12.1). Danach wird eine Fremdanamnese erhoben.

- **Auffindesituation** (was genau): genaue Erhebung der Umstände, wie die Patientin oder der Patient aufgefunden wurde, z. B. Hinweise auf ein Trauma, Suizid, Einnässen, Zungenbiss, herumliegendes Injektionsmaterial, auffälliger Geruch (Alkohol, Aceton, Urin, andere starke Gerüche wie Knoblauch, Bittermandel)
- **Beginn** der Bewusstseinsstörung/des Komas (seit wann?):
  - Akute Bewusstlosigkeit: bei zerebraler Embolie, Blutung, Schädel-Hirn-Trauma
  - Langsame Entwicklung: bei metabolischen Veränderungen, entzündlichen, infektiösen Erkrankungen
- **Schmerzhaftigkeit:** plötzliche Kopfschmerzen vor dem Einsetzen der Bewusstlosigkeit bei intrazerebraler Blutung oder Subarachnoidalblutung; länger andauernde Kopfschmerzen u. a. bei Subduralhämatom; plötzliche thorakale Schmerzen bei Herzinfarkt
- **Begleitsymptome** (Auswahl):
  - Ikterus, Aszites, auffälliger Lebergeruch bei Leberzirrhose
  - Grau-blasses Hautkolorit mit Kratzexkoriationen, Ödeme, auffälliger Geruch nach Urin bei Niereninsuffizienz
  - Stark ausgeprägte Miosis, Atemdepression bei Opiatintoxikation
  - Fieber, möglicherweise Herpes labialis, neurologische Ausfälle, epileptische Anfälle vor der Bewusstlosigkeit bei Enzephalitis
  - Anisokorie, starke Kopfschmerzen bei epiduralem, subduralem Hämatom
  - Sichtbare Kopfverletzungen als Hinweis auf ein Trauma
- **Vorerkrankungen und aktuelle Erkrankungen:** Ursache können zahlreiche Vorerkrankungen, u. a. neurologische, kardiovaskuläre, metabolische, infektiöse Erkrankungen sein
- **Vegetative und B-Symptome:** Hinweis auf entzündlich-rheumatische, infektiöse oder tumoröse Ursache
- **Medikamente, Noxen:** Einnahme von Medikamenten (v. a. Blutdrucksenker, Antiarrhythmika), Drogenabusus (v. a. Opiate) können Ursache sein

Differenzialdiagnosen

Die Differenzialdiagnostik der Bewusstlosigkeit bzw. des Komas (▶ Abb. 14.2) erfolgt nach den **Ursachen** bzw. **Organsystemen.**

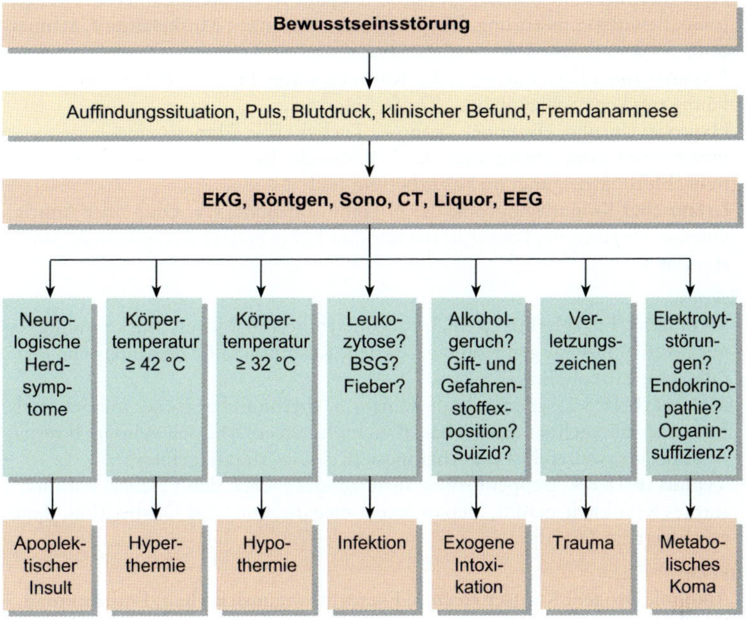

Abb. 14.2 Differenzialdiagnosen bei Bewusstseinsstörung [L157]

Traumatisch **Schädel-Hirn-Trauma** (▶ 14.3.1): sichtbare Schädelverletzung, meist akute Kopfschmerzen, neurologische Ausfälle, Krampfanfälle, Nackensteifigkeit, Anisokorie bei einseitiger Blutung

Zentral

- **Blutungen** (epidurale, subdurale, subarachnoidale oder intrazerebrale; ▶ 14.3.2, ▶ 14.3.3, ▶ 14.2.4): meist akute Kopfschmerzen (Ausnahme: chronisch subdurales Hämatom), neurologische Ausfälle, Krampfanfälle, Nackensteifigkeit, Anisokorie bei einseitiger Blutung
- **Sinusvenenthrombose:** Kopfschmerzen, epileptische Anfälle, Protrusio bulbi, evtl. Fieber (bei septischer Thrombose), Hirnnervenparesen
- **Epilepsie** (▶ 14.3.9): epileptische Anfälle (meist generalisierte tonisch-klonische Anfälle)
- **Hirntumor** (▶ 14.3.10): subakuter Schwankschwindel, Kopfschmerzen, neurologische Ausfälle, Krampfanfälle, Persönlichkeitsveränderungen

Metabolisch

- **Hypoglykämie** (▶ 10.2.1): schnelle Entwicklung der Symptome, Heißhunger, Tremor, Schweißbildung, feuchte Haut
- **Hyperglykämie** (ketoazidotisches bzw. hyperosmolares Koma): langsame Entwicklung der Symptome, Durst, Exsikkosezeichen, Hypotonie
- **Hyponatriämie:** Übelkeit, Erbrechen, Kopfschmerzen, Adynamie, Krampfanfälle; wegweisend ist der Laborbefund
- **Hypothyreose** (▶ 10.3.5): Gewichtszunahme, Kälteempfindlichkeit, depressive Symptome, Hypotonie, Bradykardie, Obstipation, Myxödem

- **Hypothermie:** kalte, blasse, zyanotische Haut, Körperkerntemperatur ↓, Hypotonie, Bewusstseinsstörung, Herzrhythmusstörungen, Muskelzittern, Schmerzen
- **Hyperthermie:** Überwärmung des Körpers, starke Hautrötung, Schwitzen, häufig trockene Schleimhäute, Kopfschmerzen
- **Hypoxie:** Unruhe, Dyspnoe, Zyanose, Tachykardie, Hypertonie
- **Hepatisches Koma:** Symptome der Leberinsuffizienz, v. a. Ikterus, Foetor hepaticus, Blutungsneigung; im Laborbefund NH_3 ↑
- **Urämisches Koma:** Symptome der Niereninsuffizienz, v. a. Olig- oder Anurie, Ödeme, Hypertonie, Foetor uraemicus; im Laborbefund harnpflichtige Substanzen ↑

Infektiös

- **Meningitis, Enzephalitis** (▶ 14.3.6): Kopfschmerzen, Fieber, Nackensteifigkeit mit positiven Meningendehnungszeichen, Krampfanfälle, neurologische Ausfälle (v. a. Enzephalitis)
- **Malaria** (▶ 18.5.2): je nach Malariaart u. a. rhythmisches Fieber mit Schüttelfrost oder unregelmäßiges Fieber, Bauchschmerzen, Milzschwellung, Ikterus, Anämie; wegweisend ist die Anamnese (Reise in Malariagebiete)
- **Typhus** (▶ 18.8.4) treppenförmig ansteigendes Fieber, dann Fieberkontinua, starkes Krankheitsgefühl, Hepatosplenomegalie, zunächst Obstipation, dann erbsbreiartige Diarrhö

Toxisch

- **Alkohol, Drogen:** Kopfschmerzen, Foetor, Gangunsicherheit, Enthemmung, Veränderung der Pupillenweite; wegweisend ist die Anamnese
- **CO-Intoxikation:** Dyspnoe, rosige Gesichtsfarbe (keine Zyanose), Übelkeit, Kopfschmerzen, Schwindel, Ohrensausen, Flimmerskotome, Herzrhythmusstörungen, Krampfanfälle

14.2.5 Tremor

Anamnestisches Vorgehen

- **Tremorart** (was genau): Differenzierung nach dem klinischen Bild mit genauer Erfassung der Umstände des Auftretens
- **Beginn** des Tremors (seit wann?):
  - Akuter Beginn: bei u. a. Stress, Hypoglykämie, Alkoholentzugssyndrom, psychogenem Tremor
  - Chronischer Tremor: bei Morbus Parkinson, essenziellem Tremor
- **Begleitsymptome:** u. a.
  - Schweißausbrüche, Hunger, Tachykardie bei Hypoglykämie
  - Unruhe, Schlaflosigkeit, Gewichtsabnahme, Diarrhö, Hypertonie, Tachykardie bei Hyperthyreose
  - Rigor, Akinese oder Hyperkinese, Salben- und Maskengesicht bei Morbus Parkinson
  - Intentionstremor, Nystagmus, Dysarthrie bei multipler Sklerose
- **Vorerkrankungen und aktuelle Erkrankungen:** Ursache können u. a. neurologische, internistische Erkrankungen, Stresssituationen sein
- **Vegetative und B-Symptome:** Hinweis auf entzündlich-rheumatische, infektiöse oder tumoröse Ursache

- **Familienanamnese:** genetische Disposition bei u. a. Morbus Parkinson, essenziellem Tremor
- **Medikamente, Noxen:** Medikamenteneinnahme (z. B. einige Neuroleptika, Lithium), Alkohol- und Drogenabusus (u. a. Kokain, Opiate) können Ursache sein

Differenzialdiagnosen

Die Differenzialdiagnostik des Tremors erfolgt nach der **Tremorart** und im Hinblick auf die **syndromatische Einteilung.** Der Tremor ist durch eine rhythmische unwillkürliche Bewegung gekennzeichnet. Er kann je nach Frequenz in niederfrequenten (2–4 Hz), mittelfrequenten (4–7 Hz) und hochfrequenten (> 7 Hz) Tremor eingeteilt werden.

Einteilung nach Tremorart

Ruhetremor

- Tritt bei vollkommener Muskelentspannung auf und verschwindet zu Beginn oder während einer Muskelbewegung
- Fein- bis mittelschlägiger Tremor, v. a. bei Morbus Parkinson und sekundären Parkinson-Syndrom-Formen

Aktionstremor Er tritt während einer willkürlichen Bewegung auf. Dazu zählen u. a.:

- **Haltetremor** (posturaler Tremor): tritt während einer Haltebewegung (tonische Bewegung) gegen die Schwerkraft auf, z. B. wenn man die Patientin oder den Patienten die Arme bis zur Horizontalen nach vorne heben lässt
- **Kinetischer Tremor:** tritt während einer Bewegung auf
- **Intentionstremor:** niedrigfrequenter Tremor, der mit Zunahme der Amplitude einhergeht, je näher der Proband am Zielobjekt ist; er kann ein- oder beidseitig auftreten; Ursachen sind v. a. Kleinhirnerkrankungen, z. B. multiple Sklerose, Kleinhirntumor

Syndromatische Tremoreinteilung

- **Physiologischer Tremor:** feinschlägiger Tremor, i. d. R. nur an den Fingern sichtbar; Ursache ist meist ein erhöhter Sympathikotonus, z. B. bei Angst, Schreck
- **Verstärkt physiologischer Tremor:** feinschlägiger Tremor, der v. a. bei Haltebewegung auftritt; mögliche Ursachen sind Stress, Hypoglykämie, Hyperthyreose, Alkoholentzugssyndrom
- **Essenzieller Tremor:** mittel- bis feinschlägiger Tremor; äußert sich bei Haltebewegungen und in Ruhe; betrifft meist beide Hände und Arme und gelegentlich auch den Kopf; bei einem Teil der Patientinnen und Patienten ist eine genetische Übertragung (autosomal-dominant) bekannt; Besserung des Tremors nach Alkoholkonsum
- **Parkinson-Tremor:** mittel- bis feinschlägiger Tremor, der v. a. in Ruhe und als Haltetremor auftritt, unter einer Bewegung nachlässt und häufig asymmetrisch ausgeprägt ist
- **Asterixis** (Flapping Tremor) = grobschlägiger Tremor bei z. B. Leberzirrhose, Coma hepaticum oder terminaler Niereninsuffizienz
- **Zerebellärer Tremor:** grobschlägiger Tremor, der als Intentionstremor bei Kleinhirnerkrankungen auftritt

- **Psychogener Tremor:** mittel- bis feinschlägiger Tremor; häufig psychiatrische und psychosomatische Erkrankungen vorhanden; inkonsistenter Tremor, der plötzlich auftritt und auch plötzlich enden kann und bei Ablenkung, z. B. Kopfrechnen, nachlässt

14.2.6 Zentrale und periphere Lähmung

Anamnestisches Vorgehen

- **Lähmungsart** (was genau): Differenzierung der Lähmung nach dem klinischen Bild (▶ Tab. 14.2)
- **Lokalisation** (wo genau?):
  - Lähmung kann als eine Parese (inkomplette Lähmung) oder Plegie (komplette Lähmung) auftreten
  - Lähmung kann beide Beine (häufiger) oder Arme betreffen und wird als Paraplegie bezeichnet, bei Beteiligung aller vier Extremitäten als Tetraplegie
  - Bei Beteiligung einer Seite wird sie Hemiparese/Hemiplegie bezeichnet, bei Beteiligung des N. facialis als Fazialisparese (▶ 14.2.7)
- **Beginn** der Schmerzen (seit wann?):
  - Akuter Beginn: bei u. a. Trauma oder Durchblutungsstörung
  - Subakuter Beginn: bei u. a. Bandscheibenvorfall, Hämatomentwicklung
  - Chronischer Beginn: bei Tumoren, multipler Sklerose
- **Begleitsymptome:**
  - Kopfschmerzen, Bewusstseinsstörungen, Veränderungen der Persönlichkeit, Anisokorie bei Hirntumor, Metastasen
  - Fieber, Nackensteifheit, Meningendehnungszeichen, neurologische Ausfälle bei Meningitis, Enzephalitis
  - Sockenförmige, dann strumpfförmige Sensibilitätsstörungen, trophische Störungen, Blasen-, Mastdarmsphinkterschwäche bei Polyneuropathie
  - Schmerzen im lumbosakralen Bereich mit Ausstrahlung bis in die Zehen mit Verstärkung bei Husten, Niesen, Pressen, positive Meningendehnungszeichen bei Bandscheibenvorfall
  - Aufsteigende sensible und motorische Störungen, Infekt in der Anamnese bei Guillain-Barré-Syndrom
- **Vorerkrankungen und aktuelle Erkrankungen:** Ursache können neurologische, internistische, infektiöse Erkrankungen sein
- **Vegetative und B-Symptome:** Hinweis auf entzündlich-rheumatische, infektiöse oder tumoröse Ursache
- **Medikamente:** Medikamenteneinnahme (z. B. einige Antibiotika, Immunsuppressiva) kann Ursache sein

Tab. 14.2 Differenzialdiagnostik von zentraler und peripherer Lähmung

	Zentrale Lähmung	Periphere Lähmung
Ort der Läsion	1. Motoneuron	2. Motoneuron
Tonus	Spastische Lähmung	Schlaffe Lähmung
Eigenreflexe	Gesteigert	Abgeschwächt oder erloschen
Fremdreflexe	Zum Teil abgeschwächt	Abgeschwächt oder erloschen
Pathologische Reflexe	Vorhanden	Nicht vorhanden
Klonus	Vorhanden	Nicht vorhanden
Trophik	Normal	Muskelatrophie

Differenzialdiagnosen

Die zentrale und periphere Lähmung wird im Hinblick auf den **Läsionsort, Reflexe, Muskeltonus** und **Muskeltrophik** und **Klonus** differenziert (▶ Tab. 14.2).

14.2.7 Fazialisparese

Anamnestisches Vorgehen

- **Lähmungsart** (was genau): Differenzierung der Lähmung nach dem klinischen Bild (▶ Tab. 14.3)
- **Lokalisation** (wo genau?): ▶ 14.2.6
- **Beginn** der Parese (seit wann?):
  - Akuter Beginn: bei u. a. Trauma, Durchblutungsstörung
  - Subakuter Beginn: bei u. a. Borreliose, Herpes zoster
  - Chronischer Beginn: bei Tumoren, multipler Sklerose
- **Begleitsymptome:**
  - Kopfschmerzen, Bewusstseinsstörungen, Veränderungen der Persönlichkeit, Anisokorie bei Hirntumor, Metastasen
  - Fieber, Nackensteifheit, Meningendehnungszeichen, neurologische Ausfälle bei Meningitis, Enzephalitis
  - Schmerzen, Bläschenbildung bei Herpes zoster
  - Gelenkschmerzen, Kopfschmerzen, Nervenschmerzen, Erythema migrans in der Anamnese, Hypertonie, Herzrhythmusstörungen bei Borreliose
- **Vorerkrankungen und aktuelle Erkrankungen:** Ursache können neurologische, internistische, infektiöse Erkrankungen sein
- **Vegetative und B-Symptome:** Hinweis auf entzündlich-rheumatische, infektiöse oder tumoröse Ursache
- **Medikamente:** Medikamenteneinnahme (z. B. einige Antibiotika, Immunsuppressiva) kann Ursache sein

Differenzialdiagnosen

Die zentrale und periphere Fazialisparese wird im Hinblick auf **Ursachen** und **Symptome** differenziert (▶ Abb. 14.3, ▶ Tab. 14.3).

Tab. 14.3 Differenzialdiagnostik von zentraler und peripherer Fazialisparese

	Periphere Fazialisparese	Zentrale Fazialisparese
Ursachen	• Idiopathisch • Herpes zoster • Borreliose	• Tumor, Metastasen im ZNS • Apoplex
Stirnrunzeln	Nicht möglich	Möglich
Lidschluss	• Nicht möglich • Positives Bell-Phänomen	Möglich, aber schwächer

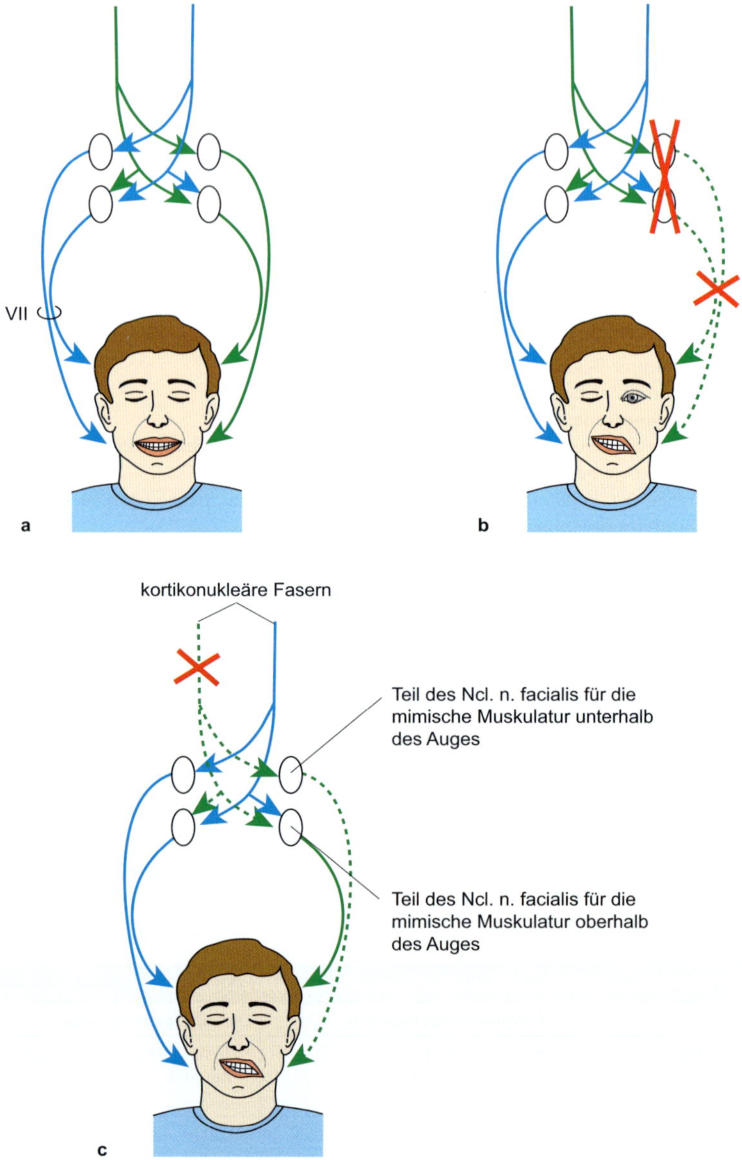

Abb. 14.3 **a** Motorischer Anteil des N. facialis, Repräsentation der Gesichtsmuskeln im Kern des N. facialis. Die Muskeln der oberen Gesichtshälfte werden von beiden Hirnhälften versorgt, die Muskeln der unteren Gesichtshälfte nur von der kontralateralen Großhirnrinde. **b** Bei einer peripheren Lähmung sind alle Muskeln einer Gesichtshälfte betroffen. **c** Bei einer zentralen Lähmung kann die Patientin oder der Patient die Stirn noch runzeln und die Augenlider schließen. [L143]

14.2.8 Nervenläsionen

Anamnestisches Vorgehen

- **Lähmungsart** (was genau) und **Lokalisation** (wo genau): Differenzierung der Lähmung nach dem klinischen Bild
- **Beginn** (seit wann?): akuter und chronischer Beginn bei allen genannten Läsionen
- **Begleitsymptome:** u. a.
  - Sensibler Ausfall in den ersten 3 Fingern der Volarseite bei Läsion des N. medianus
  - Sensibler Ausfall der Finger 4 und 5 volar und palmar bei Läsion des N. ulnaris
- **Vorerkrankungen und aktuelle Erkrankungen:** Traumen, Injektionen, internistische Erkrankungen können Ursache sein
- **Vegetative und B-Symptome:** Hinweis auf entzündlich-rheumatische, infektiöse oder tumoröse Ursache
- **Familienanamnese:** genetische Disposition v. a. bei Lähmung des N. medianus

Differenzialdiagnosen

Die häufigsten Nervenläsionen werden im Hinblick auf **Ursache** und **Symptome** differenziert.

Lähmung des N. medianus (Karpaltunnelsyndrom)
- Ursache: Hypothyreose, Diabetes mellitus, rheumatoide Arthritis, Amyloidose, Gicht, Urämie, Schwangerschaft (▶ 14.3.12)
- Leitsymptome: **Parästhesien** und Schmerzen im Daumen, Zeige- und Mittelfinger (v. a. nachts), positives Flaschenzeichen (Unfähigkeit, einen runden Gegenstand zu umgreifen), Atrophie der Daumenballenmuskulatur; bei **proximaler Läsion** des N. medianus zusätzlich Entwicklung der **Schwurhand** (die Patientin oder der Patient kann beim Versuch, eine Faust zu machen, nur die ulnaren Finger beugen, die Finger 1–3 bleiben gestreckt)

Lähmung des N. radialis
- Ursache: meist Oberarmbruch, chronischer Druck in der Axilla
- Leitsymptom: **Fallhand,** wobei weder eine Streckung im Handgelenk noch in den Fingergrundgelenken möglich ist

Lähmung des N. ulnaris
- Ursache: direktes Trauma entweder in der Ellenbogenregion oder im Handgelenk
- Leitsymptome: **Krallenhand,** Atrophie der Mm. interossei

Lähmung des N. peroneus
- Ursache: Druckschädigung im Bereich des Fibulaköpfchens, z. B. durch eine Gipsanlage
- Leitsymptom: **Steppergang** wegen der Lähmung der Fuß- und Zehenextensoren

Lähmung des N. gluteus superior
- Ursache: am häufigsten durch unsachgemäß durchgeführte intramuskuläre Injektionen
- Leitsymptom: Teile der Glutealmuskulatur insuffizient → beim Einbeinstand auf der kranken Seite sinkt das Becken auf die gesunde Seite (**Trendelenburg-Zeichen** positiv)

14.3 Erkrankungen und deren Leitsymptome

14.3.1 Schädel-Hirn-Trauma (SHT)

Definition Kopfverletzung mit Beteiligung des Gehirns. Je nach Grad der Bewusstseinsstörung unterscheidet man (mit Zuhilfenahme der Glasgow Coma Scale):

- **Leichtes SHT** (früher Commotio cerebri oder Gehirnerschütterung): GCS 13–15 Punkte; ohne makroskopischen Substanzdefekt
- **Mittelschweres SHT** (früher Contusio cerebri oder Gehirnprellung): GCS 9–12 Punkte; mit Blutungsherden im Parenchym
- **Schweres SHT** (früher Compressio cerebri oder Gehirnquetschung): GCS ≤ 8 Punkte; meist nach Gewalteinwirkung; geht mit Dauerschäden einher

Leitsymptome

- **Leichtes SHT:** evtl. kurze Bewusstlosigkeit (wenige Minuten), Kopfschmerzen, retrograde Amnesie, Übelkeit, Erbrechen, Nackensteifigkeit, Schwindel, Gedächtnisschwäche
- **Mittelschweres SHT:** Symptome des leichten SHT und zusätzlich Gehirnhämatome, Krampfanfälle, organische Wesensänderung, neurologische Ausfälle
- **Schweres SHT:** Symptome des mittelschweren SHT mit deutlich schwererem Verlauf

Therapie Notfall → Vorgehen nach dem üblichen Standard (▶ 20.12.2)

14.3.2 Epiduralhämatom

Definition Arterielle Blutung (v. a. A. meningea media) zwischen Kalotte und Dura mater.

Leitsymptome

- **Kopfschmerzen**
- **Bewusstlosigkeit** gefolgt von einem freien Intervall, in dem die Patientinnen und Patienten das Bewusstsein wieder erlangen

Begleitsymptome

- **Weite Pupille** (Anisokorie) auf der betroffenen Seite
- Kontralaterale Hemiparese
- Übelkeit, Erbrechen als Zeichen einer **Hirndrucksteigerung**
- Sekundäres Koma, das unbehandelt zum Tod führt

Therapie Notfall → Vorgehen nach dem üblichen Standard (▶ 20.12.3)

14.3.3 Subduralhämatom

Definition Venöse Blutung zwischen Dura mater und Arachnoidea. Kann als akutes oder chronisches Subduralhämatom in Erscheinung treten.

Leitsymptome
- Kopfschmerzen
- Wechselnde Bewusstseinsstörungen
- Übelkeit, Erbrechen
- **Weite Pupille** (Anisokorie) auf der betroffenen Seite
- Epileptische Anfälle, neurologische Ausfälle

Therapie Notfall → Vorgehen nach dem üblichen Standard (▶ 20.12.3)

14.3.4 Subarachnoidalblutung

Definition Blutungen in den Subarachnoidalraum, die i. d. R. spontan auf Rupturen von Aneurysmen zurückzuführen sind oder seltener traumatisch durch Arteriendissektion.

Leitsymptome
- **Heftigster, unerträglicher Kopfschmerz**
- **Nackensteifigkeit** mit positiven **Meningendehnungszeichen**

Begleitsymptome
- Übelkeit, Erbrechen
- Somnolenz, Koma
- Komplikationen: sekundäre zerebrale Ischämie, bleibende neurologische Ausfälle

Therapie Notfall → Vorgehen nach dem üblichen Standard (▶ 20.12.3)

14.3.5 Schlaganfall (Apoplex, Hirninfarkt)

Definition Zerebrale Durchblutungsstörung mit Untergang von Hirngewebe. Kann als weißer/ischämischer (ca. 80 %) oder roter Hirninfarkt (Blutung; ca. 20 %) auftreten. Wichtigster Risikofaktor ist die Hypertonie.

Leitsymptome und Stadieneinteilung
- Stadium I: asymptomatische Stenose
- Stadium II = **transitorische ischämische Attacke** (TIA): kurzfristige neurologische Ausfälle wie Sehstörung, Arm-, Beinschwäche, Sprachstörung, die innerhalb von 24 Stunden reversibel sind
- Stadium III: kompletter Hirninfarkt
  - **Bewusstseinsstörung** (z. B. Somnolenz, Verwirrtheitszustände)
  - Plötzliche **Halbseitenlähmung** (kontralateral)
  - Zeichen der **zentralen Fazialisparese** (kontralateral)
  - **Sprech-** und **Sprachstörungen** im Sinne einer sensorischen oder motorischen Aphasie
  - Kreislauf- und Atemstörungen
  - Schluckschwierigkeiten
  - Kopfschmerzen, Sehstörungen

- Sensibilitätsstörungen
- Gangunsicherheit
- Epileptische Anfälle
- Im **akuten** Stadium **schlaffe Lähmung,** verminderte Eigenreflexe
- **Nach Wochen** bzw. Monaten **Spastik** mit **Wernicke-Mann-Gang, Eigenreflexe gesteigert,** pathologische Reflexe nachweisbar

Therapie Notfall → Vorgehen nach dem üblichen Standard (▶ 20.12.4)

14.3.6 Meningitis

Definition Entzündung der weichen Hirnhäute. Häufige Erreger sind Meningokokken, Pneumokokken, B-Streptokokken, E. coli, HiB. Behandlungsverbot und Meldepflicht für Heilpraktikerinnen und Heilpraktiker nach §§ 24, 6, 7, 34 IfSG.

Leitsymptome der Meningokokkenmeningitis
- **Kopfschmerzen, Nackensteifigkeit** (Meningismus), Opisthotonus
- Positive **Meningendehnungszeichen** (Brudzinski, Lasègue, Kernig)
- **Fieber** mit Schüttelfrost

Begleitsymptome
- Lichtscheu, Bewusstseinsstörungen
- Übelkeit, Erbrechen
- Komplikation: septischer Schock (**Waterhouse-Friderichsen-Syndrom**) v. a. bei Meningokokkenmenigitis

Therapie Notfall → Vorgehen nach dem üblichen Standard (▶ 20.12.5)

14.3.7 Multiple Sklerose

Definition Schubweise verlaufende, demyelinisierende Autoimmunerkrankung des ZNS. Betroffen sind junge Menschen (v. a. Frauen) zwischen dem 20. und 40. Lebensjahr.

Leitsymptome
- Sehstörungen
- Sensible und motorische Störungen
- Blasensphinkterschwäche
- Fatigue

Frühsymptome
- **Sehstörungen** (u. a. Verschwommensehen, mangelnde Farberkennung, Doppelbilder) durch Neuritis des N. opticus
- **Sensibilitätsstörungen**
- Motorische Störung bis hin zu Lähmungen
- **Blasen-, Mastdarm-Dysregulation**

- **Trigeminusneuralgie**
- **Psychiatrische** Symptome meist in Form von Stimmungsschwankungen wie dysphorischen und euphorischen Zuständen
- **Positives Lhermitte-Zeichen**

Spätsymptome
- **Spastische Lähmungen**
- **Gesteigerte Eigenreflexe, positive pathologische Reflexe, fehlender Bauchhautreflex** (beweist die Erkrankung nicht)
- **Charcot-Trias:** skandierende Sprache, Nystagmus, Intentionstremor bei Kleinhirn-Beteiligung
- Invalidität

Therapie
- Immunsuppressive Therapie
- Physiotherapie
- Supportive Psychotherapie

14.3.8 Morbus Parkinson

Definition Degenerative Erkrankung der Basalganglien (Substantia nigra) mit Verlust der dopaminergen Neurone.

Leitsymptome
- **Rigor** (Zahnradphänomen): ausgeprägte Steifigkeit der Muskulatur
- **Hypokinese bzw. Akinese:**
  - Anlaufschwierigkeiten, Stoppschwierigkeiten
  - Kleinschrittiger und vornübergebeugter Gang
  - Reduziertes Mitschwingen der Arme
  - Fallneigung
  - Salben-, Maskengesicht
  - Mikrografie
  - Seltener Lidschlag
- Feinschlägiger **Tremor,** der auch einseitig beginnen kann

Begleitsymptome
- Beginn häufig als Schulter-, Gelenkschmerzen
- Schwitzen, Speichelfluss
- Verlangsamte Denkabläufe, später Demenzsymptome, psychotische Symptome, Stimmungsschwankungen

Therapie
- Dopaminagonisten, Levodopa (L-Dopa), MAO-B-Hemmer, Akineton®, Amantadin, Antidepressiva
- Physio-, Ergotherapie und Psychotherapie
- Operative Verfahren (Tiefenhirnstimulation)

14.3.9 Tonisch-klonischer Anfall

Definition Früher Grand-mal-Anfall. Wird durch einen pathologischen Erregungsvorgang im Gehirn verursacht, der mit synchroner Erregung aller Gehirnzellen einhergeht und beide Hemisphären betrifft. Auslöser können u.a. Schlafentzug, Alkohol- und Drogenabusus, Durchblutungsstörungen, Elektrolytverschiebungen oder Lichtstimulation sein.

Leitsymptome
- **Aura** (Vorboten) möglich
- **Tonische Phase** mit Anspannung der Muskulatur und reflektorischem Atemstillstand; Dauer 10 oder mehr Sekunden
- **Klonische Phase** mit Zuckungen am ganzen Körper, Schaum vor dem Mund, Zungenbiss, Urin- und Stuhlabgang; Dauer einige Minuten
- **Postiktaler Zustand** mit Schläfrigkeit, Verwirrtheit
- Amnesie über den Zeitraum des Anfalls
- Komplikation: **Status epilepticus** (Aufeinanderfolgen von Anfällen, ohne dazwischen das Bewusstsein erlangt zu haben)

Therapie Notfall → Vorgehen nach dem üblichen Standard (▶ 20.12.6)

14.3.10 Hirntumor

Definition Neubildung im Gehirn. Sie können in primäre Hirntumoren (u.a. Astrozytom, Meningeom) und Metastasen (u.a. Bronchial-, Mammakarzinom) eingeteilt werden.

Leitsymptome
- **Kopfschmerzen**
- Übelkeit, morgendliches **Erbrechen im Schwall**
- **Krampfanfälle**
- **Neurologische Ausfälle** in Form von Lähmungen, Sensibilitätsstörungen
- **Bewusstseinsstörungen,** Wesensänderung und psychiatrische (affektive) Symptome

Therapie
- Chirurgische Entfernung
- Strahlen-, Chemotherapie

14.3.11 Polyneuropathie

14

Definition Störungen mehrerer peripherer Nerven, die nicht mechanisch hervorgerufen sind. Häufige Ursachen sind Stoffwechselstörungen (Diabetes mellitus, Hypothyreose), Vitaminmangel, toxische Einflüsse durch Alkohol, Blei, Urämiegifte.

Leitsymptome der sensomotorischen Neuropathie
- Betroffen sind distale Körperregionen, v.a. die untere Extremität
- **Symmetrische Sensibilitätsstörungen** zunächst **sockenförmig** (handschuhförmig), dann **strumpfförmig** als Parästhesien, Burning Feet oder Schmerzen; Vibrationsempfinden reduziert oder aufgehoben

- **Trophische Störungen:** verminderte Schweißsekretion, trockene Haut, Ulzera
- Durch den sympathischen Ausfall Extremität warm und rosig
- **Motorische Schwäche, Muskelatrophie**
- Sehnenreflexe (ASR, PSR) abgeschwächt oder erloschen
- Reduzierte Nervenleitgeschwindigkeit

Leitsymptome der autonomen Neuropathie

- **Obstipation** und **Diarrhö** im Wechsel
- Übelkeit durch Gastroparese
- **Blasensphinkterschwäche** mit u. a. Inkontinenz, Harnverhalt
- **Erektionsstörungen**
- Mastdarmsphinkterschwäche

Therapie Ursachensuche und deren Behandlung

14.3.12 Karpaltunnelsyndrom

Definition Läsion des N. medianus im Karpaltunnelbereich (Lig. carpi transversum) durch einen mechanischen Engpass.

Leitsymptome

- **Parästhesien** im Daumen, Zeigefinger und Mittelfinger, besonders in der Nacht, die durch Händeschütteln gebessert werden
- **Positives Flaschenzeichen:** Unfähigkeit, einen runden Gegenstand zu umgreifen
- Unfähigkeit, die Daumenkuppe mit der Kleinfingerkuppe zusammenzuführen
- **Atrophie** der **Daumenballenmuskulatur** (Thenarmuskulatur)

Therapie

- Ruhigstellung des Handgelenks zur Nacht
- Operation

14.3.13 Wurzelkompressionssyndrome

Definition Kompression der Nervenwurzel mit neurologischem Ausfall. Ursachen sind **Bandscheibenvorfall** (am häufigsten zwischen L4/L5 und L5/S1), Trauma, Tumor- und Metastasenwachstum.

Leitsymptome

▶ Tab. 14.4

- **Akute Rückenschmerzen** mit Projektion weit in das sensible Innervationsgebiet, meist bis zum Fuß und den Zehen mit Verschlimmerung beim **Pressen, Niesen, Husten**
- Positive **Nervendehnungszeichen** (u. a. Lasègue, Kernig)
- **Sensible und motorische Ausfälle**
- Schmerzen entlang der Valleix-Druckpunkte
- Reflexausfall

Tab. 14.4 Symptome bei Wurzelkompression			
Segment	**Sensibilitätsausfall**	**Motorik**	**Erloschene Reflexe**
L3/L4	Von der Außenseite des Oberschenkels übers Knie bis zum inneren Knöchel	Beugen im Hüftgelenk erschwert oder nicht möglich	Patellarsehnenreflex
L4/L5	Von der lateralen Seite oberhalb des Knies über die laterale Unterschenkelseite bis zum großen Zeh	Unfähigkeit zum Hackengang	Tibialis-posterior-Reflex
L5/S1	Dorsale Seite des Unterschenkels und Fußaußenkante	Unfähigkeit zum Zehenstand	Achillessehnenreflex

Therapie
- Bettruhe, Flach-, Stufenbettlagerung
- Analgetika, Muskelrelaxanzien
- Operation bei neurologischen Ausfällen

14.3.14 Kauda-Syndrom

Definition Kann bei Frakturen oder einem medialen Bandscheibenvorfall unterhalb von L1/L2 entstehen und geht mit Kompression der Cauda equina einher.

Leitsymptome
- Starke **Rückenschmerzen**
- **Schlaffe Lähmung,** je nach Läsionshöhe im Bereich der **unteren Extremität** oder im **Reithosenareal**
- **Areflexie, Blasen-** und **Mastdarmsphinkterparese**

Therapie Notfall → Vorgehen nach dem üblichen Standard (▶ 20.12.7)

15 Haut

15.1 Fallbeispiele

Fallbeispiel 1

Aktuelle Anamnese

Ein 19-jähriger Patient stellt sich wegen neu aufgetretener, stark schuppender Hautveränderungen retroaurikulär, am Okziput und den Streckseiten der Ellenbogen vor. Die Erscheinungen beständen seit 3 Monaten und hätten sich innerhalb von 3 Wochen entwickelt. Subjektiv verspüre der Patient zeitweise leichtes Brennen an den betroffenen Arealen, Juckreiz bestehe nicht. Ferner berichtet der Patient, dass sich nach dem Baden die Schuppen „im Ganzen“ lösen lassen würden, wobei eine hochrote, glänzende Stelle in Erscheinung trete. Auf Nachfrage werden Gelenkschmerzen, Augenschmerzen oder neu aufgetretene Veränderung der Nägel verneint.
Medikamenten- und Sexualanamnese sind leer.

Vorgeschichte

Vor 4 Monaten eitrige Angina (antibiotisch behandelt)

Untersuchungsbefund

Hinter beiden Ohren und okzipital multiple scharf begrenzte, münzgroße, entzündliche Herde mit einer weiß-gelblichen Schuppung. Über den Streckseiten der Ellenbogen findet sich eine scharf begrenzte, handtellergroße schuppende Hauterscheinung auf gerötetem Grund. Die übrige Haut, besonders Streckseiten der Knie, Sakrum und Analfalte, ohne pathologische Veränderungen. Keine Nagelveränderungen. Alle Gelenke frei beweglich, ohne Schwellung, ohne entzündliche Affektionen.

Lösung Fallbeispiel 1

Verdachtsdiagnose

Psoriasis vulgaris (▶ 15.3.10). Wegweisend sind die typischen Prädilektionsstellen und Effloreszenzen, die sich als scharf begrenzte entzündliche Herde mit silbrig-weißer Schuppung darstellen. Die Ablösung der Schuppen nach dem Baden mit sichtbaren hochroten, glänzenden Arealen ist mit dem Kerzenwachsphänomen und dem Symptom des letzten Häutchens vereinbar.

Differenzialdiagnosen

- **Pilzinfektion (Dermatophyten)** (▶ 15.3.4): muss in der Kulturuntersuchung ausgeschlossen werden (kann als Begleiterkrankung bei Psoriasis auftreten); Lokalisation und klinische Erscheinung sprechen für Psoriasis
- **Lues** (▶ 18.7.2): unwahrscheinlich, kann aber nicht ausgeschlossen werden
- **Arzneimittelexanthem:** eher unwahrscheinlich, weil seit 4 Monaten keine Medikamente eingenommen wurden; mögliche Reaktion auf das Antibiotikum theoretisch möglich, sie tritt allerdings meist akut auf

Diagnostisches Vorgehen zur Sicherung der Diagnose

- Klinisches Bild wegweisend
- Gegebenenfalls mikroskopische Hautuntersuchung
- Gegebenenfalls Blutuntersuchung mit Bestimmung von HLA-B27

Therapie

- Rückfettende Substanzen
- Kortison, Teerpräparate
- Bestrahlungstherapie (UVA-Licht)
- Klimatherapie und Salzwasser (Nordsee, Totes Meer)

Fallbeispiel 2

Aktuelle Anamnese

Ein 79-jähriger Patient stellt sich bei Ihnen wegen einer Hautveränderung am linken Nasenflügel vor. Diese Veränderung bestände seit etwa 20–30 Jahren und sei sehr langsam gewachsen. Gelegentlich blute dieser Bereich. Schmerzen, Juckreiz und Aktivitätsgefühl (Brennen, Jucken, Schmerzen) werden verneint.

Vorgeschichte

- Chronisch venöse Insuffizienz, Stadium II
- Z. n. Bandscheibenvorfall L5/S1, operativ behandelt, derzeit keine Symptome
- Arthrose rechtes Knie

Untersuchungsbefund

Guter AZ und EZ. Am linken Nasenflügel findet sich eine runde, etwa 8 mm im Durchmesser große, erhabene, feste Papel, die zentral eine Einsenkung zeigt und von zahlreichen Gefäßen durchzogen ist.

Übrige Haut, v. a. im Gesicht und Kopf bei vorhandener Glatzenbildung, zeigt zahlreiche atrophe Bezirke mit Rötungen, Hyper- und Depigmentierungen unterschiedlicher Größe, Teleangiektasien und gelblichen, plaqueartigen Schuppungen. Bei Palpation der Haut können raue Erhabenheiten getastet werden. Hauttyp II.

Lymphknotenstatus regelrecht, keine vergrößerten Lymphknoten tastbar.

Lösung Fallbeispiel 2

Verdachtsdiagnose

Basalzellkarzinom (Basaliom) (▶ 15.3.11). Typisch sind die Lokalisation, das langsame Wachstum und der Hautbefund (Papel, Knoten mit zentraler Einsenkung und Teleangiektasien). Die Risikofaktoren, heller Hauttyp, Alter, vorhandene aktinische Keratose (als Folge langer Lichtbestrahlung), sprechen ebenfalls für diese Diagnose.

Nebenbefundlich aktinische Keratose. Typisch sind gerötete Herde mit Teleangiektasien, starker Verhornung, atropher Haut und Pigmentierungsstörung an Prädilektionsstellen wie Stirn, Kopf, Nase, Ohren, Unterlippe.

Differenzialdiagnosen

- **Amelanotisches Melanom:** eher unwahrscheinlich, da diese Malanomform als rosa- oder hautfarbener Knoten imponiert, der allerdings ein schnelleres (über Wochen und Monate, aber nicht Jahrzehnte) Wachstum zeigt
- **Keratoakanthom:** unwahrscheinlich, da dieser Tumor sehr schnell wächst; betroffen sind ältere Patienten, das Wachstum findet sich an lichtexponierten Arealen, zentral findet sich ein Hornkegel
- **Spinaliom** (Plattenepithelkarzinom): eher unwahrscheinlich, weil dies ein schnell wachsender Tumor ist, der häufig schuppige Anteile hat; Gemeinsamkeiten sind v. a. sonnenexponierte und vorgeschädigte Haut, Blutungen; der definitive Ausschluss dieser Diagnose erfolgt durch die histologische Beurteilung

Diagnostisches Vorgehen zur Sicherung der Diagnose

Biopsie oder Exzision und histologische Untersuchung der Hautläsion

Therapie

Exzision im Gesunden (mikroskopisch kontrolliert)

Fallbeispiel 3

Aktuelle Anamnese

Ein 59-jähriger adipöser Patient stellt sich bei Ihnen mit stärksten Schmerzen, Fieber mit Schüttelfrost und allgemeinen Krankheitsgefühl am linken Unterschenkel vor. Die Beschwerden beständen seit 2 Tagen. Eine lokale Kühlung habe zwar eine kurzzeitige Linderung gebracht, insgesamt fühle sich der Patient aber sehr schlecht. Äußerliche lokale Verletzungen, Insektenstiche, Zeckenbisse werden verneint. Kein Alkohol- und Nikotinabusus.

Vorgeschichte

- Adipositas permagna seit etwa 20 Jahren: BMI 42,3
- Diabetes mellitus Typ 2 (seit 20 Jahren): diätetisch behandelt, HbA_{1c} schwankt zwischen 6,0–8,6, Metforminunverträglichkeit
- Arterielle Hypertonie: medikamentös behandelt mit ß-Blocker, ACE-Hemmer und kaliumsparenden Diuretikum
- Hyperlipidämie: diätetisch behandelt wegen Statinunverträglichkeit
- Hyperurikämie: medikamentös behandelt mit Allopurinol
- Nichtalkoholische Leberzirrhose Child A mit Splenomegalie und Ösophagusvarizen Grad I
- Chronisch venöse Insuffizienz Stadium III mit Ulcus cruris links (seit etwa 2 Monaten), Stadium II rechts

Untersuchungsbefund

Adipöser Patient in reduziertem AZ. Haut warm und trocken, Schleimhäute rosig, feucht. Unterschenkel und Füße trocken und haarlos. An beiden unteren Extremitäten findet sich eine inhomogene bräunliche Hyperpigmentierung am distalen Unterschenkel, die von kleinflächigen depigmentierten Arealen unterbrochen ist. Füße und Knöchelregion ödematös eindrückbar. Prominente Venen an der Innenseite des Fußes (Corona phlebectatica paraplantaris). Varikös erweiterte V. saphena magna, links stärker als rechts.

Am linken Unterschenkel 3 cm oberhalb des Innenknöchels ein ca. 2 × 3 cm großes fibrinbelegtes Ulcus cruris. Oberhalb des hyperpigmentierten Areals am medialen Unterschenkel großflächige, scharf begrenzte, intensive Rötung, die bis zum Knie reicht und von einer dezenten Schwellung begleitet wird. Betroffener geröteter Bereich extrem berührungsempfindlich und stark überwärmt. Fußpulse beidseits gut tastbar, Sensibilitätsstörungen beidseits, v. a. über den Zehen und der Planta pedis. Vibrationsempfinden 3/8 beidseits, Achillessehnenreflexe nicht auslösbar.

Lymphknotenstatus regelrecht, keine vergrößerten Lymphknoten tastbar. RR 115/70 mmHg, HF 100/Min., Temperatur 39,3 °C.

15

Lösung Fallbeispiel 3

Verdachtsdiagnose

Erysipel (▶ 15.3.2). Für diese Erkrankung sprechen der plötzliche Beginn, die typischen Symptome wie scharf begrenzte intensive Rötung, lokale Überwärmung, Fieber und

starke Schmerzhaftigkeit im betroffenen Bereich. Die Befunde der körperlichen Untersuchung stützen die Verdachtsdiagnose, ebenso die vorbestehende CVI mit Ulcus cruris links als Prädispositionsfaktor für ein Erysipel.
Nebenbefundlich diabetische Polyneuropathie. Typisch sind symmetrische Sensibilitätsstörungen, reduzierte Vibrationsempfinden und Reflexausfall.

Differenzialdiagnosen

- **Tiefe Beinvenenthrombose** (▸ 3.3.7): kann nicht ausgeschlossen werden, erscheint aber wegen der typischen Erysipelsymptome zunächst unwahrscheinlich
- **Phlegmone** (▸ 15.3.3): typisch sind eine starke Schwellung und deutlich intensivere Symptome des betroffenen Bereichs, gänzlich kann diese Differenzialdiagnose jedoch nicht ausgeschlossen werden
- **Erythema chronicum migrans** (▸ 18.4.1): unwahrscheinlich aufgrund des akuten Verlaufs, der für ein Erysipel spricht, und fehlender erinnerlicher Zeckenstich

Diagnostisches Vorgehen zur Sicherung der Diagnose

Labor: v. a. CRP, BSG, Blutbild, ASL-Titer, ggf. Erregernachweis, ggf. D-Dimere

Therapie

- Zügige Verweisung zur Ärztin oder zum Arzt
- Antibiotische Therapie
- Bein ruhigstellen, Kühlung, ggf. Thromboembolieprophylaxe
- Behandlung der CVI und des Ulcus cruris

15.2 Differenzialdiagnostik

15.2.1 Hautveränderungen bei internistischen Erkrankungen

Anamnestisches Vorgehen

- **Art** der Veränderung und **Ausprägung** (was genau und wo genau?): Beschreibung der Hautveränderungen (Morphologie) und der Lokalisation.
- **Beginn** und **Entwicklung** der Hautveränderung (seit wann?)
- **Begleitsymptome:** detaillierte Erfassung anderer Symptome, die Hinweise auf eine internistische Erkrankung geben, u. a.
  - Hautatrophie, Mondgesicht, Stiernacken, Stammfettsucht bei Cushing-Syndrom
  - Haarausfall, dünne Haare, prätibiales Ödem, Juckreiz bei Hyperthyreose
  - Myxödem, trockene Haut bei Hypothyreose
- **Vorerkrankungen und aktuelle Erkrankungen:** können bei Hautveränderungen (u. a. Erythemen, Exanthemen, Ulzerationen, Pigmentveränderungen, Juckreiz, Blutungen) Ursache sein
- **Medikamente:** Medikamenteneinnahme kann Hinweise auf internistische Erkrankungen und potenzielle Nebenwirkungen, die sich auf der Haut manifestieren, geben

Differenzialdiagnosen

Nachfolgend werden wichtige internistische Erkrankungen und deren kutane Begleitsymptome abgehandelt.

- **Diabetes mellitus** (▶ 10.3.8): Gesichtsröte, diabetisches Ulkus an den druckbelasteten Fußstellen (Malum perforans), Follikulitis, Erysipel, Candidose, Necrobiosis lipoidica, diabetische Blasenbildung, Pruritus; Polyurie, Polydipsie, Symptome der Mikro- und Makroangiopathie; im Laborbefund Glukose und HbA_{1c} ↑
- **Cushing-Syndrom** (▶ 10.3.11): dünne, verletzliche Haut, Teleangiektasien, Purpura, Hirsutismus, Striae, Steroidakne, Fettumverteilung (Stammfettsucht), Mondgesicht, Gesichtsröte; Hypertonie, diabetische Stoffwechsellage, rezidivierende Infekte
- **Hyperthyreose** (▶ 10.3.4): Haarausfall, dünne Haare, prätibiales Ödem, generalisierter Pruritus, Hyperhidrosis
- **Hypothyreose** (▶ 10.3.5): trockene Haut, generalisiertes Myxödem, trockenstumpfe Haare
- **Leberzirrhose** (▶ 6.3.2): Spider naevi, Palmar-, Plantarerythem, Bauchglatze, weibliches Behaarungsmuster, Lackzunge, Lacklippen, Ikterus, selten Caput medusae
- **Morbus Addison** (▶ 10.3.12): diffuser Haarausfall, diffuse Hyperpigmentierung mit Verstärkung in den Handlinien
- **Polycythaemia vera** (▶ 8.3.6): Juckreiz, brennende Schmerzen (besonders nach warmen Bädern), Plethora
- **Leukämie, Lymphom:** Juckreiz unklarer Ursache
- **Niereninsuffizienz** (▶ 11.3.2): Juckreiz, Kratzexkoriationen, grau-blasse Haut, Café-au-Lait-Flecken
- **Weitere:** Arzneimittelreaktionen (wegweisend ist die Medikamentenanamnese), psychogene Ursachen (Verstärkung unter Belastungssituationen)

15.2.2 Juckreiz

Anamnestisches Vorgehen

- **Art** des Juckreizes und **Ausprägung:** Beschreibung des Juckreizes (u. a. kontinuierlicher Juckreiz oder in Anfällen, außerhalb des Hauses, nur nachts), Qualität (brennend, stechend, kribelnd), Lokalisation (generalisiert, an Akren)
- **Beginn und Entwicklung:**
  - Akute Entwicklung: u. a. bei allergischen Reaktionen, parasitärem Befall
  - Chronische Entwicklung: u. a. bei Leukämie, Lymphom, Nieren-, Leberinsuffizienz
- **Begleitsymptome:**
  - Ikterus bei Leber- und Galleerkrankungen
  - Polyurie, Polydipsie bei Diabetes mellitus
  - Lymphknoten-, Milzschwellung, Anämie, Infektanfälligkeit bei Lymphomen
- **Vorerkrankungen und aktuelle Erkrankungen:** können Ursache sein
- **Medikamente:** zahlreiche Pharmaka können Juckreiz verursachen
- **Allergien:** Erfassung von Allergenexposition, u. a. Kosmetika, Lebensmittel, Pollen, Milben

Differenzialdiagnosen

Die Differenzialdiagnostik des Juckreizes erfolgt nach **Haut-** und **internistischen Erkrankungen.**

Hauterkrankungen

- **Neurodermitis** (▶ 15.3.8): entzündliche Rötungen, nässende und stark juckende Areale in den Beugeseiten der Extremitäten, chronischer Verlauf; multiple Unverträglichkeiten, IgE ↑, trockene Haut, Kratzexkoriationen
- **Urtikaria:** flüchtige, erhabene und stark juckende papulöse Erscheinungen, die nach Stunden wieder verschwinden
- **Exsikkationsekzem:** trockene Haut
- **Parasitäre Infektionen,** z. B. Skabies (▶ 15.3.5): Juckreiz v. a. in der Nacht. Prädilektionsstellen sind Schwimmhäute der Hände und Füße, vordere Axilla, Mammae, Genitalregion

Internistische Erkrankungen

- **Akute und chronische Leukämie:** Anämie, petechiale Blutungen durch Thrombopenie, Infektanfälligkeit, ggf. Milz- und Lymphknotenschwellung, Knochenschmerzen
- **Lymphom** (▶ 9.3.1, ▶ 9.3.2): Lymphknoten- und Milzschwellung, Anämie, Infektanfälligkeit, B-Symptome
- **Polycythaemia vera** (▶ 8.3.6): Gesichts- und Extremitätenrötung, Juckreiz v. a. bei Wärme; im Laborbefund Erythrozyten ↑, Hämatokrit ↑, Hämoglobin ↑, Leukozyten ↑, Thrombozyten ↑, BSG ↓
- **Diabetes mellitus** (▶ 10.3.8): Polyurie, Polydipsie, hohe Blutzuckerwerte; Symptome der Makro- und Mikroangiopathie
- **Cholestase:** Ikterus, ggf. Fieber, Symptome der Leberinsuffizienz und des Gallensteinleidens
- **Urämie:** Symptome der Niereninsuffizienz (Oligurie, Anurie, renale Anämie, Osteopathie, Hypertonie, urämischer Geruch, metabolische Azidose, Ödeme)

15.2.3 Malignes Melanom, Naevus

Anamnestisches Vorgehen

Merke

Die Differenzierung zwischen Naevus und malignem Melanom erfolgt primär durch Inspektion der Haut.

- **Art** der Veränderung und **Ausprägung** (was und wie genau?): Beschreibung der Hautveränderung nach der ABCDE-Regel (▶ Tab. 15.1)
- **Beginn** und **Entwicklung** des Exanthems (seit wann?): neu aufgetretene Hautveränderung und schnelle Entwicklung kann Hinweise auf malignes Geschehen geben
- **Begleitsymptome:** jedes Aktivitätsgefühl (Brennen, Jucken, Schmerzen) muss im Hinblick auf ein malignes Geschehen untersucht werden
- **Vorerkrankungen und aktuelle Erkrankungen:** können Ursache sein, u. a. dysplastisches Nävuszellnävus-Syndrom, Lentigo maligna

Differenzialdiagnosen

Die Differenzialdiagnostik des malignen Melanoms und des Naevus erfolgt nach der **ABCDE-Regel** (▶ Tab. 15.1).

Tab. 15.1 Differenzialdiagnostik malignes Melanom und Naevus

Kriterium	Malignes Melanom	Naevus
Asymmetrie	Asymmetrisch	In der Regel symmetrisch
Begrenzung	Unscharf begrenzt	Scharf begrenzt
Colorit	Verschiedenfarbig	In der Regel einfarbig
Durchmesser	≥ 0,5 cm	≤ 0,5 cm
Erhabenheit	Unterschiedlich	Unterschiedlich

15.2.4 Exantheme bei dermatologischen Erkrankungen

Anamnestisches Vorgehen

- **Art** der Hauterscheinung und **Ausprägung** (was genau?): Beschreibung der Hautveränderungen (Morphologie), z. B. urtikarielles, vesikuläres, papulöses Exanthem, Lokalisation, u. a. Beteiligung der Streckseiten der Extremitäten, von Sakrum und Okzipitum bei Psoriasis; Beteiligung der Beugeseiten bei u. a. atopischem Ekzem, Lichen ruber planus; generalisiertes, aber flüchtiges Auftreten bei Urtikaria
- **Beginn** und **Entwicklung** (seit wann?):
  - Plötzlicher Beginn: u. a. bei toxischem Ekzem, Arzneimittelexanthem
  - Eher langsamer Beginn: u. a. bei Psoriasis, bullösem Pemphigoid, Dermatitis herpetiformis Duhring
- **Begleitsymptome:** andere Symptome, die Hinweise auf eine internistische oder dermatologische Erkrankung geben, u. a.
  - Gelenkschmerzen, Steifigkeitsgefühl, Sonnenunverträglichkeit bei SLE
  - Muskelschmerzen, Hauterscheinungen periorbital und am Dekolleté bei Dermatomyositis
  - Verdauungsbeschwerden, Malassimilationssyndrom, vesikuläre Hauterscheinungen bei Dermatitis herpetiformis Duhring (und Zöliakie)
- **Vorerkrankungen und aktuelle Erkrankungen:** können bei Hautveränderungen (u. a. Erythem, Exanthem, Ulzeration, Pigmentveränderungen, Juckreiz, Blutungen) Ursache sein
- **Medikamente:** Medikamenteneinnahme kann Hinweise auf internistische Erkrankungen und auch potenzielle Nebenwirkungen, die sich auf der Haut manifestieren, liefern
- **Infektquelle** (bei V. a. Infektionserkrankung): Kontakt zu anderen Personen mit Exanthem, allgemeinen Krankheitssymptomen, z. B. in Kindergärten, Schulen, Horten
- **Impfstatus:** Erfassung des Impfstatus, wobei eine Impfung die Erkrankung nicht gänzlich ausschließt, aber die Wahrscheinlichkeit deutlich senkt
- **Sexualanamnese:** bei V. a. auf STD mit Erfassung der Sexualpartner

Differenzialdiagnosen

Die Differenzialdiagnostik der Exantheme bei dermatologischen Erkrankungen erfolgt nach dem **morphologischen Bild.**

Makulöses, makulopapulöses Exanthem

- **Infektionskrankrankheiten:** Masern, Röteln, Mononukleose, Röteln, HIV, Lues Stadium I
- **Arzneimittelexanthem:** unterschiedliche Befunde, mit oder ohne Juckreiz, häufig von den Extremitäten auf den Stamm übergreifend; wegweisend ist die Medikamentenanamnese
- **Kollagenosen:**
  - **Systemischer Lupus erythematodes:** symmetrische Beteiligung der kleinen Gelenke, i. d. R. ohne deren Zerstörung, typische andere Hautzeichen sind eine Sonnenunverträglichkeit und häufig ein Schmetterlingserythem; im Laborbefund ANA und RF meist positiv
  - **Dermatomyositis:** Muskelschmerzen, Muskelschwäche der proximalen Muskulatur, symmetrische Beteiligung der Haut, v. a. der periorbitalen Region als livide Rötung und Schwellung („Lilakrankheit") und des Dekolletés

Papulöses Exanthem

- **Lichen ruber** *(Knötchenflechte):* chronischer Verlauf mit Bildung von entzündlichen Papeln und Plaques, v. a. an den Beugeseiten der Extremitäten; weißliche, nicht abwischbare Streifung (Wickham-Streifung), starker Juckreiz
- **Sarkoidose:** Multisystemerkrankungen mit Granulombildung; typische Erscheinung als Erythema nodosum, das mit roten, schmerzhaften Papeln oder Knoten, v. a. an den Schienbeinen, zu finden ist

Vesikuläres, bullöses Exanthem

- **Infektionskrankheiten:** u. a. Varizellen, Herpes simplex, Herpes zoster
- **Dermatitis herpetiformis Duhring:** chronischer Verlauf mit Bildung von herpetiform angeordneten Blasen, v. a. an den Streckseiten der Extremitäten; Korrelation mit Jodallergie und glutensensitiver Enteropathie
- **Pemphigus vulgaris:** schlaffe, schmerzhafte Blasen auf entzündlichem Grund an Haut- und Schleimhäuten, positives Nikolski-Phänomen
- **Bullöses Pemphigoid:** chronischer Verlauf mit meist symmetrischer Bildung straffer Blasen

Urtikarielles Exanthem

- **Urtikaria:** unterschiedlich große, z. T. konfluierende, stark juckende Herde, veränderliche Lokalisation; bei systemischer Mastzelldegranulation Symptome des anaphylaktischen Schocks
- **Arzneimittelexanthem:** unterschiedliche Befunde, mit oder ohne Juckreiz, häufig von den Extremitäten auf den Stamm übergreifend; wegweisend ist die Medikamentenanamnese

Makulosquamöses Exanthem

- **Toxisches Ekzem:** dosisabhängige Reaktion, die sofort auftritt und mit der Zeit nachlässt (Decrescendo-Reaktion); Rötung → Bläschen und Erosionen → Kruste
- **Infektionskrankheiten:** Pityriasis rosea, Lues Stadium II
- **Psoriasis vulgaris:** scharf begrenzte, entzündliche Rötung mit silbrig glänzender Schuppung (erythematosquamöse Herde) unterschiedlicher Größe; Prädilektionsstellen: Streckseiten, okzipitaler Haaransatz, Sakrum und in der Gesäßfalte; Nagelveränderungen: Ölflecke, Tüpfel-, Krümelnägel; Phänomen des letzten Häutchens, Kerzenwachs-, Auspitz-, Köbner-Phänomen (isomorpher Reizeffekt)

15.2.5 Erkrankungen der Nägel

Anamnestisches Vorgehen

- **Beschreibung** der Nagelveränderungen (Morphologie) und der Lokalisation (was und wo genau?)
- **Beginn und Entwicklung** (seit wann?):
  - Schnelles Auftreten: u. a. als paraneoplastisches Syndrom bei Bronchialkarzinom
  - Langsame Entwicklung: bei Ölflecken, Löffel-, Tüpfel-, Krümelnägeln
- **Begleitsymptome:** detaillierte Erfassung anderer Symptome, die Hinweise auf eine internistische Erkrankung geben, u. a.
  - Blutige Durchfälle bei Colitis ulcerosa
  - Trommelschlägelfinger und Uhrglasnägel bei kardiopulmonalen Erkrankungen
- **Vorerkrankungen und aktuelle Erkrankungen:** können bei Nagelveränderungen Ursache sein
- **Exogene Ursachen:** Trauma, Exposition gegenüber Chemikalien, Intoxikationen

Differenzialdiagnosen

Die Differenzialdiagnostik der Erkrankungen der Nägel erfolgt nach der Art der **Nagelveränderung,** deren möglichen Ursachen und Symptomen (▶ Tab. 15.2).

Tab. 15.2 Nagelveränderungen

Nagelveränderung	Symptomatik	Ursachen
Trommelschlägelfinger	• Runde Auftreibung der Endglieder der Finger • Weichteilverdickung • Schwellung des Nagelbetts	• Sauerstoffmangel durch z. B. Lungenerkrankungen • Herzerkrankungen • Chronisch-entzündliche Darmerkrankungen • Leberzirrhose • Paraneoplastisch beim Bronchialkarzinom
Uhrglasnägel	Starke Wölbung in Längs- und Querrichtung durch Schwellung des Nagelbetts	• Lungenerkrankungen • Herzerkrankungen • Colitis ulcerosa
Koilonychie	• Löffelnägel • Konkave Form der Nägel mit abgehobenen Rändern	• Angeboren • Eisenmangelanämie • Akromegalie • Hypothyreose • Pilzinfektionen • Trauma
Leukonychie	Partielle oder totale Weißfärbung der Nägel	• Angeboren • Verletzungen • Intoxikationen (Thallium, Arsen) • Leberzirrhose • Colitis ulcerosa • Pilzinfektion

Tab. 15.2 Nagelveränderungen *(Forts.)*		
Nagelveränderung	**Symptomatik**	**Ursachen**
Querfurchen (Beau-Reil-Furchen)	Quer angeordnete Rillen, die meist durch einen Wachstumsstopp entstehen	• Abgelaufene schwere systemische Erkrankungen • Chemotherapie • Verletzungen
Onychoschisis	Lamellenartige, schichtweise Aufsplitterung der Nägel	• Häufiges Benutzen von chemischen Externa (Waschpulver) • Verstärkte Beanspruchung
Onychorrhexis	Längseinrisse in der Nagelplatte	• Lebererkrankungen • Anämie • Lichen ruber
Onychogrypose	Wuchernde, verdickte Nägel, meist mit Querrillen	• Mangelnde Hygiene • Verletzungen
Onycholyse	Partielle oder komplette Ablösung der Nagelplatte	• Verletzungen • Nagelinfektionen • Hyperthyreose • Diabetes mellitus
Tüpfelnägel	Punktuelle Einsenkungen in der Nagelplatte	Psoriasis
Ölflecke	Gelbliche Verfärbung der Nagelplatte	Psoriasis
Krümelnägel	Krümelig zerfallender Nagel durch Bildung parakeratotischer Massen	Psoriasis

15.3 Erkrankungen und deren Leitsymptome

15.3.1 Impetigo contagiosa (Borkenflechte)

Definition Bakterielle Infektion der Haut durch Streptococcus aureus oder β-hämolysierende Streptokokken der Gruppe A (Behandlungsverbot nach § 34 IfSG). Die Übertragung erfolgt über direkten Kontakt. Kurze Inkubationszeit von 2–10 Tagen. Prädilektionsstelle ist das Gesicht.

Leitsymptome

- Kleinblasige Impetigo (Streptokokken): an befallenen Stellen (Mund, Hals, Axilla) rote Flecken und wassergefüllte Bläschen, später **honiggelbe Krusten** auf gerötetem Grund
- Großblasige Impetigo (Staphylokokken): schlaffe Blasen auf gerötetem Grund, die anfangs wasserklar, dann eitrig sind

Begleitsymptome

- Fieber
- Lymphknotenschwellung

Therapie Antibiotika

15.3.2 Erysipel (Wundrose)

Definition Akute Hautentzündung, meist durch β-hämolysierende Streptokokken der Gruppe A (Behandlungsverbot nach § 34 IfSG). Am häufigsten sind Unterschenkel und Gesicht betroffen. Inkubationszeit 1–3 Tage. Risikofaktoren sind Rhagaden und Mazerationen (Eintrittspforte), mykotische Infekte, venöse Abflussstörungen, Lymphödem, Insektenstiche.

Leitsymptome
- **Scharf begrenzte flammende Rötung** (Erythem) mit Schwellung, Überwärmung
- Hohes Fieber, Schüttelfrost
- Labor: BSG ↑, CRP ↑, Leukozytose, ASL-Titer ↑

Begleitsymptome
- Schweres Krankheitsgefühl, Lymphknotenschwellung
- Juckreiz
- Komplikationen: Sepsis, Poststreptokokken-Glomerulonephritis (häufig), rheumatisches Fieber (sehr selten), Meningitis, Hirnabszess, Lymphödem (bei Rezidiven)

Therapie
- Zeitnahe Vorstellung bei der Ärztin oder beim Arzt
- Sanierung der Eintrittspforte
- Antibiotische Therapie, u. a. Penicillin
- Ruhigstellung des Beins, Sprech- und Kauverbot

15.3.3 Phlegmone

Definition Durch Staphylokokken oder Streptokokken hervorgerufene eitrige Infektion der Weichteile (Kutis, Subkutis, Muskeln, Sehnen oder Körperhöhlen) mit diffuser Ausbreitung im Gewebe.

Leitsymptome
- **Unscharf begrenzte, livide Verfärbung** der Haut
- Starke Schwellung
- Fieber, Schüttelfrost
- Labor: BSG ↑, CRP ↑, Leukozytose, ggf. ASL-Titer ↑

Begleitsymptome
- Schmerzen
- Reduzierter Allgemeinzustand

Komplikationen
- Ostitis, Osteomyelitis
- Septische Streuung

Therapie
- Sanierung der Eintrittspforte
- Antibiotika
- Hochlagerung, Ruhigstellung und Kühlung des betroffenen Bezirks

15.3.4 Pilzinfektionen

Definition Häufige Hautinfektionen. Werden durch Candidapilze (Hefepilze) oder Dermatophyten hervorgerufen. Haut, Schleimhäute oder Nägel können befallen sein. Die wichtigsten Risikofaktoren sind antibiotische Therapie, schlecht durchlüftete Kleidung, Adipositas, starkes Schwitzen, feuchte Umgebung (Schwimmhallen, Duschbäder), Immunsuppression, Alkoholabusus, Kontakt zu Tieren.

Leitsymptome der Dermatophyteninfektion
- Scharf begrenzte **Rötung** und **Schuppung mit Randbetonung**
- **Zentrifugales Wachstum**
- Juckreiz kann unterschiedlich ausgeprägt sein
- Bei Nagelbeteiligung: Verdickung der Nagelplatte, gelbliche Verfärbung

Leitsymptome der Candidamykose
- **Flächige Rötung** mit kleinen Papeln am Rand (Satellitenherde)
- **Mazerierte** (aufgeweichte und gerötete) **Haut** oder Schleimhaut mit weißlichen, **abstreifbaren Belägen**
- Vorkommen meist in intertriginösen Räumen (axillar, inguinal)

Therapie
- Beseitigung der Risikofaktoren
- Antimykotika

15.3.5 Skabies (Krätze)

Definition Hauterkrankung durch Krätzmilben (Behandlungsverbot nach § 34 IfSG). Übertragung erfolgt über engen Hautkontakt. Prädilektionsstellen sind Schwimmhäute der Hände und Füße, vordere Axilla, Mammae, Genitalregion, Nabelbereich.

Leitsymptome
- **Nächtlicher, sehr starker Juckreiz** und brennende Schmerzen an den Prädilektionsstellen
- Entzündliche Hautläsionen als Papeln, Vesikulae und Krusten

Therapie
- Antiskabiosa (u. a. Permethrin, Benzylbenzoat)
- Häufiger Bettwäschewechsel (täglich), Handtuchwechsel (2-mal täglich)
- Nicht waschbare Textilien, z. B. Plüschtiere, 14 Tage im Plastikbeutel verschließen, dann chemisch reinigen

15.3.6 Systemischer Lupus erythematodes (SLE)

Definition Autoimmunerkrankung mit multipler Organbeteiligung. Meist Frauen betroffen, vermutet wird eine genetische Prädisposition.

Leitsymptome
- **Arthritis:** Befall der kleinen Gelenke an Händen und Füßen meist ohne Destruktion
- **Muskelschmerzen**
- Hauterscheinungen: **Schmetterlingserythem, Sonnenunverträglichkeit**
- Beteiligung innerer Organe durch **Vaskulitis:** am häufigsten Nieren (Lupusnephritis), Gehirn (neuropsychiatrische Symptome) und Herz (Karditis) betroffen
- Ulzerationen in Mund und Nase
- Labor: ANA positiv (in 95 %), BSG und CRP ↑

Begleitsymptome
- Allgemeinsymptome: Fieber, Schwäche, Gewichtsverlust
- Komplikationen: Nierenversagen, Myokardinfarkt, Apoplex

Therapie
- Zeitnahe Vorstellung beim Rheumatologen
- Schmerzmittel, Glukokortikoide und andere Immunsuppressiva

Merke
Der SLE zählt zu den **Kollagenosen.** Kollagenosen sind Erkrankungen, die vornehmlich das Bindegewebe betreffen. Weitere Kollagenosen:
- Systemische Sklerodermie (▶ 15.3.7)
- Polymyositis
- Dermatomyositis
- Sjögren-Syndrom
- Sharp-Syndrom (Mischkollagenose)

15.3.7 Progressive systemische Sklerose

Definition Systemische Erkrankung des Bindegewebes mit vermehrter Bildung von kollagenem Bindegewebe. Meist Frauen betroffen.

Leitsymptome
- **Hautveränderungen:**
  - Schwellung der Finger, Kontrakturen, Nekrose der Fingerkuppen (Rattenbissnekrosen)
  - **Mikrostomie** (Verkleinerung der Mundöffnung), **Tabaksbeutelmund**
  - Erweiterte Gefäße (Teleangiektasien)
  - Reduzierte Mimik, gespannte Haut
- **Sekundäres Raynaud-Syndrom**

Begleitsymptome
- Allgemeinsymptome: Fieber, Schwäche, Gewichtsverlust
- Arthritis, Muskelschmerzen
- Beteiligung innerer Organe: Magen-Darm-Trakt (Sklerosierung des Zungenbändchens, Schluckbeschwerden), Lunge (Lungenfibrose), Herz (Myokarditis), Nieren (renale Hypertonie)

Therapie

- Zeitnahe Vorstellung beim Rheumatologen
- Schmerzmittel, Glukokortikoide und andere Immunsuppressiva

15.3.8 Neurodermitis (atopisches Ekzem)

Definition Chronisch-rezidivierende Hauterkrankung, die im Rahmen einer Atopie vorkommt. Beginnt häufig zwischen dem 3.–6. Lebensmonat.

Leitsymptome

- **Kleinkinder:** Befall im **Gesicht, Bauch, häufig Streckseiten der Extremitäten** mit akut nässenden und/oder verkrusteten Hautveränderungen; Haut ist entzündlich gerötet, mit Erosionen und Bläschen versehen
- **Kinder, Jugendliche, Erwachsene:** Befall der **Beugeseiten** steht im Vordergrund mit chronischen Hautveränderungen, **Lichenifizierung** (Hautvergröberung) und **Rhagaden**
- Starker Juckreiz, Kratzspuren
- Trockene Haut

Begleitsymptome

- **Herthoge-Zeichen:** Ausfall der lateralen Augenbrauen
- **Dennie-Morgan-Infraorbitalfalte** (doppelte Unterlidfalte)
- Weißer Dermographismus, Glanznägel, Mamillenekzem, Cheilitis, Ohrläppchenrhagaden
- Wolleunverträglichkeit
- Komplikationen: Superinfektionen mit Streptokokken, Staphylokokken, Pilzinfekte, Elektrolyt- und Eiweißverlust, Ekzema herpeticatum

Therapie

- Im akuten Schub Hemmung der Entzündungsreaktion mit Glukokortikoiden, Antibiotika zur Eliminierung der Keime
- Sorgfältige Hautpflege (fettende Externa, Harnstoffsalben, Tacrolimus)
- Meidung der (bekannten) Allergene

15.3.9 Quincke-Ödem (Angioödem)

Definition Subkutane Ödembildung an Haut und Schleimhäuten.

Leitsymptome

- Akut oder chronisch-rezidivierend: **Schwellungen** im **Gesicht** (besonders an Lippen, Zunge, Augenlidern), an **Handflächen** und **Fußsohlen**
- Meist kein Juckreiz, aber Schmerzen

Begleitsymptome

- Sprech-, Schluckschwierigkeiten
- Bauchschmerzen, Übelkeit, Erbrechen
- Komplikationen: bei Beteiligung der Mundschleimhaut **Larynxödem** mit Heiserkeit, Dyspnoe und Erstickungsgefahr

Therapie Notfall → Vorgehen nach dem üblichen Standard (▶ 20.13.1)

15.3.10 Psoriasis vulgaris

Definition Häufige Hautkrankheit, die mit Entzündung, Schuppung und Hyperproliferation der Epidermis einhergeht. Triggerfaktoren sind Streptokokkeninfekte, Einnahme von Betablockern, Alkohol, Rauchen, Stress. Einteilung in:

- Psoriasis Typ I: Beginn vor dem 40. Lebensjahr mit tendenziell schwereren Verläufen und positiven genetischen Markern
- Psoriasis Typ II: Beginn nach dem 40. Lebensjahr mit häufig leichten Verläufen und meist keiner genetischen Korrelation

Leitsymptome

- **Scharf begrenzte,** entzündliche **Rötung** mit silbrig glänzender **Schuppung** (erythematosquamöse Herde) unterschiedlicher Größe
- Befallene Stellen: häufig an den **Streckseiten,** am **okzipitalen Haaransatz, Sakrum** und in der **Gesäßfalte**
- **Nagelveränderungen:** Ölflecke, Tüpfel-, Krümelnägel
- **Kerzenwachsphänomen:** abgekratzte Schuppen sehen aus wie Kerzenwachs
- **Phänomen des letzten Häutchens:** nach Abkratzen der Schuppe findet sich ein dünnes, trockenes Häutchen
- **Auspitz-Phänomen:** nach Entfernen des letzten Häutchens entstehen punktförmige Blutungen durch Eröffnen der erweiterten Kapillarschlingen
- **Köbner-Phänomen** (isomorpher Reizeffekt): unterschiedliche Reize an der Haut, z. B. Druck, Bestrahlung, Kälte, Kratzen führen zur Entwicklung psoriatischer Herde

Sonderformen

- **Psoriasis arthropatica:** typischerweise Gelenkbefall im Strahl; Phalangen imponieren als „Wurstfinger" und „Wurstzehen"; andere Gelenkbefallsmuster, u. a. wie bei der rheumatoiden Arthritis, möglich
- **Psoriasis pustulosa:** multiple Pustelbildung durch Leukozytenansammlung (**sterile Pusteln**)

Therapie

- Basistherapie (Harnstoff, Salicylsäure und rückfettende Substanzen)
- Glukokortikoide, Vitamin D und A-Analoga, Teerpräparate
- Phototherapie
- Klimatherapie und Salzwasser (Nordsee, Totes Meer)

15.3.11 Basalzellkarzinom (Basaliom)

Definition Semimaligner, epithelialer Tumor, der auf sonnenexponierter Haut infiltrativ wächst, aber sehr selten metastasiert. 80 % der Basalzellkarzinome treten im Gesicht und auf klinisch gesunder Haut auf, i. d. R. nur auf behaarter Haut. Hauptursachen sind chronische Lichtbestrahlung, Röntgenbestrahlung, chronische Entzündungen.

Einteilung und Leitsymptome

- **Knotiges** Basalzellkarzinom: anfangs hautfarbenes, glänzendes Knötchen; im Verlauf besteht der Herd aus perlschnurartigem Rand, ist mit Gefäßen (Teleangiektasien) durchzogen und zeigt häufig eine zentrale Einsenkung oder Ulzeration

- **Ulzerierendes** Basalzellkarzinom (Ulcus rodens): primär ulzerativ wachsend
- **Sklerodermiformes** Basalzellkarzinom: imponiert als vernarbte Stellen, zeigt im Randbereich knotige Anteile und Gefäßzeichnungen
- **Pigmentiertes** Basalzellkarzinom: lässt sich makroskopisch schwer vom malignen Melanom unterscheiden
- **Destruierendes** Basalzellkarzinom (Ulcus terebrans): ulzerativ wachsendes Basaliom, das infiltrativ in die Tiefe wächst

Merke
Basalzellkarzinome können sehr unterschiedlich aussehen, was die Diagnose erschwert. Typisch ist die Gefäßzeichnung.

Therapie
- Operative Entfernung im Gesunden
- Bestrahlung

15.3.12 Malignes Melanom

Definition Bösartige Neubildung der Melanozyten. 70 % der Melanome entstehen auf klinisch gesunder Haut. Hauptursachen sind UV-Belastung, lichtempfindliche, helle Haut, Sonnenbrände im Kindes- und Jugendalter, genetische Disposition.

Einteilung und Leitsymptome
- **Superfiziell spreitendes Melanom:** häufigste Melanomform mit horizontalem Wachstum; Prädilektionsstellen an den Rückseiten der Unterschenkel (Frauen) und am Rücken (Männer)
- **Noduläres (knotiges) Melanom:** wächst primär in die Tiefe; Prädilektionsstellen sind die Beine (Frauen) und der Stamm (Männer)
- **Akrolentiginöses Melanom:** an den Akren (Hände, Füße) und Schleimhäuten
- **Lentigo-maligna-Melanom:** an sonnenexponierten Stellen, unbegrenzte verschiedenfarbige Herde
- Wichtig für Abgrenzung zu Muttermalen (Naevi) ist die **ABCDE-Regel** (▶ Tab. 15.1) und jede neu aufgetretene und wachsende Hautveränderung
- Suspekt sind: Größenzunahme, Farbveränderung, Schuppung, Juckreiz, Nässen, Blutung, subjektive Aktivitätszunahme

Merke
Es finden sich auch amelanotische Melanome, die ohne Pigmentierung der Haut einhergehen und besonders schwierig zu diagnostizieren sind.

Therapie Operative Entfernung weit im Gesunden

16 Sinnesorgane

16.1 Fallbeispiele

Fallbeispiel 1

Aktuelle Anamnese

Eine Mutter stellt ihr 3-jähriges Kind mit Fieber (39,4 °C), Schüttelfrost, Kopfschmerzen, Erbrechen und Diarrhö vor. Das Fieber bestehe seit gestern, Erbrechen und Diarrhö seien heute hinzugetreten. Vor einer Woche Rückkehr aus dem Badeurlaub, zu diesem Zeitpunkt verstopfte Nase mit wenig zähem Schnupfen und wenig trockenem Husten.

Vorgeschichte

- Keine nennenswerten Erkrankungen in der Vorgeschichte
- Kompletter Impfstatus
- Regelrecht entwickeltes Kind

Untersuchungsbefund

Herz- und Lungenuntersuchung ohne pathologischen Befund. Regelrechte Darmgeräusche, regelrechte Perkussion des Abdomens. Bauchdecke weich, keine Resistenzen, keine Druckschmerzhaftigkeit, Appendizitispunkte unauffällig. Unauffällige U-Stix-Untersuchung.

Meningendehnungszeichen und übriger neurologischer Status ohne Befund. Ausgeprägter Tragusdruckschmerz rechts. Stark gerötetes und entdifferenziertes (ohne Lichtreflex) Trommelfell rechts. Kein Eiterfluss. Proc. mastoideus beidseits inspektorisch ohne pathologische (entzündliche) Veränderungen, keine Druck- und Klopfempfindlichkeit.

Lösung Fallbeispiel 1

Verdachtsdiagnose

Akute Otitis media rechts (▶ 16.3.6). Wegweisend sind der akute Beginn, Fieber, Schüttelfrost und Kopfschmerzen. Schnupfen und Husten in der Anamnese wirken sich begünstigend auf die Entstehung einer Otitis media aus. Typisch sind der Tragusdruckschmerz und der otoskopische Befund.

Differenzialdiagnosen

- **Mastoiditis:** kann als Komplikation der Otitis media auftreten, ist aber im vorliegenden Fall unwahrscheinlich, da das Mastoid inspektorisch reizlos erscheint und bei Palpation und Perkussion keine Schmerzverstärkung auftritt.
- **Meningitis** (▶ 14.3.6): kann nicht ausgeschlossen werden, erscheint allerdings zunächst unwahrscheinlich wegen negativer Meningendehnungszeichen, fehlender Bewusstseinsveränderung

Diagnostisches Vorgehen zur Sicherung der Diagnose

Gegebenenfalls Keimbestimmung

Therapie

- Verweisung zur HNO-Ärztin oder zum HNO-Arzt
- Analgetika, Antibiotika
- Gegebenenfalls Parazentese

Fallbeispiel 2

Aktuelle Anamnese

Ein 47-jähriger Patient stellt sich bei Ihnen mit akuten Sehproblemen am rechten Auge vor. Im Detail berichtet der Patient von grauen Schatten und schwarzen Punkten, die sich im temporalen Gesichtsfeld absenken würden und sehr stark irritierend seien, sowie über Lichtblitze. Die Beschwerden seien akut aufgetreten, während sich der Patient nach einem Schuh gebückt habe. Keine Schmerzen am betroffenen Auge.

Vorgeschichte

- Starke Myopie: rechtes Auge -11,5, linkes Auge -10,5
- Keine nennenswerten Vorerkrankungen

Untersuchungsbefund

Inspektorisch keine Auffälligkeiten an beiden Augen, Konjunktiven und Lidern. Pupillen mittelweit, isokor, prompte direkte und konsensuelle Lichtreaktion beidseits, keine Störung der Okulomotorik, kein Nystagmus. Orientierende neurologische Untersuchung ohne pathologischen Befund.

Lösung Fallbeispiel 2

Verdachtsdiagnose

Ablatio retinae (Netzhautablösung) (▶ 16.3.3). Typisch sind die genannten Symptome wie graue Schatten, schwarze Punkte (vereinbar mit Rußregen), die sich im temporalen Gesichtsfeld absenken, und Lichtblitze. Die starke Myopie stellt einen Risikofaktor dar und stützt die Verdachtsdiagnose.

Differenzialdiagnosen

- **Glaskörperblutung:** nicht auszuschließen, kann definitiv durch die Augenspiegelung ausgeschlossen werden
- **Zentralarterienverschluss:** nicht auszuschließen; der Visusverlust ist meist deutlich stärker ausgeprägt; in der Vorgeschichte häufig arteriosklerotische Erkrankungen; definitiver Ausschluss mittels Augenspiegelung
- **Zentralvenenverschluss:** nicht auszuschließen, häufig finden sich Vorerkrankungen mit Thromboseneigung; definitiver Ausschluss mittels Augenspiegelung

Diagnostisches Vorgehen zur Sicherung der Diagnose

Spiegelung des Augenhintergrunds mit Beurteilung von Glaskörper, Netzhaut, Papille, Makula und Gefäßen

Therapie

- Notfall → zügige Vorstellung in der Augenklinik
- Lasertherapie
- Operative Verfahren

Fallbeispiel 3

Aktuelle Anamnese

Eine 63-jährige, bis dahin normalsichtige Patientin stellt sich bei Ihnen vor und beklagt Seheinschränkungen auf dem rechten Auge. Diese seien beim Lesen der Zeitung aufgefallen, erstmalig vor 4 Monaten. Die Buchstaben würden unscharf und wie mit einem grauen Schleier belegt erscheinen. Zudem müsse die Patientin immer auf eine gute Beleuchtung achten, weil es sonst sehr schwierig sei, zu lesen oder feine

Arbeiten wie Nähen zu verrichten. Darüber hinaus ist der Patientin aufgefallen, dass sie gerade Linien und Gegenstände, z. B. einen Handlauf oder Fliesenfugen, gebogen oder gewellt wahrnehme. Auf dem betroffenen Auge sähe sie die Farben sehr blass, als wäre überall ein Grauschleier darübergelegt. Auf Nachfrage bestätigt sie, dass die Veränderungen v. a. im zentralen Blickfeld vorhanden seien, in seitlichen Bereichen habe sie das Gefühl einer normalen Farbwahrnehmung. Keine Augenvorerkrankungen in der Vergangenheit, keine regelmäßige Medikamenteneinnahme, kein Nikotin- und Alkoholabusus.

Vorgeschichte

- Z. n. Hallux-valgus-Operation vor 4 Jahren
- Z. n. Wirbelkörperfraktur (L3) nach Fahrradsturz vor 6 Jahren

Untersuchungsbefund

Inspektorisch keine Auffälligkeiten an beiden Augen, Konjunktiven und Lidern. Pupillen mittelweit, isokor, prompte direkte und konsensuelle Lichtreaktion beidseits, keine Störung der Okulomotorik, kein Nystagmus. In der Visusprüfung reduzierte Sehschärfe am rechten Auge. Pathologischer Amsler-Gitter-Test. Übrige neurologische Untersuchung ohne pathologischen Befund.

Lösung Fallbeispiel 3

Verdachtsdiagnose

Makuladegeneration (▶ 16.3.4). Für diese Verdachtsdiagnose sprechen die geschilderten Symptome, v. a. die Seheinschränkung im zentralen Blick und die Wahrnehmung gerader Linien als Wellen. Eine reduzierte Farberkennung ist für diese Erkrankung ebenso typisch.

Differenzialdiagnosen

- **Katarakt** (▶ 16.3.2): dabei finden sich ebenfalls Symptome wie Verschwommensehen, Blendungsgefühl, eingeschränktes Sehvermögen in der Dämmerung oder Dunkelheit und eingeschränkte Farberkennung; untypisch ist das reduzierte Sehvermögen im zentralen Blickfeld, bei der Katarakt ist meist das gesamte Blickfeld betroffen; die Diagnose kann in der Augenspiegelung ausgeschlossen werden
- **Glaukom** (▶ 16.3.5): unwahrscheinlich, aber ein definitiver Ausschluss erfolgt durch Augeninnendruckmessung und Perimetrie; bei einem chronischen Glaukom bleibt das zentrale Gesichtsfeld sehr lange erhalten, die peripheren Anteile sind hauptsächlich betroffen, sodass häufig von einem Tunnelblick gesprochen wird

Diagnostisches Vorgehen zur Sicherung der Diagnose

- Sehtest und Perimetrie: genaue Erfassung von Visus und Gesichtsfeld
- Fundoskopie (Augenspiegelung): genaue Beurteilung von Augenbinnenstrukturen, Linse und Netzhaut mit gelbem Fleck und Papille
- Fluoreszenzangiografie: Diagnostik der feuchten Makuladegeneration mit Darstellung der Gefäßneubildung
- Optische Kohärenztomografie: Beurteilung der Dicke und Feinstruktur der Retina

Therapie

- Supplementierung von Mikrostoffen
- Lasertherapie
- Fotodynamische Therapie
- Monoklonale Antikörper-Therapie (VEGF-Inhibitoren)

16.2 Differenzialdiagnostik

16.2.1 Augenschmerzen

Anamnestisches Vorgehen

- **Lokalisation** (wo genau?): Differenzierung zwischen Bulbusschmerzen, z. B. beim Glaukom, und periokulären Schmerzen, z. B. bei Trauma, Riesenzellarteriitis; Differenzierung zwischen einseitigen Schmerzen, u. a. beim Glaukom, Riesenzellarteriitis, und beidseitigen Schmerzen, z. B. bei Infekten
- **Beginn** der Schmerzen (seit wann?):
  - Akuter Beginn: bei u. a. Glaukom, Infektion
  - Eher langsamer Beginn: bei Riesenzellarteriitis
- **Begleitsymptome:** u. a.
  - Steinharter Bulbus, grüne Ringe um Lichtquellen bei Glaukom
  - Monokel- oder Brillenhämatom bei Trauma
  - Druckschmerzhafte, gerötete A. temporalis bei Riesenzellarteriitis
- **Vorerkrankungen und aktuelle Erkrankungen:** okuläre und entzündlich-rheumatische Erkrankungen können Ursache sein
- **Vegetative und B-Symptome:** Hinweis auf entzündlich-rheumatische, infektiöse oder tumoröse (v. a. Metastasen) Ursache

Differenzialdiagnosen

Die Differenzialdiagnostik der Augenschmerzen erfolgt nach den okulären und extraokulären **Ursachen.**

Okuläre Ursachen

- **Akutes Glaukom** (▶ 16.3.5): einseitiger, steinharter Bulbus, Mydriasis, lichtstarre Pupille
- **Infektion** (v. a. Konjunktivitis, Keratitis, Iritis): Entzündungszeichen (Rötung, Schwellung, reduzierte Sehschärfe), Fieber, Fremdkörper-, Blendungsgefühl
- **Trauma:** wegweisend ist die Anamnese, u. U. okuläre oder periokuläre Blutungen (Monokel- oder Brillenhämatom)

Extraokuläre Ursachen **Riesenzellarteriitis (Arteriitis temporalis):** einseitiger Schmerz, A. temporalis gerötet, geschwollen und druckdolent, Sturzsenkung

16.2.2 Ptosis

Anamnestisches Vorgehen

- **Ausprägung** und **Lokalisation** (was und wo genau?): Erfassung der Ptosisausprägung; einseitige Ptosis bei u. a. Horner-Syndrom, Okulomotoriusparese; beidseitige Ptosis bei Myasthenia gravis, angeborenen Ursachen
- **Beginn** (seit wann?):
  - Schneller Beginn: u. a. bei Horner-Syndrom, nach einem Trauma
  - Langsamer Beginn: bei Myasthenia gravis
  - Angeborene Ptosis: bei neurogenen oder myogenen Ursachen
- **Verstärkende Faktoren:** deutliche Verschlechterung nach Belastung (u. a. beim Lesen) bei der Myasthenia gravis (Besserung nach Erholung)

- **Begleitsymptome:**
  - Horner-Syndrom, einseitige, harte Struma, B-Symptome bei Schilddrüsenkarzinom
  - Horner-Syndrom, Husten, blutiges Sputum, Dyspnoe, Zyanose bei Bronchialkarzinom
  - Dysarthrie, Dysphagie, Doppelbilder, Augenmuskelparesen bei Myasthenia gravis
- **Vorerkrankungen und aktuelle Erkrankungen:** Ursache können internistische, ophthalmologische und neurologische Erkrankungen sein
- **Vegetative und B-Symptome:** Hinweis auf entzündlich-rheumatische, infektiöse oder tumoröse Ursache
- **Familienanamnese:** Erfassung genetischer Ursachen

Differenzialdiagnosen

Die Differenzialdiagnostik der Ptosis erfolgt nach den **Ursachen.** Unter Ptosis versteht man das Herabhängen des Oberlids.

- **Angeboren:** meist beidseitig, Kopf in Reklinationsstellung, ausgeprägtes Stirnrunzeln
- **Horner-Syndrom:** Miosis, Ptosis, Enophthalmus; Ursache ist meist die Läsion des sympathischen Ganglion stellatum in Höhe des 1. Rippenköpfchens; tritt u. a. beim Pancoast-Tumor oder Schilddrüsenkarzinom auf
- **Okulomotoriusparese:** einseitig, begleitende Mydriasis (Anisokorie), lichtstarre Pupille
- **Myasthenia gravis:** meist beidseitig, Verschlechterung gegen Abend oder nach längeren Anstrengungen (z. B. konzentriertes Lesen)

16.2.3 Lidschwellung

Anamnestisches Vorgehen

- **Ausprägung** und **Lokalisation** (was und wo genau?): punktuelle Schwellung bei Hordeolum, Chalazion; diffuse Schwellung bei Orbitaphlegmone oder Ödem; einseitige Schwellung bei Trauma, Hordeolum, Chalazion, Abszess; beidseitige Schwellung bei (Wasser-)Ödem, Myxödem
- **Beginn** der Lidschwellung (seit wann?):
  - Akuter Beginn: bei Trauma, allergischen und entzündlichen Geschehen, u. a. bei Hordeolum
  - Langsamer Beginn, chronischer Verlauf: bei kardialen, renalen Ödemen
- **Verlauf:** starke Lidschwellung am Morgen bei renalen Ödemen; stärkere Ausprägung am Abend bei kardialen Ödemen
- **Auslöser:** Verstärkung durch Exposition gegenüber Allergenen bei allergischen Ursachen
- **Begleitsymptome:**
  - Muskelschmerzen, Rötung des Dekolletés bei Dermatomyositis
  - Leistungsknick, Dyspnoe, Zyanose, Herzrhythmusstörungen bei kardialen Ödemen
  - Lokale Entzündungszeichen bei Hordeolum

- **Vorerkrankungen und aktuelle Erkrankungen:** Ursache können zahlreiche internistische Erkrankungen, v. a. kardiale und renale, ophthalmologische, rheumatische und allergische Erkrankungen sein
- **Vegetative und B-Symptome:** Hinweis auf entzündlich-rheumatische, infektiöse oder tumoröse Ursache
- **Familienanamnese:** Erfassung genetischer Ursachen

Differenzialdiagnosen

Die Differenzialdiagnostik der Lidschwellung erfolgt nach den **Ursachen.**

Entzündliche Ursachen

- **Hordeolum:** akute Staphylokokkeninfektion, schmerzhafte Lidschwellung mit Rötung, Schmerzen, gelblicher Eiterhof
- **Lidabszess:** prallharte Lidschwellung, verengte Lidspalte, Schmerzen und andere lokale Entzündungszeichen
- **Chalazion:** schmerzlose Schwellung, Talgdrüsenretention, wenig entzündliche Symptome
- **Orbitaphlegmone:** pralle Schwellung der Lider und Umgebung, Augenbeweglichkeit eingeschränkt, starke lokale und systemische Entzündungszeichen

Nicht entzündliche Ursachen

- **Allergisch:** Schwellung, Schmerzen, Rötung, Schuppung, Juckreiz; begleitend seröse Rhinitis, Juckreiz am Gaumen, evtl. Asthmaanfall
- **Ödem:**
  - **Renales Ödem:** Lidödeme am stärksten am Morgen, graues Hautkolorit, Anstieg der harnpflichtigen Substanzen
  - **Kardiales Ödem:** Lidödeme nach Bettruhe rückläufig
  - **Quincke-Ödem:** teigige Lid- und Gesichtsschwellung nach Allergenexposition
- **Hormonell:** bei Hypothyreose als Myxödem, bei Morbus Basedow und Exophthalmus als Schwellung besonders der lateralen Lidanteile
- **Trauma:** nach Schädel-Hirn-Trauma, Bulbuskontusion oder Insektenstichen
- **Kollagenosen:** Dermatomyositis mit Schwellung der Lider und livider periorbitaler Verfärbung

16.2.4 Augenbeteiligung bei internistischen Erkrankungen

Anamnestisches Vorgehen

- **Art** der Augenbeteiligung (was genau): Beschreibung der Symptomatik
- **Schmerzhaftigkeit:**
  - Schmerzen: bei u. a. rheumatischen Erkrankungen
  - Keine Schmerzen: bei Diabetes mellitus, Fettstoffwechselstörungen, Hypertonie
- **Begleitsymptome:** u. a.
  - Symptome der Hyperthyreose, Exophthalmus bei Morbus Basedow
  - Kayser-Fleischer-Kornealring, parkinsonähnliche Symptome bei Morbus Wilson
  - Xanthome bei Fettstoffwechselstörungen

- **Vorerkrankungen und aktuelle Erkrankungen:** Ursache können zahlreiche internistische Erkrankungen sein
- **Vegetative und B-Symptome:** Hinweis auf entzündlich-rheumatische, infektiöse oder tumoröse (v. a. Metastasen) Ursache
- **Familienanamnese:** Erfassung genetischer Ursachen, u. a. bei Fettstoffwechselstörungen, Morbus Wilson, rheumatischen Erkrankungen

Differenzialdiagnosen

Nachfolgend werden wichtige internistische Erkrankungen und deren okuläre Begleitsymptome aufgeführt.

- **Arterielle Hypertonie** (▶ 3.3.1): in der Augenhintergrunduntersuchung geschlängelte Arterien, Kaliberschwankungen, punktförmige Netzhautblutungen, geschwollene Papille, Cotton-wool-Herde; Blutdruckwerte ↑
- **Diabetes mellitus** (▶ 10.3.8): in der Augenhintergrunduntersuchung Gefäßneubildungen an der Iris, Blutungen an der Netzhaut, Glaskörperblutungen, Ablatio retinae, Cataracta diabetica; im Laborbefund HbA_{1c} ↑, Symptome der Mikro- und Makroangiopathie
- **Fettstoffwechselstörung** (▶ 7.2.1): Xanthelasmen an den Lidern, Arcus senilis; im Laborbefund Cholesterin ↑, Triglyzeride ↑
- **Morbus Wilson** (▶ 6.3.3): Kayser-Fleischer-Ring (bräunlich-grüner Ring an der Kornea, der durch Kupferablagerung entsteht); im Laborbefund Coeruloplasmin ↓, Kupferausscheidung im Urin ↑
- **Morbus Basedow:** Exophthalmus, Glanzauge, seltener Lidschlag, Konvergenzschwäche, reduzierte Bulbusbeweglichkeit, Hyperthyreosesymptome
- **Rheumatische Erkrankungen:** Iritis (Morbus Bechterew, rheumatoide Arthritis), Konjunktivitis (Reiter-Syndrom), Papillenödem und Papillenischämie (Arteriitis temporalis)

16.2.5 Akuter Visusverlust

Anamnestisches Vorgehen

- **Ausprägung** und **Lokalisation** (was und wo genau?): einseitiger akuter Visusverlust bei u. a. Ablatio retinae, Zentralarterienverschluss; beidseitiger Visusverlust bei u. a. Intoxikationen (z. B. Methanol)
- **Schmerzhaftigkeit:**
  - Schmerzen: bei akutem Glaukom, Trauma, Riesenzellarteriitis
  - Keine Schmerzen: bei Zentralarterien-, Zentralvenenverschluss, Netzhautablösung
- **Begleitsymptome:** u. a.
  - Steinharter Bulbus, grüne Ringe um Lichtquellen beim Glaukom
  - Schläfenschmerzen, tastbare und gerötete A. temporalis bei Riesenzellarteriitis (Arteriitis temporalis)
  - Rußregen, aufsteigende Mauer von unten oder Vorhang von oben, starke Myopie bei Netzhautablösung
  - Arteriosklerotische Begleiterkrankungen, u. a. KHK, TIA, bei Zentralarterienverschluss

- **Vorerkrankungen und aktuelle Erkrankungen:** Ursache können ophthalmologische und internistische (u. a. Thrombophilie, arteriosklerotische, rheumatische) Erkrankungen sein
- **Vegetative und B-Symptome:** Hinweis auf entzündlich-rheumatische, infektiöse oder tumoröse Ursache
- **Familienanamnese:** Erfassung genetischer Ursachen

Differenzialdiagnosen

Die Differenzialdiagnostik des akuten Visusverlusts erfolgt nach dessen **Ursachen.**

- **Trauma:** wegweisend ist die Anamnese; begleitend u. U. Monokel-, Brillenhämatom oder konjunktivale Blutung
- **Zentralarterienverschluss:** schmerzloser Visusverlust, meist einseitig, Pupillenstarre, häufig anamnestisch arteriosklerotische Erkrankungen
- **Zentralvenenverschluss:** schmerzloser Visusverlust, meist einseitig, häufig bei Polycythaemia vera oder anderen Erkrankungen mit Thromboseneigung
- **Netzhautablösung** (▶ 16.3.3): schmerzloser Visusverlust, Rußregen, aufsteigende Mauer von unten, Vorhang von oben
- **Glaskörperblutung:** schmerzloser Visusverlust, häufig bei Diabetes mellitus oder Makuladegeneration
- **Akutes Glaukom** (▶ 16.3.5): starke Schmerzen, Mydriasis, hochrotes Auge, Bulbus palpatorisch steinhart
- **Riesenzellarteriitis (Arteriitis temporalis):** schmerzlose Erblindung, Schmerzen beim Kauen, druckschmerzhafte Arterie, Sturzsenkung, Assoziation mit Polymyalgia rheumatica

16.2.6 Langsamer Visusverlust

Anamnestisches Vorgehen

▶ 16.1.5
- **Schmerzhaftigkeit:** i. d. R. nicht schmerzhaft
- **Begleitsymptome:** u. a.
  - Neurologische Ausfälle, Nystagmus, Intentionstremor, Dysarthrie bei multipler Sklerose
  - Polyurie, Polydipsie, Symptome der Polyneuropathie, Niereninsuffizienz, schlechte Wundheilung, hohe Glukosespiegel bei Diabetes mellitus
- **Vorerkrankungen und aktuelle Erkrankungen:** Ursache können ophthalmologische, neurologische und internistische Erkrankungen sein
- **Vegetative und B-Symptome:** Hinweis auf entzündlich-rheumatische, infektiöse oder tumoröse Ursache
- **Familienanamnese:** Erfassung genetischer Ursachen, bei u. a. Makuladegeneration

Differenzialdiagnosen

Die Differenzialdiagnostik des langsamen Visusverlusts erfolgt nach den **Ursachen.**

- **Optikusatrophie:** Kompression durch Tumor, Glaukom, toxische Ursachen, Ischämie; Symptome abhängig von der Primärkrankheit

- **Optikusneuritis:** subakut über Stunden bis Tage, v. a. bei multipler Sklerose
- **Stauungspapille:** Begleitsymptom bei Hirndrucksteigerung
- **Katarakt** (▶ 16.3.2): schmerzloser Visusverlust, „Schleier vor Augen", Lichtempfindlichkeit
- **Aderhautmelanom:** Symptome der Ablatio retinae durch Vernarbungsprozesse in Bereich des Tumorwachstums
- **Makuladegeneration:** schmerzloser Visusverlust, graue Schleier im Blickzentrum, meist keine komplette Blindheit
- **Diabetes mellitus** (▶ 10.3.8): in der Augenhintergrunduntersuchung Gefäßneubildungen an der Iris, Blutungen an der Netzhaut, Glaskörperblutungen, Ablatio retinae, Cataracta diabetica, Symptome der Mikro- und Makroangiopathie; im Laborbefund HbA_{1c} ↑

16.2.7 Miosis

Anamnestisches Vorgehen

- **Auslöser** (warum, wodurch?): Erfassung der Auslöser, u. a. Lichteinfall, Medikamenten-, Drogeneinnahme
- **Begleitsymptome:** u. a.
  - Zusätzlich zu Miosis Ptosis und Enophthalmus bei Horner-Syndrom
  - Fieber, Kopfschmerzen, Meningendehnungszeichen bei Meningitis
  - Bewusstseinsstörung, Protrusio bulbi, epileptische Anfälle, Hirnnervenausfälle bei Sinus-cavernosus-Thrombose
- **Vorerkrankungen und aktuelle Erkrankungen:** Ursache können neurologische, internistische Erkrankungen sein
- **Vegetative und B-Symptome:** Hinweis auf entzündlich-rheumatische, infektiöse oder tumoröse Ursache
- **Medikamente:** Einnahme von Medikamenten (v. a. Pilokarpin), Opiaten, Narkotika kann Ursache sein

Differenzialdiagnosen

Die Differenzialdiagnostik der Miosis (enge Pupillen) erfolgt nach deren **Ursachen.**

Physiologisch

- **Lichteinfall:** reflektorische Kontraktion des M. sphincter pupillae beidseits
- **Parasympathikusaktivierung** (Ruhebedingungen): reflektorische Kontraktion des M. sphincter pupillae

Neurologisch

- **Horner-Syndrom:** Miosis, Ptosis und Enophthalmus durch Schädigung der sympathischen Ganglien, die das Auge versorgen; Ursachen u. a. Pancoast-Tumor, Schilddrüsenkarzinom
- **Sinus-cavernosus-Thrombose:** Bewusstseinsstörung, Protrusio bulbi, epileptische Anfälle, Hirnnervenausfälle, evtl. Fieber (bei septischen Formen)
- **Meningitis** (▶ 14.3.6): typisch sind Fieber, Kopfschmerzen, positive Meningendehnungszeichen, im Laborbefund Entzündungszeichen ↑; bei Meningokokken-Meningitis petechiale Blutungen (Waterhouse-Friderichsen-Syndrom)

Pharmakologisch
- **Opiate, Narkotika:** wegweisend ist die Anamnese, bei Bewusstlosigkeit die Fremdanamnese oder Asservate
- **Pilokarpin:** positive Glaukomanamnese

Entzündlich **Argyll-Robertson-Pupille:** beidseitige, meist asymmetrische Miosis mit fehlender Lichtmiosis, aber erhaltener Naheinstellungsreaktion, entrundete Pupillen möglich; bei Neurolues, Neuroborreliose, multipler Sklerose

16.2.8 Mydriasis

Anamnestisches Vorgehen

- **Auslöser** (warum, wodurch?): Erfassung der Auslöser, u. a. Dunkelheit, Medikamenten-, Drogeneinnahme
- **Begleitsymptome:** u. a.
  - Steinharter Bulbus, Augenrötung, grüne Ringe um Lichtquellen bei Glaukom
  - Laterale Kopfschmerzen, Blässe, Übelkeit, Erbrechen bei Migräne
- **Vorerkrankungen und aktuelle Erkrankungen:** Ursache können neurologische, internistische Erkrankungen sein
- **Vegetative und B-Symptome:** Hinweis auf entzündlich-rheumatische, infektiöse oder tumoröse Ursache
- **Medikamente und Noxen:** Ursache kann Einnahme von Medikamenten (v. a. trizyklische Antidepressiva, Atropin), Kokain, Amphetaminen sein

Differenzialdiagnosen

Die Differenzialdiagnostik der Mydriasis (weite Pupillen) erfolgt nach deren **Ursachen.**

Physiologisch
- **Dunkelheit:** reflektorische Aktivierung des M. dilatator pupillae
- **Sympathikusaktivierung** (Schreck, Angst, Erregung, Stress): reflektorische Aktivierung des M. dilatator pupillae

Neurologisch
- **Koma:** Bewusstlosigkeit, fehlende Reaktion auf Schmerzreize
- **Migräne** (▶ 14.2.1): meist einseitiger Kopfschmerz, Blässe, Übelkeit, Erbrechen; episodisches Auftreten

Pharmakologisch
- **Atropin, trizyklische Antidepressiva:** lichtstarre Pupillen, keine Naheinstellung; wegweisend ist die Medikamentenanamnese
- **Drogen** (Kokain, LSD, Amphetamine): lichtstarre Pupillen, träge Pupillenreaktion, keine Naheinstellung; Hypertonie, Tachykardie, Tremor, epileptische Anfälle, Hyperthermie, Unruhe, Delir; wegweisend ist die Anamnese

Weitere
- **Glaukomanfall** (▶ 16.3.5): plötzliche Augen- und Kopfschmerzen, weite konjunktivale Gefäße, steinharter Bulbus
- **Trauma:** wegweisend ist die Anamnese; begleitend u. U. Monokel-, Brillenhämatom oder konjunktivale Blutung
- **Optikusatrophie:** Kompression durch Tumor, Glaukom, toxische Ursachen, Ischämie; Symptome abhängig von der Primärkrankheit

16.2.9 Anisokorie

Anamnestisches Vorgehen

- **Beginn** (seit wann?):
  - Akuter Beginn: bei u. a. Glaukomanfall, iatrogenem Horner-Syndrom
  - Chronische Entwicklung: bei chronisch-subduralem Hämatom, Tumoren, Metastasen innerhalb der Schädelhöhle
- **Begleitsymptome:** u. a.
  - Steinharter Bulbus, Augenrötung, grüne Ringe um Lichtquellen bei Glaukom
  - Horner-Syndrom, einseitige, harte Struma, B-Symptome bei Schilddrüsenkarzinom
  - Horner-Syndrom, Husten, blutiges Sputum, Dyspnoe, Zyanose bei Bronchialkarzinom
  - Kopfschmerzen, Persönlichkeitsveränderungen, morgendliches Erbrechen im Schwall, epileptische Anfälle bei Epi- oder Subduralhämatom, Tumoren, Metastasen innerhalb der Schädelhöhle
- **Vorerkrankungen und aktuelle Erkrankungen:** Ursache können neurologische, internistische und ophthalmologische Erkrankungen sein
- **Vegetative und B-Symptome:** Hinweis auf entzündlich-rheumatische, infektiöse oder tumoröse Ursache

Differenzialdiagnosen

Die Differenzialdiagnostik der Anisokorie erfolgt nach deren **Ursachen.** Unter Anisokorie versteht man eine seitendifferente Pupillenweite.

Angeboren Seltene Störung, die meist keinen Krankheitswert hat

Erkrankungen des Auges
- **Akuter Glaukomanfall** (▶ 16.3.5): plötzliche Augen- und Kopfschmerzen, weite konjunktivale Gefäße, steinharter Bulbus
- **Iritis:** Lichtscheu, konjunktivale Gefäßdilatation, Schmerzen; häufig Assoziation mit rheumatischen Erkrankungen, u. a. Morbus Bechterew

ZNS-Erkrankungen und Erkrankungen der peripheren Nerven
- **Horner-Syndrom:** Miosis, Ptosis und Enophthalmus durch Schädigung der sympathischen Ganglien, die das Auge versorgen; Ursachen u. a. Pancoast-Tumor, Schilddrüsenkarzinom
- **Okulomotoriusparese** durch einseitige Hämatome innerhalb der Schädelhöhle (z. B. Epi- oder subdurale Blutung), Neubildungen oder Botulismus

16.2.10 Exophthalmus

Anamnestisches Vorgehen

- **Ausprägung** (was genau): Erfassung der Ausprägung über Seitenvergleich der beiden Bulbi, Untersuchung der Augenbeweglichkeit, Vergleich der Lidspaltenweite; ein- oder beidseitiges Auftreten
- **Beginn** (seit wann?):
  - Schneller Beginn: bei Blutungen, Orbitaphlegmone, Trauma
  - Chronische Entwicklung: bei endokriner Orbitopathie, Neubildungen; Vergleich mit alten Fotografien kann sinnvoll sein

- **Begleitsymptome:**
  - Starke Schwellung der Lider, starke lokale und systemische Entzündungszeichen bei Orbitaphlegmone
  - Symptome der Hyperthyreose, Doppelbilder, eingeschränkte Augenbewegungen, Lidschwellung bei Morbus Basedow, endokriner Orbitopathie
- **Vorerkrankungen und aktuelle Erkrankungen:** Ursache können Trauma, internistische, ophthalmologische und neurologische Erkrankungen sein
- **Vegetative und B-Symptome:** Hinweis auf entzündlich-rheumatische, infektiöse oder tumoröse (v. a. Metastasen) Ursache

Differenzialdiagnosen

Die Differenzialdiagnostik des Exophthalmus erfolgt nach den **Ursachen.** Der Exophthalmus ist definiert als ein Hervortreten eines oder beider Augäpfel.

Trauma Wegweisend ist die Anamnese; kann einseitig oder beidseitig auftreten; begleitend kann u. U. Monokel-, Brillenhämatom oder konjunktivale Blutung vorhanden sein

Entzündungen

- **Orbitaphlegmone:** pralle Schwellung der Lider und Umgebung, Augenbeweglichkeit eingeschränkt, lokale und systemische Entzündungszeichen
- **Sinus-cavernosus-Thrombose:** Bewusstseinsstörung, Protrusio bulbi, epileptische Anfälle, Hirnnervenausfälle, evtl. Fieber (bei septischen Formen)

Endokrin **Endokrine Orbitopathie:** ein- oder beidseitige, häufig asymmetrische Ausprägung, Lidrötung, Lidödem, Lichtscheu, Fremdkörpergefühl, Doppelbilder, schmerzhafte bzw. eingeschränkte Augenbewegungen, Hornhautaustrocknung, Ulzerationen, Erblindung, Symptome der Hyperthyreose

Neubildungen Meist einseitiges Auftreten bei Orbita-, periorbitalen Tumoren oder intrakranialen Neubildungen; begleitend eingeschränkte Augenbeweglichkeit, Doppelbilder, Kopfschmerzen, neurologische Ausfälle

16.2.11 Doppeltsehen (Diplopie)

Anamnestisches Vorgehen

- **Beginn** (seit wann?):
  - Akuter Beginn: bei u. a. Trauma, Blutungen, Botulismus, Enzephalitis
  - Eher langsames oder rezidivierendes Auftreten: bei u. a. multipler Sklerose, Neurolues, Neubildungen
- **Begleitsymptome:** u. a.
  - Neurologische Ausfälle, Nystagmus, Intentionstremor, Dysarthrie bei multipler Sklerose
  - Polyurie, Polydipsie, Symptome der Polyneuropathie, Niereninsuffizienz, schlechte Wundheilung, hohe Glukosespiegel bei Diabetes mellitus
  - Kopfschmerzen, Persönlichkeitsveränderungen, epileptische Anfälle, morgendliches Erbrechen mit/ohne Übelkeit bei Tumoren, Metastasen
- **Vorerkrankungen und aktuelle Erkrankungen:** Ursache können neurologische, internistische, infektiöse und ophthalmologische Erkrankungen sein
- **Vegetative und B-Symptome:** Hinweis auf entzündlich-rheumatische, infektiöse oder tumoröse (v. a. Metastasen) Ursache
- **Alkoholabusus:** kann Ursache sein

Differenzialdiagnosen

Die Differenzialdiagnostik des Doppeltsehens erfolgt nach okulären und zentralen **Ursachen.** Beim Doppeltsehen werden Gegenstände doppelt entweder neben- oder übereinander gesehen.

Okulär

- **Augenmuskelparesen,** u. a. Abduzens-, Trochlearisparese, durch Schädigung des Augenmuskels oder dessen Innervation: asymmetrische Augenbewegungen
- **Orbitabodenfraktur:** wegweisend ist die Anamnese; begleitend findet sich ein Monokel- oder Brillenhämatom

Zentral

Raumforderungen **Tumoren, Metastasen:** Kopfschmerzen, morgendliches Erbrechen mit oder ohne Übelkeit, neurologische Ausfälle, Persönlichkeitsveränderungen

Vaskulär

- **Apoplex** (▶ 14.3.5): Hemiparese, Fazialisparese, Bewusstseinsstörungen, Atem-, Kreislaufstörungen, Schluckschwierigkeiten, Dysarthrie
- **Mikroangiopathie:** u. a. Symptome des Diabetes mellitus, z. B. Polyurie, Polydipsie, Symptome der Polyneuropathie, Nephropathie, Hyperglykämie

Infektiös

- **Botulismus:** schlaffe Lähmungen, Schluckschwierigkeiten, Atemstörungen, kein Fieber, kein Sensibilitätsverlust
- **Meningitis** (▶ 14.3.6), **Enzephalitis:** Fieber, Kopfschmerzen, positive Meningendehnungszeichen, neurologische Ausfälle; im Laborbefund Entzündungszeichen ↑
- **Lues** (▶ 18.7.2): Symptome der fortgeschrittenen Stadien (Neurosyphilis), u. a. Lähmungserscheinungen, Dysarthrie, paranoide Symptome, demenzielle Symptome, epileptische Anfälle

Entzündlich **Multiple Sklerose** (▶ 14.3.7): chronischer oder schubweise auftretender Schwankschwindel, Gangunsicherheit, Intentionstremor

Alkoholintoxikation Foetor, Gangunsicherheit, Dysarthrie, Enthemmung

16.2.12 Ohrenschmerzen

Anamnestisches Vorgehen

- **Lokalisation** (wo genau?): Differenzierung zwischen Schmerzen an der Ohrmuschel, am äußeren Gehörgang, Mittelohr, Mastoid usw.
- **Beginn** (seit wann?):
  - Akuter Beginn: bei entzündlichen Erkrankungen, u. a. Otitis externa, Otitis media, Herpes zoster, Furunkel, Trauma
  - Eher langsame Entwicklung: bei z. B. Myogelose
- **Begleitsymptome:** u. a.
  - Akuter Beginn, Schwerhörigkeit, vorgewölbtes Trommelfell bei Otitis media
  - Bläschenbildung bei Herpes zoster
  - Gesichtsschmerzen mit Verschlechterung beim Bücken, Eiterstraßen an der Rachenhinterwand bei Sinusitis
  - Tonsillenbeteiligung mit Eiterbildung, Fieber bei Tonsillitis

- **Vorerkrankungen und aktuelle Erkrankungen:** Ursache können Erkrankungen im Hals und Nasenbereich, u. a. banale Erkältungserkrankungen mit Schnupfen, Husten, sein
- **Vegetative und B-Symptome:** Hinweis auf entzündlich-rheumatische, infektiöse oder tumoröse Ursache

Differenzialdiagnosen

Die Differenzialdiagnostik der Ohrenschmerzen erfolgt nach deren **Ursachen.**

Lokal entzündlich

- **Gehörgangsfurunkel:** akute, lokale Schmerzen und andere Entzündungssymptome im Gehörgang, evtl. sichtbares Furunkel
- **Otitis externa:** akute Schmerzen im Gehörgang, Eiterexsudation
- **Otitis media** (▶ 16.3.6): akuter Beginn mit Fieber, hochrotes, vorgewölbtes Trommelfell mit Paukenerguss, eitriges Sekret nach Trommelfellperforation, Schwerhörigkeit
- **Mastoiditis:** Symptome der Otitis media, entzündlich verändertes Mastoid, systemische Entzündungszeichen ↑
- **Herpes zoster:** Bläschenbildung im Bereich von Ohrmuschel und Gehörgang

Trauma

- **Knall- oder Explosionstrauma:** wegweisend ist die Anamnese
- **Fraktur:** wegweisend ist die Anamnese

Fortgeleiteter Schmerz

- **Parotitis:** meist einseitige Parotisschwellung, Schmerzen beim Kauen
- **Angina tonsillaris:** hochroter Rachen und Tonsillen mit eitrigen Belägen, Fieber
- **Myogelose:** tastbare Muskelverhärtung im meist zervikalen Bereich und zervikothorakalen Übergang, Schmerzverstärkung bei Bewegung des Kopfes
- **Sinusitis:** akute oder subakute Gesichtsschmerzen, Druck- und Klopfempfindlichkeit der betroffenen Sinus, Schnupfen, Eiterstraßen entlang der hinteren Rachenwand

16.2.13 Schwerhörigkeit

Anamnestisches Vorgehen

- **Lokalisation** (wo genau?): Erfassung der Schwerhörigkeitsart (Schallleitungs- oder Schallempfindungsschwerhörigkeit) im Weber- und Rinne-Versuch, Erfassung der Lateralität (ein- oder beidseitige Schwerhörigkeit)
- **Beginn** (seit wann?):
  - Akute Schwerhörigkeit: bei Hörsturz, Morbus Menière, Otitis media, Trauma
  - Chronische Schwerhörigkeit: bei Presbyakusis, Akustikusneurinom, Otosklerose
- **Schmerzhaftigkeit:** Schmerzen bei Otitis media, Trauma
- **Begleitsymptome:** u. a.
  - Schwindel, Gleichgewichtsstörungen bei Akustikusneurinom
  - Drehschwindel, Fallneigung, Nystagmus bei Morbus Menière
  - Akute Schwerhörigkeit, Druck auf dem betroffenem Ohr bei Hörsturz

- **Vorerkrankungen und aktuelle Erkrankungen:** Ursache können otologische Vorerkrankungen, Traumen und Medikamentennebenwirkungen sein
- **Vegetative und B-Symptome:** Hinweis auf entzündliche oder infektiöse Ursache
- **Familienanamnese:** Erfassung genetischer Ursachen
- **Medikamente und Noxen:** Einnahme von Medikamenten (v. a. Antibiotika, Diuretika) kann Ursache sein

Differenzialdiagnosen

Die Differenzialdiagnostik der Schwerhörigkeit erfolgt nach dem Läsionsort in Schallleitungs- und Schallempfindungsstörungen (▶ Abb. 16.1).

- **Schallleitungsschwerhörigkeit:** Schallübertragung zum Innenohr ist behindert. Das äußere Ohr und das Mittelohr sind an der Schallweiterleitung beteiligt. Krankhafte Prozesse in diesen beiden Abschnitten führen zur Schallleitungsschwerhörigkeit.
- **Schallempfindungsschwerhörigkeit:** Ist auf Erkrankungen des Innenohrs oder des VIII. Hirnnerven zurückzuführen. Hörminderung meist zunächst bei höheren Frequenzen.

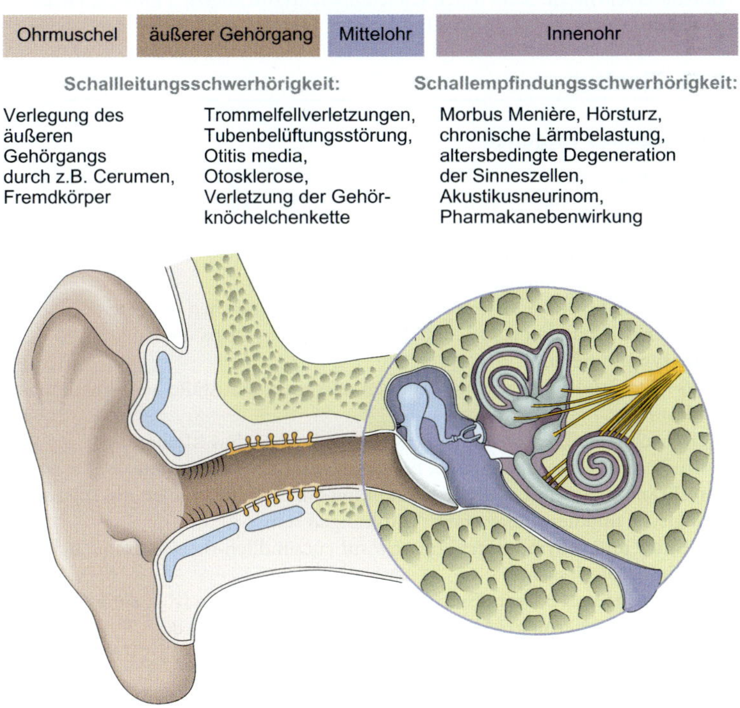

Abb. 16.1 Differenzialdiagnosen bei Schalleitungs- und Schallempfindungsschwerhörigkeit [L190]

Schallleitungsschwerhörigkeit

- **Ohrenschmalz** oder andere **Fremdkörper** im äußeren Gehörgang: wegweisend ist die Otoskopie
- **Verletzungen,** Veränderung des **Trommelfells:** wegweisend ist die Otoskopie
- **Tubenbelüftungsstörung** durch u. a. adenoide Vegetationen, allergische Ursachen: neben der Schwerhörigkeit Symptome der Primärkrankheit
- **Otitis media** (▶ 16.3.6): akuter Beginn mit Fieber, hochrotes, vorgewölbtes Trommelfell mit Paukenerguss, eitriges Sekret nach Trommelfellperforation
- **Otosklerose:** Fixierung der Steigbügelplatte am ovalen Fenster, Tinnitus
- **Unterbrechung der gelenkigen Verbindung** zwischen Hammer, Amboss und Steigbügel durch z. B. Knalltrauma oder mechanisches Trauma

Schallempfindungsschwerhörigkeit

- **Morbus Menière** (▶ 16.3.7): anfallsartiger Drehschwindel, Fallneigung, Nystagmus
- **Hörsturz** (▶ 16.3.8): Schwerhörigkeit und Druck auf dem betroffenen Ohr
- **Andauernde Lärmbelastung** (Kopfhörer, regelmäßige Disco-Besuche): wegweisend ist die Anamnese
- **Altersbedingte Degeneration** der Sinneszellen
- **Medikamentennebenwirkung,** u. a. Furosemid oder Aminoglykoside: wegweisend ist die Medikamentenanamnese
- **Akustikusneurinom:** Schwindel, Gleichgewichtsstörungen, Tinnitus, Hirnnervenausfälle (v. a. VII und VIII)

16.2.14 Tinnitus

Anamnestisches Vorgehen

- **Ausprägung** (was genau?): Art des Tinnitus (hochfrequent, niederfrequent), Lateralität (wo genau?), Verlauf (kontinuierlich, in Episoden)
- **Beginn** (seit wann?):
  - Akuter Tinnitus: bei u. a. Trauma, Otitis media
  - Chronischer Tinnitus: bei Hörsturz, Tumoren
  - Verlauf in Schüben: kann bei allen genannten Ursachen auftreten
- **Schmerzhaftigkeit:** bei u. a. Schädel-Hirn-Trauma, Otitis media
- **Begleitsymptome:** u. a.
  - Schwindel, Gleichgewichtsstörungen, Hirnnervenausfälle bei Akustikusneurinom
  - Drehschwindel, Fallneigung, Nystagmus bei Morbus Menière
  - Müdigkeit, Schwäche, Blässe, Belastungsdyspnoe bei Anämie
- **Vorerkrankungen und aktuelle Erkrankungen:** Ursache können internistische, otologische und neurologische Erkrankungen sein
- **Vegetative und B-Symptome:** Hinweis auf entzündlich-rheumatische, infektiöse oder tumoröse Ursache
- **Medikamente und Noxen:** Einnahme von Medikamenten (v. a. einige Diuretika, Naproxen, Interferon α), Alkoholabusus können Ursache sein

Differenzialdiagnosen

Die Differenzialdiagnostik des Tinnitus erfolgt nach dessen **Ursachen.**

Otogen
- **Lärmschwerhörigkeit:** wegweisend sind Berufs- und Freizeitanamnese
- **Morbus Menière** (▶ 16.3.7): anfallsartiger Drehschwindel, Fallneigung, Nystagmus
- **Otitis media** (▶ 16.3.6): akuter Beginn mit Fieber, hochrotes, vorgewölbtes Trommelfell mit Paukenerguss, eitriges Sekret nach Trommelfellperforation
- **Otosklerose:** Schwerhörigkeit durch Fixierung der Steigbügelplatte am ovalen Fenster, Tinnitus

Vaskulär
- **Hypertonie** (▶ 3.3.1): okzipitale Kopfschmerzen, v. a. am Morgen
- **Hypotonie** (▶ 3.3.2): Schwindel, Kollapsneigung, Müdigkeit
- **Anämie** (▶ 8.2.4): Müdigkeit, Schwäche, Blässe, Belastungsdyspnoe, evtl. funktionelles Herzgeräusch
- **Polycythaemia vera** (▶ 8.3.6): Gesichtsrötung (Plethora), Juckreiz, Hypertonie; im Laborbefund Erythrozyten ↑, Hämatokrit ↑, Hämoglobin ↑, Leukozyten ↑, Thrombozyten ↑, BSG ↓

Traumatisch **Schädel-Hirn-Trauma** (▶ 14.3.1): Traumaanamnese, Bewusstlosigkeit (evtl. kurz), Nackensteifigkeit, neurologische Ausfälle

Neoplastisch **Akustikusneurinom:** Schwindel, Gleichgewichtsstörungen, Tinnitus, Hirnnervenausfälle (v. a. VII und VIII)

Toxisch
- **Alkohol:** wegweisend sind die Anamnese und ggf. Hinweise auf alkoholische Begleiterkrankungen, u. a. Leberfunktionsstörungen, Pankreatitis, Polyneuropathie
- **CO-Intoxikation:** Dyspnoe, rosige Gesichtsfarbe (keine Zyanose), Übelkeit, Kopfschmerzen, Schwindel, Ohrensausen, Flimmerskotome, Herzrhythmusstörungen, Krampfanfälle
- **Medikamentennebenwirkung:** wegweisend ist die Medikamentenanamnese

Muskulär **Chronische Verspannung:** tastbarer muskulärer Hartspann, lokale Schmerzhaftigkeit der Muskulatur

Psychogen **Stress:** Verstärkung der Symptome bei Belastungssituationen

16.3 Erkrankungen und deren Leitsymptome

16.3.1 Konjunktivitis

Definition Bindehautentzündung. Ursachen können Viren (Adeno-, Coxsackie-, Herpesviren; Konjunktivitis epidemica), Bakterien (Pneumo-, Staphylo-, Strepto-, Gonokokken, Chlamydien) oder nicht infektiös u. a. Tränenmangel, Fremdkörper, UV-Licht, Säure, Laugen, Allergien sein.

Leitsymptome
- Virale und nicht infektiöse Konjunktivitis: hochrote Schwellung mit Lichtempfindlichkeit und Bindehautödem (Chemosis), Fremdkörpergefühl, Tränenträufeln, **wässriges Sekret**
- Bakterielle Konjunktivitis: **eitriges** oder **blutiges Sekret,** Lidschwellung, Schmerzen, Lichtempfindlichkeit

Therapie

- Bei Verätzung Spülen der Augen und Klinikeinweisung (▶ 20.14.3)
- Je nach Ursache gefäßverengende, antibiotische oder glukokortikoidhaltige Augentropfen
- Credé-Prophylaxe mit 1 % Silbernitrat-Lösung nach der Geburt (bei Gonokokken)

16.3.2 Katarakt (grauer Star)

Definition Linsentrübung, die zur reduzierten Sehschärfe führt. Im Alter häufig. Risikofaktoren sind genetische Disposition, UV-Licht, Myopie, Alkohol-, Nikotinabusus, Diabetes mellitus, topische und systemische Glukokortikoide. Die angeborene Katarakt ist meist die Folge einer mütterlichen Röteln-Erstinfektion während der Schwangerschaft.

Leitsymptome

- Verschwommensehen und Blendungsgefühl
- Reduziertes Sehvermögen in der Dämmerung oder Dunkelheit
- Reduziertes Farberkennen
- Sehstörungen beim Lesen

Therapie Operative Entfernung der Linse und Implantation einer Kunstlinse

16.3.3 Ablatio retinae (Netzhautablösung)

Definition Entsteht durch Trennung der beiden Netzhautschichten (Pigmentepithel und Neuroepithel). Ursachen sind u. a. Myopie, Blutungen, Diabetes mellitus.

Leitsymptome

- **„Rußregen"**
- **Schmerzloser Visusverlust** als „aufsteigende Mauer von unten" bei Ablösung im oberen Bulbusbereich oder „herabfallender Vorhang von oben" bei Ablösung im unteren Bereich

Therapie Notfall → Vorgehen nach dem üblichen Standard (▶ 20.14.1)

16.3.4 Makuladegeneration

Definition Erkrankung des gelben Flecks, die mit einer irreversiblen Störung der Sehschärfe einhergeht. Häufigste Erblindungsursache des älteren Menschen. Sie kann in trockene und feuchte Makuladegeneration eingeteilt werden.

Leitsymptome

- Graue Schatten im Blickzentrum
- Verzerrtsehen
- Schmerzlose, eingeschränkte Sehfähigkeit bis hin zur Erblindung

Therapie
- Sehr begrenzt und nicht immer erfolgreich
- Leselupe, Lupenbrille und andere Sehhilfen
- Laserbehandlung

16.3.5 Glaukom (grüner Star)

Definition Sammelbezeichnung für Augenerkrankungen, die meist durch intraokuläre Drucksteigerung (> 21 mmHg) zur Schädigung des N. opticus und Gesichtsfeldausfällen führen. Es kann zwischen dem Weitwinkel- und akutem Engwinkelglaukom unterschieden werden.

Leitsymptome des akuten Engwinkelglaukoms
- Heftige **Kopfschmerzen, Augenschmerzen,** Bauchschmerzen
- **Steinharter Bulbus, Mydriasis,** u. U. entrundete, **lichtstarre Pupille**
- Hyperämie der konjunktivalen Gefäße
- Nebelsehen und (grüne) Farbringe um Lichtquellen

Begleitsymptome
- Gegebenenfalls Fieber
- Übelkeit und Erbrechen
- Hornhauttrübung
- Komplikationen: Visusverlust, Optikusatrophie

Therapie Notfall → Vorgehen nach dem üblichen Standard (▶ 20.14.2)

16.3.6 Otitis media

Definition Bakterielle Entzündung der Schleimhaut des Mittelohrs bzw. der Paukenhöhle.

Leitsymptome
- Säuglinge und Kleinkinder: häufig unspezifische Beschwerden wie Bauchweh, Übelkeit, Erbrechen, Durchfall
- **Ohrenschmerzen,** Kopfschmerzen, **Fieber**
- **Hochrotes, vorgewölbtes Trommelfell**
- **Paukenerguss**
- **Eitriges Sekret** aus dem Gehörgang nach Trommelfellperforation

Begleitsymptome
- Eitriges Sekret aus Nase und an Rachenhinterwand
- Komplikationen: Mastoiditis, Hirnabszess, Meningitis, Sinusitis

Therapie
- Ibuprofen, Antibiotika
- Gegebenenfalls Parazentese

16.3.7 Morbus Menière

Definition Innenohrerkrankung, die mit Vermischung von Endolymphe und Perilymphe einhergeht.

Leitsymptome
Anfallsartiger **Drehschwindel, Fallneigung und Spontannystagmus**

Begleitsymptome
- Tinnitus
- Schwerhörigkeit (v. a. tiefe Frequenzen)
- Übelkeit, Erbrechen

Therapie
- Im Anfall symptomatisch; Notfall → Vorgehen nach dem üblichen Standard (▶ 20.14.5)
- Nach ersten Rezidiven Prophylaxe mit Betahistin möglich

16.3.8 Hörsturz

Definition Akuter Hörverlust.

Leitsymptome
- **Schwerhörigkeit**
- Schmerzlos
- Druck auf dem betreffenden Ohr

Begleitsymptome
- Tinnitus
- Schwindel

Therapie Notfall → Vorgehen nach dem üblichen Standard (▶ 20.14.6)

17 Psychiatrie

17.1 Fallbeispiele

Fallbeispiel 1

Aktuelle Anamnese

Ein 44-jähriger Patient stellt sich in Ihrer Praxis vor und klagt über neu aufgetretene (seit ca. 6 Wochen) Erschöpfung, Müdigkeit, Antriebslosigkeit, Konzentrationsstörungen, Gedächtnisprobleme und schlechte Stimmung. Auf Nachfrage berichtet der Patient über Schlafstörungen, insbesondere kurzen Schlaf und frühes Erwachen (um 4.00 Uhr), ohne wieder einschlafen zu können. Trotzdem falle es ihm schwer, um 7.00 Uhr aufzustehen und in die Arbeit zu gehen. Weiterhin berichtet er, ohne erkennbaren Grund traurig und verstimmt zu sein. In den letzten Wochen seien ständiges Grübeln, Angst und Unruhe hinzugetreten. Im Beruf sei er wegen mangelnder Konzentration nicht in der Lage, die anfallende Arbeit so schnell wie üblich zu erledigen. Vor 6 Monaten sei er zum Abteilungsleiter in einer Bank befördert worden, wobei das Gefühl der Überforderung von Woche zu Woche wachse.

Episoden mit gehobener Stimmung, Gewichtsschwankungen, Schmerzen, Verdauungsstörungen, B-Symptome und häusliche Konflikte werden verneint. Der Patient ist verheiratet und Vater von zwei gesunden Söhnen (7 und 4 Jahre alt). Soziale Kontakte sind unwichtig geworden und strengen den Patienten enorm an.

Die Medikamentenanamnese ist leer. Alkohol-, Nikotin- und Drogenkonsum werden verneint. Die Mutter des Patienten leidet an einer bipolaren affektiven Störung.

Vorgeschichte

Keine nennenswerten Erkrankungen

Untersuchungsbefund

Normalgewichtiger Patient. Haut und Schleimhäute, Herz-, Lungen- und abdominale Untersuchung ohne pathologischen Befund. Schilddrüse nicht vergrößert, schluckverschieblich, ohne Resistenzen. Lymphknotenstatus unauffällig. Orientierende neurologische Untersuchung regelrecht.

Bei der psychiatrischen Exploration ist der Patient zu allen Qualitäten orientiert. Der Gedankengang und die Artikulation sind verlangsamt. Kein wahnhaftes Erleben, keine Ich-Störungen oder Halluzinationen. Der Affekt ist nivelliert, dominiert von Freudlosigkeit, Traurigkeit und Grübeln. Psychomotorisch erscheint der Patient gehemmt. Von Suizidalität ist der Patient glaubhaft distanziert.

Lösung Fallbeispiel 1

Verdachtsdiagnose

Depressive Störung (▶ 17.3.1). Wegweisend sind die Symptome wie niedergedrückte Stimmung, Antriebslosigkeit, verminderte Konzentration, Schlafstörungen (morgendliches Erwachen mit Morgentief) und die Dauer von 6 Wochen. Die Beförderung kann als ein life event angesehen werden. Die positive familiäre Anamnese erhöht das Risiko für psychiatrische Erkrankungen und stützt die Diagnose der Depression. Die Befunde der psychopathologischen Exploration, v. a. Denkverlangsamung, psychomotorische Hemmung, Traurigkeit und Grübeln, sprechen ebenfalls für die Verdachtsdiagnose.

Differenzialdiagnosen
- **Bipolare affektive Störung:** erscheint trotz positiver Familienanamnese wegen fehlender manischer/hypomanischer Episoden unwahrscheinlich
- **Depressive Störung aufgrund internistischer Erkrankungen,** u. a. Hypothyreose, Tumorgeschehen, Vitaminmangel, Stoffwechselerkrankungen: kann erst nach ausführlicher Diagnostik ausgeschlossen werden
- **Zerebrale Erkrankungen:** können nicht ausgeschlossen werden und müssen nach Durchführung von bildgebenden Verfahren bestätigt oder verworfen werden

Diagnostisches Vorgehen zur Sicherung der Diagnose
- Labor: großes Blutbild, Nieren-, Leberwerte, Entzündungszeichen, Elektrolyte, Blutzucker, TSH, Vitamin B_{12}
- CCT: Ausschluss von intrakranialen Neubildungen
- EEG: Ausschluss von lokalen und u. a. stoffwechselbedingten Hirnerkrankungen, Feststellung epilepsietypischer Potenziale
- EKG: Messung von Herzrhythmus, Erregungspathologien; wichtig im Hinblick auf kardiale Nebenwirkungen einer medikamentösen Therapie

Therapie
- Zeitnahe Vorstellung beim Psychiater
- Antidepressiva
- Psychotherapeutische Verfahren

Fallbeispiel 2

Aktuelle Anamnese
Sie sehen beim Hausbesuch einen 44-jährigen Patienten, der über Übelkeit, Unruhe, Schweißausbrüche, Zittern und unausgeglichene bzw. gereizte Stimmung klagt. Des Weiteren berichtet der Patient von Durchfällen, Schlaflosigkeit, Konzentrationsproblemen, Kopfschmerzen und Muskelkrämpfen. Diese Symptome bestünden seit ca. 2 Tagen. Auf Nachfrage hin gibt der Patient an, seit 6 Tagen keinen Alkohol konsumiert zu haben. Davor habe er täglich ca. 2 Flaschen Wein und noch einigen Schnaps konsumiert. Nun wolle er diese Gewohnheit wegen einer neuen Partnerschaft ruhen lassen. Der Alkoholabusus bestehe seit ca. 24 Jahren, ferner ein Nikotinabusus (30 Packyears). Keine B-Symptome, keine Schilddrüsenerkrankungen, keine Dauermedikation.

Vorgeschichte
Z. n. Sturz mit Rippenprellung vor 2 Wochen (im alkoholisierten Zustand)

Untersuchungsbefund
Normalgewichtiger Patient. Haut warm, schweißig, Schleimhäute rosig und feucht. Herztöne rein rhythmisch, keine Herzgeräusche. Sonorer Klopfschall, vesikuläres Atemgeräusch über beiden Lungen, keine Nebengeräusche. Abdominale Untersuchung ohne pathologischen Befund. Schilddrüse nicht vergrößert, schluckverschieblich, ohne Resistenzen. Lymphknotenstatus unauffällig. Tremor an beiden Händen, Eigenreflexe lebhaft, pathologische Reflexe nicht auslösbar. Übriger Neurostatus ohne pathologischen Befund. Im psychopathologischen Befund ausgeprägte psychomotorische Unruhe, kein Wahnerleben, keine Halluzinationen, keine Ich-Störungen. Der Gedankengang ist ungeordnet, im Affekt wirkt der Patient ängstlich und besorgt. Von Suizidalität ist der Patient glaubhaft distanziert. RR 170/100 mmHg, HF 120/Min., AF 22/Min., Temperatur 38,4 °C.

Lösung Fallbeispiel 2

Verdachtsdiagnose

Alkoholentzugssyndrom (▶ 17.3.6). Typisch sind Symptome wie Übelkeit, Unruhe, Schweißausbrüche, Zittern, Stimmungsschwankungen, Durchfälle, Schlaflosigkeit, Konzentrationsprobleme, Kopfschmerzen und Muskelkrämpfe, die sich nach Absetzen des Alkohols einstellen.

Differenzialdiagnosen

- **Delirium tremens:** diese Diagnose kann als Komplikation des Alkoholentzugssyndroms auftreten; typische Kennzeichen sind Orientierungsstörungen, Halluzinationen, ggf. Krampfanfälle; da diese Symptome nicht beschrieben werden, ist die Diagnose zum gegenwärtigen Zeitpunkt unwahrscheinlich
- **Hyperthyreose** (▶ 10.3.4): die Symptome gleichen den Symptomen des Alkoholentzugssyndroms; die Diagnose kann erst nach den Ergebnissen der Laboruntersuchung (mit Beurteilung des TSH) bestätigt bzw. verworfen werden; in Anbetracht der Alkoholanamnese ist allerdings ein Alkoholentzugssyndrom wahrscheinlicher

Diagnostisches Vorgehen zur Sicherung der Diagnose

- Wegweisend ist die Anamnese
- Unter stationären Bedingungen: u. a.
  - Labor: u. a. Differenzialblutbild, GOT, GPT, γ-GT, GLDH, Bilirubin, AP, Glukose, TSH, Na^+, K^+, Ca^{2+}, Mg^{2+}, Cl^-, Kreatinin, GFR, Harnstoff, Harnsäure, CDT, CK
  - Sonografie der Leber
  - Testpsychologische Diagnostik

Therapie

- Zeitnahe Überweisung in die Klinik mit engmaschiger Kontrolle und Sicherung der Vitalfunktionen, Elektrolyt- und Flüssigkeitsausgleich, Vitamin-B_1-Substitution und ggf. medikamentöser Therapie des Alkoholentzugssyndroms
- Entwöhnung, bei der das Leben ohne Droge gelernt werden soll; diese Phase dauert meist 6 Monate und wird stationär in Suchtkliniken, aber auch teilstationär oder ambulant durchgeführt
- Nachsorge und Rehabilitation: Eingliederung ins soziale und berufliche Umfeld; diese Phase kann ein Leben lang andauern

Fallbeispiel 3

Aktuelle Anamnese

Ein 76-jähriger alleine lebender Mann stellt sich bei Ihnen in Begleitung seiner Tochter vor. Der Patient selbst kann nicht erklären, warum er in Ihrer Praxis ist, versichert aber, es gehe ihm gut. Die Tochter berichtet, dass ihr Vater seit Monaten seinen Haushalt nicht bewältigen kann. Heute Morgen sei er noch nicht angezogen gewesen und habe offensichtlich Schwierigkeiten gehabt, selbstständig ein Hemd anzuziehen und zuzuknöpfen. Seit längerem mache er einen apathischen Eindruck, antworte nur verlangsamt und auch nicht immer auf die ihm gestellten Fragen. Ferner berichtet die Tochter, dass der Vater einfache, gerade besprochene Sachverhalte vergisst und sich häufig an Jahre bis Jahrzehnte zurückliegende Themen erinnert und diese häufig ohne Zusammenhang erwähnt. Auf Nachfrage berichtet die Tochter, dass der Vater schon immer zurückgezogen gewesen sei, seit dem Tod der Mutter vor 2 Jahren habe sich die Situation kontinuierlich verschlimmert, sodass sie Sorge hat, dass er nicht alleine zurechtkommt. Weiterhin wisse sie nicht, ob er seine Medikamente regelmäßig einnehme. Kein Alkohol- oder Nikotinabusus, keine B-Symptome.

Vorgeschichte

- Herzinsuffizienz: behandelt mit ACE-Hemmer, ß-Blocker und Diuretikum
- Hypothyreose unklarer Genese: behandelt mit Schilddrüsenhormonen

Untersuchungsbefund

Normalgewichtiger Patient. Haut, Schleimhäute, Herz-, Lungen- und abdominale Untersuchung ohne pathologischen Befund. Schilddrüse schluckverschieblich, ohne Resistenzen. Lymphknotenstatus unauffällig. Orientierende neurologische Untersuchung regelrecht.

In der psychiatrischen Exploration ist der Patient zeitlich, örtlich und situativ nicht vollständig orientiert. Gedankengang und Artikulation verlangsamt, weitschweifig, sprunghaft mit deutlichen Wortfindungsstörungen. Keine Ich-Störungen oder Halluzinationen. Kein Anhalt für wahnhaftes Erleben. Affekt nivelliert, dominiert von Freudlosigkeit. Eingeschränkte Merkfähigkeit. Psychomotorische Verlangsamung. Von Suizidalität ist der Patient glaubhaft distanziert.

Lösung Fallbeispiel 3

Verdachtsdiagnose

Demenz (▶ 17.3.5). Für diese Diagnose sprechen der schleichende Beginn, die Vergesslichkeit, Merkfähigkeitsstörung und kognitive Einbußen. Es handelt sich um eine Ausschlussdiagnose.

Differenzialdiagnosen

- **Hypothyreose** (▶ 10.3.5): wichtige Differenzialdiagnose, weil gerade bei älteren Menschen eine Schilddrüsenunterfunktion (pseudo-)dementielle Zustände hervorrufen kann; kann erst nach laborchemischer Untersuchung ausgeschlossen werden
- **Depressive Störung** (▶ 17.3.1): kann nicht ausgeschlossen werden; grundsätzlich ist die Orientierung bei der Depression nicht gestört, das Gedächtnis in den meisten Fällen erhalten
- **Andere zerebrale (organische) Erkrankungen:** können nicht ausgeschlossen werden und müssen nach Durchführung von bildgebenden Verfahren bestätigt oder verworfen werden

Diagnostisches Vorgehen zur Sicherung der Diagnose

- Neuropsychologische Testung erfolgt mit einigen Standardtests, u. a.:
  - Mini-Mental-State-Test: prüft v. a. Orientierung, Merkfähigkeit, Altgedächtnis, Aufmerksamkeit, Rechnen, Sprachvermögen, Verständnis
  - Benton-Test: prüft das visuelle Gedächtnis; die Patientin oder der Patient schaut sich an einer Vorlage eine geometrische Figur an und muss später die Figur reproduzieren
  - Uhr-Zeichen-Test: prüft das visuelle und räumliche Gedächtnis; die Patientin oder der Patient wird aufgefordert, ein Zifferblatt mit einer bestimmten Uhrzeit zu zeichnen
- Labor: u. a. Blutbild, Entzündungsparameter, GOT, GPT, γ-GT, Kreatinin, Harnstoff, TSH, Vitamin B_{12}
- Bildgebende Verfahren (CCT, MRT): zum Ausschluss struktureller Gehirnveränderungen, wobei eine nachgewiesene Gehirnatrophie nicht mit den kognitiven Fähigkeiten korreliert

Therapie
- Keine sicher wirksame Therapie vorhanden
- Medikamentöse Therapie: Antidementiva, Cholinesterasehemmer, Glutamatmodulatoren und Kalziumkanalantagonisten können eine Stabilisierung des Ist-Zustands über (meist wenige) Monate bewirken, unterbinden allerdings nicht die Progredienz der Erkrankung
- Kognitives Training im Sinne einer Realitätsorientierung und in Form eines Gedächtnistrainings
- Ergotherapie

17.2 Differenzialdiagnostik

17.2.1 Demenz

Anamnestisches Vorgehen

- **Ausprägung** (was und wie stark genau?): grobe Beurteilung der Schwere der Demenz mit v. a. Erfassung von Orientierungsstörungen (zeitlich, örtlich, situativ und zur Person), Gedächtnisstörungen; Erhebung der Fremdanamnese ist sinnvoll
- **Beginn** (seit wann?):
  - Eher schneller Beginn: bei vaskulärer Demenz, nach Trauma
  - Chronischer Verlauf: bei Demenz vom Alzheimer-Typ, endokrinen und metabolischen Ursachen
- **Begleitsymptome:** u. a.
  - Andere arterioskleroseassoziierte Erkrankungen bei vaskulärer Demenz
  - Anämie, Ikterus, Symptome der Polyneuropathie bei Vitamin-B_{12}-Mangel
  - Gewichtsabnahme, Diarrhö, opportunistische Erkrankungen, B-Symptome, Malignome bei HIV
- **Vorerkrankungen und aktuelle Erkrankungen:** Ursache können endokrine Erkrankungen (v. a. Hypothyreose), Infektionserkrankungen (u. a. HIV, Tuberkulose), Vitamin-B-Mangel, arteriosklerotische Erkrankungen (u. a. KHK, pAVK) sein
- **Vegetative und B-Symptome:** Hinweis auf entzündliche, infektiöse oder tumoröse Ursache
- **Medikamente und Noxen:** Ursache kann chronischer Alkohol- und Drogenabusus, Einnahme von u. a. einigen Antibiotika (z. B. Moxifloxacin), anticholinergen Medikamenten und Tranquilizern sein

Differenzialdiagnosen

Die Differenzialdiagnostik der Demenz erfolgt nach den **Ursachen.**

Vaskulär **Morbus Binswanger:** durch Arteriosklerose bedingte Erkrankung, die zu vorübergehenden oder bleibenden kognitiven Defiziten führen kann; kennzeichnend sind schubweiser Verlauf, Affektlabilität mit depressiver Stimmung, Reizbarkeit, paranoide Züge; Gedächtnisstörungen meist in späteren Stadien

Infektiös
- **HIV-Infektion** (▶ 18.7.3): Lymphknotenschwellungen, rezidivierende Infekte mit opportunistischen Erregern, Diarrhö, Furunkel, Juckreiz; positiver serologischer Nachweis
- **Tuberkulose** (▶ 18.6.1): chronischer Husten, evtl. blutiges Sputum, B-Symptome; wegweisend ist der Bakteriennachweis (Kultur, PCR) aus Sputum, Magensaft oder – je nach Organmanifestation – aus anderen Körpersäften
- **Neurolues** (▶ 18.7.2): neurologische Ausfälle, psychotische Zustände, Schmerzsymptome; positiver serologischer Nachweis
- **Creutzfeldt-Jakob-Erkrankung:** seltene Erkrankung, die meist familiär auftritt; rasche Ausbildung von Demenzsymptomen und neurologische Störungen in Form von u. a. Ataxie oder Spastik

Neoplastisch **Tumoren, Metastasen:** neurologische Ausfälle (Hirndruckzeichen, z. B. Kopfschmerzen, Erbrechen im Schwall, Sensibilitätsstörungen, motorische Ausfälle), B-Symptome, bei Metastasen Symptome des Primärtumors

Endokrin, metabolisch
- **Hypothyreose** (▶ 10.3.5): Gewichtszunahme, Kälteempfindlichkeit, depressive Symptome, Hypotonie, Herzfrequenz ↓, Obstipation, Myxödem; im Laborbefund TSH ↑, fT_3 und fT_4 ↓
- **Wernicke-Korsakow-Syndrom** (Vitamin-B_1-Mangel): Merkfähigkeitsstörung, Orientierungsstörung, Konfabulationen, Störung der Okulomotorik, Ataxie, Bewusstseinsveränderungen, Lähmungen, Areflexie
- **Vitamin-B_{12}-Mangel** (▶ 8.3.2): Symptome der Polyneuropathie, megaloblastäre Anämie, Demenzsymptome

Toxisch
- **Alkohol, Drogen, Medikamente:** wegweisend sind Anamnese und Krankheitsvorgeschichte
- **Chemikalien:** wegweisend ist die Anamnese u. a. zu Beruf und Freizeitverhalten

Traumatisch
- **Chronisches subdurales Hämatom:** Kopfschmerzen, Erbrechen im Schwall, Sensibilitätsstörungen, motorische Ausfälle, epileptische Anfälle
- **Hypoxie:** Unruhe, Dyspnoe, Zyanose, Tachykardie, Hypertonie
- **Chronisch-rezidivierende Traumen,** z. B. bei Boxern: wegweisend ist die Anamnese zu beruflichen und Freizeitaktivitäten

Weitere **Morbus Alzheimer** (▶ 17.3.5): schleichender Beginn, Merkfähigkeits-, Orientierungsstörung, Verlust der Urteilsfähigkeit; Ursache unklar

17.2.2 Depression und Demenz

Anamnestisches Vorgehen

- **Ausprägung** (was genau und wie stark?): Erfassung der vorhandenen Symptome und Zuordnung zur entsprechenden Erkrankung
- **Beginn** (seit wann?):
  - Eher schneller, erkennbarer Beginn: bei Depression
  - Chronische Entwicklung: bei Demenz, v. a. beim Alzheimer-Typ
- **Begleitsymptome:** u. a.
  - Somatisches Syndrom bei Depression
  - Störung der Urteilsfähigkeit, Gedächtnisstörungen bei Demenz

- **Vorerkrankungen und aktuelle Erkrankungen:** frühere depressive Episoden oder Life Events sprechen für eine Depression; arterioskleroseassoziierte Erkrankungen bei Demenzen
- **Vegetative und B-Symptome:** Hinweis auf entzündlich-rheumatische, infektiöse oder tumoröse Ursache
- **Medikamente, Noxen:** chronischer Alkohol- und Drogenabusus, Einnahme von u. a. einigen Antibiotika (z. B. Moxifloxacin), anticholinergen Medikamenten und Tranquilizern kann demenzielle Symptome auslösen; u. a. Antikonzeptiva, Metoprolol, Interferon α, Omeprazol können depressive Symptome hervorrufen

Differenzialdiagnosen

Die Differenzialdiagnostik von Depression und Demenz erfolgt im Hinblick auf **Beginn** und **Symptome** (▶ Tab. 17.1).

Tab. 17.1 Differenzialdiagnostik von Depression und Demenz

	Depression	Demenz
Beginn	Erkennbar, relativ schnell	Langsam, schleichend
Orientierung	Erhalten	Gestörte (zunächst zeitliche) Orientierung
Tagesschwankungen	Häufig	Eher selten
Stimmung	Ständig depressiv	Schwankend
Umgang mit Erkrankung	Defizite werden herausgestellt	Defizite werden eher verborgen

17.3 Krankheitsbilder und deren Leitsymptome

17.3.1 Depressive Störung

Definition Häufige psychische Störung mit Dominanz von affektiven Symptomen. Familiäre Häufung, hormonelle Schwankungen und Life Events können als Ursachen bzw. Auslöser benannt werden.

Leitsymptome
- **Denkverlangsamung** und Denkhemmung
- **Gefühl der Gefühllosigkeit**
- **Verminderte Konzentration** und Aufmerksamkeitsdefizit
- Vermindertes Selbstwertgefühl und Selbstvertrauen, Schuldgefühle und Wertlosigkeit
- **Verminderung des Antriebs**
- **Somatisches Syndrom:** Müdigkeit, verminderter Appetit, Obstipation, Libidoverlust, Gewichtsverlust, **Schlafstörungen** mit morgendlichem Früherwachen, Morgentief
- **Suizidgedanken** und Suizidrisiko: 60 % der chronisch depressiven Patientinnen und Patienten begehen einen Suizidversuch, 15 % versterben durch Selbsttötung
- **Wahn** (fakultativ): Versündigungs-, Verarmungs-, nihilistischer Wahn

Therapie
- Je nach Schwere der Erkrankung Antidepressiva: trizyklische Antidepressiva, selektive Serotonin-Rückaufnahme-Hemmer (SSRH), Johanniskraut
- Lichttherapie bei saisonaler Depression
- Psychotherapie, Ergotherapie

17.3.2 Manische Störung

Definition Psychische Störung mit euphorischer Stimmungslage, Enthemmung, Selbstüberschätzung und Ideenflucht.

Leitsymptome
- **Antriebssteigerung** und gehobene Stimmung
- **Ideenflucht,** subjektives Gefühl von Gedankenrasen
- Gesteigerte Libido, Selbsteinschätzung und maßloser Optimismus
- **Schlafstörungen** mit vermindertem Schlafbedürfnis
- **Logorrhö** und lautes Sprechen
- Aggressivität, **fehlende Krankheitseinsicht und Größenwahn**
- Alkohol- und Drogenmissbrauch

Therapie Medikamentöse Therapie mit u. a. Neuroleptika, Sedativa, Phasenprophylaktika (Lithium, Carbamazepin)

17.3.3 Schizophrenie

Definition Psychotische Erkrankung mit Änderung von Wahrnehmung, Psychomotorik, Affektlage, Leistungsfähigkeit und Denken. Männer erkranken früher als Frauen, wobei beide Geschlechter gleich häufig betroffen sind. Es kann unterschieden werden u. a. zwischen der paranoid-halluzinatorischen, hebephrenen und katatonen Form.
Für die Diagnosestellung müssen nach ICD-11 mindestens 2 der folgenden Symptome über 4 Wochen (eines davon aus a–e) bestehen:

Leitsymptome und Diagnosekriterien

a) Persistierender Wahn: häufige Wahnformen sind Beeinflussungs-, Verfolgungs-, Kontroll-, Beziehungs-, religiöser Wahn
b) Persistierende Halluzinationen: charakteristisch sind akustische Halluzinationen, die in Form dialogisierender, imperativer oder kommentierender Stimmen auftreten können
c) Formale Denkstörungen: v. a. Denkzerfahrenheit, Gedankenabreißen, Vorbeireden, Neologismen
d) Ich-Störungen: Gedankenlautwerden, Gedankeneingebung, Gedankenentzug, Gedankenausbreitung
e) Negativsymptome: z. B. Affektverflachung, Aphasie oder Sprachverarmung, Antriebsmangel, sozialer Rückzug, Anhedonie
f) Desorganisiertes Verhalten: z. B. bizarre, ziellose sowie unvorhersehbare oder inadäquate emotionale Reaktionen
g) Psychomotorische Störungen: Ziellosigkeit, Stupor, Mutismus, Erregung

Je nach Symptomenbild werden unterschieden
- **Positivsymptomatik:** Wahn, Halluzinationen jeglicher Art, Ich-Störungen
- **Negativsymptomatik:** Affektarmut, Affektverflachung, Sprachverarmung, Apathie, Anhedonie, Asozialität

Therapie
- Neuroleptika
- Psychoedukation
- Soziotherapie mit Ergotherapie, Arbeitstherapie und rehabilitativen Maßnahmen

17.3.4 Delir

Definition Neurokognitive Störung, die akut auftritt und mit Bewusstseinstrübung einhergeht. Ursachen können Alkohol-, Medikamenten- und Drogenabusus (oder Entzug), Infektionen, metabolische Entgleisungen oder Traumen sein.

Leitsymptome
- Qualitative oder quantitative **Bewusstseinsveränderungen**
- Optische **Halluzinationen**
- **Angst, innere Unruhe,** Schreckhaftigkeit, Störung im Schlaf-Wach-Rhythmus
- **Depressive Verstimmung**
- **Psychomotorische Unruhe** mit Beschäftigungsdrang, Nesteln, Herumsuchen
- **Magen-Darm-Störungen** mit Brechreiz und Durchfällen
- **Kreislaufstörungen** mit Hypertonie und Tachykardie
- **Vegetative Störungen** mit Schlafstörungen, Schwitzen, Mydriasis, Fieber
- Neurologische Störungen mit Artikulationsstörungen, epileptischen Anfällen, Tremor

Therapie
- Notfall → Vorgehen nach dem üblichen Standard (▶ 20.12.9)
- Behandlung der Ursachen

17.3.5 Demenz vom Alzheimer-Typ

Definition Neurokognitive Störung, die durch Gehirnatrophie und Bildung von amyloiden Plaques gekennzeichnet ist. Ursachen sind nicht hinreichend geklärt.

Leitsymptome
- **Schleichender, langsamer** Beginn
- Störung des **Gedächtnisses,** der **Orientierung** und **Urteilsfähigkeit** mit Einschränkung der Lebensführung und Verlust früherer Interessen
- Patientinnen und Patienten dissimulieren die Beschwerden
- Kognitive Einbußen im Bereich der sprachlichen und motorischen Fähigkeiten

Therapie
- Keine sicher wirksame Therapie
- Kognitives Training, Ergotherapie, Alzheimer-Selbsthilfe-Gruppen

17.3.6 Alkoholkrankheit

Akute Alkoholintoxikation

Definition Kann leicht, mittelschwer und schwer verlaufen. Der Verlauf ist abhängig von der konsumierten Alkoholmenge und der Art der Getränke.

Leitsymptome
- Enthemmung
- Koordinations- und Artikulationsstörung
- Erinnerungslücken, Bewusstseinsstörung mit eingeschränktem Urteilsvermögen
- Atemdepression und Unterkühlung
- Anterograde Amnesie
- „Kater“ mit Kopfschmerzen, Übelkeit, Durstgefühl

Chronische Folgen: alkoholassoziierte Erkrankungen

- Schlechter Zahnstatus
- Ösophagitis, Gastritis Typ C mit Ulkusbildung
- Akute und chronische Pankreatitis
- Fettleber, alkoholtoxische Hepatitis, Leberzirrhose
- Myokarditis, Herzrhythmusstörungen, Kardiomyopathie
- Vorzeitige Arteriosklerosebildung
- Mangelerscheinungen u. a. an Folsäure, Vitamin B_{12}, Zink, Kalzium
- Erhöhtes Tumorrisiko
- Polyneuropathie
- Ataxie bei Kleinhirndegeneration
- Korsakow-Syndrom (= amnestisches Syndrom) als Folge eines Vitamin-B_1-Mangels mit Merkfähigkeitsstörung, Orientierungsstörungen und Konfabulationen
- Wernicke-Enzephalopathie als Folge eines Vitamin-B_1-Mangels mit Störung der Okulomotorik, Ataxie, Bewusstseinsveränderungen, Lähmungen, Areflexie, Hyperthermie

Therapie
- Kontakt- und Motivationsphase
- Entgiftung, bei der die abhängigkeitserzeugende Substanz entzogen wird
- Entwöhnung, bei der das Leben ohne Droge gelernt werden soll
- Nachsorge und Rehabilitation: Eingliederung ins soziale und berufliche Umfeld

Alkoholentzugssyndrom

Definition Gekennzeichnet durch Symptome, die sich im Rahmen der Abstinenz entwickeln.

Leitsymptome
- Gastrointestinale Störungen mit **Durchfall, Übelkeit, Erbrechen**
- **Hypertonie, Tachykardie, Fieber**
- **Vegetative Störungen** mit Schlafstörungen, Schwitzen, Mydriasis

- **Neurologische Störungen** mit Artikulationsstörungen, Tremor, epileptischen Anfällen
- **Unruhe, Angst**
- Komplikation: Alkoholentzugsdelir

Alkoholentzugsdelir (Delirium tremens)

Definition Zählt zu den akuten organischen Psychosen. Ist die Komplikation des Alkoholentzugssyndroms und entwickelt sich rasch.

Leitsymptome

▶ 17.3.4

17.3.7 Anorexia nervosa

Definition Nahrungsverweigerung mit Magersucht. Erkrankungsgipfel liegt zwischen dem 15. und 25. Lebensjahr. Etwa 5–10 % der Erkrankten sind Männer.

Leitsymptome

- **Angst vor zu viel Gewicht** bei gleichzeitigem Untergewicht (mindestens 25 % Gewichtsverlust oder BMI < 17,5)
- **Körperschemastörung**
- **Medikamentenmissbrauch,** v. a. von Laxanzien, Diuretika, Schilddrüsenmedikamenten
- **Gestörtes Essverhalten,** u. a. Vermeidung von hochkalorischen Speisen
- **Selbstinduziertes Erbrechen**

Begleitsymptome

- Körperliche Hyperaktivität
- Obstipation
- Psychiatrische Koerkrankungen, u. a. depressive Störung
- Internistische Koerkrankungen, z. B. sekundäre Amenorrhö, Minderwuchs, Herzfrequenz ↓, Hypotonie, Hypokaliämie, Haarausfall, Ödeme, Muskelatrophie, Osteomalazie, Osteoporose

Merke

Die Anorexie ist eine lebensbedrohliche Erkrankung. Unbehandelt liegt die Sterblichkeit bei 10–20 % (Folgen der Unterernährung, Suizid).

Therapie

- Langwierig und sehr schwierig
- Stationäre Behandlung in der akuten Erkrankungsphase
- Psychotherapeutische Verfahren
- Medikamentöse Therapie
- Behandlung der Komorbiditäten wie Zwangsstörungen, depressive Störungen oder Suchtkrankheiten

17.3.8 Bulimie

Definition Hungerphasen mit Essattacken und anschließendem Erbrechen.

Leitsymptome
- **Aufnahme von großen Nahrungsmengen in kürzester Zeit mit anschließendem Erbrechen**
- Unwiderstehliche Gier nach Nahrungsmitteln
- **Krankhafte Furcht,** dick zu werden, andauernde Beschäftigung mit der Figur
- Missbrauch von Laxanzien, Diuretika, Schilddrüsenmedikamenten
- Körperschemastörung

Begleitsymptome
- Körperliche Hyperaktivität
- Gewicht kann normal sein
- Psychiatrische (v. a. depressive) und internistische (u. a. schlechter Zahnstatus, Ösophagitis, Pharyngitis, Gastritis, Elektrolytverschiebungen) Koerkrankungen

Therapie Wie bei der Anorexia nervosa (▶ 17.3.7)

17.3.9 Aufmerksamkeitsdefizit-Hyperaktivitätsstörung (ADHS)

Definition Häufigste psychische Erkrankung im Kindes- und Jugendalter. Erkrankung beginnt meist im Kleinkindalter. Ursachen sind nicht eindeutig geklärt, genetische Disposition anzunehmen.

Leitsymptome
- Aufmerksamkeitsstörungen, Konzentrationsdefizite, Desorganisiertheit
- Impulsivität, emotionale Instabilität
- Nervosität, Stimmungsschwankungen, Hyperaktivität
- Mangelndes Durchhaltevermögen und Ablenkbarkeit
- Depressive Symptome
- Lernstörungen

Merke
Die Hyperaktivität kann auch völlig fehlen. Ein Intelligenzdefizit findet sich i. d. R. nicht.

Therapie
- Psychotherapie
- Erziehungskonzepte: u. a. Regelmäßigkeit im Tagesablauf
- Bewegungs- und Beschäftigungstherapie
- Elternbetreuung
- Medikamentöse Therapie (z. B. Methylphenidat = Ritalin®)

17.3.10 Suizidalität

Definition Selbstschädigende Handlung, die entweder vollendet (Suizid) oder unvollendet bleibt (Suizidversuch). Männer begehen mehr Suizide, Frauen begehen mehr Suizidversuche. Wichtige Risikofaktoren sind u. a. psychiatrische, chronische und Suchterkrankungen, vorangegangene Suizide.

Präsuizidales Syndrom nach Ringel Es gibt keine eindeutigen Symptome als Hinweise für Suizidalität. Vielmehr durchlaufen Patientinnen und Patienten Stadien, die nach Ringel benannt werden:

- Zunehmende Einengung von Affekt, Verhalten und zwischenmenschlichen Beziehungen
- Aggressionsstau und Wendung der Aggressionen gegen die eigene Person
- Selbstmordphantasien, -pläne, -impulse

Ausschluss Suizidalität Es können 10 initiale Fragen an die Patientin oder den Patienten zur Einschätzung der Suizidalität gestellt werden:

1. Denken Sie daran, sich das Leben zunehmen? Wenn ja, wie häufig?
2. Sind diese Gedanken wie ein Zwang?
3. Haben Sie konkrete Ideen, wie Sie vorgehen würden?
4. Haben Sie schon Vorbereitungen getroffen?
5. Haben Sie schon einmal einen Versuch unternommen? Wann? Aus welcher Lebenssituation heraus?
6. Ist in Ihrer Familie oder im Umkreis so etwas schon passiert?
7. Sehen Sie die Situation als aussichtslos für sich an?
8. Haben Ihre Kontakte zu Freunden/Verwandten abgenommen?
9. Wohnen Sie allein?
10. Fühlen Sie sich familiär, beruflich, religiös oder weltanschaulich nicht mehr eingebunden?

Therapie

- Notfall → Vorgehen nach dem üblichen Standard (▶ 20.12.8)
- Zu beachten sind die länderspezifischen Unterbringungsgesetze (Psychisch-Kranken-Hilfe-Gesetze).

18 Infektionskrankheiten

18.1 Fallbeispiele

Fallbeispiel 1

Aktuelle Anamnese

Ein 3-jähriges Kind wird Ihnen von der Mutter mit einem generalisierten Exanthem vorgestellt. Das Exanthem bestehe seit dem Vortag, sei zunächst im Gesicht sichtbar gewesen und habe sich im Laufe des Tages auf den gesamten Körper ausgebreitet. Begleitend bestehe Fieber von 39,2 °C. Die Mutter berichtet weiterhin, dass das Kind vor einer Woche einen fiebrigen grippalen Infekt mit trockenem Husten und Schnupfen gehabt hätte, dem sie keine besondere Bedeutung beigemessen habe, zumal die Geschwister und einige befreundete Kinder ebenfalls die gleichen Symptome gezeigt hätten.

Auf Nachfrage berichtet die Mutter, dass das Kind gut trinkt und isst. Stuhl- und Miktionsverhalten ohne Besonderheiten. Medikamentenanamnese leer.

Vorgeschichte

- Keine nennenswerten Vorerkrankungen
- Impfstatus leer

Untersuchungsbefund

Regelrecht entwickeltes Kind. Makulopapulöses Exanthem, das im Gesicht und oberen Stamm konfluiert und eine feine Schuppung zeigt. Handflächen und Fußsohlen sind ausgespart. Kratzexkoriationen nicht sichtbar. Gerötete und geschwollene Tonsillen ohne Beläge, Zunge leicht weißlich belegt, Schleimhäute ohne pathologischen Befund. Zervikale Lymphknoten vergrößert, schmerzhaft und verschieblich tastbar. Lunge- und Herzuntersuchung ohne Befund. Geblähtes Abdomen, regelrechte Darmgeräusche, Milz wegen des aufgetriebenen Abdomens am unteren Pol nicht sicher tastbar. Nierenlager frei. In der orientierenden neurologischen Untersuchung keine Auffälligkeiten, insbesondere keine nachweisbaren Meningendehnungszeichen.

U-Stix-Untersuchung ohne pathologischen Befund. In der Otoskopie regelrechter Spiegelreflex, keine entzündlichen Irritationen des Trommelfells sichtbar.

Lösung Fallbeispiel 1

Verdachtsdiagnose

Masern (▶ 18.3.2). Wegweisend sind das Exanthem (makulopapulös, konfluierend) und das Auftreten zunächst im Gesicht mit Ausbreitung nach kaudal. Die grippale Symptomatik vor einer Woche kann als Prodromalstadium angesehen werden. Die fehlenden Koplik-Flecken sind typisch im Prodromalstadium und meist zum Zeitpunkt des Exanthems nicht mehr nachweisbar. Gestützt wird die Verdachtsdiagnose durch den leeren Impfstatus.

Differenzialdiagnosen

- **Röteln** (▶ 18.3.3): unwahrscheinlich; Exanthem ist feiner als bei Masern, ebenfalls makulopapulös, nicht konfluierend, breitet sich von kranial nach kaudal aus zeigt eine raue Schuppung

- **Röschenflechte (Pityriasis rosea):** unwahrscheinlich wegen fehlender typischer Krankheitszeichen; beginnt mit einem Erythem (Primärmedaillon) und zeigt wenige Tage später ein makulöses Exanthem, das in den Hautspaltlinien zu finden ist; meist wenig Allgemeinsymptome
- **Varizellen** (▶ 18.3.7): unwahrscheinlich wegen des fehlenden typischen juckenden Exanthems, das polymorph ist und aus Makulae, Papeln, Vesikeln und Krusten besteht
- **Scharlach** (▶ 18.3.6): unwahrscheinlich wegen fehlender typischer Krankheitszeichen; entzündlich veränderte Tonsillen mit Eiterstippchen, Exanthem stecknadelkopfgroß und beginnt in den Leisten und Achseln mit Ausbreitung nach kranial
- **Arzneimittelexanthem:** unwahrscheinlich wegen fehlender Arzneimittelanamnese; kann mit unterschiedlichsten Effloreszenzen in Erscheinung treten
- **Infektiöse Mononukleose** (▶ 18.3.8): unwahrscheinlich wegen fehlenden Rachenbefunds (vergrößerte Tonsillen mit grauen Belägen und petechialen Blutungen am harten Gaumen) und meist stärker ausgeprägter Lymphknotenschwellungen; selten masernähnliches Exanthem
- **Drei-Tage-Fieber:** unwahrscheinlich wegen fehlender typischer Krankheitssymptome; hohes Fieber über wenige Tage (ohne Rhinitis, Konjunktivitis oder Husten), gefolgt von einer kritischen Entfieberung und dem Auftreten eines Exanthems, das stammbetont, makulopapulös, flüchtig und lachsrot ist und hinter den Ohren beginnen kann

Diagnostisches Vorgehen zur Sicherung der Diagnose

Indirekter Erregernachweis (der Heilpraktikerin und dem Heilpraktiker nach dem § 24 IfSG nicht gestattet)

Therapie

- Zeitnahe Vorstellung bei der Kinderärztin oder beim Kinderarzt
- Meldung an das zuständige Gesundheitsamt nach § 6 IfSG

Fallbeispiel 2

Aktuelle Anamnese

Ein 9-jähriger Junge wird Ihnen mit einer Hauterscheinung am Bauch vorgestellt. Diese sei vor ca. 1 Woche aufgetreten und breite sich seitdem zentrifugal aus und jucke gelegentlich ein wenig. Allgemeine Krankheitssymptome seien nicht vorhanden, insbesondere kein Fieber, keine Gelenkschmerzen oder Lymphknotenschwellungen. Die Medikamentenanamnese ist leer. Kein Zeckenstich in der Vorgeschichte erinnerlich. Die Familie lebt im ländlichen Raum (Zeckengebiet). Der Impfstatus ist komplett.

Vorgeschichte

Rezidivierende Infekte der oberen Atemwege

Untersuchungsbefund

Bei Inspektion der Haut zeigt sich eine ringförmige, unscharf begrenzte Hautrötung am rechten Unterbauch. Zentral ist die Rötung prominent, darum findet sich ein blasseres ringförmiges Areal, in der Peripherie zeigt sich eine randbetonte Rötung. Keine Schuppung. Betroffener Hautbereich überwärmt. Übrige Haut und Schleimhäute ohne Auffälligkeiten. Lymphknotenstatus ohne pathologischen Befund.
Übrige internistische und orientierende neurologische Untersuchung unauffällig.

Lösung Fallbeispiel 2

Verdachtsdiagnose

Erythema chronicum migrans (Borreliose im Stadium I) (▶ 18.4.1). Typisch ist ein zentrifugal wachsendes (wanderndes), unscharf begrenztes Erythem. Dabei muss ein Zeckenstich nicht unbedingt erinnerlich sein.

Differenzialdiagnosen

- **Röschenflechte (Pityriasis rosea):** beginnt mit einem Erythem (Primärmedaillon), das häufig eine Randbetonung und Schuppung zeigt, wenige Tage später ein makulöses Exanthem, das in den Hautspaltlinien zu finden ist; meist wenig Allgemeinsymptome vorhanden; die Diagnose kann nicht ausgeschlossen werden, erscheint allerdings weniger wahrscheinlich
- **Arzneimittelexanthem:** unwahrscheinlich wegen leerer Arzneimittelanamnese; kann mit unterschiedlichsten Effloreszenzen in Erscheinung treten
- **Andere Kinderkrankheiten,** wie Masern, Röteln, Varizellen: unwahrscheinlich, weil typische Erkrankungsmerkmale fehlen, bei Masern z. B. starke Allgemeinsymptome und ein makulopapulöses, konfluierendes Exanthem, bei Röteln ein makulopapulöses, nicht konfluierendes Exanthem und starke zervikale und nuchale Lymphknotenschwellungen, bei Varizellen ein Exanthem, das schubweise auftritt; darüber hinaus ist der Impfstatus vollständig, was die Wahrscheinlichkeit dieser Erkrankungen deutlich reduziert
- **Erysipel** (▶ 15.3.2): typisch ist eine akut aufgetretene Rötung mit u. a. Schmerzen, Überwärmung und starken Allgemeinsymptomen, wie z. B. hohem Fieber mit Schüttelfrost und Krankheitsgefühl
- **Tinea corporis** (Dermatophyteninfektion): typisch sind ein randbetontes, schuppendes Erythem und gutes Allgemeinbefinden; die Diagnose kann nach mikroskopischer Untersuchung (Nachweis oder kein Nachweis von Dermatophyten) bestätigt oder verworfen werden

Diagnostisches Vorgehen zur Sicherung der Diagnose

- Borrelien-Serologie mit Antikörpernachweis (IgM-Ak)
- Nachweis von Borrelien-DNA mit der Polymerasekettenreaktion (PCR)
- Cave: im Stadium I sind die Laborergebnisse in 50 % negativ; eine Wiederholung der Tests wenige Wochen später ist sinnvoll

Therapie

Antibiotische Therapie

Fallbeispiel 3

Aktuelle Anamnese

Ein 26-jähriger Mann stellt sich bei Ihnen mit Brennen und Juckreiz in der Harnröhre sowie einem gelb-rahmigen Ausfluss aus der Harnröhre vor. Die Beschwerden beständen seit 2 Tagen. Dazu seien Dysurie und Pollakisurie gekommen.

Auf Nachfrage berichtet der Patient, kein Fieber zu haben, das Allgemeinbefinden sei sehr gut. Die Eiterfluss sei morgens am stärksten, im Laufe des Tages bemerke er fast gar nichts. Der Patient hat eigenen Angaben zufolge wechselnde sexuelle Partner, der Geschlechtsverkehr finde ungeschützt statt.

Vorgeschichte

Leer.

Untersuchungsbefund

Guter EZ und AZ. Haut rosig, warm, Schleimhäute rosig und feucht. Herz-, Lungen- und Abdomenuntersuchung regelrecht. Nierenlager frei. Regelrechter Lymphknotenstatus, keine Vergrößerung der inguinalen Lymphknoten. Bei der rektalen Untersuchung Anus unauffällig, Rektumschleimhaut glatt, Prostatapalpation unauffällig. Gerötetes Urethraostium mit etwas gelben Eiter. Inspektion und Palpation der Hoden und Nebenhoden ohne pathologischen Befund. In der Urinuntersuchung Leukozyten +++, Erythrozyten +, Nitrit negativ. RR 125/85 mmHg, HF 64/Min., Temperatur 36,4 °C.

Lösung Fallbeispiel 3

Verdachtsdiagnose

Gonorrhö (▶ 18.7.1). Für diese Diagnose sprechen die genannten Symptome, v. a. der Eiterfluss besonders am Morgen (Bonjour-Tropfen) und die lokalen entzündlichen Symptome. Gestützt wird die Verdachtsdiagnose vom promiskuitiven Verhalten. Eine definitive Bestätigung erfolgt nach Erregeranzucht, die bei der Ärztin oder beim Arzt stattfindet.

Differenzialdiagnosen

Sexuell übertragbare Erkrankung durch andere Keime, u. a. Chlamydien, Gardnerella spp., Candida, Mykoplasmen, Trichomonaden: nicht auszuschließen sind Mischinfektionen; eine definitive Klärung erfolgt nach Erregeranzucht (der Heilpraktikerin und dem Heilpraktiker nicht gestattet)

Diagnostisches Vorgehen zur Sicherung der Diagnose

- Erregeranzucht zur definitiven Keimbestimmung
- Labor: Blutbild, Entzündungsparameter, ggf. spezifische Tests (der Heilpraktikerin und dem Heilpraktiker nicht gestattet) im Hinblick auf Ausschluss von v. a. HIV, Lues, Hepatitis B

Therapie

- Behandlungsverbot nach § 24 IfSG: Verweisung zur Ärztin oder zum Arzt für Urologie oder Dermatologie und Venerologie
- Antibiotische Therapie inklusive Partnerbehandlung

18.2 Differenzialdiagnostik

18.2.1 Exantheme

Anamnestisches Vorgehen

- **Ausprägung** (wo genau und wie?): Beschreibung des Exanthems (Morphologie) und Lokalisation, z. B. makulopapulöses Exanthem mit Beginn hinter den Ohren mit Ausbreitung nach kaudal bei Masern, Bläschenbildung und Beteiligung der gesamten behaarten Haut und Schleimhäute bei Varizellen, Beteiligung der Leisten und Achseln, periorale Blässe bei Scharlach, makulopapulöses Exanthem bei Erwachsenen mit Beteiligung von Handflächen und Fußsohle bei Lues
- **Beginn und Entwicklung** (seit wann?): plötzlicher Beginn und zumeist flüchtiges, stammbetontes Exanthem beim Dreitagefieber; progrediente Entwicklung bei Masern mit zunächst Entwicklung von Makulae, Papeln, die später konfluieren; in Schüben verlaufendes, girlandenförmiges Exanthem und Schmetterlingserythem bei Ringelröteln
- **Begleitsymptome:** u. a.
  - Juckreiz bei Varizellen (bei allen anderen genannten Erkrankungen eher kein Juckreiz)

- Starkes Krankheitsgefühl bei Masern, Scharlach, Mononukleose, HIV
- Gering ausgeprägtes Krankheitsgefühl bei z. B. Röteln, Varizellen, Röschenflechte
- Begleitende Konjunktivitis und Lichtscheu bei Masern
- Starke Schwellung der nuchalen und zervikalen Lymphknoten bei Röteln
- Milz- und Leberschwellung bei infektiöser Mononukleose, Toxoplasmose
- Generalisierte Lymphknotenschwellung bei Mononukleose, HIV
- Organbeteiligung (Karditis, Hepatitis) bei Lues

- **Vorerkrankungen und aktuelle Erkrankungen:** Fieber in der jüngsten Vergangenheit kann Hinweise auf ein Dreitagefieber geben; grippales Erscheinungsbild vor dem Auftreten des Exanthems bei Masern; z. T. schwere grippale Symptome bei Mononukleose, HIV
- **Infektquelle:** Kontakt zu anderen Kindern oder Erwachsenen mit Exanthem, allgemeinen Krankheitssymptomen, z. B. im Kindergarten, Schule, Hort
- **Medikamentenanamnese:** zahlreiche Pharmaka können Exantheme hervorrufen und Ursache sein
- **Impfstatus:** Erfassung des Impfstatus, wobei eine Impfung die Erkrankung nicht ausschließt, aber die Wahrscheinlichkeit deutlich senkt
- **Sexualanamnese:** bei V. a. auf STD mit Erfassung der Sexualpartner

Differenzialdiagnosen

Die Differenzialdiagnostik der Exantheme bei Infektionskrankheiten erfolgt im Hinblick auf die Art der Erkrankung, das morphologische Erscheinungsbild und Besonderheiten (▶ Tab. 18.1).

Tab. 18.1 Differenzialdiagnosen bei Exanthemen

	Beginn	Exanthem	Besonderheit
Masern (▶ 18.3.2)	• Hohes, zweigipfliges Fieber • Husten • Halsentzündung	• Makulopapulöses Exanthem • Konfluierend • Hinter den Ohren beginnend • Von oben nach unten ausbreitend	Koplik-Wangenflecken
Röteln (▶ 18.3.3)	• Leichtes Fieber • Mäßiges Krankheitsgefühl	Schwaches makulopapulöses, nicht konfluierendes Exanthem v. a. am Stamm, mit rauer Schuppung	Stark geschwollene nuchale und retroaurikuläre Lymphknoten
Varizellen (Windpocken; ▶ 18.3.7)	• Leichtes Fieber • Mäßiges Krankheitsgefühl	• Beginn überall in Schüben • Auch an Kopfhaut und Schleimhäuten, aber nicht an Handflächen und Fußsohlen • Entwickelt sich über einen Fleck zur Papel, Bläschen und Kruste = Sternenhimmel	Starker Juckreiz

Tab. 18.1 Differenzialdiagnosen bei Exanthemen *(Forts.)*

	Beginn	Exanthem	Besonderheit
Scharlach (▶ 18.3.6)	• Hohes Fieber • Angina tonsillaris	• Feinfleckiger Ausschlag • In Leisten und Achseln beginnend • Periorale Blässe	Erdbeer-, Himbeerzunge
Infektiöse Mononukleose (▶ 18.3.8)	• Fieber • Angina • Krankheitsgefühl	Masernähnlich	Petechiale Blutungen am Gaumen
Ringelröteln	• Leichtes Fieber • Krankheitsgefühl	• Schmetterlingsförmiges Exanthem im Gesicht • Girlandenförmiges Exanthem am Körper	
Drei-Tage-Fieber	• Plötzlich Fieber über 3–7 Tage, danach kritische Entfieberung • Krankheitsgefühl	Makulopapulöses, lachsrotes, stammbetontes, flüchtiges Exanthem	
HIV (▶ 18.7.3)	Mononukleose-ähnliches Bild	Masernähnliches Exanthem	
Toxoplasmose	• Grippeähnliches Bild • Lymphknotenschwellung v. a. zervikal	Gelegentlich makulopapulöses Exanthem mit Aussparung von Handflächen und Fußsohlen	
Pityriasis rosea (Röschenflechte)	• Evtl. leichtes Fieber • Evtl. mäßiges Krankheitsgefühl	• Beginn mit einem Primärmedaillon (solitär stehender Fleck meist am Stamm) • Effloreszenz ist randbetont, zentral zeigt sich eine feine Schuppung • Innerhalb von 1–2 Wochen Entwicklung eines makulopapulösen, seltener urtikariellen Exanthems • Exanthem in den Hautspaltlinien (Stamm und proximale Extremitäten)	
Lues (▶ 18.7.2)	• Stadium I: Primäraffekt und Lymphknotenschwellung im Abflussgebiet • Stadium II: Organmanifestation durch hämatogene Streuung mit u. a. Hepatitis, Karditis, Nephritis, Gelenkschmerzen mit hoher Kontagiosität • Stadium III: Granulombildung (Gummen) mit Organzerstörung	• Stadium I: flüchtiges, kaum sichtbares Exanthem vorwiegend am Stamm • Stadium II: polymorphes, meist makulopapulöses, generalisiertes Exanthem; Handflächen und Fußsohlen sind häufig betroffen • Stadium III: Lues tuberosa mit braun-roten Papeln, die gyriert, zentrifugal wachsen können und ulzerieren können	Stadium II: andere Haut- und Schleimhauterscheinungen: Condylomata lata, Plaques muqueuses, Haarausfall

18.2.2 Rachenbefunde bei Infektionskrankheiten

Anamnestisches Vorgehen

- **Art** der Veränderung und **Ausprägung** (was und wie stark?): Beschreibung des Rachenbefunds (▶ Tab. 18.2)
- **Beginn** und **Entwicklung** (seit wann?): bei allen Erkrankungen findet sich meist eine akute bis subakute Entwicklung der Symptome
- **Begleitsymptome:**
  - Starker Mundgeruch bei Angina Plaut-Vincenti
  - Süßlich-fader Mundgeruch, schweres Krankheitsgefühl bei Diphtherie
  - Weitere Haut- und Schleimhauterscheinungen wie u. a. Condylomata lata, Plaques muqueuses, Haarausfall, Organsymptome, Gelenkschmerzen bei Lues
  - Starke Milzschwellung bei Mononukleose
  - Erdbeer-, Himbeerzunge und periorale Blässe bei Scharlach
- **Vorerkrankungen und aktuelle Erkrankungen:** Genitalulzera in der Vorgeschichte bei Lues; andere medikamentös therapierte Erkrankungen in der Vorgeschichte bei Angina agranulocytotica
- **Infektquelle:** Kontakt zu anderen Kindern oder Erwachsenen mit Exanthem, allgemeinen Krankheitssymptomen, z. B. im Kindergarten, Schule, Hort
- **Medikamente:** zahlreiche Pharmaka können Exantheme hervorrufen und Ursache sein
- **Impfstatus:** Erfassung des Impfstatus, wobei eine Impfung die Erkrankung nicht ausschließt, aber die Wahrscheinlichkeit deutlich senkt
- **Sexualanamnese:** bei V. a. auf STD mit Erfassung der Sexualpartner

Differenzialdiagnosen

Der Rachenbefund bei Infektionskrankheiten wird nach Erregerart bzw. Erkrankung differenziert (▶ Tab. 18.2).

Tab. 18.2 Rachenbefunde bei Infektionskrankheiten

Erreger bzw. Erkrankung	Rachenbefund
β-hämolysierende Streptokokken (Scharlach; ▶ 18.3.6)	Hochrote, geschwollene Tonsillen mit stippchenartigen, wegwischbaren Belägen
Corynebacterium diphtheriae (Diphtherie; ▶ 18.3.4)	Großflächige grau-weiße Beläge mit Pseudomembranen, nach Ablösung starke Blutungen
EBV (infektiöse Mononukleose; ▶ 18.3.8)	• Tonsillenschwellung mit grauen Belägen • Petechiale Blutungen am Gaumen
Fusobakterien (Angina Plaut-Vincenti)	Einseitige, schmerzlose, ulzerierende Tonsillitis bei sonst gutem Befinden
Coxsackie-A-Viren (Herpangina)	• Tonsillen wenig geschwollen und gerötet, milchig-weiße Bläschen mit Ulzerationen • Gutartiger und schneller Verlauf

Tab. 18.2 Rachenbefunde bei Infektionskrankheiten *(Forts.)*

Erreger bzw. Erkrankung	Rachenbefund
Angina agranulocytotica	• Geschwüre und Nekrosen an den Tonsillen und Rachen mit schwarzen Belägen und Speichelfluss ohne Eiterbildung • Keine Schwellung der regionalen Lymphknoten • Ursache sind schwerste Schädigung des leukopoetischen Systems durch Medikamente oder sonstige Intoxikationen
Treponema pallidum (Angina specifica = luetica)	• Schleierartiges Exanthem an Tonsillen und Gaumenbögen, die später in dunkelrote Papeln übergehen • Stadium II der Syphilis

18.3 Kinderkrankheiten

Merke

Die Übertragung der Kinderkrankheiten erfolgt meist über **Tröpfcheninfektion.** Kinderkrankheiten können inapparent (stille Feiung) oder mit unspezifischen **grippalen Symptomen** verlaufen. Je später Kinderkrankheiten auftreten, desto schwerer der Verlauf und desto höher die Komplikationsrate. Ferner treten i. d. R. lokale oder generalisierte **Lymphknotenschwellungen** auf. Diese Kennzeichen werden bei den jeweiligen Erkrankungen nicht gesondert erwähnt, außer sie gehören zu den Leitsymptomen.

18.3.1 Mumps (Ziegenpeter)

Erreger	Übertragung	IKZ	Impfung	Behandlungsverbot, Meldepflicht [IfSG]
Mumpsvirus	• Schmierinfektion • Muttermilch	2–4 Wochen	Lebendimpfung MMR(V)	• BV: § 24, § 34 • MP: § 6, § 7

Leitsymptome

Schmerzhafte **Schwellung** der **Parotis** mit abstehenden Ohrläppchen

Begleitsymptome

- Eventuell Beteiligung der übrigen Speicheldrüsen
- Subfebrile Temperaturen
- Kopfschmerzen, Ohrenschmerzen

Therapie Symptomatisch

18.3.2 Masern

Erreger	Übertragung	IKZ	Impfung	Behandlungsverbot, Meldepflicht [IfSG]
Masernvirus	Schmierinfektion	8–14 Tage	Lebendimpfung MMR(V)	• BV: § 24, § 34 • MP: § 6, § 7

Leitsymptome
- **Prodromalstadium** (katarrhalisches Stadium; 3–4 Tage): **„verheult, verrotzt, verschwollen“,** trockener Husten, Halsschmerzen, Konjunktivitis, Enanthem am Gaumen, **Koplik-Flecken,** Fieber (geht danach für einige Tage zurück)
- **Exanthemstadium** (1 Woche): **makulopapulöses, großfleckiges, konfluierendes** Exanthem mit Beginn hinter den Ohren und im Gesicht mit kraniokaudaler Ausbreitung, später feine Schuppung, Fieber (mit Einsetzen des Exanthems erneuter Fieberanstieg)
- Komplikationen:
  - Otitis media durch bakterielle Sekundärinfektion
  - Masernpneumonie
  - Laryngotracheitis
  - Masernenzephalitis (akut)
  - SSPE (subakute sklerosierende Panenzephalitis): Beginn nach ca. 6–8 Jahren post infectionem mit Demenzsymptomen, endet letal

Therapie
- Symptomatisch
- Antibiotika bei Superinfektion

18.3.3 Röteln

Erreger	Übertragung	IKZ	Impfung	Behandlungsverbot/Meldepflicht [IfSG]
Röteln-Virus (Rubella-Virus)	• Schmierinfektion • Transplazentar	2–3 Wochen	Lebendimpfung MMR(V)	• BV: § 24 • MP: § 6, § 7

Leitsymptome
- **Exanthem: makulopapulös,** mittelfleckig, meist **nicht konfluierend,** Beginn hinter den Ohren, zeigt eine raue Schuppung; Dauer ca. 3 Tage
- Generalisierte Lymphknotenschwellung, besonders im Kopf-Hals-Gebiet („Röteln diagnostiziert man im Dunkeln“)
- Embryopathie durch Infektion mit Röteln im 1. Schwangerschaftsdrittel (pränatale Röteln): Fehlbildungen betreffen Herz (Septumdefekte), Auge (Katarakt) und Innenohr (Schwerhörigkeit)

18

Begleitsymptome
- Milzschwellung
- Komplikationen: Röteln-Enzephalitis, Röteln-Arthritis

Therapie
- Symptomatisch
- Für Schwangere ist eine passive Impfung wenige Tage nach Exposition möglich

18.3.4 Diphtherie

Erreger	Übertragung	IKZ	Impfung	Behandlungsverbot/ Meldepflicht [IfSG]
Corynebacterium diphtheriae (Toxinproduzent)	Direkter Kontakt	2–4 Tage	6-fach-Impfung	• BV: § 24, § 34 • MP: § 6, § 7

Leitsymptome der Rachendiphtherie
- **Plötzlicher Beginn** mit **Halsschmerzen,** Schluckbeschwerden und schwerem Krankheitsgefühl
- Hochrote, geschwollene Schleimhaut mit **Pseudomembranen;** beim Versuch, diese abzulösen, kommt es zu Blutungen **(Rachenbräune)**
- Ödem im Bereich der submandibularen und zervikalen Lymphknoten mit starker teigiger Schwellung des Halses **(Cäsarenhals)**
- Fad-süßlicher Mundgeruch und kloßige Sprache

Begleitsymptome
- Erbrechen, Diarrhö
- Komplikationen: Kehlkopfdiphtherie (echter Krupp), Myokarditis, akutes Nierenversagen, Gaumensegelparese, Lähmung der Schlundmuskulatur

Therapie
- Antitoxingabe
- Antibiotika
- Aktive Immunisierung

18.3.5 Keuchhusten (Pertussis)

Erreger	Übertragung	IKZ	Impfung	Behandlungsverbot/Meldepflicht [IfSG]
Bordetella pertussis (Toxinbildner)	Schmierinfektion	1–3 Wochen	6-fach-Impfung (Keine bleibende Immunität)	• BV: § 24, § 34 • MP: § 6, § 7

Leitsymptome
- **Stadium catarrhale** (Prodromalstadium): Schnupfen, Konjunktivitis, Fieber, sehr hohe Ansteckungsgefahr über 1–3 Wochen
- **Stadium convulsivum** (Konvulsivstadium): stakkatoartige, nächtliche Hustenanfälle (15–20) mit einem hörbar keuchenden Inspirium am Ende, Zyanose und Apnoephasen über 4–8 Wochen
- **Stadium decrementi** (Rekonvaleszenzstadium): Rückgang der Symptome über 6–10 Wochen

Begleitsymptome
- Erbrechen, Diarrhö
- Komplikationen: Apnoe (Säuglinge), Einblutungen in die Konjunktiven und ins Gesicht, Pneumothorax, Emphysembildung, Bronchopneumonie, Nabelhernie

Therapie
- Symptomatisch
- Antibiotika im Stadium catarrhale am besten wirksam

18.3.6 Scharlach

Erreger	Übertragung	IKZ	Impfung	Behandlungsverbot/ Meldepflicht [IfSG]
β-hämolysierende Streptokokken der Gruppe A (Streptolysinbildner)	Schmierinfektion	2–4 Tage	Nicht möglich	• BV: § 24, § 34 • MP: nein

Leitsymptome
- **Plötzlicher Beginn** mit **Halsschmerzen,** Husten, hohem Fieber, Tachykardie
- **Pharyngitis, Angina tonsillaris** mit **Enanthem** (eitrige, abwischbare Eiterstippchen)
- Zunge Anfangs belegt **(Erdbeerzunge),** dann ab dem 4. Tag Zungenrötung mit Papillenschwellung **(Himbeerzunge)**
- Am 2./3. Tag Auftreten des **Exanthems:** stecknadelkopfgroß, beginnend im Bereich von Achseln und Leisten, nach kranial aufsteigend unter Aussparung des Munddreiecks **(periorale Blässe)**
- Grobe **Hautschuppung** an Hand- und Fußsohlen nach ca. 2–4 Wochen
- Labor: Leukozytose, BSG ↑, ASL-Titer ↑, im Nasen-Rachen-Abstrich Nachweis von Bakterien (Schnelltest möglich)

Begleitsymptome
- Erbrechen, Diarrhö (besonders stark bei toxischen Verläufen)
- Komplikationen: toxischer Verlauf, rheumatisches Fieber und Poststreptokokken-Glomerulonephritis als Zweiterkrankungen

Therapie
- Antibiotika (Penicillin)
- 2–3 Wochen nach Krankheitsbeginn Urinkontrolle auf Hämaturie und Proteinurie zum Ausschluss der postinfektiösen Glomerulonephritis

18.3.7 Windpocken (Varizellen)

Erreger	Übertragung	IKZ	Impfung	Behandlungsverbot/Meldepflicht [IfSG]
Varicella-Zoster-Virus	direkter Kontakt („fliegende Infektion“)	10–21 Tage	• Lebendimpfung MMR(V) • Totimpfstoff gegen Herpes zoster ab dem 60. Lebensjahr	• BV: § 24, § 34 • MP: § 6, § 7

Leitsymptome

- Mäßiges **Fieber** mit stark juckendem **Exanthem,** das sich **schubweise** entwickelt (Roseolen, Papeln, Bläschen, Kruste) und den typischen **Sternenhimmel** (Heubner-Sternenkarte) erzeugt
- Befallen sind die gesamte behaarte Haut und Schleimhäute; Handflächen und Fußsohlen sind ausgespart
- Effloreszenzen heilen ohne Narben ab, es sei denn, sie werden zerkratzt

Begleitsymptome Komplikationen: Reaktivierung bei Immunschwäche in Form von Gürtelrose (Herpes zoster), bakterielle Infektion des Exanthems, Otitis media, meningeale Reizung, Varizellenpneumonie

Therapie

- Juckreizstillende Externa (Schüttelmixturen), Antihistaminika
- Antibiotika bei bakterieller Sekundärinfektion

18.3.8 Infektiöse Mononukleose (Pfeiffer-Drüsenfieber)

Erreger	Übertragung	IKZ	Impfung	Behandlungsverbot/Meldepflicht [IfSG]
Epstein-Barr-Virus	Kontaminierter Speichel („Kissing disease“)	10–50 Tage	Nicht möglich	Nein

Leitsymptome

- **Fieber** und generalisierte **Lymphknotenschwellung**
- **Angina tonsillaris** (Monozytenangina), die Tonsillen sind mit **graugelben Belägen** bedeckt
- **Hepatosplenomegalie**
- Labor: Leukozytose mit 40–90 % mononukleären Zellen (Pfeiffer-Zellen, Downey-Zellen) und Lymphozyten-Reizformen

Begleitsymptome

- Sporadisch petechiales Enanthem am harten Gaumen
- Selten masernähnliches Exanthem, v. a. nach Fehlbehandlung mit Penicillin
- Hepatitis, Meningitis, Myalgie, Polyneuritis

- Komplikationen: Granulopenie, Milzruptur, chronische Verläufe, Lymphomentwicklung

Therapie Symptomatisch

18.3.9 Polio (Kinderlähmung)

Erreger	Übertragung	IKZ	Impfung	Behandlungsverbot/ Meldepflicht [IfSG]
Poliovirus (Picorna-Virus, Enterovirus)	Fäkal-oral	5–30 Tage	6-fach-Impfung	• BV: § 24, § 34 • MP: § 6, § 7

Leitsymptome
Keine

Begleitsymptome
- **Inapparenter Verlauf** in > 95 % der Fälle
- **Abortiver Verlauf:** grippale Symptomatik, Durchfall
- Komplikationen: Meningitis, schlaffe Lähmungen, Post-Polio-Syndrom

Therapie Symptomatisch

18.4 Zeckenassoziierte Krankheiten

18.4.1 Lyme-Borreliose

Erreger	Übertragung	IKZ	Impfung	Behandlungsverbot/ Meldepflicht [IfSG]
Borrelia burgdorferi	Schildzecken	1–6 Wochen	Nicht möglich	BV und MP: länderspezifische Regelung

Leitsymptome Stadium I
- Tage bis Wochen nach dem Zeckenstich Entwicklung eines **Erythema migrans** (Wanderröte), das ein zentrifugales Wachstum zeigt
- Bissstelle kann schmerzhaft oder überempfindlich sein

Leitsymptome Stadium II
- Beginn nach Wochen mit Müdigkeit, Krankheitsgefühl, Fieber, Lymphadenitis
- **Bannwarth-Syndrom:** stärkste **radikuläre Schmerzen** mit neurologischen Ausfällen, Hirnnervenausfälle (periphere **Fazialisparese**), Meningitis
- Arthritis der Knie- und Sprunggelenke (Lyme-Arthritis)
- **Herzrhythmusstörungen,** Herzinsuffizienz, Hypertonie bei Beteiligung des Herzens
- **Lymphozytom** meist an Ohrläppchen oder Mamillen

Leitsymptome Stadium III
- Beginn nach Jahren
- **Polyneuropathie**
- **Neuroborreliose** = Enzephalomyelitis mit zentralen neurologischen Ausfällen
- **Hautatrophie** (Acrodermatits chronica atrophicans)
- **Rheumatische Beschwerden** in Form von Gelenkentzündungen (Lyme-Arthritis)

Therapie
- Antibiotika
- Prophylaxe: Schutz vor Zeckenbissen bzw. zügige Entfernung von Zecken

18.4.2 FSME (Frühsommer-Meningoenzephalitis)

Erreger	Übertragung	IKZ	Impfung	Behandlungsverbot/ Meldepflicht [IfSG]
FSME-Virus (Flavivirus)	Zecken	5–28 Tage	Empfohlen für Menschen in Endemiegebieten	• BV: § 24 • MP: § 7

Leitsymptome des Primärstadiums
- Inapparenter Verlauf (in 70–90 % der Fälle)
- Uncharakteristisches Bild des **grippalen Infektes,** Rückgang der Symptome und freies Intervall von ca. 1 Woche oder Ausheilung

Leitsymptome des Sekundärstadiums
Beteiligung des ZNS mit Meningitis, Enzephalitis (10 % der Erkrankten)

Therapie Symptomatisch

18.5 Tropenerkrankungen

18.5.1 Gelbfieber

Erreger	Übertragung	IKZ	Impfung	Behandlungsverbot/ Meldepflicht [IfSG]
Gelbfieber-Virus (Virusverbreitung: Afrika, Süd-, Mittelamerika)	• Stechmücken • Zecken	3–6 Tage	Lebendimpfung (nur bei von WHO zugelassenen Impfstellen)	• BV: § 24 • MP: § 6, § 7

Leitsymptome
- **Initialstadium:** plötzlich hohes Fieber, Schüttelfrost, starke Grippesymptome, Konjunktivitis, Übelkeit, Erbrechen, gelegentlich relative Bradykardie über ca. 3 Tage
- **Remissionsstadium:** am 3.–4. Tag Entfieberung und meist Ausheilung **oder**
- **Toxische Phase:** erneut Fieberanstieg, **hepatorenale Schädigung** (Hepatitis, Ikterus, Erbrechen, Nephritis), hämorrhagische Diathese
- Komplikationen: akutes Leber- und Nierenversagen, Meningoenzephalitis

Therapie
- Quarantäne in mückengeschützten Räumen bei Verdacht, Erkrankung und nicht geimpften Personen für 1 Woche
- Symptomatisch, ggf. antivirale Therapie

18.5.2 Malaria

Erreger	**Übertragung**	**IKZ**	**Impfung**	**Behandlungsverbot/Meldepflicht [IfSG]**
Plasmodium vivax, ovale, malariae, falciparum	Anopheles-Mücke	7–42 Tage	Medikamentöse Prophylaxe möglich	• BV: § 24 • MP: § 7, Abs. 3

Leitsymptome

- **Fieber** mit Schüttelfrost in bestimmten Rhythmen je nach Erreger (▶ Tab. 18.3)
- **Kopf-** und **Gliederschmerzen**
- **Schmerzen** im **rechten Oberbauch, Hepatosplenomegalie**
- Übelkeit, Erbrechen, Durchfall
- Symptome der **hämolytischen Anämie mit Ikterus, Thrombopenie**
- **Hypoglykämie**
- Komplikationen: zerebrale Malaria, Lungenödem, Schockentwicklung, akutes Nierenversagen, Spontanblutungen

Tab. 18.3 Übersicht über die Malariatypen

Malariatyp	**IKZ**	**Fieberrhythmus**	**Rezidiv**
Malaria tertiana (Plasmodium vivax und ovale)	10–22 Tage	1 Tag kein Fieber	Spontanheilung nach max. 5 Jahren
Malaria quartana (Plasmodium malariae)	21–42 Tage	2 Tage kein Fieber	Keine Spontanheilung
Malaria tropica (Plasmodium falciparum)	7–20 Tage	Unregelmäßiges Fieber	Bis zu 2 Jahre, wenn nicht tödlich

Merke

Jedes unklare Fieber nach Aufenthalt in den Tropen ist malariaverdächtig.

Therapie

- Sofortige Überweisung ins Krankenhaus
- Antimalariamittel, symptomatisch
- Prophylaxe: helle Kleidung, Moskitonetze, Repellents, je nach Resistenzzone Prophylaxe mit verschiedenen Antimalariamitteln

18

18.6 Lungenerkrankungen

18.6.1 Tuberkulose (Tbc)

Erreger	Übertragung	IKZ	Impfung	Behandlungsverbot/ Meldepflicht [IfSG]
Mycobacterium tuberculosis und bovis (säurefeste Stäbchen)	• Tröpfcheninfektion • Rohmilch • Risikogruppen: – Obdachlose – Drogenabhängige – Alkoholkranke – Ältere Menschen – Arme	1–6 Monate	BCG-Lebendimpfung (von STIKO nicht empfohlen)	• BV: § 24, § 34 • MP: § 6, § 7

Leitsymptome der Primärtuberkulose (Erstinfektion)
- **Subfebrile Temperaturen, Husten, Dyspnoe**
- **Nachtschweiß,** Appetitverlust, **Gewichtsabnahme**
- **Kavernenbildung** im Lungengewebe
- Komplikationen: Pleuritis, käsige Pneumonie, Miliartuberkulose

Leitsymptome der Postprimärtuberkulose (Reaktivierung)
- Bei Beteiligung der **Lunge** (85 %):
  - Blutiges Sputum, Dyspnoe, Zyanose
  - Kavernenbildung
  - Lungenblutung
  - Spontanpneumothorax
  - Kavernenkarzinom
  - Pleuraerguss
- Bei Beteiligung anderer Organe (15 %):
  - **Urogenitaltrakt:** sterile Leukozyturie, Zeichen der Niereninsuffizienz, Ausfluss
  - **Haut:** vernarbende Erscheinungen als Lupus vulgaris
  - **Darm:** Malassimilationssyndrom
  - **Knochen:** Knochenschmerzen, Spontanfrakturen
  - **Meningen:** Hirnnervenausfälle

Therapie Kombination von 2–4 Antibiotika über mindestens 6 Monate

18.6.2 Legionellosen

Erreger	Übertragung	IKZ	Impfung	Behandlungsverbot/ Meldepflicht [IfSG]
Legionella pneumophila	Kontaminierte Aerosole (Duschkopf, Perlator, Klimaanlage, Whirlpool)	2–10 Tage	Nicht möglich	• BV: § 24 • MP: § 7

Leitsymptome der Legionärskrankheit
- Entwicklung einer **atypischen Pneumonie** mit trockenem Husten
- **Fieber** mit **Schüttelfrost,** Kopfschmerzen

- **Thoraxschmerzen**
- **Durchfall**
- **Verwirrtheitszustand,** Apathie

Leitsymptome des Pontiac-Fiebers

- Grippale Symptome ohne Pneumonie
- Gelegentlich Lichtscheu, Verwirrtheit, Schwindel

Therapie

- Antibiotika
- Prophylaxe: Boilertemperatur über 70 °C halten

18.6.3 Influenza (echte Grippe)

Erreger	Übertragung	IKZ	Impfung	Behandlungsverbot/ Meldepflicht [IfSG]
Influenzavirus	• Tröpfcheninfektion • Schmierinfektion	1–3 Tage	Totimpfstoff	• BV: § 24 • MP: § 7

Leitsymptome

- **Plötzliches hohes Fieber** mit **Schüttelfrost**
- **Kopf-, Muskel-** und **Gelenkschmerzen**
- **Reizhusten, Dyspnoe**
- **Schwäche** und **Neigung zum Kollaps**

Merke
Im Gegensatz zum grippalen Infekt handelt es sich bei der Influenza-Grippe um eine schwere Erkrankung mit einer **hohen Sterblichkeit.**

Begleitsymptome

- Störungen des Geruchs- und Geschmacksempfindens
- Nasenbluten, Konjunktivitis
- Komplikationen: hämorrhagische Influenza-Pneumonie, sekundär bakterielle Pneumonie, Myokarditis, Meningitis, Enzephalitis
- Bei Kindern: Pseudokrupp-Anfälle, Otitis media

Therapie

- Symptomatisch
- Neuraminidasehemmer (Tamiflu®), ggf. Antibiotika bei Superinfektionen

18.6.4 SARS-CoV-2

Erreger	Übertragung	IKZ	Impfung	Behandlungsverbot/ Meldepflicht [IfSG]
Beta-Corona-Viren/ behülltes Virus (neuartiges Corona-Virus, Covid-19)	• Vor allem Tröpfchen-infektion und Aerosole • Seltener Kontakt- und Schmierinfektion	Bis zu 14 Tage, im Mittel 5–6 Tage	mRNA-Impfstoff	• BV: § 24 • MP: § 6, § 7

Leitsymptome
Wie bei Influenza:
- Fieber
- Husten, Dyspnoe
- Verlust des Riech- und Geschmacksvermögens
- Seltener Schnupfen
- Hals-, Kopf- und Gliederschmerzen
- Diarrhö

Begleitsymptome
- Appetitlosigkeit
- Gewichtsverlust
- Übelkeit, Erbrechen
- Abdominale Schmerzen
- Konjunktivitis
- Polymorphes Exanthem
- Lymphknotenschwellung

Therapie Je nach Verlauf und Grunderkrankungen

18.7 Sexuell übertragbare Erkrankungen

18.7.1 Gonorrhö (Tripper)

Erreger	Übertragung	IKZ	Impfung	Behandlungsverbot/ Meldepflicht [IfSG]
Neisseria gonorrhoeae	• Geschlechtsverkehr • Geburtskanal	2–5 Tage	Nicht möglich	• BV: § 24 • MP: § 7, Abs. 3 (bei Antibiotikaresistenz)

Leitsymptome
- **40 %** der Infektionen verlaufen **subklinisch,** daher unerkannt
- **Mann:** Juckreiz in der Urethra, **Dysurie, eitriger Ausfluss** (Bonjour-Tropfen)
- **Frau:** Zervizitis mit **eitrigem Ausfluss,** Urethritis mit Dysurie, Brennen beim Wasserlassen, Bartholinitis
- Je nach Eintrittspforte gonorrhoische Pharyngitis, Konjunktivitis oder Proktitis möglich

Begleitsymptome
- Gonorrhoische Arthritis
- Komplikationen:
  - Mann: Vernarbung der Harnröhre, **Prostatitis, Epididymitis,** Sterilität
  - Frau: **Adnexitis, Sterilität** durch Verklebung der Tuben, **Peritonitis**

Therapie
- Antibiotika, einschließlich Behandlung des Partners (sonst Ping-Pong-Effekt)
- Expositionsprophylaxe, Kondome
- Bei Neugeborenen Credé-Prophylaxe mit Argentum nitricum

18.7.2 Syphilis (Lues)

Erreger	Übertragung	IKZ	Impfung	Behandlungsverbot/Meldepflicht [IfSG]
Treponema pallidum	• Direkter Haut- oder Schleimhautkontakt • Pränatal	10–90 Tage, im Mittel 3 Wochen	Nicht möglich	• BV: § 24 • MP: § 7, Abs. 3

Leitsymptome des Primärstadiums

- Harte, schmerzlose Papel, später **schmerzloses Geschwür** mit **derber Randzone** (Ulcus durum, harter Schanker, Primäraffekt) mit hoher Kontagiosität
- Schmerzlose **Leistenlymphknotenschwellung** (Satellitenbubo)
- Dauer ca. 2–3 Wochen

Leitsymptome des Sekundärstadiums

- Organmanifestation durch hämatogene Streuung mit u. a. **Hepatitis, Karditis, Nephritis, Gelenkschmerzen** mit hoher Kontagiosität
- **Fieber** und generalisierte **Lymphknotenschwellung**
- Hauterscheinungen: **Condylomata lata, Plaques muqueuses, Haarausfall, vielgestaltige Exantheme**
- Dauer bis zu 5 Jahren, wobei die Symptome stark variieren können, gefolgt von einer asymptomatischen Latenzphase

Leitsymptome des Tertiärstadiums

- **Syphilide** der Haut: braun-rote Papeln bis Tumoren, v. a. an den Streckseiten der Extremitäten
- **Gummenbildung:** am häufigsten in Knochen, Haut und Schleimhaut
- Aortenaneurysma

Leitsymptome der Neurosyphilis

- **Meningovaskuläre** Form: betrifft vorwiegend die Gefäße der Meningen, des Hirngewebes und des Rückenmarks
- **Parenchymatöse** Form:
  - **Progressive Paralyse:** Nervenzellzerstörung und Hirnatrophie (Stirnlappen)
  - **Tabes dorsalis:** betrifft vorwiegend das Rückenmark mit lancierenden Schmerzen, Verlust des Vibrations- und Temperaturempfindens, Gangstörungen

Therapie In jedem Stadium Antibiotika

Lues connata

Leitsymptome des Frühstadiums

- Manifestation bis zum 2. Lebensjahr
- Symptome gleichen denen der Sekundärsyphilis
- Frühgeburtlichkeit, **greisenhaftes Aussehen** und **blutiger,** erregerreicher **Schnupfen**
- **Sattelnase, Parrotfurchen**
- Selten Deformität der Tibia **(Säbelscheidentibia)**

Leitsymptome des Spätstadiums
- Manifestation ab dem 2. Lebensjahr
- Hautveränderungen sehen aus wie bei der Spätsyphilis, in der Hälfte der Fälle gehen sie mit einer Neurolues einher
- **Hutchinson Trias:** tonnenförmige obere Schneidezähne („so breit wie lang"), Keratitis bis zur Erblindung, Innenohrschwerhörigkeit

18.7.3 HIV (AIDS)

Erreger	Übertragung	IKZ	Impfung	Behandlungsverbot/ Meldepflicht [IfSG]
HI-Virus Typ 1 (häufigster Typ weltweit) und Typ 2 (selten)	• Sexueller Kontakt • Diaplazentar • Muttermilch • Blut, Blutprodukte	• Serologische IKZ bis zur Bildung von Antikörpern 1–3 Monate • Klinische IKZ bis zum Auftreten der Symptome bis zu 10 Jahre	Nicht möglich	• BV: § 24 • MP: § 7, Abs. 3

Leitsymptome der Kategorie A (Stadium I)
- **Akute HIV-Krankheit: Mononukleose-ähnliches Krankheitsbild**
- Nach Rückgang der akuten Symptome **asymptomatische Infektion (Latenzphase),** die Jahre andauern kann; Antikörper sind in dieser Phase meist nachweisbar
- Generalisierte, persistierende **Lymphknotenschwellung**

Leitsymptome der Kategorie B (Stadium II)
- **Rezidivierende bakterielle Infekte, Candida-** und **Herpes zoster- Infektionen**
- **(Sub-)febrile** Temperaturen und/oder rezidivierende **Diarrhö**
- Symptome der **Polyneuropathie**
- Orale Haarleukoplakie (assoziiert mit EBV)

Leitsymptome der Kategorie C (AIDS-definierende Erkrankungen; Stadium III)
- Starke **Gewichtsabnahme,** chronische **Diarrhö** mit **Krankheitsgefühl** (Wasting Syndrom)
- HIV-assoziierte **Enzephalopathie**
- **Opportunistische Infektionen:** u. a. zerebrale Toxoplasmose, Pneumocystis jirovecii-Pneumonie, invasive Candidose, Lungentuberkulose und/oder typische Mykobakteriose, Zytomegalie, Herpes-simplex- und -zoster- Rezidive
- **Malignome** (Kaposi-Sarkom, ZNS-Lymphom, Non-Hodgkin-Lymphom, invasives Zervixkarzinom)

Therapie
- Allgemeinmaßnahmen wie gesunde Lebensführung, Meidung von Noxen (Nikotin, Alkohol, Drogen), reichhaltige vitaminreiche Kost, Schutz vor Virusübertragung
- Psychotherapeutische Verfahren
- Kombination von Virostatika (retroviralen Mitteln) mit unterschiedlichen Angriffspunkten

18.8 Durchfallerkrankungen

Merke

Durchfallerreger werden **gegessen** und **getrunken** – die Übertragung ist also für alle Erkrankungen gleich mit Ausnahme der Rota- und Noroviren, die auch über Tröpfchen übertragen werden können. Jedes **epidemische Auftreten** (2 oder mehr erkrankte Personen) muss nach § 6 Abs. 2 dem **Gesundheitsamt gemeldet** werden.

Durchfallerreger verursachen im Körper immer die gleichen **Symptome:** Durchfall, ggf. Übelkeit, Erbrechen sowie abdominale Schmerzen und können als **Komplikation** zu Exsikkose und meist hypovolämischem, seltener septischem Schock mit Nierenversagen führen.

Der Erregernachweis erfolgt über die **Stuhluntersuchung.** Unterschiede ergeben sich aus dem Ort der Vermehrung der Keime und dem Aussehen des Durchfalls. Als grober Anhaltspunkt gilt folgende Regel (▶ Tab. 18.4):

- **Wässrige Durchfälle** entstehen im **Jejunum,** demzufolge vermehren sich die Keime dort oder die Toxinwirkung erstreckt sich auf die Jejunum-Zellen.
- **Schleimig-eitrige Durchfälle** entstehen meist im **Ileum.**
- **Blutige Durchfälle** entstehen im **Dickdarm.**

Die wichtigste Maßnahme ist die **Rehydrierung.** Günstiger erweist sich die Flüssigkeitszufuhr per os als i. v.

Diese Kennzeichen werden bei den jeweiligen Erkrankungen nicht gesondert erwähnt, außer es wird ihnen besondere Bedeutung beigemessen.

Tab. 18.4 Übersicht über die Durchfallerkrankungen

Sekretionstyp: wässrige Durchfälle	Penetrationstyp: schleimig-eitrige Durchfälle	Invasionstyp: blutige Durchfälle
• Vibrio cholerae • EPEC, ETEC • Rotavirus • Staphylococcus aureus • Giardia lamblia • Norovirus	• Salmonellen • Yersinien • Campylobacter jejuni	• Shigellen • EIEC, EHEC • Campylobacter coli • Entamoeba histolytica • Clostridium difficile

18.8.1 Cholera

Erreger	Übertragung	IKZ	Impfung	Behandlungsverbot/ Meldepflicht [IfSG]
Vibrio cholerae oder Vibrio El Tor	• Kontaminiertes Wasser • Meeresfrüchte	Stunden bis Tage	• Totimpfstoff • Lebendimpfstoff	• BV: § 24, § 34 • MP: § 6, § 7, § 42

Leitsymptome

- Inapparente und symptomarme (Cholerine) Verläufe häufig
- Schwere Verläufe mit starkem **wässrigen Durchfall** mit kleinen **Schleimflocken** (Reiswasserdurchfall) und starkem Erbrechen

Begleitsymptome
- Toxische Cholera mit Herz-Kreislauf-Versagen durch Toxinwirkung
- Stark reduzierter Hautturgor und Untertemperatur
- Bei fulminanten Verläufen innerhalb kurzer Zeit tödlich

Therapie
- Elektrolyt- und Volumensubstitution
- Antibiotische Therapie

18.8.2 Rotaviren

Erreger	Übertragung	IKZ	Impfung	Behandlungsverbot/ Meldepflicht [IfSG]
Rotavirus	• Fäkal-oral • Tröpfcheninfektion	1–3 Tage	Möglich ab der 6. Lebenswoche	• BV: § 24, § 34 • MP: § 6 (Verdacht und Erkrankung > 2 Personen), § 7, § 42

Leitsymptome
- **Wässrige Durchfälle** und Erbrechen
- Mäßiges Fieber
- Bei schweren Verläufen Exsikkose-Zeichen

Therapie Substitution von Flüssigkeit und Elektrolyten

18.8.3 Noroviren

Erreger	Übertragung	IKZ	Impfung	Behandlungsverbot/ Meldepflicht [IfSG]
Norovirus (Norwalk-like-Virus)	• Fäkal-oral • Kontaminierte Lebensmittel • Sehr hohe Kontagiosität	6 Stunden bis 2 Tage	Nicht möglich	• BV: § 24, § 34 • MP: § 6 (Verdacht und Erkrankung > 2 Personen), § 7, § 42

Leitsymptome
- **Heftiges, schwallartiges Erbrechen** und **Durchfälle**
- **Ausgeprägtes Krankheitsgefühl** mit abdominalen Schmerzen, Übelkeit, Kopfschmerzen, Myalgien und Mattigkeit über ca. 1–4 Tage
- Kein Fieber oder subfebrile Temperaturen
- Abortive oder asymptomatische Verläufe möglich

Therapie Symptomatisch

18.8.4 Typhus abdominalis

Erreger	Übertragung	IKZ	Impfung	Behandlungsverbot/ Meldepflicht [IfSG]
Salmonella typhi	• Fäkal-oral • Erregerreservoir ist der Mensch	1–3 Wochen	• Lebendimpfung • Totimpfung	• BV: § 24, § 34 • MP: § 6, § 7, § 42

Leitsymptome

- **Generalisation: langsam ansteigendes Fieber** (Stadium incrementi), grippale Symptome (Kopfschmerzen, Somnolenz durch Begleitmeningitis, trockener Husten, Dyspnoe durch interstitielle Pneumonie), sehr schlechtes Allgemeinbefinden, Obstipation; Fieber reicht bis 40 °C und geht in **Fieberkontinua** (1–2 Wochen) ohne Schüttelfrost über (Stadium acmes oder Stadium fastigii); in diesem Stadium Bewusstseinstrübung, Milzschwellung, Leukopenie, Organmanifestation
- **Organmanifestation:**
  - Myokarditis mit relativer Bradykardie
  - Hepatitis evtl. mit Ikterus, Splenomegalie
  - Entwicklung von Typhomen in den betroffenen Organen
  - Roseolen
  - Breiige erbsgrünartige Durchfälle
- **Langsamer Fieberabfall** (Stadium decrementi) und allmählicher Rückgang der Symptome; Dauer des Typhus abdominalis ohne Therapie beträgt mind. 4 Wochen
- Komplikationen:
  - Einschmelzung der Typhome mit Perforation, Peritonitis, Sepsis, septischem Schock
  - Myokarditis
  - Reaktive Arthritis
  - Dauerausscheider möglich (höheres Risiko für Gallenblasenkarzinom)

Therapie

- Symptomatisch
- Antibiotika

18.8.5 EHEC

Erreger	Übertragung	IKZ	Impfung	Behandlungsverbot/- Meldepflicht [IfSG]
Enterohämorrhagische Escherichia coli (Shiga-like Toxinproduzent)	• Sprossen • Rinderprodukte • Ausscheider	2–5 Tage	Nicht möglich	• BV: § 24, § 34 • MP: § 6 (Verdacht und Erkrankung > 2 Personen), § 7, § 42; HUS = § 6

Leitsymptome

- Bei Erwachsenen häufig asymptomatische Verläufe
- Zunächst Darmkoliken mit wässrigem Durchfall, leichtem Fieber und Erbrechen, dann **blutige Diarrhö**

Komplikationen
- HUS (hämolytisch-urämisches Syndrom): hämolytische Anämie, Thrombopenie, akutes Nierenversagen
- Morbus Moschkowitz: HUS und zerebrale Symptome

Therapie
- Symptomatisch
- Keine Antibiotika, keine Motilitätshemmer

18.9 Parasitäre Erkrankungen

18.9.1 Oxyuriasis

Erreger	Übertragung	Behandlungsverbot/-Meldepflicht [IfSG]
Enterobius vermicularis (Madenwurm)	• Schmierinfektion • Bettenstaub	• BV: nein • MP: nein

Leitsymptome
Juckreiz im Anogenitalbereich mit ggf. sichtbaren Würmern am Anus oder in der Wäsche (v. a. bei Kindern)

Begleitsymptome
- Selten Appendizitis
- Gewichtsverlust
- Schlafstörungen

Therapie
- Konsequente Unterbindung einer Autoinokulation
- Mebendazol

18.9.2 Hundebandwurm

Erreger	Übertragung	Behandlungsverbot/-Meldepflicht [IfSG]
Echinococcus granulosus	Hunde- oder Wolfskot	• BV: § 24 • MP: § 7, Abs. 3

Leitsymptome
- Hängen von Lokalisation und Wachstumsgröße ab
- Leberbefall: Oberbauchbeschwerden, Ikterus, Lebervergrößerung
- Lungenbefall: meist Zufallsbefund
- Allergische Reaktionen beim Platzen der Blasen möglich
- Labor: Eosinophilie

Therapie
- Operation (Cave: Zysten dürfen nicht platzen)
- Chemotherapeutika

18.9.3 Fuchsbandwurm

Erreger	Übertragung	Behandlungsverbot/-Meldepflicht [IfSG]
Echinococcus multilocularis	• Fuchskot (Waldbeeren, Pilze) • Katzenkot	• BV: § 24 • MP: § 7, Abs. 3

Leitsymptome
- Leberbefall: Oberbauchbeschwerden, Ikterus, Lebervergrößerung
- Allergische Reaktionen beim Platzen der Blasen möglich
- Labor: Eosinophilie

Therapie Wie beim Hundebandwurm (▶ 18.9.2)

18.10 Hepatitiden

▶ Tab. 18.5

Leitsymptome
- Symptomatik der einzelnen Hepatitiden ist ähnlich
- **Prodromalstadium:** grippale Symptome (v. a. Gelenkschmerzen), Dauer wenige Tage, selten flüchtiges Exanthem
- **Gastrointestinale und hepatische Manifestation:** Appetitlosigkeit, Übelkeit, Diarrhö, Druckschmerz im rechten Oberbauch, **Ikterus** in ⅓ der Fälle, Hepatosplenomegalie, Dauer 4–8 Wochen

Therapie
- Symptomatisch
- Allgemeinmaßnahmen: Bettruhe, Meidung aller hepatotoxischen Medikamente und Alkohol
- Antivirale Substanzen (Interferon) bei Hepatitiden B, D und C

18.11 ZNS-Erkrankungen

18.11.1 Tetanus

Erreger	Übertragung	IKZ	Impfung	Behandlungsverbot/ Meldepflicht [IfSG]
Clostridium tetani (Toxinbildner = Tetanospasmin)	Verschmutzte Wunden	3–21 Tage	• Aktive und passive Impfung • 6-fach-Impfung	BV und MP: länderspezifische Regelungen

Leitsymptome
- Tonuserhöhung der Kaumuskulatur **(Trismus)**
- Krämpfe der mimischen Muskulatur **(Risus sardonicus)**
- Krämpfe der Nacken- und Rückenmuskulatur **(Opisthotonus)**

Tab. 18.5 Übersicht Hepatitiden

	Hepatitis A	**Hepatitis B**	**Hepatitis C**	**Hepatitis D**	**Hepatitis E**
Erreger	Hepatitis-A-Virus (HAV = RNA-Enterovirus der Picorna-Gruppe)	Hepatitis-B-Virus (HBV = Hepadna-Virus), onkogenes Virus	Hepatitis-C-Virus (HCV = Flavi-Virus), onkogenes Virus	Defektes RNA-Virus, das Hepatitis-B-Virus zur Vermehrung benötigt	Hepatitis-E-Virus (HEV = Caclivirus)
IKZ	2–6 Wochen	1–6 Monate	1–6 Monate	1–6 Monate	2–6 Wochen
Übertragung	• Fäkal-oral • Verunreinigtes Wasser • Salat • Muscheln • Sexuell (anal-orale Kontakte)	• Sexuelle Kontakte • Körperflüssigkeiten • Perinatal	Blutprodukte	• Sexuelle Kontakte • Körperflüssigkeiten	• Fäkal-oral • Kontaminiertes Fleisch
Chronifizierung (länger als 6 Monate)	Nein	30 %	80 %	• Bei Superinfektionen bis zu 60 % • Simultaninfektionen ca. 10–20 %	Sehr selten
Impfung	Möglich	Möglich, in der 6-fach-Impfung enthalten	Nicht möglich	Nicht möglich; Schutz gegen Hepatitis B verleiht auch Schutz gegen Hepatitis D	Steht in Europa nicht zur Verfügung
• **Behandlungsverbot** • **Meldepflicht**	• § 24 • § 6, § 7, § 34, § 42	• § 24 • § 6, § 7	• § 24 • § 6, § 7	• § 24 • § 6, § 7	• § 24 • § 6, § 7, § 34, § 42
Infektiosität	1–2 Wochen vor Auftreten des Ikterus bis eine Woche danach	Abhängig von der Menge der Virus-DNA	Abhängig von der Menge der Virus-RNA	In Kombination mit Hepatitis B	1–2 Wochen vor Auftreten des Ikterus bis eine Woche danach
Besonderheiten	• Epidemisch in Gemeinschaftseinrichtungen • Endemisch in Ländern mit geringem Hygienestandard • Fulminante Verläufe möglich	• Beim medizinischen Personal Infektion über Nadelstichverletzungen • Impfschutz beachten	Meist chronischer, symptomarmer Verlauf	Keine singuläre Infektion	In der Schwangerschaft Letalität 20 %

Begleitsymptome

- Erhaltenes Bewusstsein
- Kein Fieber oder subfebrile Temperaturen
- Komplikation: Lähmung der Schlundmuskulatur, des Zwerchfells und der Glottis

Therapie

- Sorgfältige Wundversorgung
- Im Verletzungsfall Simultanimpfung bei unzureichendem Impfschutz und Antibiotika

18.11.2 Tollwut (Rabies)

Erreger	Übertragung	IKZ	Impfung	Behandlungsverbot/ Meldepflicht [IfSG]
Rabies-Virus	• Tierbiss • Hautverletzung • Direkter Kontakt mit infektiösem Material	3–8 Wochen, abhängig von der Lokalisation der Bissstelle	Prä- und postexpositionelle Impfung	• BV: § 24 • MP: § 6, § 7

Leitsymptome

- **Prodromalstadium:** uncharakteristische Symptome wie Müdigkeit, Kopfschmerzen, Parästhesien an der Bissstelle
- **Exzitationsstadium (neurologisches Stadium):** Angst, Unruhe, Verwirrtheit, vermehrter Speichelfluss, zerebrale Ausfallerscheinungen, Halluzinationen, Hydrophobiekrämpfe der Schlundmuskulatur, depressiv-aggressive Stimmung, hohes Fieber, Exsikkose
- Im weiteren Verlauf **Paralysestadium:** Lähmungen, **Koma, Atemlähmung;** Tod nach maximal einer Woche nach dem Auftreten der ersten Symptome

Therapie

- Wunde mit Seifenlösung auswaschen und desinfizieren
- Prophylaktisch präexpositionelle aktive Impfung u. a. bei Tierärzten und Forstpersonal
- Postexpositionell Simultanimpfung bei Kontakt mit einem tollwutverdächtigen Tier bei gleichzeitiger lädierter Haut oder nach jeglichen Bissverletzungen durch tollwutverdächtige Tiere

18.11.3 Botulismus

Erreger	Übertragung	IKZ	Impfung	Behandlungsverbot/ Meldepflicht [IfSG]
Clostridium botulinum (Toxinbildner, Toxin hitzelabil)	Kontaminierte Konserven	12 Stunden bis 2 Tage	Nicht möglich	• BV: § 24 • MP: § 6, § 7

18

Leitsymptome
- **Symmetrische, schlaffe Lähmungen** mit **Doppelbildern, Schluckbeschwerden,** Mydriasis
- **Kein Fieber, keine sensiblen Ausfälle, Bewusstsein erhalten**

Begleitsymptome
- Übelkeit, Erbrechen, Durchfall
- Komplikationen: Atemlähmung, paralytischer Ileus, Harnverhalt

Therapie
- Toxinelimination und Antitoxin
- Symptomatische Therapie

19 Schwangerschaft, kindliche Entwicklung und Senium

19.1 Fallbeispiele

Fallbeispiel 1

Aktuelle Anamnese

Eine 39-jährige schwangere Patientin in der 30. Schwangerschaftswoche (Erstgravidität, Nullipara) stellt sich mit okzipitalen Kopfschmerzen, Ohrensausen und Nasenbluten seit 4 Tagen vor. Seit gestern bestünde starke Übelkeit. Auf Nachfrage wird Erbrechen verneint. Ferner berichtet die Patientin über neu entstandene Knöchel- und Unterschenkelödeme seit 2 Wochen. Die Miktion sei tagsüber regelmäßig, nachts müsse sie 2-mal die Toilette aufsuchen.

Vorgeschichte

- In der Frühschwangerschaft in den ersten 14 Wochen starke Übelkeit und Erbrechen mit 2 Wochen stationärem Aufenthalt wegen Dehydrierung (Hyperemesis gravidarum), seitdem gutes Wohlbefinden
- Keine Vorerkrankungen, insbesondere keine Hypertonie, Nieren-, Autoimmunerkrankungen, kein Gestationsdiabetes

Untersuchungsbefund

Haut und Schleimhäute ohne pathologischen Befund. Lungen- und Herzuntersuchung ohne Befund. RR 170/100 mmHg, HF 92/Min. Nierenlager frei. In der U-Stix-Untersuchung Proteine dreifach positiv. Die Untersuchung der unteren Extremitäten ergibt symmetrische, eindrückbare Ödeme an den Füßen und Unterschenkeln. Fußpulse regelrecht tastbar. Orientierende neurologische Untersuchung ohne Befund.

Lösung Fallbeispiel 1

Verdachtsdiagnose

Präeklampsie (alte Bezeichnung: EPH-Gestose), die zur schwangerschaftsassoziierten Hypertonie zählt (▶ 19.2.2). Hypertonie (mit v. a. okzipitalen Kopfschmerzen, Ohrensausen, Nasenbluten), Ödeme und Proteinurie sind Leitsymptome der Präeklampsie. Begünstigend und verdachtsdiagnosestützend sind die späte Erstgravidität und die Hyperemesis gravidarum in den ersten 14 Schwangerschaftswochen.

Differenzialdiagnosen

Eklampsie und HELLP-Syndrom: Komplikationen der Präeklampsie; sind zum jetzigen Zeitpunkt unwahrscheinlich, Übergang kann jedoch fließend sein

Diagnostisches Vorgehen zur Sicherung der Diagnose

- Klinisches Bild ist wegweisend
- Labor: Blutbild, Nieren-, Leberparameter, Gerinnungsfaktoren, 24-Stunden-Sammelurin mit Bestimmung der Proteinmenge

Therapie

- Notfall → zeitnahe Verweisung in eine Frauenklinik
- Bis zum Eintreffen der Notärztin oder des Notarztes Abschirmung von äußeren Reizen, Lagerung mit erhöhtem Oberkörper, i. v.-Zugang legen und mit Ringer-Lösung oder 0,9 % NaCl-Lösung offen halten, ggf. O_2-Gabe

19

Fallbeispiel 2

Aktuelle Anamnese

Ihnen wird ein 10 Monate alter, bis dahin gesunder und regelrecht entwickelter Säugling vorgestellt. Er habe nach Aussagen der Mutter vor 2 Stunden begonnen, schrill zu schreien und sich zu erbrechen. Die Beinchen habe er dabei angezogen gehabt. Diese Attacke habe wenige Minuten gedauert, danach spontan sistiert und das Kind sei eingeschlafen. Etwa eine Stunde später habe sich die gleiche Symptomatik wiederholt. Die Mutter berichtet, dass das Abdomen empfindlich sei und der Junge keine Berührung toleriere.

Vorgeschichte

Regelrecht entwickeltes Kind ohne nennenswerte Vorerkrankungen

Untersuchungsbefund

Blasses, krank wirkendes Kind. Abdomen aufgetrieben, rege, hochgestellte Darmgeräusche über dem Oberbauch und dem linken Unterbauch, im rechten Unterbauch spärliche Darmgeräusche. Walze im rechten Unterbauch tastbar. In der Windel blutiger Stuhl. Nach der rektalen Untersuchung blutiger Schleim am untersuchenden Finger.

Lösung Fallbeispiel 2

Verdachtsdiagnose

Invagination (▶ Tab. 19.2). Typisch sind das Alter, abdominale Schmerzattacken, tastbare Walze, Erbrechen und Blut am untersuchenden Finger. Es handelt sich um einen Notfall; das Kind muss zeitnah in der Klinik vorgestellt werden.

Differenzialdiagnosen

- **Appendizitis** (▶ 5.3.9): die genannten Symptome zählen zu den Leitsymptomen der Invagination; eine Appendizitis kann sonografisch (meist) ausgeschlossen werden
- **Ileus** anderer Genese, z. B. inkarzerierte Hernie: kann erst nach der Sonografie des Abdomens ausgeschlossen werden

Diagnostisches Vorgehen zur Sicherung der Diagnose

- Sonografie des Abdomens: Nachweis des Schießscheibenphänomens, das sich aus den ineinander gestülpten Darmanteilen ergibt
- Eventuell Kolonkontrasteinlauf: Nachweis von Kontrastmittelabbruch

Therapie

- Flüssigkeitstherapie mittels Infusion
- Einlauf mit Röntgenkontrastmittel
- Gegebenenfalls Operation

Fallbeispiel 3

Anamnese

Eine Mutter kommt mit einem 4 Wochen alten männlichen Säugling in Ihre Praxis. Sie berichtet, dass das Kind nach jeder Mahlzeit vermehrt spuckt. Von ihren älteren Kindern kenne sie das auch, aber nicht in dieser Menge und nicht in dieser Intensität.

Auf Nachfrage berichtet die Mutter, dass diese Symptome von Tag zu Tag stärker werden und sie das Gefühl hat, ihrem Kind gehe es nicht gut. Ferner meint sie, dass der Junge wenig Stuhlgang absetze und nicht an Gewicht zunehme. Das Erbrochene rieche sauer, ein galliges Erbrechen sei nicht aufgetreten.

Vorgeschichte

Unkomplizierte Schwangerschaft, termingerechte Spontangeburt. Gewicht des Kindes bei Geburt 3800 g, jetzt 3600 g.

Untersuchungsbefund

Unruhiges und krank wirkendes Kind. Sichtbare Magenperistaltik, regelrechte Darmgeräusche. Bei der Palpation des Oberbauchs ist eine olivengroße Resistenz tastbar.

Lösung Fallbeispiel 3

Verdachtsdiagnose

Hypertrophe Pylorusstenose (▶ Tab. 19.2). Für diese Diagnose sprechen die Symptome, v. a. das Erbrechen nach Mahlzeiten, Gedeihstörung, sichtbare Magenkontraktionen und der verdickte Pylorus, der als olivgroße Resistenz im Oberbauch tastbar ist. Das Manifestationsalter ist ebenfalls typisch.

Differenzialdiagnosen

- **Duodenalatresie:** sofortiges, meist galliges Erbrechen nach der Geburt
- **Hiatushernie:** kann erst nach der erst nach sonografischen Untersuchung ausgeschlossen werden, zumal die Symptome ähnlich sind; die Resistenz im Oberbauch spricht jedoch eher für eine Pylorusstenose

Diagnostisches Vorgehen zur Sicherung der Diagnose

Sonografie: Sicherung der Diagnose durch Nachweis eines verdickten Pylorus (verdickte Ringmuskulatur) und eines verlängerten Pyloruskanals, Ausschluss einer Hiatushernie

Therapie

- Konservative Therapie bei leichter Ausprägung
- Operative Therapie mit Längsspaltung der Pylorusmuskulatur

19.2 Erkrankungen während der Schwangerschaft und deren Leitsymptome

19.2.1 Infektionskrankheiten

Bestimmte Infektionskrankheiten führen häufig zur Schädigung des Embryos bzw. Feten (**ToRCHeLL-Komplex;** ▶ Tab. 19.1).

19

Tab. 19.1 Pränatale Infektionen und Auswirkungen auf das Kind

Erkrankung bzw. Erreger	Kindliche Symptome der pränatalen Infektion
Toxoplasmose	• Pränatale Form: – Totgeburt (1. Trimenon) – Frühgeburt – Hydrozephalus, zerebrale Verkalkungen, geistige Retardierung, Krampfanfälle – Chorioretinitis, Katarakt • Postnatale Form: – Bei Immunkompetenten meist asymptomatischer Verlauf oder grippale Symptome und Lymphknotenschwellung – Bei Immunsuppression schwere Verläufe mit Enzephalitis, Chorioretinitis und interstitieller Pneumonie
Röteln	• Pränatale Form – Embryopathie: **Gregg-Trias** mit Katarakt, Retinopathie, Innenohrschwerhörigkeit, Herzschäden (Pulmonalstenose, persistierender Ductus Botalli) – Geistige Retardierung • Postnatale Form: ▶ 18.3.3
Cytomegalie	• Pränatale Form: – Hydrozephalus, intrazerebrale Verkalkungen – Hepatitis – Sepsis – Geistige und motorische Retardierung • Postnatale Form: – Bei Immunkompetenten meist asymptomatischer Verlauf oder mononukleoseähnliches Bild – Bei Immunsuppression schwere Verläufe mit Enzephalitis, Retinitis, Hepatitis und interstitieller Pneumonie
Herpes simplex	• Pränatale Form: Enzephalitis • Postnatale Form: u. a. Enzephalitis, Herpes labialis, Herpes genitalis
Lues	• Pränatale Form: – **Hutchinson-Trias:** Keratitis, Hörstörungen, Zahnmissbildungen – Gedeihstörung, Entwicklungsverzögerung • Postnatale Form: ▶ 18.7.2
Listeriose	• Pränatale Form: – Fetopathie durch Infektion im letzten Trimenon – Granulomatosis infantiseptica (Hepatosplenomegalie, Meningoenzephalitis) • Postnatale Form: grippeähnliche Symptome, Erbrechen, Durchfall, Muskelschmerzen; bei systemischer Infektion Symptome der Meningoenzephalitis: Fieber, Kopfschmerzen, Nackensteifigkeit, Hirnnervenausfälle, Tremor, Ataxie

19.2.2 Schwangerschaftsassoziierte Hypertonie

Definition Früher: Gestosen. Schwangerschaftsbedingte Adaptationsstörung, die mit Hypertonie einhergeht.

Formen und Leitsymptome

- **Gestationshypertonie**
- **Gestationsproteinurie:** neu aufgetretene Proteinurie ≥ 300 mg/d, ohne dass vorher eine Nierenerkrankung bekannt war
- **Präeklampsie:** arterielle Hypertonie, Proteinurie und ggf. Symptome der Niereninsuffizienz, Ödeme, neurologische Symptome, Leberbeteiligung mit Anstieg der Transaminasen, Blutbildveränderungen (u. a. Thrombopenie)
- **Eklampsie:** Komplikation der Präeklampsie, die zusätzlich zu den Symptomen der Präeklampsie mit Krampfanfällen einhergeht
- **HELLP-Syndrom:** Maximalvariante der Eklampsie und sehr ernstes Krankheitsbild mit hoher Letalität von Mutter und Kind

Begleitsymptome Komplikationen: Plazentainsuffizienz, Multiorganversagen

Therapie

- Notfall → Vorgehen nach dem üblichen Standard (▶ 20.10.2)
- Vorzeitige Entbindung
- Symptomatische Therapie

19.2.3 Andere häufige Erkrankungen in der Schwangerschaft

- **Verschlechterung** vorbestehender Erkrankungen, z. B. Diabetes mellitus, Hypertonie
- **Arterielle Hypotonie** mit Schwindel, Kopfschmerzen, kalten Händen und Füßen, orthostatischer Dysregulation
- **Asymptomatische Harnwegsinfektion:** betroffen sind 5–10 % der Schwangeren
- **Karpaltunnelsyndrom:** betroffen sind 10–25 % der Schwangeren mit dem Leitsymptom der nächtlichen Parästhesien
- **Akute Schwangerschaftsfettleber:** seltene Erkrankung mit Gerinnungsstörungen, Ikterus, abdominalen Schmerzen
- **Hauterkrankungen:** z. B. Herpes gestationis, SLE
- **Schwangerschaftsdiabetes**

19.3 Erkrankungen während des Kindesalters und deren Leitsymptome

▶ Tab. 19.2

Tab. 19.2 Erkrankungen des Kindesalters und deren Symptome

Erkrankung	Kennzeichen
Trisomie 21 (Down-Syndrom)	• Risiko ist stark abhängig vom Alter der Eltern, v. a. der Mutter • **Symptome:** Kurzkopf, abgeflachter Hinterkopf, Epikanthus (Hautfalte am inneren Augenwinkel), schräge Lidspalten, große, verdickte Zunge, offener Mund mit vermehrter Speichelsekretion, Vierfingerfurche in den Handflächen, Sandalenlücke, Herzfehler in 40–60 % der Fälle, erhöhte Leukämie- und Diabetes mellitus-Rate, psychomotorische Retardierung
Alkoholembryopathie (fetales Alkoholsyndrom)	• Alkoholabusus während des 1. Trimenons wirkt sich besonders kritisch auf die Entwicklung des Fetus aus • 1–3 Neugeborene/100.000 Kinder betroffen • Erste Entwicklungsstörungen finden sich bereits ab Einnahme von 15 g Alkohol/Tag; das gleiche gilt für die Stillperiode • **Symptome:** vermindertes Geburtsgewicht, Mikrozephalie, Hydrozephalus, geistige Retardierung, Herzfehler, niedrige Stirn, verengte Lidspalten, Ptosis, Epikanthus, verkürzter Nasenrücken, flaches Philtrum (Rinne über der Oberlippe), Maxillahypoplasie, verstärkte Nasolabialfalte, schmale Oberlippe, kleiner Mund, Erkrankungen der Atemwege
Krupp-Syndrom	▶ 4.2.8
Mukoviszidose (zystische Fibrose)	▶ 6.3.10
Fremdkörperaspiration	• Häufigkeitsgipfel im 2. und 3. Lebensjahr • **Symptome:** aus dem Wohlbefinden heraus plötzlicher, starker Husten und Würgereiz, danach je nach Lage des Fremdkörpers Stridor, Dyspnoe und Zyanose in unterschiedlichen Abstufungen • **Komplikation:** Aspirationspneumonie
Bronchiolitis obliterans	• Betrifft v. a. Kinder bis zum 3. Lebensjahr und ist auf eine Infektion mit RSV (respiratorische Synzytialviren) zurückzuführen • **Symptome:** Fieber, Tachypnoe, exspiratorische Dyspnoe, Zyanose, Husten, Apathie • **Komplikationen:** respiratorische Insuffizienz, Apnoe, Emphysementwicklung
Hypertrophe Pylorusstenose	• Entleerungsstörung des Magens durch Spasmus und Hypertrophie des Pylorus • Typisches Alter: 3 Wochen • Knaben häufiger betroffen als Mädchen • **Symptome:** zunächst gelegentliches, dann schwallartiges Erbrechen nach jeder Mahlzeit, Erbrochenes riecht sauer, enthält aber nie Galle, sichtbare Magenperistaltik, seltene Stühle (Pseudoobstipation), Gedeihstörung, gequältes und greisenhaftes Aussehen
Invagination	• Einstülpung eines höheren Darmabschnitts in einen tieferen, am häufigsten im Ileozökalbereich • Durch die Schwellung entsteht ein mechanischer Ileus • **Symptome:** akuter Beginn mit kolikartigen Bauchschmerzen, Erbrechen, blutig-schleimiger Durchfall, blasses Gesicht, Beinchen angezogen

Tab. 19.2 Erkrankungen des Kindesalters und deren Symptome *(Forts.)*	
Erkrankung	**Kennzeichen**
Meckel-Divertikel	• Echtes Divertikel ca. 50–100 cm proximal der Ileozökalklappe • Überbleibsel des embryonalen Dottergangs (Ductus omphaloentericus) • Kann Belegzellen des Magens enthalten • Bei 2 % der Menschen zu finden • **Symptome:** peranale Blutungen, Bauchschmerzen, Ulzera, Perforation, Peritonitis, Sepsis
Appendizitis	▶ 5.3.9
Hodentorsion	▶ 13.3.4
Hodenhochstand	• Nicht im Skrotum tastbarer Hoden durch verzögerten Abstieg durch den Leistenkanal • 20 % der Frühgeborenen betroffen, 4 % der Termingeborenen • Unterschieden werden: – **Pendelhoden:** Hoden befindet sich abwechselnd im Hoden und im Leistenkanal – **Gleithoden:** Hoden lässt sich durch sanften Druck in Hodensack verlagern, nimmt aber seine ursprüngliche Position im Leistenkanal aufgrund eines zu kurzen Samenstranges sofort wieder ein – **Leistenhoden:** inguinale Hodenlage – **Kryptorchismus:** Lage der Hoden im Bauchraum
Leukämie	▶ 8.3.7
Plötzlicher Kindstod	• Häufigste Todesursache im 1. Lebensjahr • Tritt meist nachts ein, häufiger im Winter als im Sommer • **Risikofaktoren:** Bauch- und Seitenlage, Überwärmung, früh- oder hypotrophe Neugeborene, plötzlicher Kindstod eines Geschwisterkindes, niedriger sozialer Status, Rauchen und andere Abhängigkeit der Eltern

19.4 Erkrankungen im Senium und deren Leitsymptome

▶ Tab. 19.3

Tab. 19.3 Erkrankungen im Senium und deren Symptome	
Erkrankungen	**Leitsymptome und Charakteristika**
KHK (▶ 2.3.5, ▶ 2.3.6)	Hypertonie, Angina pectoris, Herzinfarkt, Rhythmusstörungen, Herzinsuffizienz
pAVK (▶ 3.3.3)	Belastungsschmerzen (Claudicatio intermittens), Ruheschmerzen, Gangrän
Schlaganfall (▶ 14.3.5)	Bewusstseinsverlust, Lähmungen, Verlust kognitiver Fähigkeiten
Mesenterialinfarkt (▶ 3.3.4)	Plötzliche, starke Bauchschmerzen, Darmnekrose, Ileus
Atemtrakt	Verminderte Vitalkapazität, Reduktion der Brustkorbbeweglichkeit und mukoziliären Clearance
Pneumonie (▶ 4.3.6)	Fieber, eitriges Sputum, Zyanose, Dyspnoe

Tab. 19.3 Erkrankungen im Senium und deren Symptome *(Forts.)*

Erkrankungen	Leitsymptome und Charakteristika
Lungenemphysem (▶ 4.2.5)	Ruhedyspnoe, Zyanose, Fassthorax, respiratorische Insuffizienz
Verdauungstrakt	Zahnverlust, Blähungen, Obstipation, Nahrungsmittelunverträglichkeiten
Reduzierte Leber- und Pankreasfunktion	„Verdauungsschwäche", verlangsamter Metabolismus auch von Medikamenten und Alkohol
Diabetes mellitus (▶ 10.3.8, ▶ 10.2.9)	Langsamer Beginn mit Harnweginfekten, Juckreiz, Mykosen, Furunkeln, Langzeitschäden durch Makroangiopathie und Mikroangiopathie
Arthrose (▶ 1.3.3)	Anlauf-, Belastungs-, Ruheschmerz
Osteoporose (▶ 10.3.14)	Rückenschmerzen, Muskelverspannungen, Frakturen, Tannenbaumphänomen, Witwenbuckel
Hypothyreose (▶ 10.3.5)	Müdigkeit, Schwäche, depressive Störungen, Verlangsamung, Verlust kognitiver Fähigkeiten, trockene Haut und Haare, Interesselosigkeit, Kälteempfindlichkeit, Gewichtszunahme
Morbus Parkinson (▶ 14.3.8)	Rigor, Tremor, Akinese, Masken-, Salbengesicht, kleinschrittiger Gang, Mikrografie, monotone Stimme, Obstipation
Demenz (▶ 17.3.5)	Störung der Merkfähigkeit, Orientierung, Konzentration, schleichender Beginn, Verlust kognitiver Fähigkeiten
Katarakt (▶ 16.3.2)	Blendungsgefühl, Hell-Dunkel-Adaptationsstörung, Sehverschlechterung bis hin zum Visusverlust
Glaukom (▶ 16.3.5)	Akut starke Bulbusschmerzen, Kopfschmerzen, grüne Ringe, Übelkeit, Erbrechen, Sehverlust
Makuladegeneration (▶ 16.3.4)	Zunehmender Visusverlust
Altersschwerhörigkeit (Presbyakusis) (▶ 16.2.11)	Verlust der Hörfähigkeit, besonders der Frequenzen im Sprachbereich
Inkontinenz	Unwillkürlicher Urinabgang beim Lachen, Niesen, Pressen
Benignes Prostatasyndrom (BPS) (▶ 13.3.2)	Veränderung des Harnstrahls, Nykturie, Restharnmenge, permanenter Harndrang, rezidivierende Zystitiden
Erkrankungen bei Immobilität (Auswahl)	• Dekubitus • Hypotonie • Tiefe Beinvenenthrombose, Lungenembolie • Osteoporose • Pneumonie • Muskelabbau und Kraftlosigkeit • Sturzgefahr • Psychosoziale Einschränkungen

20 Notfälle

20.1 Fallbeispiele

Fallbeispiel

Aktuelle Anamnese

Sie werden zu einem Ihnen bekannten 44-jährigen Patienten zum Hausbesuch gerufen, der akut über thorakale Schmerzen mit Ausstrahlung in die linke Achsel, Druckgefühl über der Brust, Dyspnoe, Übelkeit, Schwäche und Schweißneigung klagt. Die Symptome hätten vor ca. 30 Minuten begonnen und würden in der Intensität stärker. Vorausgegangen sei ein heftiger telefonischer Disput mit einem Vorgesetzten. Auf Nachfrage gibt der Patient an, dass die Schmerzen persistierend und nicht atemabhängig seien.
In der jüngsten Vorgeschichte (in den letzten 3 Monaten) bereits zwei ähnliche Schmerzepisoden, die spontan nach wenigen Minuten unter Ruhebedingungen nachgelassen haben.
Starker Nikotinabusus mit ca. 30 Zigaretten/Tag seit 25 Jahren, Medikamenten- und Drogenanamnese (illegale Drogen) sind leer.

Vorgeschichte

- Arterielle Hypertonie
- Chronische Bronchitis
- Anamnestisch V. a. Angina-pectoris-Anfälle

Untersuchungsbefund

Unruhiger, ängstlicher Patient in gutem EZ und deutlich reduziertem AZ. Haut blass, feucht, an den Lippen dezente Zyanose. Keine Jugularvenenstauung. Lungenuntersuchung ohne pathologischen Befund. Herztöne rein ohne pathologische Geräusche, HF 100/Min., arrhythmisch, RR 110/70 mmHg.
Abdominale Untersuchung unauffällig. Nierenlager frei. Keine Ödeme, periphere Pulse seitengleich tastbar. Orientierende neurologische Untersuchung unauffällig.

Lösung Fallbeispiel

Verdachtsdiagnose

Herzinfarkt (▶ 2.3.6). Typisch für den Herzinfarkt sind die akuten thorakalen Schmerzen mit Ausstrahlung in die linke Achsel, Druckgefühl, Dyspnoe, Übelkeit, Schwäche und Schweißneigung. Der vorausgegangene Disput kann als Auslöser angesehen werden. Die in der Vorgeschichte geschilderten Schmerzepisoden, Nikotinkonsum und arterielle Hypertonie stellen Risikofaktoren dar und stützen den Verdacht. Die Arrhythmie ist ebenfalls mit einem kardialen Geschehen vereinbar.

Differenzialdiagnosen

- **Lungenembolie** (▶ 4.3.10): unwahrscheinlich wegen fehlender typischer Thrombosezeichen, kann aber nicht ausgeschlossen werden und muss laborchemisch bzw. durch bildgebende Verfahren (CT-Thorax, Angiografie) ausgeschlossen oder bestätigt werden

- **Pneumothorax** (▶ 4.3.11): unwahrscheinlich wegen fehlender typischer Symptome (u. a. Atemabhängigkeit, zunehmende Dyspnoe) und des Auskultationsbefunds; hypersonorer Klopfschall, reduzierter Stimmfremitus, abgeschwächtes Atemgeräusch

Diagnostisches Vorgehen zur Sicherung der Diagnose

- EKG: Lokalisation und Ausdehnung des Infarkts, Messung vom Rhythmus, Erregungspathologien (typisch für den Herzinfarkt ist eine ST-Streckenhebung), Bestimmung der elektrischen Herzachse
- Labor: großes Blutbild, BSG, CRP, Blutzucker, Elektrolyte, Nieren- und Leberparameter, Gesamt-Cholesterin, LDL, HDL, Triglyzeride, Troponin T/I, LDH, Quick, PTT
- Röntgen-Thorax: Beurteilung der Herzgröße, Lage, Beurteilung der Lunge hinsichtlich Stauungszeichen, Infiltraten oder Rundherden
- Echokardiografie: Beurteilung der v. a. linksventrikulären Pumpfunktion, Klappenfunktion
- Koronarangiografie: Darstellung von Stenosen bzw. Verschlüssen der Koronararterien, gleichzeitige Möglichkeit der Therapie

Therapie

Notfall mit sofortiger Verweisung in eine intensivmedizinische Einheit:

- Notruf absetzen
- Lagerung mit erhöhtem Oberkörper
- Absolute körperliche Ruhe, Abschirmung von Angehörigen
- O_2-Gabe
- i. v.-Zugang legen, Zugang mit sehr wenig Ringer-Lösung offen halten und/oder ein steriles Extensionsset anlegen
- Reanimationsbereitschaft
- Keine i. m.-Injektionen

Fallbeispiel 2

Aktuelle Anamnese

Sie sehen beim Hausbesuch einen 7 Monate alten Säugling, der hochfiebrig ist und nach Angaben der Mutter immer wieder Zuckungen im Gesicht und an den Extremitäten zeige. Heute Morgen sei der Junge der Mutter völlig gesund erschienen, mittags habe er dann erbrochen und Fieber von 39,5 °C entwickelt. Am Nachmittag habe sich der Zustand weiter verschlechtert. Vor einer halben Stunde bemerkte die Mutter auffällige Flecken beim Wickeln des Kindes.

Impfstatus nach Empfehlungen der STIKO komplett. Kein Durchfall, kein Atemwegsinfekt in den letzten Wochen. Die Entwicklung bis zum jetzigen Zeitpunkt altersgerecht. Spontangeburt. Der kleine Patient hat ein gesundes Geschwisterchen (5 Jahre).

Vorgeschichte

Leer.

Untersuchungsbefund

Reduzierter AZ. Berührungsempfindlichkeit und schreckhafte Reaktion auf äußere Reize. Opisthotonus. Fontanellen nicht gespannt. Herz- und Lungenbefund unauffällig. Abdominale Untersuchung ohne pathologischen Befund. Im HNO-Bereich kein Infektfokus feststellbar. Extremitäten eher kühl, Haut marmoriert. Im Windelbereich petechiale Einblutungen. Herzfrequenz 180/Min., AF 60/Min., Temperatur 39,7 °C.

Lösung Fallbeispiel 2

Verdachtsdiagnose

Meningitis, am ehesten durch Meningokokken verursacht, mit der Komplikation des Waterhouse-Friderichsen-Syndroms (▸ 14.3.6). Typisch sind der schnelle Beginn und die Entwicklung des Krankheitsbilds, für das Waterhouse-Friderichsen-Syndrom außerdem die petechialen Blutungen, die im Zuge der Verbrauchskoagulopathie entstehen.

Differenzialdiagnosen

- **Meningitis durch andere Keime:** nicht auszuschließen; die Abklärung erfolgt mikrobiologisch
- **Enzephalitis:** nicht auszuschließen; die Abklärung erfolgt mikrobiologisch

Diagnostisches Vorgehen zur Sicherung der Diagnose

- Labor: v. a. Blutbild, Differenzialblutbild, CRP, BSG, Glukose, Gesamt-Eiweiß, Na^+, K^+, Ca^{2+}, Blutgasanalyse, Leber-, Nierenparameter, Blutkulturen
- Liquoruntersuchung: makroskopische Beurteilung des Aussehens; Zellzahl, Glukose, Eiweiß, Mikroskopie
- Urinstatus

Therapie

- Sofortige Verweisung in die Klinik
- Antibiotische Therapie
- Antibiotische Prophylaxe für Kontaktpersonen und Impfung

Fallbeispiel 3

Anamnese

Sie werden notfallmäßig zum Hausbesuch vom Ehemann Ihrer 44-jährigen Patientin gebeten. Der Ehemann gibt an, seine Frau nicht aufwecken zu können.
Bei Ankunft treffen Sie die Patientin schlafend im Bett an. Auf Ansprache bzw. Berührung reagiert die Patientin nicht. Nach Setzen eines Schmerzreizes reagiert sie mit einer ungezielten Reaktion. Der Ehemann berichtet, die Ehefrau habe massive Probleme im Arbeitsumfeld gehabt und nur ihre Ruhe gewollt. Er habe eine leere Medikamentendose unter dem Bett gefunden, mit der Aufschrift „Lorazepam 1 mg". Der Ehemann wisse jedoch nicht, wann, wie oft, weswegen und von wem rezeptiert die Patientin dieses Medikament einnehme. Ein Alkoholkonsum wird verneint.

Vorgeschichte

Bekannte Angststörung.

Untersuchungsbefund

Soporöse Patientin in gutem EZ. Haut rosig und warm, keine Zyanose. Herzfrequenz 48/Min. und rhythmisch, Atemfrequenz 8/Min., Temperatur 36,5 °C, Glukose 90 mg/dl. Pupillen isokor mit verzögerter direkter und konsensueller Lichtreaktion und deutlicher Abwehrreaktion der Patientin.

Lösung Fallbeispiel 3

Verdachtsdiagnose

Schlafmittelintoxikation (Benzodiazepinintoxikation) (▸ 20.15.4). Für diese Diagnose sprechen die genannten Symptome, v. a. Bewusstseinsstörung, Bradypnoe, Bradykardie und die leere Medikamentendose.

Differenzialdiagnosen
Mischintoxikation: kann zunächst nicht ausgeschlossen werden

Diagnostisches Vorgehen zur Sicherung der Diagnose
Drogenscreening (Urin): zur Bestimmung der toxischen Substanz(en)

Therapie
- Notruf absetzen
- Stabile Seitenlage, Sicherung der Atemwege
- i. v.-Zugang legen, Zugang mit Ringer-Lösung offen halten und/oder ein steriles Extensionsset anlegen
- Reanimationsbereitschaft

20.2 Notfallmedizin

20.2.1 Basismaßnahmen

1. Auf **Sicherheit** achten
   - Potenzielle Gefahren für die Patientin, den Patienten, die Retterin oder den Retter sowie andere anwesende Personen sollten erkannt werden. Man beachte, dass der **Eigenschutz** immer vorgeht.
   - Gegebenenfalls Sicherung der Unfallstelle unter Beachtung des Eigenschutzes.
   - Überblick verschaffen über die Notsituation.
   - Gegebenenfalls Patientenrettung.
2. **Überprüfung des Bewusstseins** durch Ansprechen, Anfassen und das Setzen von Schmerzreizen
   - Falls die Patientin oder der Patient reagiert, verbleibt er bis Klärung der Ursachen zunächst in der Lage, in der er vorgefunden wurde. Die Vitalzeichenkontrolle erfolgt dann laufend. Bei lebensbedrohlichen Erkrankungen oder Verletzungen Durchführung der lebensrettenden Sofortmaßnahmen.
   - Für den Fall, dass die Patientin oder der Patient nicht reagiert, **Hilfe rufen,** die Patientin oder den Patienten in Rückenlage drehen und die Atmung überprüfen.
3. **Überprüfung der Atmung**
   - Mund öffnen.
   - Atemwege kontrollieren und freimachen.
   - Kopf überstrecken.
   - Atmungskontrolle durch Hören von Atemgeräuschen, Sehen von Brustkorbbewegungen, Fühlen vom Luftstrom auf der Wange. Die Atmungskontrolle sollte nicht länger als 10 Sekunden betragen.
   - Wenn die Patientin oder der Patient normal atmet, stabile Seitenlage und den Notruf absetzen.
   - Wenn die Patientin oder der Patient nicht atmet, Notruf absetzen und kardiopulmonale Reanimation beginnen.
4. **Absetzen eines Notrufs**
   - Wo geschah es?
   - Was geschah?
   - Wie viele Verletzte?
   - Welche Art von Verletzungen?
   - Warten auf Rückfragen

- Notrufnummern:
  - Rettungsdienst, Notarzt: 112
  - Polizei: 110
  - Giftnotrufzentrale: 19240

20.2.2 Gefahrensituationen im Rahmen der Rettung

- **Straßenverkehr:** Durch ein liegengebliebenes Fahrzeug oder einen Unfall. Absicherung der Unfallstelle durch die Warnblinkanlage, Tragen einer Warnweste, Aufstellung eines Warndreiecks in ausreichender Entfernung. Immer dem Verkehr entgegenlaufen, möglichst hinter der Leitplanke.
- **Geräte, Maschinen:** In der Landwirtschaft, in Betrieben und auf Baustellen.
- **Grube, Silo, Keller:** Hier besteht die Gefahr des Verschüttetwerdens durch schlecht oder nicht abgestützte Gruben und Schüttgüter in Silos sowie die des Erstickens in Gärkellern und Silos, wenn z. B. durch Gärung CO_2 entsteht. Dieses sammelt sich am Boden, da es schwerer als Luft ist und die Luft vollständig verdrängt. Rettung bei so einem Unfall ist nur durch ausgebildete Fachkräfte mit Atemschutz möglich.
- **Brände:** Entwicklung von Hitze und Rauch, heißen und giftigen Gasen.
- **Gifte:** Für den Ersthelfer gefährlich sind v. a. Kontaktgifte (Pflanzenschutzgifte, E 605, seit 2002 verboten).
- **Säuren, Laugen:** Berührung in jedem Fall vermeiden, da Ätzwirkung auch im verdünnten Zustand gegeben ist.
- **Elektrischer Strom:** Vor der Hilfeleistung unbedingt die Stromzufuhr unterbrechen.
- **Blutende Wunden:** Von ihnen kann eine Infektionsgefahr ausgehen. Schutz durch Tragen von Handschuhen.
- **Lawinen:** Nach Lawinenabgängen kann es zu weiteren kommen.

20.2.3 Griffe und Lagerung

Rettung von Personen Angewendet wird dazu der **Rautek-Griff:**

- Die Patientin oder den Patienten von hinten unter der Achsel mit beiden Armen am Thorax umklammern, dabei die Patientenarme im Ellenbogen 90° beugen.
- Danach beide Unterarme der Patientin oder des Patienten fassen.
- Die Daumen des Helfers sollten nach außen gehalten werden, um zusätzliche Verletzungen zu vermeiden.
- Die Patientin oder den Patienten rückwärts aus der Gefahrenzone ziehen.

Rettung aus dem Fahrzeug:

- Tür auf der Patientenseite öffnen.
- Die Füße unter den Pedalen befreien.
- Sicherheitsgurt lösen; dabei den Oberkörper der Patientin oder des Patienten festhalten.
- Patientin oder Patienten mit dem Rücken zur Tür drehen.
- Mit dem Rautek-Griff die Patientin oder den Patienten aus dem Fahrzeug ziehen.

Lagerung von bewusstseinsklaren Personen

- Schädel-Hirn-Erkrankung: Oberkörper 30° hoch lagern
- Wirbelsäulenverletzung: Patientin oder Patienten nicht weiter bewegen und so lagern, wie sie vorgefunden wurden

- Akuter Extremitätenverschluss: betroffene Extremität tief lagern
- Tiefe Beinvenenthrombose: betroffene Extremität 30° hoch lagern
- Kardiopulmonale Erkrankung: mit erhöhtem Oberkörper lagern
- Volumenmangelschock: Beine erhöht lagern, bei gleichzeitiger Wirbelsäulenverletzung achsengerade lagern und dann in Kopftieflage bringen
- Schwangere mit Verdacht auf eine Vena-cava-Kompression: Linksseitenlagerung
- Abdominale Erkrankungen: Rückenlagerung mit angewinkelten Beinen

Lagerung von bewusstlosen Personen Jede Patientin oder jeder Patient, der bewusstlos ist, aber eine erhaltene Atem- und Herztätigkeit hat, wird in die **stabile Seitenlage** gebracht. Es gibt mehrere Varianten der stabilen Seitenlage, wobei keine einzige Lagerung für die Patientin oder den Patienten optimal ist. Wichtig ist, dass die Patientin oder der Patient

- auf der Seite,
- mit überstrecktem Hals und
- der Mund am tiefsten Punkt liegt sowie
- der Brustkorb nicht komprimiert wird.

Durchführung:

- Neben die Patientin oder den Patienten hinknien. Dabei sollen die Beine der Patientin oder des Patienten ausgestreckt sein.
- Den (nächstgelegenen) Arm im rechten Winkel lagern, die Handfläche nach oben.
- Den entfernt liegenden Arm fassen und über den Brustkorb der Patientin oder des Patienten legen.
- Mit der anderen Hand das entfernt liegende Bein am Oberschenkel fassen und hochziehen, der Fuß sollte auf dem Boden haften.
- Am Bein (Hüfte) und Hand fassen und die Patientin oder den Patienten zu sich auf die Seite kippen.
- Das Hüft- und Kniegelenk sollten im 90° Winkel sein.
- In der Seitenlage: Kopf überstrecken, Hand unter die Wange, der Mund soll am tiefsten Punkt liegen.
- Laufende Kontrolle der Atmung.

20.2.4 Kardiopulmonale Reanimation (CPR)

Durchführung

- Seitlich von der Patientin oder vom Patienten hinknien.
- Druckpunkt in der Mitte der Brust (untere Hälfte des Sternums) mit dem Handballen aufsuchen.
- Die andere Hand darauflegen, Finger verschränkt.
- Die Finger sollten vom Thorax abgespreizt werden, um mit ihnen keinen parasternalen Druck auszuüben.
- Der Druck erfolgt mit gestreckten Armen senkrecht von oben durch „Beugen" des Helfers in der Hüfte.
- Den Thorax mindestens 5 cm, aber nicht mehr als 6 cm komprimieren.
- Die Frequenz beträgt mindestens 100/Min., aber nicht mehr als 120/Min.
- Das Verhältnis von Thoraxkompressionen und Beatmung beträgt 30 : 2 unabhängig von der Zahl der Helfer.
- Auf gleichmäßige Thoraxentlastung achten.

Fehler

- Druckpunkt zu tief oder zu hoch angesetzt
- Zu schnelle oder zu langsame Frequenz

Komplikationen

- Rippen-, Sternumfraktur
- Pneumo-, Hämatothorax
- Lungen-, Herz-, Leber-, Milz-, Magen-, Zwerchfellruptur
- Pulmonale Aspiration

20.2.5 Mund-zu-Mund-Beatmung

- Mit Daumen und Zeigefinger der an der Stirn liegenden Hand den weichen Teil der Nase verschließen
- Mund des Betroffenen bei angehobenem Kinn öffnen
- Lippen dicht um den Mund der Patientin oder des Patienten legen
- Gleichmäßig in den Mund blasen und darauf achten, dass sich der Thorax bewegt (ca. 1 Sekunde)
- 2 Beatmungen durchführen
- Mit der Herzdruckmassage fortfahren

Merke

Falls eine Beatmung, aus welchen Gründen auch immer, nicht möglich ist, nur die Herzdruckmassage durchführen. Das ist besser, als gar nichts zu tun.

Bei der Beatmung keine besonders hohen Volumina in die Patientin oder den Patienten blasen. Optimalerweise sollten die Lunge 0,5 l erreichen, jedes höhere Volumen führt zur Magenüberblähung.

20.3 Bewegungsapparat

Merke

Zur Basisversorgung gehören immer:

- O_2-Gabe
- i.v.-Zugang legen, mit Ringer- oder NaCl 0,9 % Lösung offen halten und/oder ein steriles Extensionsset anlegen

20.3.1 Fraktur

Frakturarten

- Geschlossene Fraktur
- Offene Fraktur

Einteilung der offenen Frakturen

- Grad I: Durchspießung mit punktförmiger Verletzung
- Grad II: Gewebekontusion und Weichteilverletzung
- Grad III: ausgedehnte Weichteilzerstörung mit Verletzung tiefer liegender Strukturen (Muskeln, Nerven, Gefäße)
- Grad IV: subtotale oder totale Amputation

Blutverlust bei Frakturen

- Unterarm: bis 500 ml
- Oberarm und Unterschenkel: bis 1.000 ml
- Oberschenkel: bis 2.000 ml
- Becken: bis 5.000 ml

Leitsymptome

▶ 1.3.1

Basisversorgung

- Starke Blutungen sofort komprimieren und steril abdecken
- Oberkörperhochlagerung
- Ruhigstellung der betroffenen Extremität
- Keine Repositionsversuche an der Fraktur
- Prüfung von Sensibilität und Durchblutung distal der Fraktur

20.3.2 Wirbelsäulentrauma

Leitsymptome

- Schmerzen im betroffenen Gebiet
- Nackenschmerz oder Nackensteifigkeit
- Gegebenenfalls Querschnittsymptome wie motorische, sensible Ausfälle, Stuhl-, Harnabgang
- Bewusstseinsstörung, Atemstörungen bei HWS-Beteiligung
- Hypotonie, Tachykardie

Basisversorgung

- Bei ansprechbaren Patientinnen und Patienten keine Lageänderung
- Bei Bewusstlosen stabile Seitenlage, achsengerecht
- Gegebenenfalls HWS mit Stützkrawatte fixieren

20.4 Herz-Kreislauf-System

Merke

Zur Basisversorgung gehören immer:

- O_2-Gabe
- i. v.-Zugang legen, mit sehr wenig Ringer-Lösung offen halten (außer, es ist etwas anderes angegeben) und/oder ein steriles Extensionsset anlegen

20.4.1 Akute Endokarditis

Leitsymptome

▶ 2.3.1

Basisversorgung Lagerung mit erhöhtem Oberkörper

20.4.2 Angina pectoris und Herzinfarkt

Leitsymptome
▶ 2.3.5, ▶ 2.3.6

Basisversorgung
- Lagerung mit erhöhtem Oberkörper
- Absolute körperliche Ruhe, Abschirmung von Angehörigen
- Evtl. Gabe von Nitrolingual, wenn der systolische Blutdruck > 120 mmHg beträgt
- Reanimationsbereitschaft
- Cave: Keine i. m.-Injektionen durchführen; nachfolgende Fibrinolysetherapie und Therapie mit Antikoagulanzien kann sonst zu starken Blutungen am Punktionsort führen.

20.4.3 Herzrhythmusstörungen

Leitsymptome
- Arrhythmie, Bradykardie, Tachykardie
- Schwindel, Benommenheit, Unruhe
- Dyspnoe

Basisversorgung
- Lagerung mit erhöhtem Oberkörper
- Engmaschige Kontrolle von Herzfrequenz und Blutdruck

20.4.4 Akute Herzinsuffizienz

Leitsymptome
▶ 2.3.7, ▶ 2.3.8

Basisversorgung
- Lagerung mit erhöhtem Oberkörper
- Bei Lungenödem unblutiger Aderlass

20.4.5 Hypertensive Krise und hypertensiver Notfall

Leitsymptome
- Hypertensive Krise: Blutdruck > 180/> 120 (unterschiedliche Literaturwerte), Nasenbluten, Schwindel, Tinnitus, Kopfschmerzen, Übelkeit, Erbrechen
- Hypertensiver Notfall: Blutdruck > 180/> 120 (unterschiedliche Literaturwerte), Bewusstseinsstörung, neurologische Ausfälle, epileptische Anfälle, Atemnot

Basisversorgung
- Lagerung mit erhöhtem Oberkörper
- Stabile Seitenlage bei Bewusstlosigkeit

20.4.6 Hypovolämischer Schock

▶ 3.2.7

Leitsymptome
- Feuchte, kühle, blasse Haut
- Zittern, Frieren
- Blutdruck normal oder erniedrigt, Tachykardie
- Oligurie, kollabierte Venen

Basisversorgung
- Starke Blutungen sofort stillen
- Beine hochlagern (Autotransfusion)
- 1.000–1.500 ml Ringer-Lösung infundieren (bei Laktatazidose NaCl 0,9 %)

20.4.7 Kardiogener Schock

▶ 3.2.7

Leitsymptome
- Hypotonie, Herzrhythmusstörungen
- Symptome der akuten Herzinsuffizienz (▶ 20.4.4)

Basisversorgung
- Lagerung mit erhöhtem Oberkörper
- Engmaschige Kontrolle von Herzfrequenz und Blutdruck

20.4.8 Neurogener Schock

▶ 3.2.7

Leitsymptome
- Hypotonie, Tachykardie
- Neurologische Ausfälle

Basisversorgung
- Bei ansprechbaren Patientinnen und Patienten keine Lageänderung
- Bei Bewusstlosen stabile Seitenlage, achsengerecht

20.4.9 Septischer Schock

▶ 3.2.7

Leitsymptome
- Persistierende (und therapieresistente) Hypotonie, Tachykardie, Tachypnoe
- Symptome einer Infektion, v. a. Fieber (oder Untertemperatur)
- Bewusstseins- und Orientierungsstörung, Unruhe
- Hauterscheinungen wie Pusteln oder Einblutungen

Basisversorgung
- Oberkörperhochlagerung oder Hochlagerung der Beine je nach kardiopulmonaler Situation
- 1.000 ml Ringer-Lösung infundieren (bei Laktatazidose NaCl 0,9 %)

20.4.10 Anaphylaktischer Schock

▶ 3.2.7

Leitsymptome
- Hypotonie, Tachykardie
- Übelkeit, Erbrechen
- Schwindel, Angst
- Urtikaria, Juckreiz

Basisversorgung
- Allergenzufuhr stoppen
- Hochlagerung der Beine, bei starker Atemnot Oberkörperhochlagerung
- 1.000 ml Ringer-Lösung infundieren (bei Laktatazidose NaCl 0,9 %)
- Gabe von Antihistaminika, z. B. Tavegil® 2 mg i. v.
- Gabe von Glukokortikoiden und Suprarenin®, wenn vorhanden
- Kühlung von Schwellungen

20.4.11 Akuter Extremitätenverschluss

Leitsymptome
▶ 3.2.6

Basisversorgung
- Tieflagerung und Ruhigstellung der betroffenen Extremität
- Polsterung der Extremität mit Watteverband
- Cave: Keine Wärmezufuhr (keine Wärmflaschen oder Heizdecken)

20.4.12 Mesenterialinfarkt

Leitsymptome
▶ 3.3.4

Basisversorgung
- Lagerung mit erhöhtem Oberkörper und angewinkelten Beinen (ggf. Knierolle)
- Zufuhr von NaCl 0,9 % 500–1.000 ml i. v.
- Nahrungskarenz
- Keine Wärmeflaschen, keine Einläufe

20.4.13 Tiefe Beinvenenthrombose

Leitsymptome
▶ 3.3.7

Basisversorgung
- Rückenlagerung mit leicht erhöhter (30°) Extremität und Ruhigstellung
- Zugang mit Ringer-Lösung 500–1.000 ml i. v. offen halten (Cave: bei Thrombose an der oberen Extremität nicht auf der betroffenen Seite)
- Keine Manipulation an der betroffenen Extremität
- Cave: Keine i. m.-Injektionen durchführen; nachfolgende Fibrinolysetherapie und Therapie mit Antikoagulanzien kann sonst zu starken Blutungen am Punktionsort führen.

20.5 Atemwege

Merke
Zur Basisversorgung gehören immer:
- O_2-Gabe
- i. v.-Zugang legen, mit Ringer-Lösung offen halten (außer, es ist etwas anderes angegeben) und/oder ein steriles Extensionsset anlegen

20.5.1 Pseudokrupp und Epiglottitis

Leitsymptome
▶ 4.2.8

Basisversorgung
- Lagerung mit erhöhtem Oberkörper
- Inhalation von feuchtkalter Luft beim Pseudokrupp
- Bei ausgeprägten Symptomen keine Racheninspektion, kann zur kompletten Verlegung der Atemwege führen

20.5.2 Asthma bronchiale

Leitsymptome
▶ 4.3.4

Basisversorgung

- Gegebenenfalls Allergenzufuhr stoppen
- Lagerung mit erhöhtem Oberkörper im „Kutscher-Sitz“ und Einsatz der Lippenbremse
- O_2-Gabe 2 l/Min., keine unkontrollierte O_2-Gabe
- Bei akutem allergischem Geschehen 2 mg Tavegil® i. v.
- Gabe von Bronchodilatatoren

20.5.3 Lungenödem

Leitsymptome
▶ 4.3.9

Basisversorgung

- Lagerung mit erhöhtem Oberkörper
- Zugang mit sehr wenig Ringer-Lösung offen halten und/oder ein steriles Extensionsset anlegen
- Unblutiger Aderlass

20.5.4 Lungenembolie

Leitsymptome
▶ 4.3.10

Basisversorgung

- Lagerung mit erhöhtem Oberkörper
- Zugang mit sehr wenig Ringer-Lösung offen halten und/oder ein steriles Extensionsset anlegen
- Cave: Keine i. m.-Injektionen durchführen; eine nachfolgende Fibrinolysetherapie und Therapie mit Antikoagulanzien kann sonst zu starken Blutungen am Punktionsort führen.

20.5.5 Pneumothorax

Leitsymptome
▶ 4.3.11

Basisversorgung

- Lagerung mit erhöhtem Oberkörper, Bewusstlose auf die kranke Seite lagern
- Bei Spannungspneumothorax Entlastungspunktion im 2. ICR am Rippenoberrand mit einem Notfallventil

20.5.6 Hyperventilation

Leitsymptome
- Parästhesien an Händen, Füßen, perioral, Kussmund, Pfötchenstellung der Hände
- Periphere Krämpfe
- Unruhe, Blässe, Schwitzen
- Schnelle Atmung, subjektive Atemnot
- Tachykardie, Blutdruck normal bis ↑

Basisversorgung
- Lagerung mit erhöhtem Oberkörper
- Keine O_2-Gabe
- Psychische Betreuung und Atemkommandos
- Patientinnen und Patienten in Tüte atmen lassen und Rückatmung aus Tüte

20.6 Verdauungssystem

Merke
Zur Basisversorgung gehören immer:
- O_2-Gabe
- i. v.-Zugang legen
- 1.000 ml Ringer-Lösung infundieren

20.6.1 Ulkusblutung

▶ 5.2.10

Leitsymptome
- Blutiges Erbrechen und/oder peranaler Blutabgang
- Abdominelle Schmerzen
- Schocksymptome

Basisversorgung
- Lagerung mit aufrechtem bzw. erhöhtem Oberkörper
- Nahrungskarenz

20.6.2 Appendizitis

Leitsymptome
▶ 5.3.9

Basisversorgung
- Lagerung mit erhöhtem Oberkörper und angewinkelten Beinen (ggf. Knierolle)

- Eventuell O_2-Gabe
- Nahrungskarenz, keine Wärmeflaschen

20.6.3 Ileus

Leitsymptome

▶ 5.2.11

Basisversorgung
- Lagerung mit erhöhtem Oberkörper und angewinkelten Beinen (ggf. Knierolle)
- Nahrungskarenz, keine Einläufe
- Bei Laktatazidose NaCl 0,9 % infundieren

20.6.4 Peritonitis

Leitsymptome

▶ 5.3.12

Basisversorgung
- Lagerung mit erhöhtem Oberkörper und angewinkelten Beinen (ggf. Knierolle)
- Nahrungskarenz, keine Wärmeflaschen
- Bei Laktatazidose NaCl 0,9 % infundieren

20.6.5 Perforation eines Hohlorgans

Leitsymptome
- Plötzlicher, reißender Schmerz
- Zunehmende abdominale Schmerzen
- Eventuell schmerzfreies Intervall und dann Zunahme der klinischen Symptome

Basisversorgung
- Lagerung mit erhöhtem Oberkörper und angewinkelten Beinen (ggf. Knierolle)
- Nahrungskarenz, keine Wärmeflaschen, keine Einläufe

20.7 Leber, Galle und Pankreas

Merke

Zur Basisversorgung gehören immer:
- O_2-Gabe
- i. v.-Zugang legen
- 1.000 ml Ringer-Lösung infundieren

20.7.1 Ösophagusvarizenblutung

▶ 5.2.10

Leitsymptome
- Blutiges Erbrechen und Schocksymptome
- Zeichen der Leberzirrhose

Basisversorgung
- Lagerung mit aufrechtem bzw. erhöhtem Oberkörper
- Nahrungskarenz

20.7.2 Gallenkolik und Cholangitis

Leitsymptome
▶ 6.3.5, ▶ 6.3.6

Basisversorgung
- Lagerung mit erhöhtem Oberkörper und angewinkelten Beinen (ggf. Knierolle)
- Eventuell O_2-Gabe
- Nahrungskarenz, keine Wärmeflaschen, keine Einläufe

20.7.3 Akute Pankreatitis

Leitsymptome
▶ 6.3.7

Basisversorgung
- Lagerung mit erhöhtem Oberkörper und angewinkelten Beinen (ggf. Knierolle)
- Nahrungskarenz, keine Wärmeflaschen, keine Einläufe

20.8 Blut und Lymphsystem

Merke
Zur Basisversorgung gehören immer:
- O_2-Gabe
- Mehrere großlumige venöse Zugänge legen
- 1.000–1.500 ml Ringer-Lösung infundieren

20.8.1 Akute Blutung

Leitsymptome
Blutaustritt aus Wunde oder Körperhöhle

Basisversorgung

- Starke Blutungen sofort stillen
- Beine hochlagern (Autotransfusion)

20.8.2 Milzruptur

Leitsymptome
▶ 9.3.4

Basisversorgung

- Lagerung mit erhöhtem Oberkörper und angewinkelten Beinen (ggf. Knierolle)
- Nahrungskarenz

20.9 Hormonsystem

Merke
Zur Basisversorgung gehören immer:

- O_2-Gabe
- i. v.-Zugang legen
- 1.000 ml Ringer-Lösung infundieren

20.9.1 Hypoglykämisches Koma

Leitsymptome
▶ 10.2.1

Basisversorgung

- Lagerung mit erhöhtem Oberkörper
- Glukoselösung (optimal 40–100 ml 40 % Glukose, danach 500 ml 5 % Glukose) unter laufender Kontrolle der Blutzuckerspiegel infundieren, bei ansprechbaren Patientinnen und Patienten Glukosezufuhr oral z. B. als Saft

20.9.2 Coma diabeticum

Leitsymptome
▶ 10.2.1

Basisversorgung Lagerung mit erhöhtem Oberkörper

20

20.10 Niere und ableitende Harnwege

Merke
Zur Basisversorgung gehören immer:
- Eventuell O_2-Gabe
- i.v.-Zugang legen, mit Ringer-Lösung offen halten und/oder ein steriles Extensionsset anlegen

20.10.1 Akutes Nierenversagen

Leitsymptome
▶ 11.3.1

Basisversorgung Lagerung mit erhöhtem Oberkörper

20.10.2 Schwangerschaftsassoziierte Hypertonie

▶ 19.2.2

Leitsymptome
- Kopfschmerzen, Schwindel, Ohrensausen, Sehstörungen, Bewusstseinsstörung
- Übelkeit, Erbrechen
- Tachykardie, Hypertonie
- Gesteigerte Reflexe, tonisch-klonische Krampfanfälle

Basisversorgung
- Abschirmung von äußeren Reizen
- Lagerung mit erhöhtem Oberkörper
- O_2-Gabe

20.10.3 Akuter Harnverhalt

Leitsymptome
- Unterbauchschmerzen, Übelkeit, Erbrechen
- Unruhe
- Gegebenenfalls Harnträufeln als Folge der Überlaufblase

Basisversorgung Lagerung mit erhöhtem Oberkörper und angewinkelten Beinen (ggf. Knierolle)

20.10.4 Nierenkolik

Leitsymptome
▶ 11.3.8

Basisversorgung Lagerung mit erhöhtem Oberkörper und angewinkelten Beinen (ggf. Knierolle)

20.11 Geschlechtsorgane

Merke
Zur Basisversorgung gehören immer:
- Eventuell O_2-Gabe
- i.v.-Zugang legen, mit Ringer-Lösung offen halten und/oder ein steriles Extensionsset anlegen

20.11.1 Hodentorsion

Leitsymptome
▶ 13.3.4

Basisversorgung
- Lagerung mit erhöhtem Oberkörper und angewinkelten Beinen (ggf. Knierolle)
- Nahrungskarenz

20.11.2 Vena-cava-Kompressionssyndrom

Leitsymptome
- Schwindel, Übelkeit, Schwächegefühl
- Bewusstseinsstörung
- Blässe, Zyanose, Kaltschweißigkeit
- Tachykardie, Hypotonie, keine Halsvenenstauung

Basisversorgung Lagerung auf der linken Seite

20.11.3 Vaginale Blutung

Ursachen
- In der Schwangerschaft: Extrauteringravidität, Abort, Placenta praevia, vorzeitige Plazentalösung
- Außerhalb der Schwangerschaft: Menses, Tumoren, Verletzungen

Leitsymptome
- Bauchschmerzen, Übelkeit, Erbrechen
- Schonhaltung mit Abwehrspannung oder bretthartes Abdomen
- Flache, schnelle Atmung, evtl. Schocksymptome

Basisversorgung

- Abschirmung und Beruhigung der Patientin
- Schocklagerung

20.11.4 Extrauteringravidität

Leitsymptome

- Zunehmender einseitiger Bauchschmerz
- Plötzlicher, vernichtender Rupturschmerz
- Schmerzfreies Intervall möglich
- Druckempfindlichkeit des Unterbauchs
- Eventuell Schmierblutung

Basisversorgung

- Abschirmung und Beruhigung der Patientin
- Schocklagerung

20.12 Nervensystem

Merke

Zur Basisversorgung gehören immer:

- O_2-Gabe
- i.v.-Zugang legen, mit Ringer-Lösung offen halten und/oder ein steriles Extensionsset anlegen

20.12.1 Bewusstseinsstörung

Einteilung

- Benommenheit
- Somnolenz
- Sopor
- Koma

Im Rettungswesen wird die Glasgow-Coma-Scale verwendet (▶ Tab. 20.1). Dabei wird das Bewusstsein hinsichtlich 3 Kriterien überprüft. Eine Bewertung unter 8 Punkten spricht für eine sehr schwere Störung, eine gesunde Patientin oder ein gesunder Patient sollte 15 Punkte erreichen.

Leitsymptome

Inadäquate bis hin zu fehlenden Reaktionen

Basisversorgung

- Stabile Seitenlage, kontinuierliche Überwachung der Vitalzeichen
- Blutzuckertest
- Fremdanamnese zur Dauer der Bewusstseinsstörung, zu Vorerkrankungen, Suizidabsichten, Intoxikationen usw.

Tab. 20.1 Glasgow-Coma-Scale

	Reaktion	Punkte
Augenöffnen	• Spontan öffnen • Öffnen auf Ansprache • Öffnen auf Schmerzreize • Keine Reaktion	4 3 2 1
Verbale Reaktion	• Orientiert • Verwirrt, desorientiert • Unzusammenhängende Worte • Unverständliche Laute • Keine verbale Reaktion	5 4 3 2 1
Motorische Reaktion	• Befolgt Aufforderungen • Gezielte Schmerzabwehr • Massenbewegungen (ungezielte Schmerzabwehr) • Beugesynergien (Beugereaktion) • Strecksynergien (Streckreaktion) • Keine Reaktion	6 5 4 3 2 1

20.12.2 Schädel-Hirn-Trauma

Leitsymptome
▶ 14.3.1

Basisversorgung
- Starke Blutungen sofort stillen
- Lagerung ohne Wirbelsäulensymptomatik mit erhöhtem Oberkörper (30°), bei V. a. Wirbelsäulenverletzung keine Lageveränderung, bei Bewusstlosen stabile Seitenlage
- Halskrawatte

20.12.3 Epi-, subdurale und subarachnoidale Blutung

Leitsymptome
▶ 14.3.2, ▶ 14.3.3, ▶ 14.3.4

Basisversorgung Oberkörperhochlagerung

20.12.4 Schlaganfall

Leitsymptome
▶ 14.3.5

Basisversorgung Oberkörperhochlagerung

20.12.5 Meningitis und Enzephalitis

Leitsymptome
▶ 14.3.6

Basisversorgung Oberkörperhochlagerung

20.12.6 Epileptischer Anfall

Leitsymptome
▶ 14.3.9

Basisversorgung
- Patientinnen und Patienten nicht festhalten und keine Keile zwischen die Zähne schieben
- Entfernung von Gegenständen, die zur Verletzung führen könnten
- Nach dem Anfall Seitenlagerung und Atemwege freimachen

20.12.7 Wurzelkompressions- und Kauda-Syndrom

Leitsymptome
▶ 14.3.13, ▶ 14.3.14

Basisversorgung Flache Rückenlagerung

20.12.8 Suizidalität

▶ 17.3.10

Leitsymptome
- Symptome der Grunderkrankungen, z. B. Depression, bipolare Störung, Schizophrenie
- Hoffnungslosigkeit, Angst, Erregung
- Gegebenenfalls Wahnvorstellungen, Halluzinationen
- Suizidäußerungen, vorausgegangene Planung

Basisversorgung
- Ruhiger Umgang und bei Erregung „Talking Down"
- Bei erheblicher Eigen- und/oder Fremdgefährdung Unterbringung nach dem geltenden Länderrecht

20.12.9 Delir

Leitsymptome
▶ 17.3.4

Basisversorgung
- Ruhiger Umgang und bei Erregung „Talking Down“
- Lagerung mit erhöhtem Oberkörper

20.13 Haut

Merke
Zur Basisversorgung gehören immer:
- O_2-Gabe
- i. v.-Zugang legen
- 1.000 ml Ringer-Lösung infundieren

20.13.1 Quincke-Ödem

Leitsymptome
▶ 15.3.9

Basisversorgung
- Allergenzufuhr stoppen
- Hochlagerung der Beine, bei starker Atemnot Oberkörperhochlagerung
- Gabe von Antihistaminika, z. B. Tavegil® 2 mg i. v.
- Gabe von Glukokortikoiden und Suprarenin®, wenn vorhanden
- Kühlung von Schwellungen

20.13.2 Verbrennung und Verbrühung

Gradeinteilung
- Grad I: epidermale Schädigung, Regeneration ohne Narbenbildung
- Grad II: dermale Schädigung mit Beteiligung der Epi- und Dermis, Regeneration möglich
- Grad III: völlige Zerstörung des Hautgewebes ohne Regenerationsmöglichkeit, Hauttransplantation nötig
- Grad IV: Zerstörung tiefer liegenden Schichten

Neuner-Regel nach Wallace Dient der Abschätzung der Ausdehnung von Verbrennungen, während die Gradeinteilung die Ausdehnung in die Tiefe erfasst. Der Neuner-Regel werden je nach Körperareal Prozentzahlen zugeordnet:
- Kopf 9 %
- Rumpf vorne und hinten je 18 %
- Arme je 9 %
- Beine je 18 %
- Handfläche der Patientin oder des Patienten 1 %

Leitsymptome
- Schmerzen und sichtbare Hautschädigung, evtl. verbrannte Kleidung
- Grad I: Rötung

- Grad II: Blasenbildung
- Grad III: Nekrose und Analgesie
- Grad IV: Verkohlung
- Schocksymptome
- Beim Inhalationstrauma Dyspnoe

Basisversorgung
- Löschmaßnahmen einleiten, auf Eigenschutz achten
- Schocklagerung, Lagerung mit erhöhtem Oberkörper oder stabile Seitenlage
- Kleidung, die mit der Wunde verklebt ist, belassen
- Kühlung mit reichlich fließendem kühlen Wasser (20 °C) bis zu 20 Minuten
- Bei Kleinkindern und polytraumatisierten Patientinnen und Patienten maximal 3 Minuten kühlen

20.13.3 Unterkühlung

Leitsymptome
- Kalte, blasse oder zyanotische Haut, erniedrigte Körperkerntemperatur
- Müdigkeit oder Bewusstseinsstörung
- Tachykardie, Bradykardie, Arrhythmie, Hypotonie
- Muskelzittern, Schmerzen

Basisversorgung
- Ansprechbare Patientinnen und Patienten nicht bewegen, Bewusstlose vorsichtig in stabile Seitenlage bringen, Extremitäten nicht an den Rumpf lagern
- Schutz vor weiterem Wärmeverlust, z. B. durch Rettungsfolie, Decke
- Bei ansprechbaren Patientinnen und Patienten Gabe von warmen Getränken

20.13.4 Erfrierung

Leitsymptome
- Kalte, blasse, gefrorene Haut
- Starke Schmerzen, Parästhesien, Paralyse
- Grad I: Blässe, Rötung, Schmerzen
- Grad II: Blasenbildung, heftige Schmerzen
- Grad III: Nekrosen, blutige Blasen, Analgesie, Mumifikation, Gangrän

Basisversorgung
- Lädierte Stellen steril abdecken
- Ansprechbare Patientinnen und Patienten nicht bewegen, Bewusstlose vorsichtig in stabile Seitenlage bringen, Extremitäten nicht an den Rumpf lagern
- Betroffene Stellen steril abdecken und polstern, Schutz vor weiterem Wärmeverlust, z. B. durch Rettungsfolie, Decke
- Bei ansprechbaren Patientinnen und Patienten Gabe von warmen Getränken

20.13.5 Wunden

Wundarten

- Schürfwunde: oberflächlicher Substanzverlust (Epidermis und Eröffnung der dermalen Papillen)
- Stich- oder Schnittwunde: glatte Wundränder
- Risswunde: zerfetzte Wundränder
- Bisswunde: glatte bis zerfetzte Wundränder
- Platzwunde: glatte bis zerfetzte Wundränder

Leitsymptome

- Sichtbare Blutung
- Blässe, Zyanose, Kaltschweißigkeit
- Durst, schnelle, flache Atmung
- Unruhe, Bewusstseinsstörung
- Kollabierte Venen, Tachykardie, Hypotonie
- Arterielle Blutung: hellrot, pulssynchron, spritzend
- Venöse Blutung: dunkelrot, flächenhaft, sickernd

Basisversorgung

- Starke Blutungen sofort durch Hochlagerung und Druckverband behandeln, als Ultima Ratio Abbinden der Extremität
- Schockbekämpfung
- Bei Pfählungsverletzung Fremdkörper niemals entfernen; Verband, Polsterung und Fixierung

20.14 Sinnesorgane

Merke

Zur Basisversorgung gehören immer:

- O_2-Gabe
- i.v.-Zugang legen, mit Ringer-Lösung offen halten und/oder ein steriles Extensionsset anlegen

20.14.1 Netzhautablösung

Leitsymptome

▶ 16.3.3

Basisversorgung Oberkörperhochlagerung

20.14.2 Glaukomanfall

Leitsymptome

▶ 16.3.5

Basisversorgung Oberkörperhochlagerung

20.14.3 Augenverätzung

Definition Schädigung des Auges durch Säuren und/oder Laugen oder sonstige toxische Stoffe. Schädigung ist von Konzentration, Dauer der Einwirkung und Temperatur abhängig.

Leitsymptome
- Bulbusschmerzen
- Konjunktivale Rötung, ggf. Nekrose

Basisversorgung Seitenlagerung und Spülung des betroffenen Auges von innen nach außen (um das andere Auge nicht zu gefährden) mit Wasser

20.14.4 Blow-out-Fraktur

Definition Orbitabodenfraktur, die durch einen Faustschlag oder beim Ballsport auftreten kann.

Leitsymptome
- Schwellung, Hämatom und Schmerzen des betroffenen Auges (Monokel-Hämatom bei Beteiligung eines Auges, Brillenhämatom bei Beteiligung beider Augen oder der Schädelbasis)
- Bewegungseinschränkung des Auges
- Sensibilitätsstörung im Bereich des 2. Trigeminusastes (Kompression des N. infraorbitalis)
- Bulbusluxation in die Kieferhöhle

Basisversorgung
- Oberkörperhochlagerung
- Keine Manipulationen am frakturierten Bereich vornehmen

20.14.5 Morbus Menière

Leitsymptome
▶ 16.3.7

Basisversorgung Oberkörperhochlagerung

20.14.6 Hörsturz

Leitsymptome
▶ 16.3.8

Basisversorgung Oberkörperhochlagerung

20.15 Vergiftungen

Merke

Zur Basisversorgung gehören immer:

- Lagerung mit erhöhtem Oberkörper, stabile Seitenlage bei Bewusstlosigkeit
- i. v.-Zugang legen, mit Ringer-Lösung offen halten und/oder ein steriles Extensionsset anlegen

20.15.1 Säuren und Laugen

Ursachen

- Säuren: Fleckenentferner, Entroster, Batteriesäure
- Laugen: Spülmaschinenpulver, Rohr-, Ofenreiniger, Fotoentwickler

Leitsymptome

- Schmerzen, Rötung, Schwellung des betroffenen Gebietes
- Bei oraler Aufnahme: Speichelfluss, Heiserkeit, blutiges Erbrechen, Durchfall
- Eventuell Schocksymptome und Ateminsuffizienz
- Epileptische Krampfanfälle

Basisversorgung

- O_2-Gabe über Maske, ggf. Beatmung
- Kontaminierte Kleidung entfernen, Haut abwaschen

20.15.2 Alkylphosphate

Leitsymptome

- Bewusstseinsstörung, Miosis, epileptische Krampfanfälle
- Atemstörung, Zyanose, Kreislaufstörung
- Übelkeit, Erbrechen, Durchfall (Blaufärbung von Erbrochenem und Speichel)
- Kopfschmerzen, Sehstörungen
- Muskelkrämpfe

Basisversorgung

- O_2-Gabe über Maske, ggf. Beatmung
- An Eigenschutz denken: direkten Hautkontakt vermeiden, reanimationspflichtige Patientinnen und Patienten ausschließlich mit Maske beatmen

20.15.3 Kohlenmonoxid (CO)

Leitsymptome

- Bewusstseinsstörung
- Atemnot bis hin zum Atemstillstand
- Rosige Gesichtsfarbe (keine Zyanose)

- Übelkeit, Kopfschmerzen, Schwindel, Ohrensausen, Flimmerskotome
- Tachykardie, Arrhythmien, Hypotonie
- Angina pectoris-Anfälle, epileptische Krampfanfälle

Basisversorgung
- An Eigenschutz denken, Patientinnen und Patienten immer außerhalb des Gefahrenbereichs behandeln
- O_2-Gabe über Maske, ggf. Beatmung

20.15.4 Drogen

Alkoholintoxikation

Leitsymptome
- Rauschzustand, Heiterkeit bis Euphorie, herabgesetzte Hemmschwelle
- Lallende Sprache, unsicherer Gang
- Hypoglykämie
- Atemdepression

Basisversorgung O_2-Gabe

Cannabis

Leitsymptome
- Rauschzustand, Heiterkeit bzw. Euphorie, Wahrnehmungsstörungen, herabgesetzte Hemmschwelle
- Plötzliche depressive Zustände möglich
- Mydriasis, gerötete Augen, Mundtrockenheit
- Tachykardie

Basisversorgung O_2-Gabe

Kokain

Leitsymptome
- Euphorie, gesteigerter Rede-, Bewegungsdrang, Wahrnehmungsstörungen
- Plötzliche depressive Symptome
- Mydriasis, gerötete Augen, Mundtrockenheit
- Tachykardie, Arrhythmien
- Cave: Herzinfarkt, intrakraniale Blutungen

Basisversorgung
- O_2-Gabe

Halluzinogene (LSD)

Leitsymptome
- Psychotische, paranoide Symptome
- Euphorie, Dysphorie, Paniksymptome, Aggressivität
- Suizidale Symptome möglich
- Unruhe, Tremor, Schweißausbrüche
- Mydriasis, Tränenfluss
- Hypertonie, Tachykardie
- Bei Überdosierung: Bradykardie, Hypotonie, Atemlähmung

Basisversorgung
- O_2-Gabe
- Psychische Betreuung, „Talking Down", Abschirmung von zusätzlichen Reizen

Opiate

Leitsymptome
- Bewusstseinsstörung, Atemdepression, Miosis
- Zyanose, Bradykardie, Hypotonie
- Evtl. epileptische Krampfanfälle
- Hypoglykämie
- Lungenödem

Basisversorgung
- O_2-Gabe
- Bei Hypoglykämie Glukoselösung

Merke
An Eigenschutz denken. Unbedingt auf Injektionsmaterialien achten. Die Infektionsgefahr mit Hepatitis B, Hepatitis C und HIV ist hoch. Vorsicht bei Hineingreifen in Jacken, Hosentaschen oder persönliche Beutel wegen offener Kanülen.

Schlafmittelintoxikation

Leitsymptome
- Bewusstseinsstörung, Atemstörung
- Verlangsamte oder fehlende Reflexe
- Hypotonie, Bradykardie, Arrhythmien
- Übelkeit, Erbrechen
- Eventuell Hypothermie, epileptische Krampfanfälle
- Barbituratblasen an aufliegenden Stellen

Basisversorgung
- O_2-Gabe
- Bei Hypoglykämie Glukoselösung

21 Laborparameter

Laboruntersuchungen sind wichtige Untersuchungen, die sich an die gründliche Anamnese und körperliche Untersuchung anschließen. Sie werden zur Bestätigung der Verdachtsdiagnose, Differenzialdiagnostik und Verlaufskontrolle eingesetzt. Im ▶ Kap. 21.1 finden Sie alphabetisch gegliedert wichtige Blutparameter und die jeweilige Indikation, im ▶ Kap. 21.2 eine alphabetische Auflistung von Erkrankungen und die Parameter, deren Bestimmung die Verdachtsdiagnose untermauert und/oder für die Beurteilung des Verlaufs sinnvoll ist.

21.1 Parameter und Indikationen

Parameter (Blut)	Indikation, zugeordnetes Organ
Albumin	Leberfunktionsstörungen, nephrotisches Syndrom, Verbrennung, Malnutrition
α-Amylase	Parotitis, akute Pankreatitis, akuter Schub einer chronischen Pankreatitis
ANA	Autoimmunerkrankungen (SLE, Sharp-Syndrom, Sklerodermie, Dermato-, Polymyositis, rheumatoide Arthritis, Sjögren-Syndrom)
AP	Leber- und Gallenblasenerkrankungen mit Cholestase, Knochenumbauprozesse (z. B. bei Osteomalazie, Morbus Paget, malignen Prozessen), Hyperparathyreoidismus
ASL	Infektion mit β-hämolysierenden Streptokokken der Gruppe A, streptokokkenbedingte Zweiterkrankungen (u. a. rheumatisches Fieber)
Bilirubin	Hämolyse, Leber-, Pankreaserkrankungen
BNP	Herzinsuffizienz, akutes Koronarsyndrom
BSG	Unspezifischer Entzündungsparameter
CCP-Ak	Rheumatoide Arthritis
CDT	Chronischer Alkoholkonsum
CHE	Lebererkrankungen (Syntheseparameter)
Chlorid	Magensaft-, Pankreassaftverlust, hoher renaler und enteraler Flüssigkeitsverlust
Cholesterin	Lipidstoffwechselstörungen, Hypothyreose, nephrotisches Syndrom
CK	Muskelerkrankungen
CRP	Unspezifischer Entzündungsparameter
Cystatin C	Nierenfunktionsstörungen
D-Dimere	TVT, Lungenembolie, Myokardinfarkt, disseminierte intravaskuläre Koagulation
Eisen	Hämochromatose, Anämie, chronische Entzündungen
Eiweiß	Entzündungsgeschehen, Leberfunktion, Multiples Myelom
Elektrophorese	Bestimmung einzelner Proteinfraktionen (Albumine, α_1-, α_2-, β- und γ-Globuline)
Erythrozyten	Anämie, Erythrozytose (Polyglobulie), Polycythaemia vera

Parameter (Blut)	Indikation, zugeordnetes Organ
Erythrozyten-Indices (MCV, MCH, MCHC)	Anämie, Erythrozytose (Polyglobulie), Polycythaemia vera
Ferritin	Hämochromatose, Anämie, chronische Entzündungen
Folsäure	Anämie, chronischer Alkoholkonsum
γ-GT	Leber-, Gallenwegserkrankungen
GLDH	Lebererkrankungen
Glukose	Diabetes mellitus, Therapie mit Antidiabetika inklusive Insulin, Entzündungszustände, Alkoholismus, Anorexie
GOT/AST	Leber-, Herzerkrankungen
GPT/ALT	Lebererkrankungen
Granulozyten	Infektionen, Autoimmunerkrankungen, Allergien
Harnsäure	Gicht, chronische Nierenkrankheit (Niereninsuffizienz), Tumorzellzerfall
Harnstoff	Nierenfunktionsstörungen, hohe oder niedrige Proteinzufuhr
HbA_{1c}	Diabetes mellitus
Hämatokrit	Anämie, Erythrozytose (Polyglobulie), Polycythaemia vera
Hämoglobin	Anämie, Erythrozytose (Polyglobulie), Polycythaemia vera
HDL-Cholesterin	Lipidstoffwechselstörungen
HLA-B27-Antigen	Morbus Bechterew, Psoriasis-Arthritis, reaktive Arthritis (Morbus Reiter), CED, akute Uveitis
Homocystein	V. a. Vitamin-B-Mangel, Abklärung Arteriosklerose- und Thromboserisiko
Kalium	Nierenfunktionsstörungen, Diuretikatherapie, Laxanzienabusus, Leberzirrhose, pH-Verschiebungen
Kalzium	Knochenumbauprozesse (Osteomalazie, Neubildungen), Hyper-, Hypoparathyreoidismus, Sarkoidose
Kreatinin	Nierenfunktionsstörungen
LDH	Zellzerfall, z. B. Myokardinfarkt, Hämolyse, Muskelerkrankungen
LDL-Cholesterin	Lipidstoffwechselstörungen
Leukozyten	Infektionen, Autoimmunerkrankungen, chronisch entzündliche Erkrankungen, myeloproliferative Erkrankungen, Trauma
Lipase	Pankreatitis
Lipoprotein (a)	Lipidstoffwechselstörungen
Lymphozyten	Akute und chronische Infektionen, Leukämien, solide Tumoren, rheumatische Erkrankungen, endokrine Störungen
Magnesium	Malabsorptionssyndrom, Alkoholismus, Nierenfunktionsstörungen, Diuretikatherapie
Monozyten	Akute und chronische Infektionen, myeloproliferative Erkrankungen, Lymphome, nach Chemotherapie
Myoglobin	Muskelerkrankungen, Myokardinfarkt
Natrium	Funktionsstörungen von Herz, Leber oder Niere, Diuretikatherapie, Störungen des Wasserhaushalts, Morbus Conn, ADH-Mangel, SIADH
oGTT	V. a. Diabetes mellitus

Parameter (Blut)	Indikation, zugeordnetes Organ
Pankreatische Elastase 1	Pankreatitis
Parathormon	Niereninsuffizienz, Hypo-, Hyperparathyreoidismus, Vitamin-D-Mangel
Phosphat	Niereninsuffizienz, Knochenerkrankungen, Hypo-, Hyperparathyreoidismus
PTT	Gerinnungsstörungen, Heparin-Therapie
Quick-Wert und INR	Gerinnungsstörungen, Leberfunktionsstörungen, Therapie mit Cumarinderivaten
RDW	Anämie, Knochenmarkerkrankungen
Retikulozyten	Anämie bzw. erfolgreiche Anämiebehandlung, Hämolyse
Rheumafaktor	Rheumatoide Arthritis, SLE, Sklerodermie, Sharp-Syndrom
T_3, T_4	Schilddrüsenerkrankungen
Thrombozyten	Blutungsneigung, Leukämien, Splenomegalie
TPO-Ak	Hashimoto-Thyreoiditis
TRAK	Morbus Basedow
Transferrin	Eisenmangelanämie, Anämie bei chronischen Erkrankungen
Triglyzeride	Lipidstatus, Adipositas, Diabetes mellitus, akute Pankreatitis
Troponin T/I	Myokardinfarkt
TSH	Schilddrüsenerkrankungen
Tumormarker	Tumorerkrankungen
Vitamin B_{12}	Megaloblastäre Anämie, Alkoholkrankheit
Vitamin D	Rachitis, Osteomalazie

21.2 Erkrankungen und wichtige Laborparameter

Erkrankung	Wichtige Laborparameter
Adipositas (▶ 7.3.2)	Glukose, HbA_{1c}, oraler Glukosetoleranztest, Lipidstatus (HDL, LDL, Cholesterin, Triglyzeride), Harnsäure, TSH
Alkoholabusus (▶ 17.3.6)	Blutbild, CDT, Vitamin B_{12}, Folsäure, Lipidstatus (v. a. Triglyzeride), GOT, GPT, γ-GT, AP, GLDH, CHE, Eiweiß, Harnsäure, Ferritin
Anämie (▶ 8.2.4, ▶ 8.3.1, ▶ 8.3.2, ▶ 8.3.3, ▶ 8.3.5)	• Blutbild (Hämatokrit, Hämoglobin, Erythrozyten, MCV, MCH, MCHC, RDW, Leukozyten, Thrombozyten) • Bei V. a. Eisenmangel: Eisen, Ferritin, Transferrin, CRP • Bei megaloblastärer Anämie: Vitamin B_{12}, Folsäure • Bei V. a. renale Anämie: Nierenfunktionsparameter (Kreatinin, Harnstoff, Harnsäure, Natrium, Kalium, Phosphat), Kreatinin-Clearance
Cholangitis, Cholezystitis (▶ 6.3.6)	Blutbild, CRP, BSG, γ-GT, AP, Bilirubin
Chronische Nierenkrankheit (Niereninsuffizienz) (▶ 11.3.2)	• Blut: Natrium, Kalium, Kreatinin, Harnstoff, Harnsäure, Phosphat, Cystatin C, Blutbild, Albumin, AP • Urin: U-Stix, Sedimentuntersuchung, Kreatinin-Clearance

Erkrankung	**Wichtige Laborparameter**
Cushing-Syndrom (Hyperkortisolismus) (▶ 10.3.11)	Natrium, Kalium, Kortisol
Diabetes mellitus (▶ 10.3.8, ▶ 10.3.9)	Glukose, HbA_{1c}, ggf. oraler Glukosetoleranztest (nicht anwenden, wenn Diabetes bereits diagnostiziert ist), Lipidstatus (HDL, LDL, Cholesterin, Triglyzeride), Kreatinin, Harnstoff, Harnsäure
Fettstoffwechselstörungen (▶ 7.2.1)	Lipidstatus (Cholesterin, HDL, LDL, Triglyzeride, Lipoprotein (a)), Glukose, HbA_{1c}
Gicht (▶ 7.3.1)	• Akuter Anfall: Blutbild, CRP, BSG, Harnsäure • Chronische Gicht: Natrium, Kalium, Kreatinin, Harnstoff, Harnsäure, Phosphat, Cystatin C, Kreatinin-Clearance; Urin: U-Stix, Sedimentuntersuchung, ggf. 24 h-Sammelurin (Harnsäure-Clearance)
Hämochromatose (▶ 6.3.4)	Ferritin, Transferrinsättigung, Blutbild, Glukose, HbA_{1c}, GOT/AST, GPT/ALT, GLDH, γ-GT, AP, Bilirubin, CHE, Quick/INR, Albumin
Hämorrhagische Diathese (▶ 8.2.2)	Blutbild, Quick/INR, PTT; spezielle Untersuchungen (Blutungszeit, ATIII-Spiegel, Fibrinogen-Spiegel, Prothrombinzeit) erfolgen beim Facharzt
Herzinfarkt (▶ 2.3.6)	Troponin T/I, Gesamt CK und CK-MB, Blutbild, LDH, GOT, CRP, BSG
Hyperthyreose (▶ 10.3.4)	TSH, fT_3, fT_4, TPO-Ak, TRAK
Hypothyreose (▶ 10.3.5)	TSH, fT_3, fT_4, TPO-Ak
Hyperparathyreoidismus (▶ 10.3.6)	Parathormon (intakt), Kalzium, Phosphat, AP
Hypoparathyreoidismus (▶ 10.3.7)	Parathormon (intakt), Kalzium, Phosphat, AP
Ikterus (▶ 6.2.1)	GOT/AST, GPT/ALT, GLDH, γ-GT, AP, Bilirubin, ggf. Lipase, Amylase
Lebererkrankungen	GOT/AST, GPT/ALT, GLDH, γ-GT, AP, Bilirubin, CHE, Quick/INR, Albumin
Lungenembolie (▶ 4.3.10)	Blutbild, D-Dimere, BNP, Troponin T/I, CRP, Blutgasanalyse
Multiples Myelom (▶ 9.3.3)	• Blut: Blutbild, Eiweiß, Elektrophorese, Nierenfunktionsparameter (Natrium, Kalium, Kreatinin, Harnstoff, Harnsäure, Phosphat), Kalzium, AP • Urin: Bence-Jones-Proteine
Nephrotisches Syndrom (▶ 11.3.4)	• Blut: Natrium, Kalium, Kreatinin, Harnstoff, Harnsäure, Phosphat, Eiweiß, Elektrophorese, Lipidstatus (Cholesterin, Triglyzeride, HDL, LDL) • Urin: U-Stix, Proteine (quantitativ)
Pankreatitis (▶ 6.3.7, ▶ 6.3.8)	• Akute: Blutbild, CRP, BSG, Lipase, Amylase, LDH, Kalzium, Pankreatische Elastase 1, Glukose, GOT/AST, GPT/ALT, γ-GT, AP, Bilirubin, Quick/INR, PTT, Triglyzeride, Natrium, Kalium, Kreatinin • Chronische: Stuhluntersuchung: pankreatische Elastase 1
Prostatitis (▶ 13.3.1)	Blutbild, CRP, PSA
Rachitis, Osteomalazie	Vitamin D, Kalzium, Phosphat, Parathormon (intakt)
Rheumatische Erkrankungen	Blutbild, CRP, BSG, RF, ASL, ANA, CCP-Ak

Erkrankung	Wichtige Laborparameter
Solide Tumoren	Blutbild, CRP, BSG, Tumormarker je nach betroffenem Organ
Struma (▶ 10.2.2)	TSH, fT_3, fT_4, TPO-Ak
Urolithiasis (▶ 11.3.8)	• Blut: Kalzium (ionisiert), Eiweiß, Phosphat, Harnsäure, Kreatinin, Parathormon • Urin: U-Stix, Sedimentuntersuchung, ggf. 24h-Sammelurin (Kalzium, Harnsäure, Kreatinin, Phosphat-Clearance)

Glossar

A

Absence
Plötzliche, kurze Bewusstseinsstörung (ca. 15-30 Sekunden), die plötzlich endet und mit Amnesie einhergeht. Form eines epileptischen Anfalls.

Abszess
Eiteransammlung in einem neu, durch Gewebeeinschmelzung entstandenem Hohlraum. Meist durch Staphylo- und Streptokokken hervorgerufen.

Abwehrspannung
Durch permanente Kontraktionen der Bauchmuskulatur entstandene Bauchdeckenspannung. Sie entsteht reflektorisch durch Peritonealreizung und ist ein Leitsymptom des akuten Abdomens. Bei der Palpation ist die Bauchdecke bretthart, bei retroperitonealen Prozessen gummiartig (prall-elastisch).

Adam-Stokes-Anfall
Synkope (plötzliche, kurzzeitige Bewusstseinsstörung) durch Minderdurchblutung des Gehirns. Ursache ist eine starke Bradykardie oder Asystolie.

Adaptation
Anpassung des Organismus, Organe, Gewebe oder Zellen an kurzzeitige oder dauerhafte veränderte Bedingungen, z. B. Erhöhung der Erythrozyten bei Aufenthalt in großen Höhen.

Adnexe
Anhängsel. Dem Uterus anhängende Strukturen: Eileiter und Eierstock.

afferent
Einem zentralen Organ Impulse oder Stoffe zutragend.
Afferente Nervenfasern (sensible und sensorische Fasern) leiten dem Gehirn Impulse zu.
Afferentes Gefäß in der Niere (Vas afferens) leitet dem Glomerulum Blut zu.

Affinität
Bindungsstärke zwischen 2 Substanzen, z. B. zwischen Antigen und Antikörper, zwischen bestimmten Molekülen oder Atomen, oder überhaupt das Bestreben, eine chemische Reaktion einzugehen.

Agglutination
„Verklumpung" z. B. von Erythrozyten der Blutgruppe A (mit dem Oberflächenantigen A) nach Kontakt mit der Blutgruppe B (mit löslichen Antikörpern gegen A).

Aggregation
Syn. Agglomeration. Zusammenballung von Zellen, z. B. von Thrombozyten bei der primären Hämostase oder Zusammenballung von Erythrozyten im Sinne einer Geldrollenbildung.

Agonist
Muskel, der dem Antagonisten eine entgegengesetzte Bewegung ermöglicht oder bewirkt.
Syn. Mimetikum. Molekül, das nach Bindung an einen Rezeptor eine bestimmte Wirkung hervorruft.

Agranulozytose
Nahezu absoluter Granulozytenmangel meist als Pharmakanebenwirkung. Leitsymptome sind bakterielle Infekte v. a. des Rachens mit Fieber, Schüttelfrost, Lymphknotenschwellung, aber ohne Eiterbildung.

Akinese
Bewegungsstarre mit stark eingeschränkter oder sogar fehlender Spontanaktivität des Gesichts, Rumpfs und der Extremitäten. Leitsymptom des Morbus Parkinson.

Akkommodation
Anpassung des Brechwerts der Linse an Objekte in der Ferne oder in der Nähe, sodass eine scharfe Abbildung der Objekte auf der Netzhaut möglich ist.

Akren
Distale Anteile des Körpers, z. B. Finger, Zehen, Nase, Ohren und Kinn.

aktinisch
Durch Strahlen hervorgerufen, z. B. aktinische Keratose, die als Präkanzerose gilt. Sie geht mit Hautveränderungen einher und entsteht durch chronische UV-Exposition.

Aktionspotenzial
Schnelle und vorübergehende Depolarisation von Zellen. Bei Nervenzellen durch Erhöhung der Membranleitfähigkeit für Natrium mit Öffnung der Natrium-Kanäle bedingt.

aktiver Transport
Transport von Stoffen durch eine Membran unter Verbrauch von Energie (ATP).

Akute-Phase-Proteine
Proteine, die v. a. in der Leber gebildet werden und bei akuten Entzündungsgeschehen in die Zirkulation abgegeben werden, z. B. CRP, Komplementfaktoren.

Akutes Koronarsyndrom (ACS)
Sammelbegriff für thorakale Beschwerden, die durch eine Insuffizienz der Koronarien und der Durchblutung des Herzmuskels hervorgerufen werden. Dazu zählen die instabile Angina pectoris und der Myokardinfarkt (STEMI und NSTEMI).

Albumine
Wichtige Proteine, die in der Leber gebildet werden. Sie sind zuständig für Transportprozesse und die Ausbildung des onkotischen Drucks.

Algurie
Schmerzhaftes Wasserlassen, z. B. bei einer Zystitis.

alimentär
Durch Nahrung hervorgerufen bzw. übertragen.

Alkalose
Pathologische Verschiebung des Blut-pH-Werts in den alkalischen Bereich > 7,45. Ursachen sind v. a. eine Hyperventilation (respiratorische Alkalose) oder Verlust der Magensäure durch Erbrechen (metabolische Alkalose).

Allergene
Stoffe (Antigene), die eine allergische Immunreaktion auslösen.

Allergie
Überschießende Reaktion des Immunsystems auf Substanzen, die als unschädlich angesehen werden können und davor toleriert worden sind. Die Allergien werden nach Coombs und Gell in Typ I-IV eingeteilt.

Amaurose
Totale Blindheit. Amaurosis fugax: Kurzzeitige, meist einseitige Erblindung durch embolischen Verschluss der A. centralis retinae. Sie kann beim Apoplex oder als Vorbote auftreten.

Amnesie
Erinnerungslücke durch organische oder psychische Ursachen.

Anabolismus
Stoffwechselvorgänge, bei denen chemische Stoffe aufgebaut werden.

Anämie
Verminderung von Hämatokrit, Hämoglobin und Erythrozyten. Häufigste Ursache ist ein Eisenmangel, der durch hypochrome, mikrozytäre Erythrozyten gekennzeichnet ist. Andere Ursachen sind chronische Entzündungen (hypochrome, mikrozytäre Erythrozyten), Vitamin-B_{12}- und Folsäure-Mangel (makrozytäre und hyperchrome Erythrozyten), Niereninsuffizienz (renale Anämie mit normochromen, normozytären Erythrozyten) und Hämolyse (meist normochrome und normozytäre Erythrozyten).

Anaphylaxie
Syn. anaphylaktischer Schock. Maximalvariante der Typ-I-Allergie, die mit generalisierter Ausschüttung von Histamin einhergeht.

Anastomose
Natürliche oder chirurgisch angelegte Verbindung zwischen 2 Gefäßen oder Hohlorganen, z. B. arterioarterielle Anastomose oder arteriovenöse Anastomose.

Anästhesie
Absolute Unempfindlichkeit gegenüber Temperatur-, Schmerz- und Berührungsreizen.

Aneurysma
Lokale Ausweitung eines Blutgefäßes, meist von Arterien durch Veränderungen des Wandaufbaus.

Angina
Enge. Angina tonsillaris: Halsenge durch Mandelentzündung; Angina pectoris: Thoraxenge, Engegefühl in der Brust durch Minderversorgung des Herzgewebes.

Angiogenese (Neoangiogenese)
Gefäßneubildung aus vorhandenen Blutgefäßen, z. B. bei der Wundheilung, diabetischen Retinopathie oder bei Tumorerkrankungen.

Angioödem
Syn. Quincke-Ödem. Histaminbedingte, subkutane Ödembildung an Haut und Schleimhäuten, durch u. a. Medikamente, Nahrungsmittel, Insektenstiche. Betroffen ist v. a. das Gesicht.

Anisokorie
Seitendifferente Pupillenweite, die angeboren oder erworben ist. Die erworbene Form ist meist auf eine Raumforderung innerhalb der Schädelhöhle zurückzuführen.

Antagonist
Gegenspieler des Agonisten.

anterograd
Nach vorne gerichtet. Zeitliche oder örtliche Dimension, z. B. anterograde Amnesie (Gedächtnisstörung, die nach einem Trauma auftritt) oder anterograder Axontransport (vom Soma zur Synapse).

Antidepressiva
Chemisch uneinheitliche Substanzen, z. B. trizyklische Antidepressiva, SSRI (Selektive Serotonin-Reuptake-Inhibitoren), MAO-Hemmer, die eine stimmungsaufhellende, antriebssteigernde und angstlösende Wirkung besitzen.

Antigen
Substanz, die zellgebunden oder frei zirkuliert und von Bestandteilen des Immunsystems entweder als fremd erkannt oder toleriert wird. Bei einer Fremderkennung wird eine spezifische Immunantwort induziert.

Antikörper
Von Plasmazellen gebildete Glykoproteine, die in der Lage sind, mit spezifischen Antigenen unter Bildung eines Antigen-Antikörper-Komplexes (Immunkomplex) zu interagieren. Antikörper sind Teile der humoralen, spezifischen Immunität.

Anorexia
Appetitlosigkeit; Anorexia nervosa: Magersucht.

Anurie
Harnausscheidung < 100 ml/Tag. Wichtiges Symptom des akuten oder chronischen Nierenversagens. Begleitend erhöhen sich die Retentionsparameter.

Aphasie
Sprachstörung, z. B. nach einem Apoplex, bei intrakranialen Tumoren oder Blutungen. Sie kann in motorische (Broca-Aphasie mit gestörter Sprachproduktion und weitestgehend erhaltenem Sprachverständnis) und sensorische (Wernicke-Aphasie mit v. a. gestörtem Sprachverständnis) Aphasie unterteilt werden.

Apnoe
Atemstillstand.

Aponeurose
Flächige Sehnenplatte, z. B. Palmaraponeurose (im Bereich der Hohlhand) oder Plantaraponeurose (im Bereich der Fußsohle).

Apoplex
Apoplexia, Schlaganfall, Hirninfarkt. Durchblutungsstörung des Gehirns mit Untergang der Hirnsubstanz.

Apoptose
Programmierter Zelltod, der bei Wachstums- und Entwicklungsprozessen auftritt, z. B. in der Embryonal- und Fetalphase. Der Zelluntergang wird im Gegensatz zur Nekrose nicht von einer Entzündungsreaktion begleitet.

Apraxie
Störungen bei Ausführung willkürlicher und zielgerichteter Bewegungen, wobei der motorische Apparat funktionstüchtig ist. Die Ursachen sind meist zentraler Natur, z. B. Apoplex, Hirntumoren oder sonstige raumfordernde Prozesse.

äquivalent
Gleichwertig.

arterielle Hypertonie
Erhöhung des Blutdrucks auf Werte von ≥ 140/90 mmHg. Die Hypertonie ist Folge eines erhöhten Herzzeitvolumens und/oder eines erhöhten peripheren Widerstands.

Arterien
Arterien sind Gefäße, die vom Herzen wegführen, unabhängig davon, ob sie sauerstoffreiches oder sauerstoffarmes Blut führen.

Arteriosklerose
Krankhafte Veränderung der Arterien mit Verhärtung, Verdickung, Elastizitätsverlust und Lumeneinengung. Die Hauptrisikofaktoren sind Nikotinabusus, Diabetes mellitus, Dyslipoproteinämie, arterielle Hypertonie und familiäre Belastung. Zu den Folgekrankheiten zählen v. a. KHK, pAVK und Apoplex.

Arthralgie
Gelenkschmerz.

Arthritis
Gelenkentzündung, die auf bakterielle, virale oder immunologische Ursachen zurückzuführen ist. Die Arthritis kann ein Gelenk (Monarthritis) oder mehrere Gelenke betreffen (Polyarthritis). Der Verlauf kann akut, chronisch oder rezidivierend sein, die Erkrankung kann vollständig ausheilen oder eine Funktionseinschränkung hinterlassen.

Arthrose
Degenerative Veränderungen eines Gelenks mit schmerzhafter Funktionseinschränkung. Die Arthrose betrifft v. a. Gelenke der unteren Extremität als Gonarthrose (Kniegelenkarthrose) und Koxarthrose (Hüftgelenkarthrose).

Aspiration
Eindringen von z. B. Mageninhalt, Blut oder anderen festen oder flüssigen Stoffen in die Atemwege.

Aszites
Flüssigkeitsansammlung in der freien Bauchhöhle durch z. B. Leberzirrhose, entzündliche oder tumoröse Prozesse im Bauchraum.

Ataxie
Einschränkung oder Verlust der Koordination bei Bewegungsabläufen.

Atherom
Arteriosklerotischer Plaque.Grützbeutel: Epidermale Zyste.

Atopie
Andersartig reagierend; erhöhte Bereitschaft auf unterschiedliche Substanzen, allergisch zu reagieren. Zu den atopischen Erkrankungen zählen Pollinosis (Heuschnupfen), Asthma bronchiale und Neurodermitis.

Atrophie
Verkleinerung der Zelle, des Gewebes oder des Organs. Ursachen sind v. a. Minderbelastung, Minderdurchblutung, nervale und hormonelle Unterversorgung.

Auskultation
Abhorchen der vom Körper produzierten Geräusche mit einem Stethoskop.

Auswurfvolumen
Syn. Auswurffraktion, Ejektionsfraktion. Menge des Volumens in Prozent in Bezug auf das Gesamtvolumen, die pro Ventrikelkontraktion in die großen Gefäße ausgeworfen wird.

Autoantikörper
Antikörper, die sich gegen zelleigene Bestandteile, z. B. Membran-, Zellkernbestandteile, richten.

Axon
Syn. Neurit. Zellfortsatz der Nervenzelle, der Aktionspotenziale bis zur Synapse und über Transmitter zur nächsten Zelle weiterleitet.

Azetabulum
Hüftgelenkspfanne (lat. Essigschälchen). Setzt sich zusammen aus Anteilen des Scham-, Darm- und Sitzbeins.

Azidose
Pathologische Verschiebung des Blut-pH-Werts in den sauren Bereich $< 7{,}37$. Ursachen sind v. a. eine Hypoventilation (respiratorische Azidose) oder Laktatazidose, Ketoazidose oder Niereninsuffizienz (metabolische Azidose).

Azotämie
Pathologische Akkumulation stickstoffhaltiger Endprodukte (v. a. Harnstoff) aus dem Proteinstoffwechsel.

B

Bakteriämie
Passageres Vorhandensein von Bakterien nach z. B. einer Zahnreinigung oder bei diagnostischen Eingriffen, die asymptomatisch ist und nicht mit einer Vermehrung oder Absiedlung verbunden ist (Sepsis).

Bakteriurie
Ausscheidung von Bakterien mit dem Urin. Signifikant sind > 10^5 Bakterien/ml sauber gewonnenen Urins (Kass-Zahl).

Basalmembran
Grundhäutchen. Trennlinie zwischen Epithelien bzw. Endothelien und dem darunterliegenden Bindegewebe.

Bayliss-Effekt
Mechanismus zur Autoregulation des Kreislaufs. Bei Druckerhöhung reagieren die glatten Zellen mit einer Kontraktion, was zu einer Vasokonstriktion führt.

Becher-Zellen
Schleimbildende Zellen. Sie finden sich im Respirationstrakt, im Verdauungstrakt und an der Bindehaut.

Bence-Jones-Proteine
Antikörperfragmente (niedermolekulare, nephrotoxische Proteine), die über den Urin ausgeschieden werden und sich u. a. beim multiplen Myelom finden.

benigne
Gutartig. Benigne Tumoren: gutartige Tumoren, z. B. Fibrome, Lipome.

Bilirubin
Abbauprodukt des Häms (aus Erythrozyten). Unkonjugiertes (indirektes) Bilirubin ist nicht wasserlöslich und wird an Proteine gebunden zur Leber transportiert. Konjugiertes (direktes, an Glukuronsäure gekoppeltes) Bilirubin wird über die Gallenwege in den Darm ausgeschieden, wo es in Urobilinogen (Rückresorption über den enterohepatischen Kreislauf) und Sterkobilinogen (Ausscheidung und Färbung des Stuhls) gespalten wird.

Blasten
Unreife Zellvorstufen der Hämatopoese, z. B. Erythroblasten, Lymphoblasten.

Blutdruck
Druck, der gegen die arteriellen Gefäßwände wirkt. Unterschieden wird der systolische vom diastolischen Blutdruck. Die Differenz der beiden Drücke nennt man Blutdruckamplitude. Der systolische Blutdruck ist v. a. abhängig vom ausgeworfenen Volumen und vom Druck, der vom Herzen generiert wird. Der diastolische Blutdruck ist v. a. vom peripheren Widerstand abhängig.

Blut-Hirn-Schranke
Barriere zwischen Blut und Gehirn, die viele schädigende Stoffe am Durchtritt ins Hirnparenchym behindert. Besteht aus Endothelzellen, die mit Tight Junctions verbunden sind, Basalmembran und Astrozyten.

Blut-Liquor-Schranke
Barriere zwischen Blut und Liquor, die für die Zusammensetzung des Liquors eine wichtige Rolle spielt. Sie besteht aus fenestriertem Kapillarendothel, Basalmembran und den mit Tight Junctions verbundenen Ependymzellen.

Blutungszeit
Zeit, die für die primäre Hämostase benötigt wird. Sie umfasst die Zeit der Vasokonstriktion und Thrombozytenaggregation und beträgt bei gesunden Menschen ca. 2-4 Minuten.

Body-Mass-Index
Syn. BMI, Quetelet-Index. Dient der Beurteilung des Körpergewichts. BMI = Körpergewicht (kg)/Körperlänge (m^2). Normwerte 18,5-25.

Bradykardie
Langsame Herzfrequenz < 60/Minute.

Bradypnoe
Langsame Atemfrequenz zwischen 4 und 8/Minute.

Bursitis
Akute oder chronische Schleimbeutelentzündung.

C

Café-au-Lait-Fleck
Milchkaffeefarbener, scharf begrenzter Fleck, der einzeln oder multipel vorkommen kann. Vorkommen bei Niereninsuffizienz, Neurofibromatose von Recklinghausen oder auch ohne Krankheitswert.

Caput medusae
Medusenhaupt. Erweiterung und Schlängelung von Venen. Paraumbilikale Lokalisation bei Leberzirrhose und portaler Hypertonie.

Carcinoma in situ
Syn. Oberflächenkarzinom. Karzinom der Epithelien, das die Basalmembran nicht durchbrochen hat, folglich auch nicht metastasieren kann.

Cerumen
Ohrschmalz, enthält antibakterielle Substanzen wie IgA und Lysozym.

Chemosis
Bindehautschwellung, u. U. mit blasenartiger Abhebung von der Sklera.

Chemotaxis
Durch Bildung von Entzündungsmediatoren zielgerichteter Durchtritt von Leukozyten ins Entzündungsgebiet bzw. in das betroffene Gebiet mit der maximalen Konzentration an chemotaktischen Faktoren.

Cholestase
Gallestau durch erschwerten Abfluss über die ableitenden Gallenwege.

Chorea
„Veitstanz“. Erkrankung des extrapyramidalen Systems mit Hyperkinesien und Muskelhypotonie. Kennzeichnend sind plötzliche, überschießende, willkürlich nicht steuerbare Bewegungen, meist in den distalen Bereichen.

Chromosomen
Träger der genetischen Information.

Claudicatio
Hinken. Kann als Claudicatio intermittens (bei pAVK), Claudicatio spinalis (bei Spinalkanalstenose) oder Claudicatio venosa (bei Beckenvenenthrombosen) auftreten.

Clearance
Plasmamenge, die in einer bestimmten Zeit von einer bestimmten Substanzmenge entgiftet oder geklärt wird. Dient der Bestimmung der Nierenfunktion.

Commotio
Erschütterung von Organen durch stumpfe Gewalteinwirkung. Keine makroskopischen Veränderungen nachweisbar.

Compliance
Maß an Bereitschaft des Patienten zur Zusammenarbeit mit einem Therapeuten. Beinhaltet z. B. eine zuverlässige Einnahme von Medikamenten oder Durchführungen von Körperübungen, Atemgymnastik.Maß für Dehnbarkeit der Lunge.

Compressio
Quetschung eines Organs mit häufig partiellem oder totalem Funktionsverlust.

Computertomografie (CT)
Untersuchung, die Röntgenstrahlen verwendet und computergestützt ist. Der Körper wird in Querschnittsbildern dargestellt (Schichtaufnahmen). Organe und Strukturen können durch unterschiedliche Graustufen gut voneinander abgegrenzt werden.

Contusio
Prellung eines Organs mit Einblutung und bleibenden Gewebeschäden.

COPD
Chronic Obstructive Pulmonary Disease. Chronisch-obstruktive, irreversible und fortschreitende Erkrankung, die meist auf Nikotinabusus zurückzuführen ist. Dritthäufigste Todesursache in Europa.

Cor pulmonale
Hypertrophie bzw. Dilatation des rechten Ventrikels als Folge einer pulmonalen arteriellen Hypertonie. Die Ursachen sind v. a. Lungen- und Lungengefäßerkrankungen.

CRP
C-reaktives Protein. Akutes Phase Protein, das in der Leber gebildet wird und mit dem C-Polysaccharid der Pneumokokken reagiert. Sehr empfindlicher, aber unspezifischer Parameter, der entzündliche (v. a. bakterielle) Prozesse oder Gewebeschädigungen anzeigt.

D

Degeneration
Durch schädigende Einwirkungen hervorgerufene strukturelle oder funktionelle Entartung der Gewebe.

Dehydratation
Syn. Dehydrierung. Verminderung von Körperwasser durch Verluste über z. B. Darm, Niere oder Haut. Starke Verluste können zur Austrocknung (Exsikkose) führen.

Dekubitus
Druckgeschwür, das sich an prädisponierten Stellen (Sakrum, Trochanter, Ferse, Schulterblätter), infolge einer Druckbelastung und Ischämie entwickelt, z. B. bei Bettlägerigkeit.

Delir
Primäre akute organische psychische Störung mit Bewusstseinsstörung, durch u. a. Substanzabusus, Infektionen oder Stoffwechselentgleisungen.

Demenz
Chronischer, irreversibler Verlust von früher erworbenen kognitiven Fähigkeiten.

Dendrit
Somanahe Verzweigungen einer Nervenzelle. Impulseingangsstelle.

Denkstörung
Störung des Denkablaufs, der Klarheit, Zielhaftigkeit und Struktur (formale Denkstörung) oder Störung des Inhalts (inhaltliche Denkstörungen).

Dermatom
Hautareal, das von einem bestimmten Rückenmarksegment sensibel innerviert wird.

Diabetes
Harnfluss.
Diabetes mellitus („honigsüßer Durchfluss"). Häufige Stoffwechselkrankheit, die mit hohen Blutzuckerwerten im Serum einhergeht.
Diabetes insipidus („Harnfluss ohne Geschmack"). Durch ADH-Mangel bedingte Erkrankung, die mit Polyurie, Polydipsie und Durst einhergeht.

Dialyse
Blutwäsche, Blutreinigungsverfahren, das bei Niereninsuffizienz zum Einsatz kommt, mit dem Ziel überschüssiges Wasser und harnpflichtige Substanzen aus dem Körper zu eliminieren.

Diastole
Herzphase, die sich aus der Ruhephase und Füllungsphase zusammensetzt. In der Diastole findet kein Blutauswurf statt.

Diathese
Erhöhte Bereitschaft, Neigung. Hämorrhagische Diathese: Blutungsneigung, die zu lang, zu stark und ohne adäquaten Anlass ist.

Diffusion
Passiver Transport (ohne Energieverbrauch), der durch Verschiebung von Teilchen vom Ort der höheren Konzentration über eine permeable Membran zum Ort der niedrigeren Konzentration gekennzeichnet ist, bis sich die Konzentrationen auf beiden Teilen angleichen.

Dignität
Biologisches Verhalten einer Geschwulst.

Dioptrie
Maßeinheit für die Brechkraft eines optischen Systems, z. B. einer Linse oder eines Brillenglases.

Diurese
Harnausscheidung.

Diuretika
Harntreibende Mittel, welche die Diurese anregen.

Divertikel
Lokale Wandausstülpung eines Hohlorgans. Einteilung in echte (angeboren, gesamte Wand ausgestülpt) und falsche (erworben, Schleimhautausstülpung durch die Muskelschicht) Divertikel.

Dysmenorrhö
Durch meist krampfartige Schmerzen begleitete Regelblutung.

Dysplasie
Störung der Differenzierung einer Organanlage (Embryologie) oder Gewebes (Tumoren), die mit Zellveränderungen einhergeht, z. B. Zellpolymorphie oder atypische Mitosen.

Dyspnoe
Erschwerte Atmung, Atemnot, Lufthunger. Typisches Symptom bei Lungen- und Herzkrankheiten.

Dysurie
Erschwertes Wasserlassen (meist mit schmerzhaftem Harndrang verbunden), z. B. bei einer Zystitis.

E

EEG
Elektroenzephalogramm. Dient der Untersuchung der Hirnströme. Sie ist eine der wichtigsten Untersuchungen bei der Diagnostik der Epilepsien.

efferent
Von einem zentralen Organ Impulse oder Stoffe wegführend.
Efferente Nervenfasern (motorische Fasern) leiten Impulse vom Gehirn in die Peripherie.
Efferentes Gefäß in der Niere (Vas efferens) leitet Blut aus dem Glomerulum ab.

Effloreszenz
Hautblüten, Hauterscheinungen. Unterteilung in Primär- und Sekundäreffloreszenzen.

Eiter
Exsudat, das v. a. aus Leukozyten (v. a. neutrophilen Granulozyten) und Zelldetritus besteht. Ein Vorhandensein von Bakterien ist nicht obligat.

EKG
Elektrokardiogramm. Wichtiges Verfahren v. a. bei der Diagnostik von Herzrhythmusstörungen und des Herzinfarkts mit Aufzeichnung der elektrischen Aktivität aller Herzmuskelfasern.

Ektasie
Erweiterung, Aussackungen, z. B. Bronchiektasen (Bronchuserweiterungen, -aussackungen) oder Teleangiektasien (erweiterte venöse Blutgefäße).

Ekzem
Sammelbezeichnung für entzündliche, nicht ansteckende Hauterkrankungen, die mit Juckreiz einhergehen.

Elektrolyte
Chemische Verbindungen, die in einer wässrigen Lösung zur Ionen zerfallen.

Elektrophorese
Verfahren zur Auftrennung von Blutproteinen nach Ladung und Größe in einem elektrischen Feld (und gepufferten Lösung).

Elefantiasis
Maximalvariante des Lymphödems, das mit derber Schwellung und Hyperkeratosen einhergeht.

Embolie
Verlegung eines Gefäßlumens durch einen Embolus (unlösliches Gebilde, z. B. losgelöster Thrombus, Fremdkörper).

Emmetropie
Normalsichtigkeit.

Emphysem
Abnorme Ansammlung von Gas in Organen und Geweben.

Empyem
Eiteransammlung in einer präformierten Höhle (▶ Abszess).

Emulgierung
Vermischung von wasser- und fetthaltigen (öligen) Substanzen, wobei die fetthaltigen Substanzen als feine Partikel vorliegen.

Enanthem
Ausschlag an den Schleimhäuten.

Endemie
Zeitlich und räumlich unbegrenztes Vorkommen einer Krankheit.

Endokarditis
Entzündung des Endokards (Herzinnenhaut), meist bakterieller oder rheumatischer Natur.

endokrin
Ausschleusung von Sekreten ins Blut.

Endothel
Innerste Zellauskleidung der Gefäße.

Endotoxine
Membranbestandteile gramnegativer Bakterien (Lipopolysaccharide), die v. a. beim Zerfall freigesetzt werden. Es sind Stoffe, die Fieber erzeugen sowie die Entzündungskaskade und Gerinnungskaskade in Gang setzen können, was zur Verbrauchskoagulopathie führen kann (▶ Exotoxine).

Endozytose
Einschleusung von Stoffen in die Zelle. Dabei können flüssige (Pinozytose) oder größere Partikel (Phagozytose) durch die Membran hindurch aufgenommen werden.

Enophthalmus
Einsinken, Zurücksinken des Augapfels in der Augenhöhle.

Entzündungszeichen
Lokale Entzündungszeichen sind durch Rötung (Rubor), Überwärmung (Calor), Schwellung (Tumor), Schmerz (Dolor) und eingeschränkte Funktion (Functio laesa) gekennzeichnet. Sie entstehen durch die Gefäßreaktionen. **Systemische** Entzündungszeichen sind durch Mitbeteiligung des gesamten Körper gekennzeichnet und gehen mit Fieber (und ggf. Schüttelfrost), BSG ↑, CRP ↑, Leukozytose (bakteriell) oder Leukopenie (viral) einher.

Enzephalopathie
Diffuse, nichtentzündliche Erkrankung des Gehirns, z. B. bei Leberzirrhose, Niereninsuffizienz, Noxenkonsum.

Enzym
Syn. Biokatalysator. Proteine, die chemische Reaktionen beschleunigen.

Epidemie
Zeitlich begrenztes Auftreten von einer Erkrankung in einem bestimmten Gebiet.

Epithel
Zellschicht, die innere und äußere Oberflächen bedeckt und der Basalmembran aufsitzt.

Epizoonose
Hauterscheinungen oder Hauterkrankungen durch Bisse oder Stiche durch Arthropoden (Läuse, Wanzen, Zecken, Milben). In der Umgangssprache wird auch von Ungeziefer gesprochen.

Erosion
Oberflächlicher Substanzdefekt (▶ Ulkus).

Erregungsleitungssystem
Hierarchisch aufgebautes System am Herzen, das für die Impulsgenerierung und Weiterleitung zuständig ist. Es setzt sich zusammen aus Sinus-Knoten, AV-Knoten, His-Bündel, Tawara-Schenkel und Purkinje-Fasern.

Erythem
Durch entzündliche Vorgänge bedingte Rötung der Haut.

Erythrodermie
Generalisierte Hautentzündung, die mit Rötung, Schwellung, Juckreiz und Frösteln einhergeht.

Erythropoetin
Hormon, das die Bildung von Erythrozyten stimuliert. Wird in der Niere produziert, verstärkt bei Sauerstoffmangelzuständen.

essenziell
Lebenswichtig.

Euler-Liljestrand-Effekt
Reflex, der zur Gefäßengstellung der pulmonalen Gefäße bei Reduktion des Sauerstoffpartialdrucks in der Lunge führt.

Exanthem
Ausschlag der Haut, der größere Areale umfasst und bei zahlreichen u. a. infektiösen Erkrankungen auftritt.

Exazerbation
Wiederaufflammen der Krankheit, Verschlimmerung.

exokrin
Ausschleusung von Sekreten in einen Gang, der an inneren und äußeren Oberflächen mündet.

Exophthalmus
Syn. Protrusio bulbi. Ein- oder beidseitiges Hervortreten des Augapfels aus der Augenhöhle.

Exotoxine
Proteine, die von Bakterien freigesetzt werden. Sie sind immunogen (triggern eine Reaktion des Immunsystems), hinterlassen jedoch keine langanhaltende Immunität (▶ Endotoxine).

Exozytose
Ausschleusung von Stoffen aus der Zelle.

Exsikkose
Austrocknung. Zustand, der durch starken Wasserverlust entsteht (▶ Dehydratation).

Exspiration
Ausatmung.

Exsudat
Erguss, der durch entzündliche Vorgänge entsteht. Er ist eiweißreich, enthält oft Fibrinflocken und Leukozyten (zellreich) (▶ Transsudat).

Extrasystolen
Akzessorische Herzaktion bei sonst regelmäßigem Rhythmus. Extrasystolen können je nach Entstehungsort in supraventrikuläre (im Vorhof entstanden) oder ventrikuläre (in der Kammer entstanden) Extrasystolen eingeteilt werden.

F

fakultativ
Möglicherweise, gelegentlich. Fakultative Präkanzerose: Zellveränderung, die in ein malignes Geschehen übergehen kann (aber nicht zwingend muss im Gegensatz zur obligaten Präkanzerose).

Fatigue
Zustand, der mit starker Erschöpfung, Müdigkeit, Schwäche einhergeht und körperliche und geistige Leistungsfähigkeit drastisch reduziert.

Fettstuhl
Syn. Steatorrhö. Entsteht durch vermehrte Ausscheidungen von v. a. Triglyzeriden im Stuhl. Häufige Ursache ist ein Lipasemangel.

Fibrinolyse
Enzymatische Auflösung eines Gerinnsels (Thrombus).

Fieber
Erhöhung der Körpertemperatur. Temperaturerhöhungen bis 38 °C werden als **subfebrile** Temperaturen bezeichnet, zwischen 38 und 39 °C als **mäßiges** Fieber und > 39 °C als **hohes** Fieber. Selten steigt die Temperatur über 41 °C. Fieber entsteht durch Einfluss von endogenen (IL-1, Il-6, TNF-α, Interferon) und exogenen (virale Partikel, Exo- und Endotoxine) Pyrogenen und ist auf eine Sollwertverstellung im hypothalamischen Wärmezentrum zurückzuführen.

Filtration
Prozess, bei dem Flüssigkeiten über eine semipermeable Membran von einem Raum A in einen Raum B verschoben werden. Die Menge des Filtrats ist abhängig von der Fläche der Membran, Porengröße und der hydrostatischen und onkotischen Druckdifferenz auf beiden Seiten.

First-Pass-Effekt
Metabolisierungsvorgang eines Arzneimittels bei der ersten Passage durch die Leber.

Fistel
Pathologischer Verbindungsgang zwischen 2 Hohlorganen oder Körperhöhlen oder der Körperoberfläche.

Fluor
Ausfluss. Fluor vaginalis: Ausfluss aus der Vagina.

Foetor ex ore
Übler Mund- bzw. Atemgeruch.

Follikulitis
Eitrige Entzündung des Haarbalgs.

Fraktur
Knochenbruch mit Bildung von Knochenfragmenten.

Frank-Starling-Mechanismus
Regulationsmechanismus, der die Auswurfleistung der Herzkammer in Abhängigkeit von der Ventrikelfüllung beschreibt.

Furunkel
Abszedierende Entzündung eines Haarfollikels (▶ Karbunkel).

G

Ganglion
Überbein. Synovialzyste, die von Sehnen oder Gelenkkapseln ausgehen.
Nervenknoten. Ansammlung von Nervenzellkörpern.

Gesichtsfeld
Das Gesichtsfeld ist der Bezirk der Außenwelt, der bei fixiertem Auge und Kopf wahrgenommen wird. Es kann in ein nasales und temporales Gesichtsfeld eingeteilt werden.

Glasgow-Coma-Scale
Bewertungsskala zur quantitativen Einschätzung der Bewusstlosigkeit.

Glukokortikoide
Stresshormone. Hormone der Nebennierenrinde, deren wichtiger Vertreter das Kortisol ist.

Glukoneogenese
Neubildung von Glukose aus z. B. Aminosäuren oder Laktat.

Glykogenolyse
Abbau von Glykogen zu Glukose.

Glykolipide
Verbindungen von Kohlenhydraten und Lipiden, die v. a. an der Membranaußenseite und im Nervengewebe als Bestandteile von Rezeptoren vorzufinden sind.

Glykoproteine
Proteine, die mit einer variablen Menge an Kohlenhydratketten verbunden sind (5 bis > 50 %). Zu den Glykoproteinen zählen Membranbestandteile, Kollagen und Plasmaproteine, z. B. Gammaglobuline, Haptoglobin oder α_1-Antitrypsin.

Glykosaminoglykane (GAG)
Linear aufgebaute Moleküle, die aus repetitiven Zweifachzuckern bestehen und wichtiger Bestandteil der extrazellulären Matrix sind. Sie besitzen eine ausgeprägte Fähigkeit, Wasser aufzunehmen und zu speichern. GAG sind Bestandteile der Proteoglykane. Zu den GAG zählen Chondroitinsulfat, Keratansulfat und Hyaluronsäure.

Grading
Histologische Differenzierung bei bösartigen Tumoren mit der Einteilung in G1-G4. Je höher die Zahl ist, desto undifferenzierter ist der Tumor und desto höher ist der Malignitätsgrad (▶ Staging).

Granulom
Knotenartige Gewebeneubildung, die durch Ansammlung von Epitheloidzellen, mononukleären Zellen oder Riesenzellen entsteht. Im Inneren befindet sich eingeschlossene Material.

Grenzstrang
Syn. Truncus sympathicus. Kettenartige Ansammlung von autonomen Ganglien, die paravertebral verlaufen.

Grundumsatz
Energiemenge, die ein Mensch bei völliger Ruhe, im Liegen, 12 Stunden nach der letzten Nahrungsaufnahme und leicht bekleidet in einem Raum mit einer Temperatur von 20 °C benötigt. Abhängig von u. a. Alter, Geschlecht und hormoneller Lage.

Gynäkomastie
Vergrößerung der männlichen Brust.

H

Habituation
Syn. Habituierung. Gewöhnung an Reize.

Hämatemesis
Bluterbrechen. Bei Kontakt mit Salzsäure erscheint das Blut dunkel und wird auch als Kaffeesatzerbrechen bezeichnet. Ohne Kontakt zur Salzsäure erscheint es frisch-blutig.

Hämatokrit
Zelluläre Bestandteile des Bluts. Den Hauptanteil machen Erythrozyten aus.

Hämatom
Syn. Bluterguss. Entsteht durch Austritt des Blutes aus Blutgefäßen ins Gewebe oder einen Hohlraum.

Hämatopoese
Blutzellbildung, die beim Erwachsenen im Knochenmark stattfindet. Sie kann in die Myelopoese (Bildung von Erythrozyten, Granulozyten, Thrombozyten und Monozyten) und Lymphopoese (Bildung von Lymphozyten) eingeteilt werden.

Hämaturie
Blut im Urin. Unterscheidung in Makrohämaturie (mit bloßem Auge sichtbar) und Mikrohämaturie (durch einen U-Stix nachweisbar).

Hämoglobin
Blutfarbstoff und Transportmedium für Sauerstoff.

Hämolyse
Auflösung von Erythrozyten, innerhalb oder außerhalb von Gefäßen.

Hämoptoe
Bluthusten mit Auswurf größerer Blutmengen.

Hämoptyse
Blutiger oder blutig tingierter Husten mit Auswurf kleiner Blutmengen.

Hemiplegie
Halbseitenlähmung. Leitsymptom des Apoplex.

Hernie
Austritt von Bruchinhalt durch eine Bruchpforte in einen Bruchsack.

Herzgeräusche
Entstehen durch Turbulenzen des Blutstroms v. a. durch Veränderungen an den Klappen und sind in aller Regel als pathologisch anzusehen. Sie werden in Systolika und Diastolika eingeteilt, je nachdem, ob sie in der Systole oder Diastole zu hören sind.
Systolikum: Stenose der Taschenklappen, Insuffizienz der Segelklappen.
Diastolikum: Stenose der Segelklappen, Insuffizienz der Taschenklappen.

Herzinfarkt
Myokarduntergang durch Sauerstoffmangel durch Verschluss einer Koronararterie auf dem Boden einer KHK. Betroffen ist meist der linke Ventrikel.

Herzinsuffizienz
Unfähigkeit des Herzens, den Körper adäquat mit Blut und Sauerstoff zu versorgen, weil es kein ausreichendes Blutvolumen aufnehmen und/oder weiterbefördern kann. Kann in Rechts- und Linksherzinsuffizienz eingeteilt werden.

Herzminutenvolumen
Menge des Blutes, das pro Minute ausgeworfen wird. Diese Größe berechnet sich aus dem Produkt von Schlagvolumen und Herzfrequenz.

Herztöne
Entstehen durch Turbulenzen, die beim Blutfluss durch das Herz und durch den Schluss der Klappen entstehen. Sie sind **physiologisch.** Bei Erwachsenen können 2 Herztöne unterschieden werden:

1. **Herzton:** Markiert den Anfang der Systole. Entsteht durch den Schluss der Segelklappen und durch die Anspannung der Ventrikelmuskulatur. Dieser Herzton ist dumpf und lang.
2. **Herzton:** Entsteht am Ende der Systole beim Schluss der Taschenklappen. Er ist kürzer als der 1. Herzton und hell.

Herzzyklus
Dauer einer vollständigen Herzaktion. Sie besteht aus Systole und Diastole.

Hochdrucksystem
Gefäßabschnitte, in denen physiologischerweise hoher Druck herrscht. Es setzt sich zusammen aus dem linken Ventrikel (in der Systole), der Aorta, den großen und kleinen Arterien bis einschließlich der Arteriolen. In diesen Abschnitten finden sich nur 15 % des Blutvolumens.

Homöostase
Anpassungs- und Regulationsvorgänge zur Aufrechterhaltung eines konstanten Milieus unter Beteiligung des hormonellen und Nervensystems. Die Beschreibung erfolgt üblicherweise durch einen Regelkreis.

Hormone
Botenstoffe, die in kleinsten Konzentrationen den Stoffwechsel und die Reproduktion beeinflussen.

humoral
Die Körperflüssigkeiten betreffend.

hydrostatischer Druck
Syn. Schweredruck. Gewichtsdruck einer Flüssigkeit. Er kommt zustande durch die Schwerkraft der Erde, die alle Flüssigkeitsteilchen nach unten zieht, wirkt nach allen Seiten gleich und nimmt mit der Tiefe zu.

Hyperämie
Blutreichtum, verstärkte Durchblutung eines Körperareals.

Hyperkapnie
Anstieg des arteriellen Kohlendioxid-Partialdrucks.

Hyperlipidämie
Syn. Hyperlipoproteinämie. Fettstoffwechselstörungen mit pathologischer Veränderung der Lipoproteine, v. a. HDL, LDL.

Hyperopie
Syn. Hypermetropie. Weitsichtigkeit, meist durch Kurzbau des Auges bedingt.

Hyperplasie
Zellvermehrung, die meist mit einer Hypertrophie einhergeht und durch verstärkte Belastung oder hormonelle Stimulation (oder Stimulation durch Wachstumsfaktoren) entsteht.

Hyperthyreose
Schilddrüsenüberfunktion, v.a. durch ein autonomes Adenom, Morbus Basedow oder Überdosierung von Schilddrüsenhormonen verursacht.

Hypertonie, arterielle
Pathologische Erhöhung des arteriellen Blutdrucks auf Werte von ≥ 140/90 mmHg.

Hypertrophie
Vergrößerung der Zelle, des Gewebes oder des Organs. Dieser Vorgang ist reversibel und tritt v.a. dann auf, wenn Organe vermehrt belastet werden oder vermehrt hormonell stimuliert werden.

Hyperurikämie
Erhöhung der Harnsäure im Blut. Symptomatische Formen werden je nach zeitlichem Verlauf als akute oder chronische Gicht bezeichnet.

Hyperventilation
Verstärkte (beschleunigte und/oder vertiefte) Atmung, die psychogene oder somatische Ursache haben kann.

Hypothenar
Kleinfingerballen.

Hypotonie
Erniedrigung des systolischen Blutdrucks auf < 100 mmHg.

Hypoventilation
Verminderte Atmung.

Hypoxämie
Verminderter Sauerstoff-Partialdruck im arteriellen Blut (< 70 mmHg).

Hypoxie
Sauerstoffmangel im Blut oder Gewebe.

I

iatrogen
Durch ärztliche Diagnostik und Therapie entstanden.

idiopathisch
Aus unklarer Ursache.

Ikterus
Gelbfärbung der Schleimhäute und der Haut durch Ablagerung von Bilirubin. Je nach Ursache Unterscheidung in prä- (Hämolyse), intra- (Lebererkrankungen) und posthepatischen (Galleabflussstörungen) Ikterus.

Ileus
Darmverschluss. Einteilung in mechanischen und paralytischen Ileus.

Immunglobuline
Syn. Antikörper. Proteine der spezifischen Abwehr, die von Plasmazellen produziert werden und an Antigene binden.

Immunkomplexe
Antigen-Antikörper-Komplexe, die in der Lage sind, die Entzündungskaskade zu aktivieren bzw. in der Aktivität zu erhöhen, und die von phagozytierenden Zellen eliminiert werden.

inapparent
Ohne Symptome, unmerklich, unbemerkt. Inapparanter Verlauf: Verlauf ohne Symptome.

Infarkt
Gewebeuntergang, der durch Sauerstoffmangel entsteht.

Infektion
Eintritt, Wachstum und Vermehrung von Mikroorganismen im menschlichen Körper.

inguinal
In der Leistengegend gelegen, z. B. inguinale Lymphknoten.

Inkontinenz
Stuhl- und Harninkontinenz: unwillkürlicher Stuhl- und Harnverlust.

Inkubationszeit
Zeit zwischen dem Eintritt der Erreger bis zum Auftreten der ersten Symptome.

Insuffizienz
Unzureichende, mangelhafte Funktion.

Integument
Äußere Haut, Hautdecke.

Inzidenz
Anzahl der Neuerkrankungen an einer bestimmten Krankheit in einem Jahr pro 100.000 Einwohner.

Ischämie
Mangeldurchblutung eines Gewebes, die mit Funktionseinschränkung einhergeht.

Isotonie
Zustand gleicher Konzentrationen an osmotisch wirksamen Teilchen in 2 Lösungen.

K

Karbunkel
Konfluierende Furunkel.

Kardiomyopathie
Erkrankungen des Myokards, die mit systolischer oder diastolischer Funktionsstörung einhergeht. Typisch sind eine verminderte Ejektionsfraktion und/oder reduzierte diastolische Dehnbarkeit der Ventrikel.

Karzinoid
Karzinomähnliche Tumoren, die von enterochromaffinen und neuroendokrinen Zellen ausgehen.

Karzinom
Maligner Tumor, der vom Epithel ausgeht.

Katabolismus
Stoffwechselvorgänge, bei denen chemische Stoffe abgebaut werden.

Katecholamine
Sammelbezeichnung für Adrenalin, Noradrenalin und Dopamin.

KHK
Koronare Herzkrankheit durch arteriosklerotische Prozesse. Die KHK kann asymptomatisch sein oder symptomatisch verlaufen, als Herzinsuffizienz, Rhythmusstörungen, stabile Angina pectoris, akutes Koronarsyndrom (instabile Angina pectoris und Herzinfarkt), plötzlicher Herztod.

Koagulation
Gerinnung.

Kontagiosität
Ansteckungskraft, Ansteckungsfähigkeit eines Erregers.

Konzeption
Empfängnis.

L

Letalität
Tödlichkeit einer bestimmten Erkrankung. Zeigt den Anteil der an einer bestimmten Krankheit Verstorbenen innerhalb eines Zeitraums.

Leukämie
Maligne Knochenmarkserkrankung mit Vermehrung von Leukozyten. Einteilung in lymphatische und myeloische Formen sowie akute und chronische Formen.

Leukoplakie
Weißliche, nicht abwischbare Beläge an Schleimhäuten. Fakultative Präkanzerose.

livide
Bläulich-rötliche Verfärbung.

Lumbago
Hexenschuss. Starke Schmerzen im Lumbalbereich ohne radikuläre Ausstrahlung, d.h. ohne Bezug zu Segmenten (Dermatomen).

Lupus
„Wolf“: Hauterscheinung, die mit entstellenden Narbenbildung einhergeht.

Luxation
Syn. Verrenkung. Gelenkverletzung mit vollständigem Verlust der Kontaktflächen.

M

Magnetresonanztomografie (MRT)
Syn. Kernspintomografie. Diagnostisches Verfahren, das sich eines starken Magnetfelds und Hochfrequenzimpulse bedient. Es bietet eine gute Weichteilauflösung, sodass Gelenkknorpel, Sehnen, Ergüsse, Muskelveränderungen, aber auch Gehirnsubstanz sehr gut beurteilt werden können.

Malabsorption
Störung der Resorption der Spaltprodukte im Darm.

Maldigestion
Störung der Verdauungsfunktion.

maligne
Bösartig. Maligne Tumoren: bösartige Neubildungen, z.B. Karzinome oder Sarkome.

Mediastinum
Syn. Mittelfellraum. Raum zwischen den beiden Lungen.

Melaena
Teerstuhl. Entsteht meist durch obere gastrointestinale Blutungen nach Kontakt des Hämoglobins mit Magensäure, das zu Hämatin wird und schwarz imponiert.

Menarche
Erste Menstruation in der Pubertät.

Mengenelemente
Elemente, die im menschlichen Körper im höheren Mengen vorkommen und der Mensch mit einer Menge von > 50 mg/Tag zuführen muss. Dazu zählen Natrium, Chlor, Kalzium, Magnesium, Kalium, Phosphor und Schwefel.

Menopause
Letzte spontane Menstruation.

Metaplasie
Potenziell reversible Umwandlung eines differenzierten Gewebes in ein anderes differenziertes Gewebe. Der Grund liegt meist in einer chronischen toxischen mechanischen Einwirkung auf das Gewebe.

Metastasierung
Verschleppung von Tumorzellen von einem Ort zum anderen. Unterscheidung in lymphogene, hämatogene, kavitäre und per continuitatem.

Miktion
Harnblasenentleerung, Wasserlassen.

Mizellen
Aggregate aus amphiphilen Molekülen (beinhalten sowohl polare als auch unpolare Anteile). In wässriger Lösung wandern die unpolaren Anteile in die Mitte, die polaren Anteile zeigen zur Oberfläche hin.

Morbidität
Zahl von Krankheitsfällen innerhalb einer bestimmten Population innerhalb eines bestimmten Zeitraums bezogen auf 100.000 Einwohner.

Mortalität
Syn. Sterberate, Sterblichkeit. Anzahl der Todesfälle innerhalb eines bestimmten Zeitraumes bezogen auf 100.000 Einwohner.

Motilität
Bewegungsfähigkeit eines Organs.

Muskelpumpe
Wirkung der Skelettmuskeln auf das Venensystems, die durch Erschlaffung und Kontraktion den Rückfluss des venösen Systems unterstützen (bei intakten Venenklappen).

Mutismus
Nicht-Sprechen-Können (Stummheit) bei intaktem Sprachapparat.

Mykose
Pilzinfektion. Unterteilung in lokale und systemische Mykosen.

Myokarditis
Entzündung des Myokards (Herzmuskel), v. a. durch Viren, Bakterien oder bakterielle Toxine.

Myxödem
Teigiges, derbes, nicht eindrückbares Ödem bei Hypothyreose, das durch verminderten Bindegewebeumsatz und verstärkte Einlagerung von Glykosaminoglykanen im interstitiellen Raum entsteht.

N

Nachlast
Syn. Afterload. Druck, gegen den das Herz das Volumen auswerfen muss (▶ Vorlast).

Nasskeime
Bakterien, die sich besonders gut auf feuchten Böden entwickeln, z. B. Pseudomonas aeruginosa, Proteus mirabilis, Citrobacter, Escherichia coli, Klebsiella pneumoniae.

Nekrose
Gewebeuntergang durch z. B. Sauerstoffmangel, Einwirkung von Säuren, Laugen. Sie werden von einer entzündlichen Symptomatik begleitet (▶ Apoptose).

Nestschutz
Syn. Leihimmunität. Immunität des Neugeborenen gegen Infektionskrankheiten, die von der Mutter an das Kind entweder über die Plazenta (IgG) oder Muttermilch (IgA) gegeben werden.

Neuromuskuläre Endplatte
Syn. Motorische Endplatte. Koppelung einer motorischen Synapse mit einer Muskelzelle.

Neurosen
Frühere Bezeichnung für eher leichtere psychiatrische Erkrankungen mit erhaltenem Realitätsbezug und weitgehend erhaltener sozialer und beruflicher Funktionsfähigkeit.

Neutral-Null-Methode
Methode zur Prüfung des Bewegungsumfangs eines Gelenks. Die Neutralstellung aller Gelenke ist als aufrechter Stand mit herabhängenden Armen und nach vorne gedrehten Daumen zu verstehen. Bei der Protokollierung werden immer 3 Zahlen festgehalten; bei normaler Gelenkfunktion wird die 0 zwischen die beiden Ziffern für die Anfangs- und Endstellung gesetzt, weil Gelenke über die 0 Stellung hinaus in 2 Richtungen bewegt werden.

Niederdrucksystem
Gefäßabschnitte, in denen physiologischerweise niedriger Druck herrscht. Dazu zählen das Kapillarsystem, alle Venen, beide Vorhöfe, der rechte Ventrikel und die gesamte Lungenstrombahn und der linke Ventrikel in der Diastole. Das venöse System wird auch als das Kapazitätssystem bezeichnet, da sich 85 % des gesamten Blutvolumens in diesem System befinden.

Niereninsuffizienz
Eingeschränkte Nierenfunktion, die mit reduzierter GFR und Ausscheidung von nierenpflichtigen Substanzen (Kreatinin, Harnstoff, Kalium, Phosphat, Harnsäure) einhergeht. Ferner sind die Regulation des Wasser- und Elektrolythaushalts, Säure-Basen-Haushalts und die endokrine Funktion eingeschränkt. Unterteilung in akute Niereninsuffizienz und chronische Nierenerkrankung.

Noxe
Gift, schädigendes Agens.

Nullipara
Frau, die nicht geboren hat.

nummulär
Münzförmig.

Nykturie
Mehrmaliges nächtliches Wasserlassen.

Nystagmus
Syn. Augenzittern. Rhythmische, unwillkürliche Augenbewegungen.

O

obligat
In jedem Fall, immer. Obligate Präkanzerose: Zellveränderung, die immer in ein malignes Geschehen übergeht.

Ödem
Flüssigkeitsansammlung im interstitiellen Gewebe oder in kleinen Hohlräumen.

Oligurie
Tägliche Urinmenge < 500 ml.

onkotischer Druck
Syn. kolloidosmotischer Druck. Derjenige Druck, der durch Kolloide (im Blut v. a. Albumine) entsteht.

Opisthotonus
Krampfartige Überstreckung des Kopfes, Rumpfes und der Extremitäten, der bei Tetanus oder Meningitis auftreten kann.

Opsonierung
Erleichterte Erkennung von Fremdsubstanzen mit anschließender Phagozytose durch Anlagerung von z. B. Komplementfaktoren oder Antikörpern an fremde (fremd erkannte) Stoffe.

Orthopnoe
Stärkste Atemnot, die zur sitzender Haltung und Aktivierung der Atemhilfsmuskeln zwingt.

Orthostase
Aufrechte Körperhaltung.

Osmose
Passiver Prozess, der durch Verschiebung von Wasser vom Ort der niedrigeren Teilchenkonzentration über eine semipermeable (nur für Wasser durchlässige) Membran zum Ort der höheren Teilchenkonzentration gekennzeichnet ist, bis sich die Konzentrationen auf beiden Seiten angleichen.

Osteomalazie
Erkrankung des Erwachsenenskeletts durch Vitamin-D-Mangel und mangelnder Mineralisation von Substantia compacta und spongiosa.

Osteoporose
Systemische Knochenerkrankung, die sich durch eine verminderte Knochenfestigkeit auszeichnet und mit einer Reduktion des mineralischen und organischen Anteils einhergeht.

P

Palpitation
Syn. Herzunruhe, Herzklopfen. Unangenehm empfundene, subjektive Wahrnehmung des eignen (häufig beschleunigten und unregelmäßigen) Herzschlags.

Pandemie
Epidemie, die auf große Teile der Welt übergreift (räumlich unbegrenzt).

Paralyse
Syn. Plegie. Vollständige Lähmung (▶ Parese).

Paraneoplasie
Syn. paraneoplastisches Syndrom. Funktionsstörungen im Rahmen einer malignen Tumorerkrankung, die nicht durch den Tumor selbst oder Metastasen im Sinne eines infiltrativen Prozesses oder mechanischen Obstruktion entstehen. Sie sind durch Hormonbildung oder Bildung hormonverwandter Substanzen gekennzeichnet, z.B. ACTH, die systemische Wirkungen entfalten.

Parese
Unvollständige Lähmung (▶ Paralyse).

passiver Transport
Transport von Stoffen durch eine Membran ohne Verbrauch von Energie (ATP). Zu den passiven Prozessen zählen Diffusion, Osmose und Filtration.

Perikarditis
Entzündung des Perikards (Herzbeutels) durch u.a. Viren, immunologische Prozesse, Tumoren. Einteilung in trockene und feuchte Perikarditis.

Perkussion
Beklopfen der Körperoberfläche (mit Fingern oder Hammer) zu diagnostischen Zwecken. Je nach Beschaffenheit des darunterliegenden Gewebes ergibt sich ein bestimmter Klopfschall: über soliden Organen ein hyposonorer Klopfschall (Dämpfung), über der Lunge ein sonorer Klopfschall, über luftgefüllten Hohlorganen ein tympanitischer Klopfschall.

Permeabilität
Durchlässigkeit einer Struktur, meist bezogen auf Membranen.

Petechien
Punktförmige Haut- oder Schleimhautblutung (▶ Purpura).

Phagozytose
Fressvorgang. Aufnahme von großen Partikeln von v.a. neutrophilen Granulozyten, Makrophagen mit (in der Regel) anschließender Verdauung der Stoffe.

Phlegmone
Eitrige Infektion der Weichteile (Kutis, Subkutis, Muskeln, Sehnen oder Körperhöhlen) mit diffuser Ausbreitung im Gewebe.

Phobie
Starke Angst, die sich auf bestimmte Objekte richtet, z.B. Agoraphobie (Angst vor weiten Plätzen), Klaustrophobie (Angst vor engen Räumen).

pH-Wert
Negativer dekadischer Logarithmus der H^+-Ionen-Konzentration (Protonen) in einer Flüssigkeit.

Pinozytose
Aufnahme von winzigen oder flüssigen Stoffen ins Zellinnere.

Plasma
Serum + Fibrinogen.

Pneumokoniose
Syn. Staublunge. Durch Inhalation von v. a. anorganischen Stoffen hervorgerufene Lungenerkrankung.

Pneumonie
Lungenentzündung, die sich entweder in den Alveolen und/oder im Interstitium abspielt. Einteilung in u. a. akute/chronische, typische/atypische, ambulante/nosokomiale, alveoläre/interstitielle Formen.

Podagra
Akuter Gichtanfall mit Lokalisation am Großzehengrundgelenk.

Poikilozytose
Abnorme Formveränderungen der Erythrozyten. Die Zellen sind nicht rund, sondern z. B. sichelartig, birnenförmig, mit spitzen Ausziehungen.

Pollakisurie
Häufiges Miktionieren in kleinen Portionen.

Polydipsie
Starker Durst, der mit vermehrter Flüssigkeitsaufnahme einhergeht.

Polyurie
Tägliche Urinmenge von > 2.000 ml.

Präkanzerose
Gewebeveränderungen, die mit einer erhöhten Wahrscheinlichkeit der malignen Entartung einhergehen. Unterscheidung in fakultative (z. B. Barrett-Ösophagus, Colitis ulcerosa) und obligate (z. B. familiäre Polyposis coli) Präkanzerosen.

Prionen
Proteinacious Infectious Particle. Infektiöse, fehlgefaltete Proteine, die in der Lage sind, Erkrankungen hervorzurufen, z. B. die Creutzfeldt-Jakob-Krankheit.

Proliferation
Wucherung, schnelles Wachstum eines Gewebes.

Prophylaxe
Maßnahmen zur Verhütung einer bestimmten Krankheit oder deren Krankheitsfolgen.

Proteinurie
Proteinausscheidung über den Urin.

Proteoglykane
Große Moleküle, die v. a. aus Kohlenhydraten und einem geringen Proteinanteil bestehen. Sie sind wichtige Bestandteile der extrazellulären Matrix. Proteoglykane besitzen eine negative Ladung und binden sehr viel Wasser. Sie bilden die Grundsubstanz u. a. des Knorpels und der Sehnen. Zu den Proteoglykanen zählen Chondroitinsulfat, Hyaluronsäure und Keratansulfat.

Pseudozyste
Gutartiger Tumor, der keine Epithelauskleidung trägt und von Bindegewebe umgeben ist (▶ Zyste).

Psychose
Psychosen sind schwere psychiatrische Erkrankungen, bei denen der Bezug zur Realität sowie die soziale und berufliche Funktionsfähigkeit verloren gegangen sind, u. a. schwere Depression, Manie, bipolare Störungen, Schizophrenie.

Pufferung
Aufrechterhaltung und Stabilisierung eines pH-Werts durch Puffersysteme (Bikarbonat-, Hämoglobin- oder Phosphatpuffer).

Purpura
Zahlreiche, meist symmetrisch vorhandene punktförmige Blutungen (▶ Petechien).

Pyelonephritis
Entzündung des Nierenbeckens, Parenchyms und Interstitiums meist durch aufsteigende Infektion.

Pyrogene
Stoffe, die Fieber erzeugen.

R

Radikale, freie
Stark reaktionsfreudige Moleküle, Ionen oder Atome mit einem freien Elektron in der äußeren Schale.

Reflex
Schnelle, unwillkürliche Reaktion auf einen bestimmten Reiz. Unterscheidung in Eigen-, Fremd- und pathologische Reflexe.

Reflux
Rückfluss, z. B. gastroösophagealer Reflux, der mit Rückfluss von Magensaft in den Ösophagus einhergeht.

Remission
Verschwinden der Krankheitssymptome mit oder ohne Therapie, z. B. bei Tumorerkrankungen.

Resistenz
Angeborene und unspezifische Widerstandsfähigkeit gegen Infektionen oder Noxen.

Restitutio ad integrum
Völlige Wiederherstellung ohne bleibenden Defekt.

Rezeptor
Molekül einer Zelle, das die ankommenden Reize empfangen kann. Rezeptoren können in der Zellmembran verankert sein oder im Zellinneren.

Rezidiv
Wiederauftreten der Krankheit nach einer bestimmten Zeitspanne, z. B. bei Tumorerkrankungen. Dabei entwickelt sich die Tumorkrankheit an der gleichen Stelle wie in der Vergangenheit.

Rheumafaktor (RF)
(Auto-)Antikörper (meist IgM), die sich gegen den Fc-Teil anderer menschlicher Immunglobuline richten (meist IgG).

Rhizarthrose
Arthrose des Daumensattelgelenks.

Risikofaktoren
Bestimmte körperliche, psychische oder Umwelteinflüsse, deren Einfluss eine Erkrankung wahrscheinlich macht.

S

Schock
Peripheres Kreislaufversagen mit Verminderung der Sauerstoffversorgung lebenswichtiger Organe bei erhaltenem Sauerstoffangebot und gleichzeitige Ansammlung toxischer Metabolite. Zu den wichtigen Schockarten zählen:
Hypovolämischer Schock
Kardiogener Schock
Distributiver Schock
- Septischer Schock
- Anaphylaktischer Schock
- Neurogener Schock

Seborrhö
Zustand gesteigerter Talgproduktion, v. a. im Gesicht, am Kopf und im Bereich der vorderen und hinteren Schweißrinne und damit einhergehend fettiger Haut.

Sebostase
Zustand reduzierter Talgproduktion und damit einhergehend trockener Haut.

Semipermeabel
Halbdurchlässig. Semipermeable Membranen sind für bestimmte Stoffe durchlässig, z. B. O_2, CO_2 und einige fettlösliche Stoffe, für andere (polare) Stoffe, z. B. Elektrolyte wie Na^+, K^+, hingegen nicht.

Sepsis
Syn. Blutvergiftung. Lebensbedrohliche Organdysfunktion aufgrund einer fehlregulierten Körperantwort auf eine Infektion.

Serum
Flüssiger Blutanteil ohne Fibrinogen.

Shunt
Kurzschluss zwischen 2 Gefäßen (u. a. arteriovenöse Shunts) oder 2 Gefäßsystemen (u. a. Rechts-Links-Shunt).

Slow Virus Infection
Infektionskrankheiten des ZNS, die durch sehr lange Inkubationszeiten (häufig jahrelang) und progrediente Symptome, die zum Tod führen, gekennzeichnet sind, z. B. subakute sklerosierende Panenzephalitis nach Maserninfektion.

Sonografie
Nichtinvasive und kostengünstige Untersuchung, die der Beurteilung von soliden Organen, z. B. Bauchorganen im Hinblick auf Lage, Größe (Volumen) und Homogenität dient.

Spurenelemente
Elemente, die in geringen Mengen im menschlichen Körper vorkommen und die der Mensch mit einer Menge von < 50 mg/Tag zuführen muss. Dazu zählen u. a. Eisen, Jod, Fluorid, Zink, Selen, Kupfer und Kobalt.

Staging
Umfasst die Ausdehnung des Tumors und wird mit der TNM-Klassifikation (Tumor, Nodus, Metastase) angegeben (▶ Grading).

Stenose
Engstelle an Gefäßen oder Organen, die angeboren oder erworben sein kann.

Strangurie
Krampfartig schmerzhaftes Wasserlassen mit der Unfähigkeit, den Harn zurückzuhalten.

Struma
Syn. Kropf. Vergrößerung der Schilddrüse. Sie kann durch Jodmangel (häufigste Ursache), Entzündungen, Adenome oder maligne Geschehen entstehen.

Symptom
Bestimmte Beschwerde, Krankheitszeichen.

Syndrom
Gruppe von Krankheitszeichen, die ein bestimmtes Krankheitsbild kennzeichnen.

Systole
Herzphase, die aus der Anspannungs- und Auswurfphase besteht.

Szintigrafie
Bildgebende, nuklearmedizinische Untersuchung, bei der radioaktive Stoffe appliziert werden. Sie reichern sich in bestimmten Organen an und geben Gamma-Strahlen ab. Mit einer Gammakamera kann die Strahlung aufgenommen und zu einem Bild verrechnet werden.

T

Teleangiektasie
Erweiterung oberflächlicher venöser Gefäße.

teratogen
Fehlbildungen verursachend. Teratogene sind unterschiedliche Stoffe, die in der Lage sind, Fehlbildungen beim Fetus hervorzurufen, z. B. Alkohol, Strahlen, Viren.

Thenar
Daumenballen.

Thrombose
Blutgerinnsel (Thrombus), das durch lokale intravasale Blutgerinnung entsteht.

Tod
Syn. Exitus letalis. Erlöschen aller Körperfunktionen.

Tophi
Knoten, z. B. als Gichttophus bei chronischer Gicht. Sie beinhalten Uratkristalle und sind vorzugsweise in Gelenknähe zu finden.

Torsion
Drehung (um die eigene Achse), z. B. Hodentorsion.

Transmitter
Überträgersubstanz, die z. B. als Neurotransmitter in den synaptischen Spalt entlassen und am Rezeptor der postsynaptischen Membran wirkt, indem sie Reize von einer Zelle zu einer anderen Zelle weiterleiten, unterbinden oder modulieren.

Transsudat
Erguss, der klar, eiweißarm und zellarm ist. Sie entstehen durch einen erhöhten hydrostatischen und/oder erniedrigten kolloidalen Druck (▶ Exsudat).

Tumor
Syn. Neoplasie, Geschwulst. Volumenzunahme eines Gewebes unabhängig davon, wie sie entstanden ist. Unterscheidung in benigne (gutartige), maligne (bösartige) und semimaligne Tumoren.

U

ubiquitär
Allgegenwärtig, überall vorhanden.

Ulkus
Geschwür, das in tiefe Gewebeschichten reicht (▶ Erosion).

Urämie
Syn. Harnvergiftung. Anstieg der harnpflichtigen Substanzen im Blut bei terminaler Niereninsuffizienz.

V

Vasodilatation
Gefäßweitstellung.

Vasokonstriktion
Gefäßengstellung.

Venen
Venen führen das Blut zum Herzen hin, unabhängig davon, ob sie sauerstoffreiches oder sauerstoffarmes Blut führen.

Verbrauchskoagulopathie
Syn. disseminierte intravaskuläre Koagulation. Durch Aktivierung des Gerinnungssystems bedingter Verbrauch von Gerinnungsfaktoren und Thrombozyten mit Bildung von Mikrothromben und gleichzeitige Blutungsneigung durch Mangel derselben Faktoren.

Virämie
Auftreten von Viren im Blut.

Virulenz
Giftigkeit eines Erregers. Je virulenter ein Erreger ist, umso mehr Schaden kann er im Körper verursachen.

Viskosität
Zähigkeit einer Lösung, z. B. des Blutes. Je höher die Viskosität ist, desto dickflüssiger ist die Lösung, die Fließfähigkeit nimmt ab und umgekehrt.

Vitamin
Organische Substanzen, die vom Organismus nicht bzw. nicht ausreichend hergestellt werden können. Sie sind lebenswichtig. Einteilung in wasser- und fettlösliche Vitamine.

Vorlast
Dehnungszustand der Muskelfasern vor der Muskelkontraktion. Die Vorlast entspricht dem enddiastolischen Volumen (▶ Nachlast).

W

Wahn
Inhaltliche Denkstörung. Unkorrigierbare Überzeugung von einer Wirklichkeit, die objektiv nicht bestätigbar ist.

Waterhouse-Friderichsen-Syndrom
Septischer Schock mit Verbrauchskoagulopathie und Einblutungen in innere Organe (v. a. Nebenniere) und Haut infolge einer Meningokokkeninfektion (oder Pneumokokken).

Windkesselfunktion
Eigenschaft der Aorta, durch Dehnung der Wände und passagerer Speicherung des Blutes einen gleichbleibenden Blutstrom in die Peripherie zu gewährleisten (trotz pulsatilen Auswurfs aus dem Herzen).

X

Xanthelasmen
Gelbliche Plaques v. a. am Ober- und Unterlid, die durch Lipidablagerung entstehen.

Xanthome
Gelbe Knoten an der Haut, bevorzugt an den Streckseiten der Extremitäten, die durch Lipidablagerung entstehen.

Z

Zentralisation
Umverteilung des Blutvolumens beim Schockgeschehen auf lebenswichtige Organe, Gehirn, Herz, Lunge, Niere und Drosselung der Durchblutung durch Vasokonstriktion in der Peripherie (Muskulatur, Haut).

Zoonose
Erkrankung, die bei Wirbeltieren vorkommt und auf den Menschen übertragen werden kann.

Zyanose
Blaufärbung der Haut und der Schleimhäute durch Anstieg von desoxygeniertem Hämoglobin > 5 g/dl.

Zyste
Gutartiger Tumor, der eine Epithelauskleidung trägt (▶ Pseudozyste).

Zystitis
Harnblasenentzündung, verursacht v. a. durch Escherichia coli.

Zytokine
Proteine, die der Kommunikation zwischen Leukozyten dienen.

Register

Die professionelle Bibliothek für Ihre Praxis

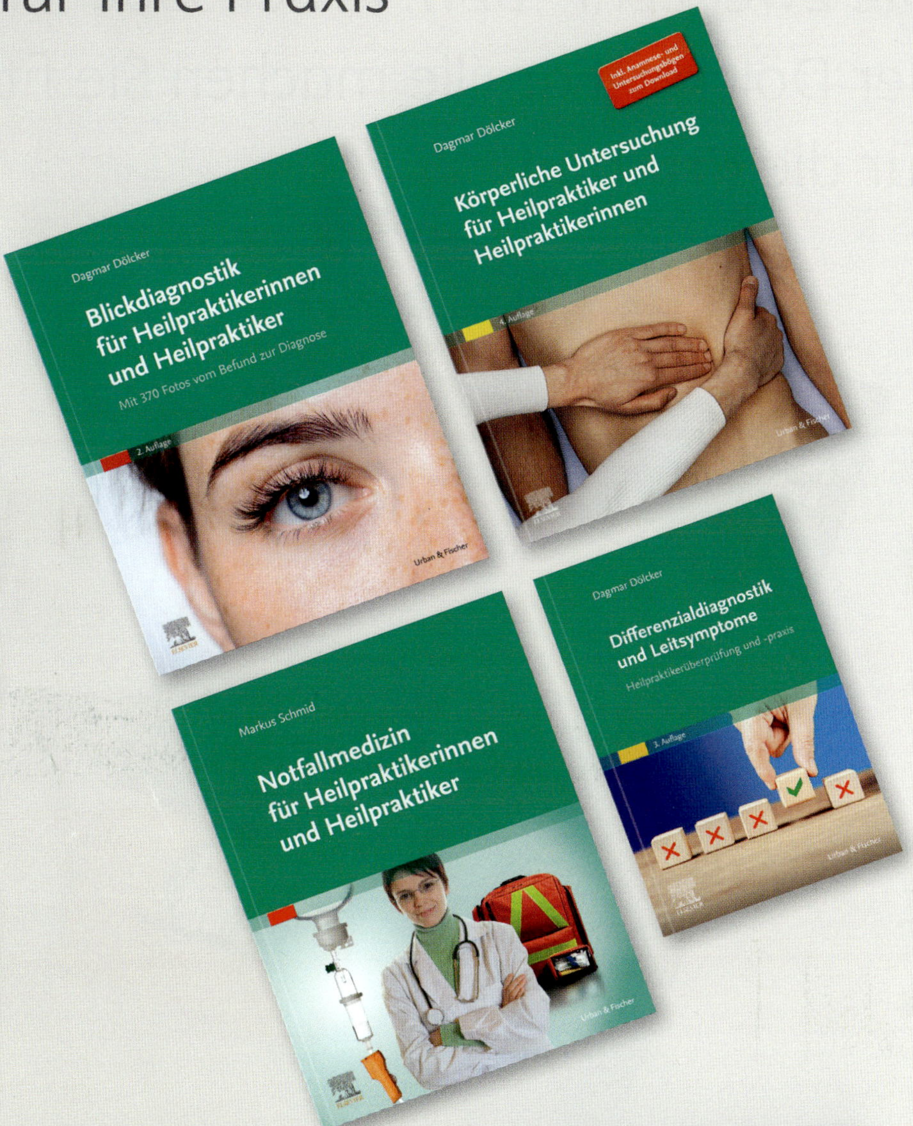

20240812a3 Irrtümer vorbehalten. Stand 08/2024

Melden Sie sich für unseren Newsletter an unter www.elsevier.de/newsletter

ELSEVIER

Diese und viele weitere Titel sowie die aktuellen Preise finden Sie in Ihrer Buchhandlung vor Ort und unter **shop.elsevier.de**